F.-M. Oberlaender   et   A. Kollmann

(de Dresde).   (de Leipzig).

La Blennorrhagie chronique

et ses complications

TRADUIT SUR LA SECONDE ÉDITION ALLEMANDE

PAR LE

Dr C. LEPOUTRE

Chef de Clinique chirurgicale à la Faculté libre de Lille.

AVEC 178 FIGURES ET TROIS PLANCHES EN COULEURS HORS TEXTE

LIBRAIRIE FÉLIX ALCAN.

LA
BLENNORRHAGIE CHRONIQUE
ET SES COMPLICATIONS

BIBLIOTHÈQUE NATIONALE — R.F. — IMPRIMÉS

A LA MÊME LIBRAIRIE

Traité chirurgical d'urologie, par F. Legueu, chirurgien de l'hôpital Laënnec, professeur agrégé à la Faculté de Médecine de Paris, préface de M. le professeur Guyon, de l'Institut. 1 fort vol. grand in-8° de viii-1382 pages avec 663 figures dans le texte et 8 planches en couleurs hors texte, cartonné . . . . 40 fr.

La syphilis et les maladies vénériennes, par le Dr E. Finger, professeur de dermatologie et de syphiligraphie. Professeur de clinique (syphilidologie et dermatologie) à l'Université de Vienne. Troisième édition française traduite d'après la sixième édition allemande avec notes par MM. Paul Spillmann, Maurice Doyon et L. Spillmann; 1 vol. in-8° avec 8 planches lithographiques hors texte. . . . . 12 fr.

LA
BLENNORRHAGIE CHRONIQUE

ET

SES COMPLICATIONS

PAR LES PROFESSEURS

F.-M. OBERLAENDER ET A. KOLLMANN
(de Dresde). (de Leipzig).

TRADUIT SUR LA SECONDE ÉDITION ALLEMANDE

PAR LE

Dr C. LEPOUTRE

Chef de Clinique chirurgicale à la Faculté libre de Lille.

Avec 178 figures, et trois planches en couleurs hors texte.

PARIS
LIBRAIRIE FÉLIX ALCAN
ANCIENNE LIBRAIRIE GERMER BAILLIÈRE ET Cie
108, BOULEVARD SAINT-GERMAIN, 108

1912

Tous droits de reproduction réservés.

AVANT-PROPOS

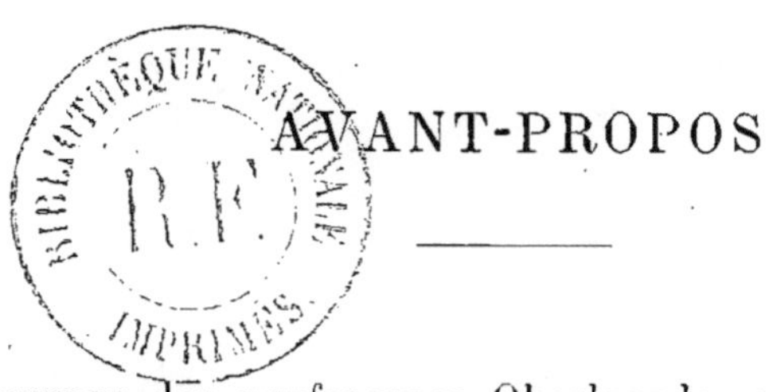

L'ouvrage des professeurs Oberlaender et Kollmann est un traité complet de la blennorrhagie chronique. Mais deux points surtout attirent l'attention : *le diagnostic par l'uréthroscopie* et *le traitement par les dilatateurs à vis*. Les auteurs ont indiscutablement attaché leurs noms à ces méthodes, et ils les étudient dans leur ouvrage avec beaucoup d'ampleur.

L'uréthroscope tient dans le diagnostic une place de premier ordre. Certes, l'épreuve des verres, l'étude de la sécrétion, l'explorateur à boule et le palper sur bougie nous apportent des renseignements d'une valeur incontestée. Ces méthodes sont indispensables ; beaucoup s'en contentent. Mais celui qui ne pratique pas systématiquement l'uréthroscopie dans tous les cas de blennorrhagie chronique, se prive d'un moyen précieux de diagnostic, de pronostic et de traitement. Tout urologue aujourd'hui *doit* posséder sur ce sujet des notions complètes et précises.

Le traitement par les dilatateurs à vis est universellement répandu. Nous croyons qu'il y a intérêt à ce sujet, à se reporter à l'opinion de ceux qui connaissent le mieux la méthode, parce qu'ils l'ont inventée et parce qu'ils la pratiquent depuis longtemps.

La longue expérience des auteurs leur a permis d'éviter les dissertations bibliographiques et de donner à leur ouvrage une allure exclusivement clinique. Ils se sont de plus assuré la collaboration de divers spécialistes dont la compétence particulière sur certains points est universellement reconnue.

Notre traduction a été aussi fidèle que possible. L'Illustration a été quelque peu modifiée et nous n'avons présenté que des instruments que le praticien français puisse facilement se procurer [1].

Nous prions M. le professeur Oberlaender d'accepter ici, l'expression de notre gratitude.

Nous remercions notre éditeur M. Félix Alcan, de l'aimable concours qu'il nous a accordé.

Lille. Février 1912.

Dr Carlos Lepoutre

1. Nous remercions les maisons Gentile, Collin, Eynard, Bruneau, Loewenstein, de l'empressement avec lequel elles ont mis leurs clichés à notre disposition.

LA BLENNORRHAGIE CHRONIQUE

INTRODUCTION

La notion de l'importance de la blennorrhagie chronique de l'homme. — Son pouvoir infectant. — Etiologie de la blennorrhagie chronique. — La méthode bactéricide dans le traitement de la blennorrhagie. — Etude des modifications anatomo-pathologiques de la muqueuse et emploi de l'uréthroscope dans l'uréthrite chronique.

Dans ces dernières années, les opinions se sont beaucoup modifiées et éclaircies, sur la signification et l'importance de la blennorrhagie chronique de l'urèthre chez l'homme.

Jusqu'aux travaux publiés, il y a plus de trente ans, par le gynécologue Nœggerath, on considérait que la contagiosité en était la plupart du temps absente. La sécrétion de l'urèthre chroniquement enflammé, passait pour un phénomène inoffensif et sans importance pratique dès que le malade n'en ressentait plus de malaise. Avec son très grand matériel de malades gynécologiques, Nœggerath établit que presque toutes ses patientes, souffrant de maladies déterminées des organes génitaux, avaient été infectées par la blennorrhagie chronique, et probablement le plus souvent par leurs maris, atteints d'une uréthrite chronique blennorrhagique considérée comme sans importance. De quelle manière se sont propagées peu à peu dans les cercles gynécologiques, puis ensuite modifiées, ces opinions d'abord fort étonnantes, nous n'avons pas à le rappeler ici. Il reste en tous cas établi que la goutte de sécrétion, jusqu'alors considérée comme inoffensive, peut avoir un pouvoir indubitable de contagiosité, avec toutes ses suites terribles pour l'appareil génital de la femme. Par le fait même, la question de la guérison de la blennorrhagie chronique chez l'homme devenait brûlante. Dire comment elle fut résolue sera le but de notre ouvrage.

Le temps où la blennorrhagie chronique était considérée comme un catarrhe inoffensif est, pour les médecins, passé depuis longtemps, mais dans certains milieux isolés, on rencontre, aujourd'hui encore, sur ce sujet, une grande obscurité pleine de dangers.

Tout dernièrement Erb[1], se fondant sur quelques statistiques, essayait de combattre les opinions établies aujourd'hui dans la science, et de démontrer que la fréquence de la blennorrhagie chronique de l'homme et son importance dans le mariage étaient bien loin d'être aussi grandes qu'on ne le croit depuis les publications de Nœggerath. A la suite de cette publication d'Erb, en parurent un grand nombre d'autres absolument opposées ; cela montrait que la statistique d'Erb et ses conclusions ne pouvaient pas jusqu'ici ébranler les opinions établies[2]. Il est inutile de faire le tableau clinique de l'uréthrite blennorrhagique chronique de l'homme, puisque nous aurons souvent l'occasion d'y revenir. Mentionnons seulement que cette affection non traitée conserve pendant des années son pouvoir infectant. Elle entre dans ce que Oberlaender a appelé un stade latent. Dès lors, elle peut ne présenter aucun symptôme, et l'uréthroscope seul peut la mettre en évidence, et, cependant, elle est toujours susceptible d'infecter. Ce n'est que dans des cas qui sont de beaucoup les plus rares qu'elle guérit naturellement et perd sa contagiosité.

La découverte du gonocoque (1879) marqua la première étape qui vint éclairer l'étude de cette question jusque-là obscure. La blennorrhagie est une affection spécifique déterminée par l'activité d'un microorganisme propre, le gonocoque. Celui-ci, par sa grande multiplication et par les toxines auxquelles il donne naissance, détermine une uréthrite typique dont la violence et l'extension sont plus ou moins grandes, suivant la résistance individuelle de chacun et problablement aussi suivant le degré de virulence de l'infection.

Après quelque temps, quatre, six, huit semaines au plus, la période de développement aigu est le plus souvent terminée et la maladie commence à régresser comme toute inflammation aiguë s'apaise progressivement. Mais tout aussi souvent, la blennorrhagie, même quand elle est soumise à un traitement bien conduit, entre peu à peu dans la période chronique. Il persiste des modifications anatomo-

---

1. Statistique de la blennorrhagie chez l'homme et ses suites pour la femme mariée. *Münch. mediz. Woch.*, 1906, n° 48.

2. Waelsch a fait une excellente revue de cet épisode littéraire. *Folia urologica.* Bd. I, H. 3.

pathologiques qui, loin de disparaître, présentent au contraire une forte tendance à persister et à s'étendre.

L'uréthrite blennorrhagique chronique résulte de la présence et du développement ultérieur de ces restes de blennorrhagie aiguë.

On a eu pendant un certain temps l'espoir de guérir définitivement la blennorrhagie aiguë par ce que l'on a appelé la méthode bactéricide. Cette idée, théoriquement très juste, fut lancée avec l'aide de chimistes industriels. Mais ceux qui possédaient une longue expérience de la blennorrhagie chronique, la reconnurent dès l'abord insoutenable. En général, on est aujourd'hui convaincu que tous ces moyens n'ont pas amené le résultat attendu, et que, considérés d'un certain point de vue, il est impossible qu'ils procurent la guérison.

Les idées qu'on se faisait, il y a peu de temps encore, de *l'anatomie pathologique de la blennorrhagie chronique*, étaient sur beaucoup de points erronées. Personne d'ailleurs ne se donnait la peine de les contrôler exactement sur le cadavre.

L'uréthroscope, employé jusque vers 1879 était si peu satisfaisant qu'il était impossible de reconnaître le détail des modifications pathologiques de la muqueuse. Ce fut Oberlaender qui, le premier, grâce à l'emploi de l'uréthroscope de Nitze, put en faire une étude détaillée. A son instigation, le professeur Neelsen entreprit, vers 1880, l'étude histologique de l'urèthre. Les modifications de la muqueuse étaient si peu évidentes, même aux yeux exercés de l'anatomiste, qu'il fallut que Oberlaender arrêtât sur elles son attention.

Ces deux auteurs furent donc les premiers qui firent une étude anatomo-pathologique complète des modifications de la muqueuse, par l'uréthroscope sur le vivant et le microscope sur le cadavre. Finger, Hallé et Wassermann, et tout récemment Lohnstein vinrent ensuite confirmer les travaux de Oberlaender et Neelsen.

Pendant que l'anatomie pathologique se précisait, les procédés d'exploration indispensables au diagnostic, se perfectionnaient eux aussi. On apprit, grâce à l'uréthroscope de Nitze, perfectionné par Oberlaender, à suivre sur la muqueuse le développement de l'uréthrite, à déterminer exactement le siège et l'étendue des lésions, à en observer les progrès ou la guérison. En un mot, *on pût enfin, grâce à des méthodes de recherches appropriées, arriver à faire un diagnostic exact de la blennorragie chronique de l'urèthre.*

On vit rapidement le résultat pratique de ces progrès. Jusque-là, le traitement de l'uréthrite chronique était resté purement empirique :

le médecin n'était guidé que par un certain nombre de prescriptions vagues qui, la plupart du temps, devaient leurs succès à une observation incomplète. Tous les moyens, généraux ou locaux, qui auraient dû réussir à l'urèthre, puisqu'ils avaient donné de bons résultats dans d'autres affections purulentes, avaient été successivement préconisés, mais bientôt abandonnés. Quelques-uns seulement purent être conservés parce qu'un long usage avait montré leur utilité : balsamiques, astringents, nitrate d'argent et autres sels d'argent. Mais on les employait sans méthode, sans avoir absolument précisé leur emploi dans des cas déterminés.

Cette façon d'agir n'est plus naturellement celle des urologues modernes. On ne laisse plus le traitement de l'uréthrite chronique au hasard. Il existe toute une série de prescriptions exactes, indiquant comment on peut déterminer la nature et le siège des modifications anatomo-pathologiques de l'urètre et de ses annexes, faire un diagnostic précis à l'aide de l'uréthroscope et du microscope, et instituer un traitement instrumental rationnel.

Dans les pages qui suivent nous étudierons particulièrement la blennorrhagie chronique de l'urèthre et son traitement moderne. La fin de la troisième partie sera consacrée aux complications.

LIVRE PREMIER

PREMIÈRE PARTIE

ANATOMIE DE L'URÈTHRE
LE GONOCOQUE. — URÉTHRITE BLENNORRHAGIQUE AIGUE
ANATOMIE PATHOLOGIQUE
DE L'URÉTHRITE BLENNORRHAGIQUE CHRONIQUE

CHAPITRE PREMIER

ANATOMIE DE L'URÈTHRE

A l'état de repos, le canal de l'urèthre normal présente une lumière presque
nulle. — Ses divers segments anatomiques ont une forme très différente. —
Grande dilatabilité de l'urèthre. — Les dimensions des divers segments. —
L'épithélium. — La muqueuse propre. — La tunique musculaire. — Sphincter
interne de la vessie. — Sphincter externe. — Corps spongieux. — Détails anatomiques importants pour l'étude de l'uréthroscopie : les plis longitudinaux,
les plis transversaux, les glandes (cryptes de Morgagni, glandes de Littre et
leur situation, glandes de Cowper). — Aspect du veru montanum. — Conduits
éjaculateurs et prostatiques.

I. Forme. — A l'état de repos, la lumière de l'urèthre est presque
nulle, et ses parois sont, sur toute leur longueur, appliquées l'une
contre l'autre. Le canal n'existe en réalité que lorsque les parois
s'écartent pour livrer passage à l'urine ou à un corps étranger quelconque. Il varie suivant cet écartement et la tension à laquelle elles
sont soumises. Les parois en sont très extensibles et leur élasticité
naturelle est véritablement extraordinaire. D'ailleurs c'est probablement l'endroit de tout l'organisme où l'on trouve le plus de fibres
élastiques.

Le calibre de l'urèthre n'est donc pas constant. Il varie dans des
limites assez étendues, et chacune de ses parties est soumise à des
variations individuelles considérables. Quand on fait des coupes
transversales de l'urèthre à l'état de repos, on constate qu'il présente
l'aspect d'une fente verticale dans la région du gland, horizontale
dans la portion spongieuse, étoilée dans la portion membraneuse, et
que, dans la portion prostatique, il a la forme d'un Y renversé. A
l'état de distension, il représente un cylindre de dimensions irrégulières. Le méat en est presque toujours la partie la plus étroite et la
moins extensible : ses dimensions naturelles sont d'ailleurs excessivement variables. Au méat fait suite la fosse naviculaire, petite dilatation ampulliforme, qui se rétrécit graduellement pour finir en un

anneau parfois plus étroit encore que le méat lui-même. Vient ensuite la portion spongieuse qui présente la forme d'un tronc de cône fortement étiré, qui s'élargit donc progressivement jusqu'au bulbe. Les parois, et spécialement la paroi inférieure sont très extensibles. En arrière du bulbe, l'urèthre se rétrécit de nouveau, traversant le trigone urogénital. Il conserve dans toute la portion membraneuse un diamètre uniforme, prend dans la portion prostatique un aspect fusiforme et se rétrécit une deuxième fois au sphincter interne de la vessie. L'urèthre forme donc un cylindre irrégulier dont le diamètre varie dans les différentes parties; mais ce diamètre peut varier aussi en un même point, suivant l'écartement qu'on fait subir aux parois.

Si nous voulons mesurer ces diverses parties, nous pouvons constater que les parties centrales sont les plus extensibles. C'est ainsi qu'on peut dilater la partie prostatique jusqu'au n° 40, 45 Charrière (13 à 15 millimètres de diamètre). La portion membraneuse qui est un peu moins large, se laisse souvent distendre jusqu'à 40. Tous ces chiffres ne sont cependant qu'aproximatifs et ne peuvent avoir une valeur réelle dans un cas déterminé. Je ne les indique que pour illustrer l'extensibilité de l'urèthre.

Les dimensions de l'urèthre antérieur diminuent en allant du bulbe au méat. L'urèthre bulbaire est aussi dilatable que l'urèthre prostatique et l'on peut arriver dans cette région jusqu'au n° 50 Charrière (16 à 17 millimètres). Le diamètre diminue progressivement, et derrière la fosse naviculaire, il mesure à peine la moitié du diamètre bulbaire (25, 30 Charrière). Les dimensions de l'orifice de la fosse naviculaire et de son anneau sont très variables. La moyenne semble être 24 Charrière. Cependant on peut arriver à 28 ou 30. D'autres fois, par contre, l'orifice est exceptionnellement étroit et laisse à peine passer une mince bougie sans que cette atrésie soit causée par aucune lésion (voir étude des uréthromètres).

II. STRUCTURE DE L'URÈTHRE. — L'urèthre se compose de diverses couches :

1° **Couche épithéliale.**— L'urèthre prostatique possède un épithélium pavimenteux, qui se transforme peu à peu en épithélium cylindrique en allant vers la portion membraneuse. Du côté de la vessie, la structure est celle de l'épithélium vésical dont il n'est en somme que la continuation. Au contraire, plus on approche de la portion membraneuse, plus il prend la forme cylindrique. La portion spongieuse a un épithélium cylindrique stratifié.

L'épithélium de l'urèthre présente une surface unie, humide et brillante, permettant de distinguer la coloration des parties sous-jacentes.

2° **Couche de tissu conjonctif** qui forme la muqueuse proprement dite. Cette couche est unie en avant à la couche analogue du gland ; en arrière elle se continue avec celle de la vessie et plus loin avec celle des uretères et du bassinet. Elle se continue de même avec celle des canaux éjaculateurs, des vésicules séminales et des canaux déférents.

La muqueuse de l'urèthre est très élastique ; elle est intimement unie aux couches sous-jacentes, particulièrement dans la région prostatique, où il est impossible de l'en séparer.

3° **Tunique musculeuse**. — Elle est formée de fibres musculaires lisses, très serrées principalement dans la partie membraneuse. La couche la plus interne et la plus mince a une direction longitudinale. La couche externe est circulaire : à l'union de l'urèthre et de la vessie, ces fibres circulaires forment un anneau solide : *le sphincter de la vessie* ou *sphincter prostatique interne*.

Dans la portion prostatique et la portion membraneuse, il existe de plus une bande de fibres transversales. Au voisinage de la vessie, on les rencontre seulement en avant de l'urèthre, sous l'aspect d'un muscle arqué, tendu entre les lobes de la prostate. Puis les fibres augmentent de nombre, en descendant vers l'urèthre membraneux, et à l'endroit où l'urèthre sort de la prostate, elles forment un anneau complet : c'est le *sphincter externe*, qui est en relation avec les muscles du périnée.

4° **Couche érectile**. — Elle n'existe que dans la partie de l'urèthre antérieure au trigone uro-génital, partie que l'on appelle : *portion spongieuse de l'urèthre*. Le corps spongieux s'élargit en avant pour former le gland : il s'étend en arrière et forme à son extrémité posté-rieure un bourrelet épais, rond et saillant qui n'est autre que *le bulbe*. Le bulbe est une dépendance de la paroi inférieure de l'urèthre : il est recouvert et maintenu fixe par le muscle bulbo-caverneux. La partie postérieure est coincée dans l'aponévrose moyenne du périnée.

A l'intérieur du trigone uro-génital, inclus dans les faisceaux du muscle transverse périnéal profond, se trouvent *les glandes de Cowper*.

*
* *

Tels sont les principaux détails anatomiques dont nous avons besoin pour comprendre la nature et le traitement de l'uréthrite chronique. Pour les autres particularités concernant la longueur, la direction, la situation de l'urèthre, nous renvoyons aux traités d'anatomie.

*
* *

Nous devons cependant insister sur quelques points, parce qu'ils sont indispensables pour la connaissance de l'uréthroscopie.

La *surface interne* de l'urèthre n'est pas unie. La muqueuse, sauf à l'état de tension complète, est plissée, et l'on trouve dans toute son étendue une série de *plis longitudinaux* plus ou moins nombreux et plus ou moins développés. Les plis se distinguent très bien à l'uréthroscope. Nous y reviendrons plus tard. Outre des plis longitudinaux, il existe en certains endroits de petits *plis transversaux*, qui permettent l'allongement de la muqueuse pendant l'érection.

Je dois d'ailleurs mentionner ici que l'image endoscopique de l'urèthre masculin, telle qu'on l'aperçoit après une longue expérience critique, est essentiellement variable suivant les individus. Ce point n'a pas été suffisamment mis en relief jusqu'ici. De même les dimensions que nous avons assignées plus haut à l'urèthre, varient dans des proportions encore mal précisées. Toujours la largeur de l'urèthre est en rapport avec les dimensions de la verge. L'importance et le nombre des plis longitudinaux et transversaux sont également proportionnés à la largeur de l'urèthre. Les plis transversaux sont d'ailleurs peu constants, même dans un urèthre de fort calibre. Les plis longitudinaux ne sont pas non plus constants, et l'on peut rencontrer une muqueuse polie, unie, dépourvue de plis, exactement appliquée sur les parties sous-jacentes. On ne connait pas jusqu'ici le motif de ces variations physiologiques.

La muqueuse présente encore dans toute son étendue des *papilles*, spécialement nombreuses dans la fosse naviculaire.

Il existe enfin un grand nombre de *glandes*, à savoir :

1° *Les lacunes de Morgagni*, qui s'enfoncent dans la muqueuse à angle aigu d'avant en arrière, à une profondeur de un centimètre environ (Oberdiek). On les rencontre presque exclusivement sur la

paroi supérieure de la portion spongieuse. Leur diamètre est variable.
Les plus volumineuses sont situées sur la ligne médiane où elles
atteignent les dimensions d'une tête d'épingle. Leur nombre est
variable : il peut atteindre 12 à 20. Par suite de la direction oblique
du canal excréteur, la paroi supérieure forme une sorte de valve. La
valve qui est la plus développée (Valvule de Guérin) se trouve
environ à 15 millimètres du méat. Le cul-de-sac qu'elle forme, mesure
de 4 à 6 millimètres. Son importance et les obstacles qu'elle
peut apporter au catétérisme ont été beaucoup exagérés. Pour l'éviter,
il suffit, en introduisant l'instrument, de l'appuyer fortement contre
la paroi inférieure. Le conduit excréteur des cryptes de Morgagni,
long et oblique se termine par un paquet de 12 à 15 glandes de
Littre (v. plus loin) ; les glandes jouent un rôle important dans la
blennorrhagie chronique.

On rencontre en outre dans la muqueuse de l'urèthre :

2° *Des follicules clos :* leur diamètre est de un millimètre. On les
rencontre immédiatement sous l'épithélium, et on les considère
comme des glandes de Littre rudimentaires.

3° *Les glandes de Littre,* disséminées en grand nombre dans tout
l'urèthre, du méat à la vessie. On les rencontre surtout sur la paroi
supérieure, où leurs orifices forment un ponctué plus ou moins serré.
Dans l'urèthre membraneux et prostatique, le corps glandulaire est
rudimentaire. C'est dans la paroi supérieure de la portion spongieuse
qu'il est le plus développé. *Leur profondeur est très variable.
Tantôt on rencontre la glande immédiatement sous l'épithélium,
tantôt on la rencontre profondément enfoncée dans les tissus,
enclavée entre les mailles du corps spongieux. Leur conduit excréteur varie naturellement de longueur* [1].

Il est généralement rectiligne, dirigé obliquement vers le méat.
Cette direction est d'autant plus oblique que la glande est placée plus
près du méat (Reliquet et Guépin).

Il s'ouvre tantôt à la partie superficielle de la muqueuse, tantôt
dans le fond d'une crypte de Morgagni.

Les glandes de Littre sont des glandes acineuses et sécrètent un
liquide destiné à maintenir les parois lubréfiées.

---

1. Cette situation des glandes de Littre est très importante en uréthroscopie.
Selon que la majorité d'entre elles se trouve superficielle ou profonde, on rencontre dans la blennorrhagie chronique une image particulière de la surface
enflammée (voir chapitre spécial).

4° Les *glandes de Cowper* s'ouvrent de la même façon à la surface de l'urèthre. Leur inflammation forme une complication spéciale de l'uréthrite. Aussi renvoyons-nous pour cette étude aux traités spéciaux[1].

Dans la portion prostatique, la muqueuse forme une saillie : *le véru montanum*. Elle est composée de la façon suivante : l'angle le plus extérieur du trigone de Lieutaud se prolonge dans le début de l'urèthre prostatique, sur la paroi inférieure, sous forme d'un pli allongé et peu saillant. Il se renfle en un point de son parcours, formant une saillie plus prononcée : *le veru montanum* (Colliculus Séminalis, Caput Gallinaginis). Le veru montanum supporte à droite et à gauche l'orifice terminal des canaux éjaculateurs. A la partie moyenne se trouve un petit cul-de-sac tapissé de muqueuse, *l'utricule prostatique*. Des deux côtés la muqueuse est criblée d'orifices ponctiformes, représentant les canaux excréteurs de la prostate.

---

1. Il n'est pas toujours possible à l'uréthroscope, de reconnaître l'orifice des canaux excréteurs de Cowper. Parfois ils débouchent dans une petite dépression de la muqueuse. Kollmann. *Festchrift für Benno Schmidt*. Leipzig, 1896 ; De Keersmaecker. *Annales de Guyon*, 1898, n° 6.

CHAPITRE II

LE GONOCOQUE

Le gonocoque est le microorganisme spécifique de la blennorrhagie. Son existence avait été supposée depuis longtemps, car il était clair que la blennorrhagie n'était pas une inflammation ordinaire, mais bien une affection spécifique, virulente, contagieuse. Grâce à la découverte de Koch de la coloration des microorganismes par les colorants d'aniline, on devait arriver à découvrir le gonocoque dans les sécrétions. Neisser, alors assistant à la clinique de dermatologie à Breslau (1879), y réussit le premier. *Il découvrit ainsi le véritable agent de la blennorrhagie.* Il lui donna le nom qu'il a conservé, et prouva sa présence dans tous les cas de blennorrhagie uréthrale ou oculaire. Ses résultats, qui au début furent controversés, ont été confirmés dans la suite par de nombreux auteurs. Il existe aujourd'hui un superflu d'excellents travaux à ce sujet.

Quand on examine au microscope à un grossissement suffisant et sans coloration une goutte de pus blennorrhagique frais, provenant d'un cas aigu, on constate au milieu des leucocytes, la présence de petits grains réfringents, groupés en amas, très nettement distincts des granulations protoplasmiques, dont la vie se manifeste généralement par des oscillations et des rotations vives. Ce sont les gonocoques.

Pour pouvoir en étudier les particularités morphologiques, il faut colorer.

I. Préparation et coloration. — Les gonocoques présentent une grande affinité pour les couleurs basiques d'aniline. Les violets, en particulier (v. de gentiane, v. de méthyle, v. dahlia) les colorent directement, sans mordant, rapidement et à froid. La fuschine en solution simple ou en solution phéniquée (solution de Ziehl) est également un bon colorant.

Le bleu de méthylène, bien que moins énergique, est un bon réactif, et il permet de distinguer d'une façon remarquable les divers éléments de la préparation. Le protoplasme cellulaire est à peine coloré. Les noyaux sont nets. Les gonocoques ont une forme parfaitement dessinée, et leur coloration est plus intense que celle des noyaux. Les couleurs acides d'aniline (Eosine) par contre et l'hématoxyline ne colorent les gonocoques que faiblement et donnent à toute la préparation une coloration uniforme.

Si les gonocoques sont faciles à colorer, ils se décolorent de même très facilement sous l'influence de l'alcool, des acides, de l'éther, en un mot par tous les moyens habituels de décoloration.

Ces trois propriétés : grande affinité pour les colorants basiques, affinité faible pour les colorants acides, décoloration rapide sous l'influence de l'alcool, forment la base des réactions du gonocoque.

a) *Coloration simple.* — Voici l'opération qui nous semble la plus pratique :

1° Le pus à examiner est étalé sur le porte-objets, séché et fixé à la flamme d'une lampe à alcool ;

2° On ajoute à la préparation une goutte de bleu de méthylène (bleu phéniqué de Kuhne, solution de Loeffler) ;

3° On lave aussitôt. On sèche et on examine sans couvre-objet, en mettant directement l'huile à immersion sur la préparation.

b) *Double coloration.* — On ne l'emploie pas habituellement, et la coloration simple donne en général des résultats complètement satisfaisants. Elle a pour but de colorer les microorganismes, de façon à les distinguer des tissus voisins. Grâce à la décoloration combinée d'après la méthode de Gramm, on peut, dans 95 p. 100 des cas, faire un diagnostic certain.

Méthode de Steinschneider :

1° Le pus est étalé sur un couvre-objet, séché et fixé à la flamme ;

2° Le couvre-objet est plongé deux à trois minutes dans une solution saturée de violet de gentiane. — Eau d'aniline.

3° On décolore une minute par la solution iodoiodurée (Iode 1. Iodure de potassium 2. Eau distillée 300) ;

4° Lavage à l'alcool jusqu'à ce qu'il n'entraîne plus de violet ;

5° Coloration au Brun Bismarck.

Les gonocoques sont bruns, et les autres diplocoques sont bleus [1].

c) *Coloration dans les coupes* (Wertheim). — Pour colorer les coupes après durcissement dans l'alcool et inclusion à la celloïdine, Wertheim emploie la méthode suivante :

1° On laisse la coupe pendant trois à cinq minutes dans : eau d'aniline violet de gentiane ;

2° On lave à l'eau et on trempe une minute dans la solution de lugol ;

3° On décolore à l'alcool à 95°. La coupe doit conserver une coloration nettement violette ;

4° On plonge pendant quelques minutes dans une solution aqueuse de bleu de méthylène ;

5° On lave à l'eau, déshydrate à l'alcool absolu, éclaircit à l'huile, et on monte au baume.

II. Caractères morphologiques. — Dans les préparations colorées par les méthodes qu'on vient de décrire, le gonocoque apparaît sous forme d'un diplocoque oviforme, coloré plus fortement que les tissus voisins. Il comprend deux parties séparées par une ligne claire. Chacune d'elles présente la forme d'un haricot opposé à l'autre par le côté concave (forme de petit pain).

Les *dimensions* du diplocoque sont assez variables. Les gros exemplaires se divisent dans le sens transversal et donnent ainsi nais-

---

1. Lanz (*Deuts. mediz. Woch.*, 1898, n° 40) recommande pour la coloration du pus blennorrhagique étalé en couche mince et égale, la méthode suivante, qui surpasse en netteté, simplicité et rapidité toutes les autres méthodes.

On fait un mélange d'une solution saturée de fuchsine et de thionine dans une solution phéniquée à 2 p. 100. Le mélange de 1 partie de fuchsine et de 4 parties de thionine doit être fait extemporanément. La coloration est complète après un quart à une demi-minute. On lave à l'eau ; quand c'est sec, on monte au baume du Canada. Les gonocoques fixent la thionine ; le protoplasma la fuchsine : les noyaux simultanément les deux couleurs. Les gonocoques, colorés en bleu, ressortent donc fortement sur la teinte rouge intense du fond. Les noyaux sont rouge bleu. Le protoplasma des cellules de pus, rouge.

Les épithéliums sont colorés en rouge brillant par la fuchsine, tandis que leurs noyaux apparaissent rouge bleu. Les globules rouges sont colorés en rouge brique et se distinguent nettement des autres éléments cellulaires.

S'il existe outre les gonocoques d'autres micro-organismes, ils se colorent aussi en bleu par la thionine.

sance à un nouveau groupe de deux. Bumm indique les chiffres suivants qu'il a obtenus sur des préparations faiblement colorées à la fuchsine.

Grands exemplaires : longueur, 1,6 µ ; largeur au milieu, 0,8 µ.

Petits exemplaires : longueur, 0,8 µ ; largeur, 0,6 µ.

La fente qui sépare les deux moitiés du gonocoque fait partie d'une zone claire qui entoure l'élément tout entier et permet de croire à l'existence d'une *capsule* amorphe, ne réagissant pas aux colorants. L'existence de cette capsule est du reste contestée.

Le *groupement des gonocoques* en amas est caractéristique. Il résulte de l'arrangement des paires de gonocoques, dont chaque élément se divise à son tour pour former une nouvelle paire : d'où la disposition en amas où les éléments ne sont pas réunis en forme de grappes, comme les staphylocoques, ou disposés en chaîne comme les streptocoques. Il résulte aussi de ces divisions successives que les éléments sont toujours en nombre pair : souvent ils se présentent par groupes de quatre.

La *situation intracellulaire* du gonocoque est un de ses *caractères les plus importants*. On le rencontre dans les leucocytes qui souvent en sont littéralement bourrés, jusqu'à éclater ; ces leucocytes sont au milieu d'autres leucocytes complètement sains.

Le noyau n'est jamais envahi par le gonocoque. Outre cette multiplication intracellulaire, il existe encore une forme typique en amas arrondis qu'on rencontre dans le pus quand la cellule a éclaté. On trouve alors dans les préparations des amas entourant un noyau sans contour cellulaire distinct. La présence des gonocoques dans les leucocytes est probablement le résultat d'un phénomène de phagocytose. Les cellules épithéliales sont souvent recouvertes d'amas de gonocoques; et dans les coupes de tissus, on trouve le plus souvent ces microbes à l'intérieur des cellules épithéliales, qui sont capables de phagocytose.

III. Cultures. — On a souvent essayé de cultiver le gonocoque. Bumm fut le premier qui obtint des résultats certains. Il ensemençait du sérum humain et sur ce milieu nutritif il arrivait à obtenir des cultures pures inoculables à l'homme. Depuis cette époque, on a fait d'innombrables essais, avec les milieux de culture les plus divers. Le sérum humain mélangé à l'agar-agar est aujourd'hui le milieu le plus employé.

Nous ne pouvons ici entrer dans les détails de la culture du gonocoque, qui, pratiquement, ne peut être utilisée que dans des cas tout à fait spéciaux. Mentionnons que ces cultures se distinguent par divers caractères qui empêchent de les confondre avec celles d'autres microorganismes.

En outre, elles sont très peu vivaces et meurent rapidement.

Dans sa pratique, le spécialiste doit utiliser tous les moyens qui sont à sa disposition. La culture du gonocoque est bien un moyen de diagnostic, et mieux de diagnostic différentiel. *Aussi quand il s'agit d'affirmer rapidement et sûrement la présence ou l'absence du gonocoque, l'urologue conscient de sa responsabilité, pourra et devra, dans certains cas déterminés, faire faire de multiples cultures de gonocoques.* Dans les grandes villes, où il existe toujours un certain nombre d'instituts spéciaux, ce mode d'examen n'offre aucune difficulté.

IV. BIOLOGIE DES CULTURES. — Le gonocoque exige un milieu de culture alcalin. A la température ordinaire, il ne pousse pas. La température la plus favorable semble être 36°. A 39°, les colonies meurent en quelques heures. En dessous de 30°, les colonies ne poussent que faiblement. A 20°, le gonocoque ne meurt pas, mais ne se développe plus. En dessous de 18°, il meurt rapidement. Les cultures, même quand elles sont conservées dans les meilleures conditions, meurent d'ordiniare après cinq ou six jours. Il faut les réensemencer tous les deux jours.

Le gonocoque est extrêmement sensible à la dessiccation. Certains auteurs ont essayé sur lui l'effet des antiseptiques. D'après ces essais, les solutions de *sels d'argent* seraient les plus actives. *Cependant cet effet n'a pas une importance capitale pour la thérapeutique de la blennorrhagie uréthrale.* Les muqueuses forment en effet un terrain infiniment plus favorable à l'épanouissement du gonocoque que les milieux de cultures les plus propices; et le gonocoque en se réfugiant dans leur profondeur, est préservé de toute action modificatrice.

Dans le pus, le gonocoque est aussi très résistant et l'on a pu établir que les linges souillés conservent leur pouvoir infectant pendant un temps relativement long. Ce fait est de la plus haute importance en hygiène et en médecine légale.

Nous ne possédons jusqu'ici aucune notion bien certaine sur les *toxines* sécrétées par les gonocoques, bien que certains symptômes blennorrhagiques chez l'homme donnent une forte impression de toxicité[1]. Il n'est pas douteux que les toxines jouent dans certaines complications blennorrhagiques un rôle beaucoup plus grand qu'on était jusqu'ici enclin à le croire. L'avenir apportera certainement de la lumière dans cette question encore obscure.

V. INOCULATION. — Il est expérimentalement prouvé et indiscutable, que le gonocoque suffit à lui seul pour déterminer une uréthrite blennorrhagique typique. Les essais d'inoculation de la blennorrhagie aux animaux sont restés sans résultat.

Injecté dans le tissu cellulaire sous-cutané, le gonocoque est inoffensif, même chez l'homme. Il disparaît rapidement sans provoquer d'abcès.

VI. ETUDE CLINIQUE DU GONOCOQUE. — Quand le gonocoque parvient dans l'urèthre de l'homme, il ne rencontre pas là un terrain absolument stérile. L'urèthre antérieur, en effet, est normalement pourvu d'une flore nombreuse de microorganismes; en particulier dans la région du méat où l'on en rencontre une foule. Ces microbes ne sont pas pathogènes en temps ordinaire. Cependant, dans certaines circonstances, leur virulence peut s'exagérer, et ils peuvent alors jouer un rôle important dans la pathologie des voies urinaires[2].

Dans l'urèthre sain, le gonocoque n'existe jamais. On rencontre des diplocoques qui présentent avec lui une certaine ressemblance de forme ; mais la conformation caractéristique du gonocoque, ses diverses dimensions, son mode de groupement, sa situation intracellulaire, et particulièrement *sa propriété de se décolorer par le Gram, le font nettement reconnaître.*

Aussitôt que le gonocoque s'est installé sur un point de la muqueuse il se multiplie et provoque dans les tissus voisins une réaction qui donne le tableau de la blennorrhagie. Il s'étend ensuite, d'abord en surface sur une étendue plus ou moins grande de la muqueuse uréthrale et des muqueuses voisines ; mais aussi, il s'étend plus ou moins en profondeur.

On a essayé d'approfondir la manière dont le gonocoque se comporte vis-à-vis de l'épithélium et du tissu conjonctif.

---

1. Les premières recherches sérieuses faites à ce sujet sont à notre connaissance de Moltschanoff qui, à l'institut bactériologique de Moscou, produisit des toxines gonococciques et montra leur effet sur le système nerveux central. Cf. *Münch. med. Wochen.*, 1899, n° 31.

2. Cf. 2e partie, 2e chapitre.

a) *Épithélium*. — Le trajet du gonocoque dans l'épithélium des muqueuses a été étudié par Bumm, Orcel, Touton, Jadassohn, Finger.

Bumm a établi que le gonocoque pénètre facilement l'épithélium de la conjonctive. D'après cet auteur, il ne pénètre généralement que dans l'épithélium cylindrique, jamais dans l'épithélium pavimenteux, résistant, et à peine dans le tissu conjonctif.

Touton, Jadassohn, Fabry, Dinkler et Rosinsky constatent que le gonocoque se multiplie à la surface des cellules pavimenteuses, pénétrant seulement entre les plus superficielles, sans atteindre les couches profondes ni le tissu conjonctif.

Finger a établi par des autopsies faites après des inoculations expérimentales que les gonocoques se multiplient au début, à la surface de l'épithélium, où on les rencontre réunis en petits groupes. Plus tard, après trente-six heures, ils se glissent dans les endroits qui présentent une moindre résistance, entre les cellules superficielles. Ils envahissent rapidement l'orifice des lacunes de Morgagni, où on les rencontre libres à la surface de l'épithélium. La diapédèse commence. Les leucocytes atteignent la surface de la muqueuse, et on peut trouver déjà des gonocoques à l'intérieur des leucocytes.

Les modifications de l'épithélium dépendent de sa constitution. Les gonocoques pénètrent à peine dans l'épithélium pavimenteux stratifié et les leucocytes qu'on y rencontre ne contiennent pas de gonocoques.

Dans l'épithélium cylindrique, on les rencontre particulièrement nombreux au voisinage des glandes, où ils remplissent les cellules de pus et traversent en longue file la couche épithéliale. C'est le cas de l'épithélium stratifié des parois et du fond des lacunes, où cependant on rencontre les gonocoques en beaucoup moins grand nombre. On les rencontre aussi dans les canaux excréteurs des glandes. On ne les voit jamais séjourner entre les cellules sécrétantes.

On doit conclure de cela que le gonocoque envahit avec prédilection l'épithélium cylindrique de l'urèthre principalement au voisinage des glandes. Si l'épithélium pavimenteux ne lui présente pas une barrière absolue, il lui présente cependant une résistance remarquable.

b) *Tissu conjonctif*. — Bumm a établi que dans la blennorrhagie oculaire, les gonocoques envahissent à peine le tissu conjonctif. Touton, Jadassohn, Neisser et d'autres croient qu'ils ne l'atteignent jamais. Frisch montre, par contre, dans deux cas de gonorrhée rectale, le gonocoque dans les glandes et le tissu interglandulaire. Wertheim vit le gonocoque pénétrer obliquement à travers les trompes et le péritoine. Pellizari le rencontre dans les abcès périuréthraux et Horwitz prouve sa présence dans un abcès de la main, en culture pure. Enfin Von Crippa le trouve dans un œdème du prépuce, apparu brusquement huit jours après l'infection.

En résumé le gonocoque est un microorganisme des muqueuses. Son siège de prédilection est l'épithélium cylindrique. Cependant on peut le trouver aussi dans les autres variétés d'épithélium et même dans le tissu conjonctif. Dans ce dernier cas, il n'est que très peu pyogène.

VII. EXTENSION ET GÉNÉRALISATION. — 1° Le gonocoque peut se développer primitivement à la surface des muqueuses conjonctivale, uréthrale, vaginale et rectale. Chez les nouveau-nés, on observe aussi des stomatites et des rhinites blennorrhagiques.

Il peut ensuite s'étendre par propagation directe à tout le système génito-urinaire de l'homme et de la femme (uréthrite, cystite, pyélite, néphrite, cowpérite, prostatite, spermatocystite, épididymite, métrite, salpingite, ovarite, péritonite).

2° Le gonocoque peut aussi aboutir à des organes éloignés de son lieu de pénétration, et y déterminer des inflammations spécifiques. Les complications de la blennorrhagie s'observent fréquentes et nombreuses, dans l'endocarde, dans les tuniques séreuses des articulations et des cavités du corps. De même, on a attribué certaines névrites, myélites, méningites, à son influence ou mieux à celle de ses toxines.

VIII. VITALITÉ ET MULTIPLICATION. — Dans les organes internes, les articulations ou les cavités du corps, le gonocoque disparaît généralement assez vite. Cette disparition est peut-être causée par la fièvre qu'il a déterminée et à laquelle il ne peut pas résister. Par contre, il a une grande tendance à s'installer d'une façon durable sur les muqueuses, à y demeurer pendant longtemps à l'état latent, et à déterminer des phènomènes chroniques.

La question de savoir quand et où le gonocoque séjourne pendant les longues années de la blennorrhagie chronique, comment et dans quelles conditions il se multiplie, n'est pas encore solutionnée. Dans tous les cas, l'importance de ce microbe diminue avec la terminaison de l'état aigu de la maladie. Nous parlerons spécialement de son importance dans la blennorrhagie chronique.

Il est difficile d'indiquer exactement le rôle du gonocoque et sa destinée dans l'uréthrite chronique. On a constaté sa présence après six ans et même beaucoup plus. Il semble que à la suite de reproductions répétées sur le même terrain, sa virulence s'atténue et qu'il ne provoque plus dans les tissus que des réactions légères à forme chronique : mais il s'établit d'une façon durable à la surface de la muqueuse et dans les ouvertures des glandes.

Cependant quand le gonocoque atteint ce degré de virulence en quelque sorte latent, il peut facilement, à n'importe quelle date, sous l'influence d'une excitation quelconque, se multiplier de nouveau sur le même terrain et provoquer une rechute aigue. En outre, s'il est transplanté sur une autre muqueuse, que ce soit chez le même individu ou chez un autre, il peut aussi faire éclater une blennorrhagie aiguë avec toutes ses conséquences.

Il serait donc de la plus haute importance de pouvoir établir exactement l'époque à laquelle les gonocoques ont définitivement disparu de l'urèthre. Malheureusement, cela n'est possible que jusqu'à un certain point, et c'est justement dans cette impossibilité de pouvoir agir sûrement à volonté dans chaque cas que réside l'insuffisance du traitement de la gonorrhée par les méthodes bactéricides. Pour la blennorrhagie chronique, on a depuis longtemps renoncé à obtenir la guérison par la seule méthode bactéricide.

IX. Infections secondaires. — Au moment où le gonocoque pénètre dans l'urèthre, on assiste à la disparition plus ou moins complète des autres microorganismes qui normalement en font leur habitat. On les voit dans la suite réapparaître dans la mesure même où les gonocoques se font plus rares.

Mais les modifications provoquées dans l'urèthre par la blennorrhagie ont rendu ce canal particulièrement sensible aux microbes en général. Aussi voit-on très souvent se développer chez ces malades, des uréthrites aiguës, très purulentes, sans gonocoques ; elles apparaissent subitement après un coït chez des blennorrhagiens guéris et disparaissent rapidement par un traitement antiseptique faible. Dans aucun des cas publiés, la guérison n'avait été confirmée par l'uréthroscope. La question se pose donc de savoir si la guérison était bien complète et radicale.

CHAPITRE III

L'URÉTHRITE BLENNORRHAGIQUE AIGUE

Autopsies de blennorrhagie aiguë. — L'action du gonocoque sur la muqueuse, sa propagation le long de l'uréthre. — Travail de Paladino-Blandini. — Rôle du sphincter externe de la vessie dans l'extension de la blennorrhagie. — Retour à l'état aigu. — Le médecin exercé à l'endoscopie doit être en [état de reconnaître, après la terminaison de la période aiguë, les parties de la muqueuse encore suspectes d'infection.

Les cas dans lesquels on a pu étudier l'anatomie pathologique de l'uréthrite blennorrhagique ne sont pas très nombreux. On ne possède que quelques autopsies faites sur des individus morts accidentellement quelques jours après avoir contracté la maladie. Finger fit des inoculations expérimentales sur des moribonds, et put de la sorte examiner la muqueuse uréthrale, trente-six à quarante-huit heures après le début de l'uréthrite. Enfin, les études d'Oberlaender, ainsi que les travaux de Nelsen, Touton, Brissaud, Segond, Wassermann et Hallé sur l'uréthrite chronique permettent, si on les compare les uns aux autres, de comprendre de la façon suivante le développement anatomique de l'uréthrite blennorrhagique.

Le gonocoque, une fois établi sur un point de la muqueuse uréthrale, se développe dans la couche épithéliale, s'étend rapidement en surface, pénètre en même temps dans les cellules superficielles, et en se multipliant gagne rapidement la profondeur de l'épithélium. Pendant cette période, le malade ne présente aucun symptôme : c'est l'incubation de la maladie. Une fois répandus de la sorte sur la muqueuse, les microbes provoquent une réaction inflammatoire qui ressemble en somme aux autres inflammations ; les vaisseaux sanguins deviennent turgescents : il se produit une forte diapédèse de leucocytes et une formation de cellules embryonnaires. La phagocytose commence, ainsi que la sécrétion purulente. L'épithélium déjà altéré par les premières manifestations de la vie du gonocoque, l'est

encore beaucoup par le passage des leucocytes, qui pénètrent dans
l'interstice des cellules. Il se détache en masse et finalement disparaît
complètement en de nombreux endroits, laissant la muqueuse
à nu.

Le tissu conjonctif de la muqueuse à son tour, sous l'influence de
l'inflammation aiguë, est envahi par une quantité considérable de
cellules embryonnaires. Parfois cette infiltration se limite aux couches superficielles ; d'autres fois la muqueuse est envahie dans toute
son épaisseur. Elle est alors épaissie, dépolie et perd son élasticité.
Elle saigne facilement.

Dans d'autres cas, l'inflammation pénètre encore plus profondément et envahit le tissu spongieux. Les mailles du corps spongieux
se gonflent : il se forme des infiltrations inflammatoires très étendues. Les artères présentent des signes d'endo et périartérite. Les
veines, prises de phlébite, renferment par endroit un coagulum
fibrineux. Les vaisseaux lymphatiques sont envahis de la même
façon. Les ganglions inguinaux se gonflent, deviennent sensibles et
même quelquefois purulents.

L'ensemble des glandes de la muqueuse prend également une
part active à l'inflammation : *ce fait est extrêmement important et
nous lui voyons jouer le premier rôle dans la blennorrhagie chronique*. La surface interne de leur conduit excréteur devient le siège
d'une riche prolifération épithéliale, tandis que leurs parois s'épais-
sissent et subissent une infiltration d'éléments embryonnaires.

L'extension de l'inflammation au corps spongieux peut s'établir surtout au voisinage des glandes.

Les affections glandulaires peuvent aboutir à une rétraction sclé-
reuse, ou à une oblitération du canal excréteur avec transformation
du corps glandulaire en kyste.

Ces phénomènes inflammatoires partent de la fosse naviculaire où
l'infection s'établit tout d'abord, pour s'étendre ensuite sur une partie plus ou moins importante de l'urèthre suivant la virulence de
l'infection et la susceptibilité individuelle du malade. L'inflammation
remonte donc sur toute la longueur de l'urèthre, mais sa violence
diminue au fur et à mesure qu'on s'éloigne du point de départ.

Il s'ensuit que la blennorrhagie peut rester limitée à la partie de
l'urèthre qui se trouve en avant du sphincter externe, ou bien qu'elle
peut dépasser ce sphincter et entrer dans l'urèthre postérieur. Les
travaux de l'école de Necker ont particulièrement mis en relief l'im-

portance clinique que présente cette extension à l'urèthre postérieur. Cette région une fois atteinte, les symptômes changent complètement et la blennorrhagie peut continuer son chemin ascendant,
atteindre la vessie, les uretères, dans certains cas exceptionnels, les
reins ; ou bien gagner la prostate, les vésicules séminales, l'épididyme. L'extension de l'infection à l'urèthre postérieur a donc une
grosse importance dans le cours de la blennorrhagie.

Signalons ici un travail expérimental, qui peut nous ouvrir des
points de vue intéressants sur l'action et la migration du gonocoque.
On trouve dans le numéro d'octobre des *Annales* de Guyon 1900,
l'article suivant : « La tuberculose de l'épididyme dans ses rapports
avec le mode de propagation des microorganismes le long des voies
de l'appareil urogénital », par le Dr Paladino-Blandini.

L'auteur inocule les parties génitales externes de cobayes mâles et
femelles avec les streptocoques : typhosus, pyogenes et pyocyanus. Ce
travail très bien conduit lui permet d'aboutir aux conclusions suivantes :

*Chez les animaux femelles, les coques se propagent sans inter-
ruption à travers le canal urogénital jusqu'au rein. Chez les mâles,
ils s'arrêtent la plupart du temps dans les testicules, les épididymes,
la prostate et arrivent rarement jusqu'au rein.* L'auteur en conclut
que la propagation des coques dépend simplement de *la constitution
des tissus à parcourir, de leur vascularisation et de leur tendance
plus ou moins grande à la congestion.* Chez deux mâles. les testicules et la prostate auraient agi en retenant ou en filtrant en quelque
sorte la marche des coques. Ce qui est vrai pour les espèces de
coques étudiées, pourrait s'admettre pour le bacille tuberculeux et le
gonocoque. Chez l'homme, la preuve manque jusqu'ici.

Quel rôle joue maintenant le sphincter externe dans l'extension
de la blennorrhagie à l'urèthre postérieur? Guyon lui reconnaît le
pouvoir d'entraver la marche de l'uréthrite. Celle-ci doit donc se localiser en avant de lui : et dès que le sphincter est franchi, la voie qui
mène aux différentes complications de la maladie se trouve largement
ouverte et sans défense. Mais, si l'on réfléchit que l'épithélium et la
muqueuse se continuent d'une manière ininterrompue sur toute la
longueur de l'urèthre, on peut difficilement attribuer à un simple
sphincter musculaire, quelle que puissante que soit son action dans
certaines circonstances, le pouvoir d'arrêter dans sa marche une
infection aussi virulente que l'infection gonococcique. On doit bien

plutôt admettre que la blennorrhagie, comme d'ailleurs toutes les autres infections locales, s'étend plus ou moins selon le degré de virulence du microbe et la résistance que l'individu lui oppose. Par conséquent, l'uréthrite postérieure aiguë blennorrhagique ne devrait pas être considérée comme une complication : elle se présente du reste fréquemment. Finger l'observait dans 60 à 80 p. 100 des cas (diagnostic au moyen du grand lavage), Jadassohn dans 60 à 70 p. 100 des cas. D'autres auteurs indiquent des chiffres analogues.

Après quelques semaines, surtout sous l'influence d'un traitement rationnel, le stade aigu de la blennorrhagie a tendance à régresser. Les gonocoques diminuent de nombre. Les phénomènes de phagocytose deviennent moins intenses. L'infiltration embryonnaire se résorbe au moins en partie. Les phénomènes inflammatoires diminuent dans le système vasculaire, et l'épithélium tend à se régénérer. Cependant, après une forte infection, il n'existe jamais une *restitutio ad integrum*, et les cellules épithéliales en particulier, ne reprennent jamais leur forme cylindrique normale.

En outre, le gonocoque, caché dans la profondeur des tissus et des glandes, ne disparaît pas si rapidement; et sa présence à l'intérieur des modifications typiques de la muqueuse, modifications nettement reconnaissables à l'uréthroscope, donne à celles-ci une empreinte spéciale et caractéristique qui représente la blennorrhagie chronique.

Aussi est-il extrêmement important de rappeler encore ici que l'absence de gonocoques plusieurs fois constatée ne suffit pas et ne peut pas suffire pour qu'on puisse déclarer une blennorrhagie absolument guérie. Il est toujours nécessaire que, dans tous les cas et après un certain temps, on fasse si possible des examens uréthroscopiques pour avoir la preuve que l'infection est définitivement terminée.

CHAPITRE IV

ANATOMIE PATHOLOGIQUE DE L'URÉTHRITE BLENNORRHAGIQUE CHRONIQUE

Les symptômes histologiques caractéristiques de la blennorrhagie chronique. — Aspects sur le cadavre : les altérations sont souvent légères et difficiles à découvrir. — Modifications de l'épithélium ; la kératinisation (Posner). — Modifications de la muqueuse propre. — Formation de tissu conjonctif hyperplasié, modifications des glandes. — Extension de l'infiltration au corps spongieux. — Altérations de l'urèthre postérieur. — Infiltrations du veru montanum. — Propagation de l'infiltration à la prostate et aux canaux éjaculateurs. — Résumé.

L'uréthrite blennorrhagique chronique a son origine dans les modifications pathologiques produites à la surface et à l'intérieur de la muqueuse uréthrale par le gonocoque. Elle fait suite immédiatement à la blennorrhagie aiguë, et débute quand les phénomènes aigus s'améliorent. *Ce passage à la forme chronique est caractérisé au point de vue anatomo-pathologique par l'apparition de fibres conjonctives à l'intérieur des foyers d'infiltration parvi-cellulaire, qui ont envahi la muqueuse pendant le stade aigu.* Cette apparition se fait à une époque variable après l'infection, en général vers la fin du deuxième mois. Elle peut cependant apparaître plus tard ou se montrer plus tôt. D'autre part, elle ne correspond pas toujours à une modification très marquée des symptômes cliniques, surtout qu'elle n'apparaît pas en même temps dans tout le canal. Elle commence au contraire en un seul point, mais s'étend souvent peu à peu à toute la muqueuse uréthrale. On pourrait en conclure qu'il est impossible de préciser l'époque à laquelle la chronicité débute.

Les modifications anatomo-pathologiques de l'uréthrite blennorrhagique chronique, qu'on reconnaît facilement sur le vivant au moyen de l'uréthroscope, sont, au moins pour un œil inexercé, difficiles à reconnaître sur le cadavre. Les phénomènes de congestion, l'œdème et le gonflement disparaissent après la mort, et les lésions persistantes sont généralement si minimes qu'il faut une certaine expérience pour les découvrir aussitôt à l'œil nu. Par une recherche attentive, on finit par trouver un certain nombre de modifications de l'épithélium et de la muqueuse. Ce sont les suivantes :

Sur la surface épithéliale, on reconnaît souvent de petites taches blanches, formées par un épaississement de la couche épithéliale (*pachydermie*). Les ulcérations et les pertes de substances, telles que les anciens auteurs en ont décrites, ne sont que très rarement constatées. Plus souvent on rencontre de petites nodosités de la grosseur d'une tête d'épingle, dont quelques-unes sont produites par l'oblitération et la transformation kystique des lacunes de Morgagni ou des groupes des glandes de Littre. Beaucoup plus souvent, on rencontre ces glandes avec une ouverture béante, saillant légèrement au-dessus du niveau de la muqueuse. Le voisinage de ces groupes glandulaires est injecté en rouge, souvent même encore reconnaissable sur le cadavre. Les canaux excréteurs des glandes eux-mêmes sont aussi presque toujours plus ou moins colorés en rouge. A l'état normal, les glandes de Littre ne pourraient être visibles.

Le reste de la muqueuse présente à peine des modifications qui puissent être reconnues à l'œil nu. L'infiltration et même les débuts de sclérose, qui modifient tout le tableau à l'examen microscopique, ne sont rien moins que nettement visibles, surtout dans les cas peu accentués qui après tout sont le plus grand nombre. Il en est tout autrement quand on a affaire à un rétrécissement de fort calibre. Alors toute la partie malade est garnie par des glandes, des cicatrices plus ou moins grandes, de ci, de là, de petites granulations de la dimension d'une tête d'épingle, et enfin des groupes de glandes de Littre, hypertrophiées et injectées en rouge.

En résumé : l'examen macroscopique sur le cadavre de la muqueuse uréthrale ne donne souvent que des renseignements insuffisants et peu satisfaisants sur les processus de la blennorrhagie chronique. Au contraire, le microscope tout comme l'uréthroscope sur le vivant, permet de les étudier nettement.

Au reste, il est remarquable de voir combien l'œil peut s'exercer, par des examens répétés, à la découverte de modifications peu importantes sur le cadavre. Avant d'aller chercher sur le cadavre la vérification de ses découvertes uréthroscopiques, Oberlaender avait déjà pratiqué l'uréthroscopie pendant sept ans. Vers l'année 1880, il pria le professeur Neelsen, prosecteur à l'hôpital civil de Dresde, d'entre-

prendre sur le cadavre, l'examen macroscopique de la muqueuse
malade. Lui-même au début ne remarquait pas les plus petites modifications : ce n'est que peu à peu qu'il s'habitua à attacher de l'importance à des lésions petites macroscopiquement, mais très nettement
visibles au microscope.

*La connaissance exacte des lésions microscopiques est extrême-
ment intéressante et importante.*

Les cellules épithéliales ont une forte tendance à passer de la
forme cylindrique à la forme plate et même à la forme kératinisée.
On trouve entre ces formes extrêmes toutes les formes de passage.
Les cellules de la couche superficielle se séparent les premières et
subissent la transformation muqueuse : les cellules placées immédiatement en dessous se multiplient et entre elles on trouve de nombreux
leucocytes. La transformation progresse peu à peu. Les cellules
cylindriques superficielles deviennent d'abord cubiques, s'aplatissent
ensuite de plus en plus. D'après Wassermann et Hallé, la transformation en épithélium pavimenteux peut être très nette sans qu'il existe
une kératinisation superficielle. Dans ce cas on rencontre seulement
une couche superficielle de cellules pavimenteuses établie sur une ou
plusieurs assises de cellules polygonales, et aussi une couche de
cellules cubiques.

Généralement, les modifications sont plus nettes et la transformation de l'épithélium est complète. Neelsen et plus tard Finger
croyaient que la nutrition de l'épithétium est troublée par la transformation fibreuse des tissus sous-jacents ; Baraban au contraire nie
l'importance de ce facteur. Quoiqu'il en soit, l'épithélium prend la
plupart du temps l'aspect épidermique décrit par Hallé et Wassermann. On rencontre là une couche superficielle de cellules kérati-
nisées, établies au-dessus d'une couche de cellules épineuses polygonales (réseau de Malpighi). La couche la plus profonde de cellules
cubiques persiste.

Cependant au plus haut degré de developpement de la pachydermie,
toute différenciation disparaît. L'épithélium qui repose du reste sur
une muqueuse transformée en tissu conjonctif, prend peu à peu,
l'aspect d'un épithélium cicatriciel, et se compose purement et simplement d'une seule couche de cellules pavimenteuses. Ces modifications peuvent se rencontrer dans toutes les parties de l'urèthre.
Elles sont cependant plus fréquentes dans l'urèthre antérieur.

La muqueuse propre présente les lésions les plus importantes.

C'est ici en effet que se déroule à proprement parler le processus de l'inflammation chronique. La première phase de ce processus, quand la forme aiguë devient chronique est caractérisée par l'apparition d'une infiltration inflammatoire, plus ou moins riche en cellules embryonnaires mononucléaires, en globules de pus et en cellules épithélioïdes. Cette infiltration peut être si intense que le chorion disparaît complètement. Wassermann et Hallé ont vu, à la partie postérieure d'un rétrécissement, une surface muqueuse dépourvue de son épithélium où le tissu de la muqueuse n'était représenté que par un amas de petites cellules rondes avec de très nombreux capillaires de néo-formation. Au reste, Neelsen, puis Finger, s'attachant à contrôler cette assertion, ont vu exactement les mêmes images. On doit leur comparer les constatations uréthroscopiques d'Oberlaender qui seront exactement décrites plus loin.

D'habitude cependant, l'infiltration n'est pas si intense. Elle n'est pas généralisée, mais forme des amas plus ou moins bien circonscrits, d'extension et de profondeur variables, entourant avec prédilection les lacunes et les glandes. Elle s'accompagne d'une riche vascularisation et de la formation de nouveaux capillaires. Il s'en suit que la surface, en certains endroits et dans certaines circonstances, peut prendre un aspect granuleux et qu'il peut s'y former des papillomes [1].

Comme dans tout processus inflammatoire chronique, cette infiltration embryonnaire s'organise en tissu conjonctif. Il y a d'abord une plus grande richesse en cellules fusiformes, puis peu à peu la structure devient celle d'un tissu cicatriciel pur. Tous les degrés intermédiaires de ces phases extrêmes peuvent se rencontrer dans les préparations histologiques de la blennorrhagie chronique. On voit souvent chez le même individu ces différentes formes réunies en un seul et même foyer : à la partie moyenne, tissu de cicatrice, puis des zones concentriques ou au moins consécutives, à l'intérieur desquelles l'infiltration embryonnaire est encore nettement caractérisée.

Enfin tous ces faits anatomo-pathologiques peuvent se constater très exactement à l'uréthroscopie (voir plus loin). D'ailleurs, au point de vue chronologique, c'est d'abord à l'uréthroscope qu'Oberlaender a étudié les faits, dont il a ensuite fait part à l'anatomiste Neelsen. Celui-ci fut d'abord incrédule, mais se laissa ensuite peu à peu convaincre de leur exactitude.

1. Voyez à ce sujet ce qui est dit à la fin du chapitre VIII sur l'uréthrite papillomateuse.

Comme on l'a déjà dit, les lésions sont spécialement nettes autour des cryptes de Morgagni et des glandes de Littre.

Les lacunes ne sont en somme qu'une invagination de la muqueuse. Elles ont donc la même structure et présentent les mêmes lésions. L'infiltration du tissu périlacunaire par les leucocytes et la vaso-dilatation qui l'accompagne, provoquent un gonflement des lacunes et une proéminence cratériforme de leur ouverture. La transformation fibreuse consécutive s'accompagne des phénomènes suivants : tantôt les lacunes se rétractent, s'atrophient et disparaissent ; tantôt leur orifice s'obstrue : elles se remplissent alors de débris cellulaires et se transforment en kystes, qui proéminent à la surface de la muqueuse sous forme de nodules blanchâtres. Elles peuvent enfin, et c'est le cas le plus rare, s'infecter et être l'occasion d'abcès périuréthraux et consécutivement de fistules.

Les glandes de Littre, que nous avons vues si particulièrement atteintes dans la blennorrhagie aiguë, sont aussi le siège des lésions les plus nettes de la forme chronique. Dans cette forme, l'infiltration est la plus marquée dans les glandes et à leur voisinage.

Dans les glandes, les lésions peuvent prendre différentes formes. Tantôt la sécrétion augmente et la glande se distend ; tantôt il se forme de petits kystes remplis de substances colloïdes. D'autres fois, la prolifération cellulaire que l'on observe à la surface de la muqueuse, envahit le tube glandulaire, désagrège son revêtement d'épithélium cylindrique et finit par détruire la cavité glandulaire qu'elle remplit de débris épithéliaux (Hallé et Wassermann).

D'autres fois encore, la glande, compromise par la rétraction du tissu conjonctif voisin, se détruit peu à peu.

Parfois enfin, les glandes peuvent, comme les lacunes, devenir le siège d'une nouvelle poussée aiguë, suppurer et être l'occasion d'abcès folliculaires.

Le *tissu spongieux* périuréthral, ne prend en général aucune part au processus inflammatoire chronique. Seules, les glandes de Littre, qui y sont incluses, sont envahies et forment au sein du tissu intact de petites nodosités dures.

Mais il peut aussi se faire que le corps spongieux de l'urèthre subisse les mêmes modifications que la muqueuse, et que se déclare une périuréthrite chronique qui présente les mêmes phases d'infiltration de cellules rondes et de sclérose.

Ces infiltrations, presque toujours limitées à de petits foyers, s'accompagnent d'endo et péri-artérite des vaisseaux du corps spongieux. Naturellement la circulation en est troublée. Les espaces spongieux, comprimés par la rétraction du tissu conjonctif, disparaissent et il se forme finalement une cicatrice résistante, plus ou moins étendue, entourant l'urèthre comme un anneau.

Les mêmes lésions peuvent se rencontrer dans les *corps caverneux du pénis*; leur origine est la même et leur développement identique[1].

Dans *la portion postérieure de l'urèthre*, les lésions anatomopathologiques sont en général de même nature. Elles présentent aussi une marche identique. On retrouve les mêmes transformations de l'épithélium et de la muqueuse : infiltration à petites cellules rondes et tendance à la transformation conjonctive. Cependant ici, ces processus sont généralement moins prononcés que dans l'urèthre antérieur. De plus, on y rencontre d'autres phénomènes inflammatoires qui sont dus aux conditions anatomiques et physiologiques de la portion postérieure.

Dans la portion prostatique, l'uréthrite blennorrhagique aiguë s'accompagne fréquemment d'abcès folliculaires. Ceux-ci viennent s'ouvrir dans la lumière de l'urèthre et par leur cicatrisation déterminent la formation de petites callosités ; Oberlaender a pu le montrer souvent sur le cadavre.

L'infiltration du veru montanum se termine de la même façon, avec les mêmes conséquences : production de tissu conjonctif épais, venant modifier l'aspect de la muqueuse. Les indurations ainsi formées peuvent comprimer plus ou moins fortement les canaux éjaculateurs. L'infiltration s'installe aussi le long de ces canaux qui deviennent raides et restent béants. Les glandes de la prostate sont envahies de la même manière que les glandes de l'urèthre antérieur. Elles deviennent le siège d'un catarrhe muqueux, muco-purulent ou uniquement purulent ; ou bien l'infiltration péri-glandulaire détermine une nécrose partielle et une destruction de l'organe.

---

1. La *Cavernitis des corps caverneux du pénis* a, le plus souvent, une origine non blennorrhagique. Elle reconnaît le plus souvent pour cause la pratique du coït interrompu, chez des hommes qui n'ont jamais eu de blennorrhagie chronique. Pour que l'infiltration blennorrhagique chronique puisse s'étendre aux corps caverneux du pénis et y produire une sclérose inflammatoire notoire, il faut que le corps spongieux de l'urèthre se sclérose sur une grande étendue et que le processus inflammatoire chronique soit d'une intensité extraordinaire (Cf. 3e partie, chapitre vi).

L'urèthre postérieur, nous l'avons vu, est pauvre en glandes de Littre et ne possède pas de lacunes de Morgagni. Aussi comprend-on que l'uréthrite chronique postérieure s'étende moins profondément et soit moins tenace que l'uréthrite antérieure. Quand elle persiste, c'est presque toujours qu'elle s'accompagne d'infection de la prostate et des voies spermatiques.

On peut résumer ce qui précède la façon suivante :

Quand la blennorrhagie envahit l'urèthre, elle apparaît tout d'abord dans la région du méat, puis elle s'étend plus ou moins suivant la résistance du sujet, la virulence de l'infection et d'autres circonstances plus ou moins favorisantes.

Elle provoque dans les tissus de l'urèthre une forte infiltration cellulaire. Pendant la période aiguë, cette infiltration se manifeste par la présence du pus et l'écoulement. A la période chronique, elle tend à se limiter en foyers circonscrits, au voisinage des glandes et des lacunes, pour s'y organiser en tissu conjonctif.

L'épithélium s'aplatit et tend à prendre progressivement la structure de l'épithélium pavimenteux épidermique ou la structure épithéliale du tissu cicatriciel kératinisé.

La muqueuse proprement dite est principalement envahie le long des diverticules glandulaires et des canaux qui la traversent. Elle perd son élasticité, se ratatine ou s'épaissit tout en se transformant en tissu conjonctif fibrillaire.

Les *glandes* sont envahies par un catarrhe muqueux ou purulent. Elles peuvent de plus s'oblitérer et donner naissance à de petits kystes ou à des abcès qui se vident et se cicatrisent en laissant comme trace une induration fibreuse. Enfin elles peuvent se résorber peu à peu complètement sans laisser de traces par la rétraction du tissu conjonctif qui les entoure et les enserre.

Les *tissus périuréthraux* sont assez rarement envahis. Ils présentent les mêmes lésions et finalement subissent la même transformation en tissu conjonctif.

DEUXIÈME PARTIE

DIAGNOSTIC DE L'URÉTHRITE BLENNORRHAGIQUE
CHRONIQUE

GÉNÉRALITÉS SUR LE DIAGNOSTIC

Comme toujours il y a deux points à considérer : premièrement les phénomènes subjectifs et les indications du malade ; ensuite les résultats objectifs de l'examen du spécialiste.

Le symptôme, dont nos malades se plaignent le plus, est la sécrétion qui s'écoule de l'urèthre. C'est elle qui, dans la plupart des cas, est l'objet principal de leurs soucis. S'il existe une uréthrite postérieure ou une affection des annexes, il peut apparaître des symptômes locaux plus ou moins importants, mais ces symptômes peuvent aussi exister dans la maladie de la partie antérieure seule. S'il existe des rétrécissements, les symptômes subjectifs s'accentuent. Les modifications de l'urine sont de la première importance et nous y insisterons dans un chapitre spécial.

Il faut aussi bien connaître les faits suivants pour ne pas s'y laisser tromper. Il est rare que les sensations douloureuses apparaissent exactement à l'endroit malade. Il existe des points douloureux d'élection, par exemple : la fosse naviculaire, où les douleurs avant, pendant et après la miction sont un signe d'uréthrite banale ou aussi d'uréthrocystite. Autres exemples : les douleurs excruciantes et les douleurs dans l'anus dans les prostatites ; les douleurs dans la crête iliaque, dans le cordon spermatique et les testicules dans le cas de funiculite.

Il faut savoir aussi que les douleurs ressenties ne sont pas toujours en relation directe avec l'affection présente. Cela montre à l'évidence qu'il faut entreprendre l'examen spécial et avec quelle exactitude et quels soins cet examen doit être conduit dans toutes ses parties. C'est là un point sur lequel nous n'attirerons jamais assez l'attention de nos lecteurs. C'est suivant la précision de cet examen que varient et l'exactitude complète du diagnostic, et les résultats thérapeutiques obtenus.

Au début de l'examen, on n'oubliera jamais d'inspecter extérieurement la verge. Puis on fera un examen uréthroscopique, et aussi un examen microscopique et chimique de l'urine.

Il faut toujours examiner les testicules, la prostate et les vésicules séminales.

Pour compléter les résultats obtenus par l'uréthroscopie, Kollmann pratique presque toujours l'examen de l'urèthre antérieur par les explorateurs à boule olivaire.

CHAPITRE V

LA SÉCRÉTION

Importance subjective et objective de la sécrétion. — Son abondance et sa nature.
— Goutte matinale et filaments. — Leur origine glandulaire, éventuellement
de la région immédiatement postérieure au gland. — Aspect macroscopique
des filaments. — Dans certains cas, on peut reconnaître qu'ils proviennent des
vésicules séminales et de la prostate. — Nature fréquemment changeante de
la sécrétion. — Nature microscopique des filaments. — *L'impossibilité de trou-*
ver des gonocoques dans la sécrétion ne permet pas d'en exclure le caractère
contagieux. — Une propriété précise de la mucine et des cellules rondes dans
les filaments. — L'épreuve des verres et sa valeur relative comme moyen de
diagnostic : Épreuve des deux, des trois, des cinq verres.

La sécrétion est le symptôme auquel on attache généralement le
plus d'importance. C'est souvent le seul qui occupe le malade et très
souvent aussi le seul dont le médecin s'informe. Nous savons cependant qu'il existe quelques formes d'uréthrite chronique spécifique,
et elles ne sont pas les plus rares, dans lesquelles, au moins pendant
une période assez longue, il est impossible de découvrir aucune trace
d'écoulement ou de filaments.

La quantité et la composition de la sécrétion de l'uréthrite chronique dépendent de la nature et de l'extension des lésions pathologiques. Si celles-ci sont très fortes et très étendues, elles peuvent
déterminer un écoulement continu, plus marqué quand le malade
sera resté longtemps sans uriner. L'écoulement du matin sera plus
abondant, parce qu'il correspond à la durée du sommeil et à la congestion provoquée dans les organes génitaux par un long séjour au
lit. Il se présente alors, spontanément ou après expression de l'urèthre, sous la forme d'une goutte connue sous le nom de goutte du
matin (goutte militaire). Cette goutte présente, suivant sa composition, une coloration jaune verdâtre, grisâtre, laiteuse ou cristal
de roche. D'autres fois, la sécrétion purulente n'est pas suffisamment abondante pour arriver jusqu'au méat. Le peu qui y parvient
sèche et fait coller l'une à l'autre les lèvres de l'orifice externe.

Si enfin la sécrétion se forme en trop petite quantité pour pouvoir s'écouler au dehors, ou bien quand elle est trop visqueuse et reste fixée à l'endroit où elle s'est produite, le premier jet d'urine la détache et l'entraîne. La sécrétion apparaît alors sous la forme de filaments plus ou moins épais et plus ou moins grossiers qui flottent dans l'urine (filaments blennorrhagiques).

Pourquoi dans certains cas la sécrétion persiste-t-elle pendant de nombreuses années, même pendant le jour, tandis qu'ailleurs on ne retrouve presque rien, ou à peine quelques petits filaments inconstants? C'est assez difficile à expliquer. Ces faits sont probablement sous la dépendance des variétés de l'infection des glandes de Littre et surtout des cryptes de Morgagni : et ces variétés sont sans doute fonction de la résistance du revêtement épithélial et conjonctif. La présence continue de sécrétion entre les lèvres du méat indique presque toujours avec certitude que la région immédiatement postérieure au gland est malade.

Comme la portion glandaire de l'urèthre est très mobile et perpétuellement exposée aux frottements des vêtements, la sécrétion des glandes enflammées s'en trouve par là même exprimée ; d'autre part elle atteint bientôt les lèvres du méat, et on comprend facilement qu'on peut toujours l'y rencontrer.

Les *filaments* sont, suivant leur nature, *d'aspects très divers*. Tantôt ils sont gros et ramassés, et dans ce cas tombent rapidement au fond du verre ; d'autres fois, ils sont minces et allongés, ou petits et floconneux, et alors ils flottent pendant plus ou moins longtemps ; ils peuvent aussi ressembler à de petites fibres de ouate. On leur a attribué depuis longtemps, quand ils proviennent de l'urèthre postérieur, la forme spéciale en virgule.

On n'a pas le droit en général de conclure, d'après une vague idée de forme en virgule, que les filaments proviennent de l'urèthre postérieur. On se tromperait le plus souvent. *Il n'existe pas de signe certain permettant de décider si les filaments proviennent de l'urèthre antérieur ou de l'urèthre postérieur*.

Par contre, un observateur exercé peut reconnaître assez sûrement dans beaucoup *de cas que les filaments proviennent de la prostate et des vésicules séminales*, même en l'absence de spermatozoïdes. Cette détermination ne présente aucune difficulté dans le cas où l'urèthre lui-même ne sécrète plus ou presque plus.

Quand il s'agit d'une uréthrite par les excès, on peut constater des filaments émanant de la région du veru montanum. Ceux-ci sont toujours petits, et présentent souvent la forme de débris de un centimètre de longueur, minces, finement ondulés, avec des places transparentes. Au microscope, ces filaments se composent d'un tube de cellules épithéliales. La nature relativement constante de ces filaments a amené Oberlaender à admettre qu'ils proviennent d'une région précise ; cet auteur les a attribués aux canaux prostatiques ou à l'utricule mâle, toujours fortement congestionnés dans ces cas. On ne reconnaît sûrement ces filaments que dans les urines qui n'en présentent pas d'autres ; dès qu'il s'agit d'une inflammation plus forte, il est difficile de prouver leur présence.

Une deuxième sorte de filaments mieux connus, tout à fait typiques, sont de petits filaments de un à un centimètre et demi de longueur, transparents comme du cristal, minces et finement ondulés. Ils contiennent assez fréquemment un certain nombre de petites boules réfringentes qui rappellent des bulles d'air. Ces produits muqueux proviennent des vésicules séminales et probablement du canal éjaculateur. Ils se composent de mucine, de globules blancs peu nombreux, disséminés, et contiennent quelquefois des spermatozoïdes. Ils sont caractéristiques de l'état spermatorrhéique. On les rencontre aussi facilement dans la blennorrhagie.

Une troisième sorte de filaments provient de la prostate et des vésicules séminales. Leur forme est caractéristique, même quand il existe en même temps d'autres filaments blennorrhagiques.

Cependant, nous ne pourrions nous porter garant que le débutant ne s'y trompera pas. La longueur de ces filaments peut être extraordinaire, dix à douze fois la longueur des filaments blennorrhagiques ordinaires : minces, présentant successivement des parties transparentes et opaques.

On le voit par ce qui vient d'être dit, le diagnostic macroscopique de l'origine des filaments a une valeur problématique. Leur étude forme une partie nécessaire de tout examen : mais il ne faut négliger ni la partie microscopique, ni l'épreuve des cinq verres de Kollmann.

La présence des filaments blennorrhagiques forme le symptôme le plus souvent observé et le mieux connu de l'uréthrite chronique.

Nous avons expliqué que la sécrétion tantôt est assez forte pour donner naissance à un véritable écoulement, tantôt est en si faible quantité qu'elle ne se manifeste que par de petits flocons flottant dans l'urine. Souvent la sécrétion diminue dans la mesure où l'état du malade s'améliore. Cependant l'uréthrite chronique est sujette assez fréquemment à des rechutes pendant lesquelles on peut voir réapparaître l'écoulement. Le cours de l'uréthrite se présente donc sous forme de phases successives dans lesquelles la sécrétion purulente augmente ou décroît. On attribue souvent les rechutes aux excès, parfois à l'effet du traitement, mais elles peuvent survenir sans qu'on puisse leur attribuer aucune cause. Si ces rechutes sont violentes, on parle de récidives. Leurs symptômes sont alors suffisamment accusés pour rappeler le stade aigu.

Au microscope, la sécrétion de l'uréthrite chronique contient différents éléments qu'on trouve combinés en proportions variables : du mucus, des cellules épithéliales, dès leucocytes et des microbes. Un ou plusieurs de ces éléments peuvent manquer ou au contraire prédominer.

a) *Le mucus* provient de l'hypersécrétion des glandes et probablement aussi de la dégénérescence muqueuse de l'épithélium. Souvent il existe seul et forme alors un écoulement clair, transparent, un peu visqueux et collant. Généralement, il contient des éléments figurés en suspension.

b) *Les cellules épithéliales* peuvent être divisées en plusieurs groupes :

1° Les grandes cellules pavimenteuses qui proviennent de la desquamation de la couche superficielle de la muqueuse uréthrale modifiée ;

2° Les cellules d'épithélium de transition, rondes, ovales, polygonales, fusiformes, incurvées, à gros noyau. Elles proviennent des parties de l'urèthre où l'épithélium prolifère abondamment ;

3° Les cellules cylindriques qui proviennent soit de parties saines de l'urèthre, soit quand on les trouve empilées les unes sur les autres, des glandes de la prostate ;

4° Les cellules hyalines. Elles se colorent très facilement par les réactifs contenant de l'iode et Furbringer leur a donné le nom de cellules iodophiles ; on les rencontre dans l'urèthre normal ;

5° Des cellules graisseuses dégénérées. On ne les rencontre pas souvent : leur origine est bien déterminée (v. p. suivantes).

c) *Les leucocytes* qui donnent à l'écoulement son caractère purulent. Ce sont des polynucléaires et souvent leur contenu est fortement graisseux.

d) *Les microorganismes* peuvent manquer complètement dans certains filaments que l'on appelle alors filaments aseptiques. Mais plus généralement l'urèthre possède une flore microbienne assez riche et l'écoulement renferme des microcoques et des bactéries de toute espèce. Jusqu'ici on n'a pas pu attribuer une importance spéciale à chacun de ces microbes.

Pour le gonocoque, qui donne à la maladie son caractère spécifique, il ne faudrait pas croire qu'on le rencontre toujours. *Il arrive au contraire tres fréquemment, que même lorsque la maladie et la sécrétion se présentent avec des caractères évidents de contagiosité, des examens minutieux et souvent répétés ne permettent pas de retrouver le gonocoque, Et cependant, des récidives surviennent subitement, sans aucune cause ; et le gonocoque s'y retrouve en grande abondance. Aussi ne faudra-t-il jamais attribuer une importance capitale au résultat négatif des recherches. Et même quand on n'a pas rencontré le gonocoque dans des examens minutieux et souvent répétés, ne faudra-t-il pas affirmer que la maladie a perdu tout caractère contagieux.*

Outre ces éléments morphologiques que l'on rencontre habituellement, on peut encore, dans certaines complications, trouver des spermatozoïdes, des corpuscules amylacés, des globules rouges, des débris et détritus divers.

Peut-on parvenir à localiser l'origine de la sécrétion ? L'examen microscopique du pus ne donne aucun renseignement sur la région de l'urèthre où il s'est formé. Il est impossible de distinguer le pus qui s'est formé dans la partie postérieure de celui qui s'est formé dans la partie antérieure de l'urèthre. Kollmann a pratiqué pendant de nombreuses années des recherches sur ce sujet et il n'a guère acquis de notions nouvelles sur l'origine et la formation des filaments urinaires.

Signalons cependant que, suivant cet auteur, les filaments contenant des cellules rondes extraordinairement grosses, à contenu analogue à des gouttelettes graisseuses, proviennent preque toujours des annexes de l'urèthre, c'est-à-dire de la prostate ou des vésicules séminales.

Kollmann et Furbringer attribuent à la mucine un rôle intéressant et important dans la disposition réciproque des cellules dans les filaments urinaires. Cette mucine peut donner naissance à des images qui font penser à une coupe de tissu, par exemple à une coupe du

conduit excréteur des glandes. En réalité, il ne s'agit que de leucocytes qui, au lieu de se trouver irrégulièrement disposés les uns par
rapport aux autres, se sont arrangés en lignes plus ou moins régulières, grâce aux filaments de mucine. Si ces filaments sont allongés,
les leucocytes s'allongent aussi et prennent la forme de longues cellules fusiformes.

Cette propriété de la mucine n'est pas, d'après Kollmann, spéciale
aux filaments urinaires. On rencontre des figures analogues dans l'ex-
pectoration muco-purulente du catarrhe bronchique.

Un examinateur consciencieux ne négligera jamais l'examen
microcospique des filaments urinaires, et souvent cet examen sera
d'une utilité incontestable.

Un autre moyen de diagnostic très important, qui permet bien souvent de préciser la localisation de la maladie, est constitué par
l'*épreuve des verres*. Voici le principe sur lequel reposent les épreuves
de ce genre :

Au point de vue physiologique et anatomique, l'urèthre se divise
en deux parties nettement distinctes (voir le chapitre d'anatomie).
L'urèthre postérieur est entouré à sa périphérie par le muscle sphincter externe de la vessie. La contraction du sphincter est assez énergique et constitue en général une barrière puissante entre les portions antérieure et postérieure. Les liquides introduits dans l'urèthre
antérieur en avant du sphincter sont renvoyés vers le méat par la
pression élastique des parois : au contraire, les solutions introduites
en arrière du sphincter coulent directement dans la vessie et se
mêlent à l'urine.

Il faut bien dire cependant que la puissance du sphincter externe
n'est pas constante. On voit assez souvent, malgré lui, des écoulements pathologiques passer de la partie postérieure dans la partie
antérieure et se présenter au méat ; ou bien une injection poussée par
le méat pénétrer dans l'urèthre postérieur.

Les méthodes, qui sont basées sur l'action du sphincter, n'ont donc
donc qu'une valeur relative. — On distingue les méthodes suivantes :

I. L'ÉPREUVE DES DEUX VERRES DE THOMPSON. — Le malade se retient
le plus longtemps possible d'uriner pour laisser s'amasser le plus
possible de sécrétion. Au moment de la miction, il urine successivement dans deux verres. La sécrétion provenant de l'urèthre est emme-

née par le premier jet d'urine et se trouve exclusivement dans le premier verre. L'urine contenue dans le second verre doit représenter uniquement le contenu de la vessie et être absolument claire quand il n'existe aucune affection de cet organe. — Mais si du pus formé dans l'urèthre postérieur ou bien une sécrétion quelconque passe dans la vessie et se mélange à l'urine, si en d'autres termes il existe une uréthrite postérieure, le contenu du second verre sera également trouble.

II. EPREUVE DES TROIS VERRES DE JADASSOHN. — Le malade urine successivement dans trois verres. Le premier contiendra le pus qui était adhérent aux parois de l'urèthre. Le second verre, dans le cas d'une uréthrite postérieure ou d'une cystite, contiendra le pus qui s'est écoulé dans la vessie et mélangé à l'urine. Les contractions musculaires de la fin de la miction expriment l'urèthre postérieur et chassent tout le pus qui peut se trouver dans les canaux excréteurs de la prostate, etc. On trouvera ces sécrétions dansle troisième verre.

Dans cette épreuve, on peut envisager au moins trois éventualités :

a) Le *premier verre* contient seul de l'urine purulente : *uréthrite antérieure*.

b) Les *deuxième* et *troisième verres* sont également troubles : *uréthro-cystite; cystite*.

c) Tous les verres contiennent du pus, mais le *troisième* en contient beaucoup plus : *uréthrite postérieure, prostatite*.

Le premier verre peut naturellement contenir des filaments qui proviennent de l'urèthre postérieur. Si l'on veut exclure cette source d'erreur, il faut laver l'urèthre antérieur soigneusement avec une sonde et de l'eau boriquée. Le pus que pourrait contenir le premier verre proviendra dès lors en toute certitude de l'urèthre postérieur, même si le second verre est complètement clair (car la sécrétion de l'urèthre postérieur peut être assez minime pour ne pas remonter dans la vessie et ne pas troubler le second verre).

Le lavage de l'urèthre antérieur doit être fait de la façon suivante : on introduit une sonde élastique ou de Nélaton jusqu'à l'extrémité du bulbe : sous une pression *légère*, on injecte environ 150 centimètres cubes d'eau boriquée; ce lavage entraînera toute la sécrétion à l'extérieur. Si on fait ce lavage sous une pression appropriée, et avec une certaine expérience, on obtient de bons résultats; si la pression est trop forte, la résistance du sphincter externe de la vessie peut être vaincue, et alors le liquide injecté pénètre à travers l'urèthre postérieur jusque dans la vessie et entraîne toutes les sécrétions sur son passage ; on les retrouve ensuite dans l'urine, et cette constatation peut faire porter un faux diagnostic.

Pour éviter cette cause d'erreur, il suffit d'employer pour le lavage une solution d'iodure de potassium à 1 p. 1000. Après avoir recueilli les urines, on y ajoute quelques gouttes d'une solution de chlorure de fer. Dans le cas où l'eau de lavage a passé dans la vessie, l'urine prendra la couleur bleue caractéristique; sinon l'épreuve a toute sa valeur.

III. Epreuve des cinq verres de Kollmann. — Kollmann emploie cinq verres pour pratiquer l'examen. Celui-ci doit être fait autant que possible le matin avant la première miction. Le malade se tient debout. On introduit une sonde élastique jusqu'au bulbe, et l'on fait un lavage à l'aide d'une grosse seringue à main. Que la pression ne soit pas trop forte, *surtout quand le méat est étroit*, parce qu'on fait facilement pénétrer la solution dans l'urèthre postérieur. L'eau de lavage est recueillie dans un *premier verre*, et on la recueille tant qu'elle amène avec elle des filaments et des débris épithéliaux. Dès que l'eau de lavage est revenue claire plusieurs fois, on la recueille dans un *second verre*. Enfin on fait uriner le malade *dans trois verres* selon la méthode de Jadassohn.

La méthode de Kollmann nécessite l'emploi d'un demi-litre à un litre de liquide suivant la facilité avec laquelle se pratique le lavage de l'urèthre antérieur. Dans les cas où la surface épithéliale est assez atteinte on n'arrive pas à avoir une eau de lavage complètement claire, même en le continuant pendant très longtemps. Aussi doit-on toujours conserver le second verre pour le comparer aux verres 3, 4 et 5 qui contiennent de l'urine. Dans ce cas, on rencontre dans l'urine les filaments de l'urèthre antérieur qui se trouvent dans le deuxième verre. On peut par comparaison reconnaître leur origine et éviter une erreur de diagnostic.

Si on ne trouve les filaments que dans l'eau de lavage du premier verre, et que le deuxième verre de lavage et les trois verres d'urine en sont complètement dépourvus, on peut en toute certitude porter le diagnostic de catarrhe limité à la partie antérieure. Si l'eau de lavage du second verre ne présente pas de filaments, et que le premier verre d'urine, ou que les trois verres d'urine contiennent soit des filaments, soit un trouble muqueux ou purulent, il s'agit d'une contribution de l'urèthre postérieur au catarrhe. Si le trouble et les filaments n'apparaissent que dans le premier et le troisième verre d'urine, alors que le second en est dépourvu, il est probable que, en plus de l'uréthrite postérieure, il existe une inflammation des annexes. Après que le premier jet d'urine eut nettoyé la surface de l'urèthre postérieur, les contractions musculaires de la fin de la miction ont exprimé les sécrétions des conduits excréteurs des glandes annexes.

La grande valeur diagnostique de l'épreuve des cinq verres a été démontrée par Notthafft[1].

On peut encore introduire une légère modification à l'épreuve des cinq verres de Kollmann, et y ajouter l'étude de la sécrétion pathologique de la prostate. Celle-ci est massée vigoureusement et la sécrétion qui se trouve alors dans l'urèthre est exprimée et soumise à l'examen ; ou bien on refoule cette sécrétion dans la vessie au moyen d'une seringue et d'eau boriquée, et on la fait réuriner par le malade.

Kollmann donne cependant le conseil de ne pas entreprendre cet examen après l'épreuve des cinq verres, mais après l'épreuve des trois verres. En effet, quand on procède à cet examen, après l'épreuve des cinq verres, on trouve souvent dans la sécrétion exprimée une certaine quantité de belles cellules épithéliales cylindriques, provenant de l'urèthre antérieur, mais pouvant facilement être confondues avec les cellules épithéliales de la prostate. La présence de ces cellules épithéliales s'explique par le traumatisme, si minime soit-il, du lavage à la sonde. Quand on entreprend cet examen après l'épreuve des trois verres, l'irritation mécanique de la surface de la muqueuse n'existe pas.

Si, cependant, on était obligé d'entreprendre cet examen après lavage préalable de la partie antérieure, on n'attacherait pas d'importance aux cellules épithéliales qu'on pourrait rencontrer sous le microscope (cellules que Furbinger considère comme caractéristiques du catarrhe de la prostate), et l'on ne s'occuperait que de la présence ou de l'absence des leucocytes.

Il y a quelque temps que H. H. Young (de Baltimore) a étendu l'épreuve des cinq verres ci-dessus décrite à une épreuve *des sept verres*[2]. Cette épreuve de Young se conduit de la manière suivante : on lave d'abord la pars pendula (premier verre) ; pour que le liquide

1. Notthafft. Sur les douleurs causées par la prostatite, mais qui ne semblent pas en rapport avec la prostate. *Arch. für Dermat. und Syphil.*, 1904, Heft 2, p. 25.

2. Études de chirurgie urinaire. *The John Hopk. Hospit. Report.* vol. XIII, 1906.

ne puisse pas remonter vers le haut, le malade comprime l'urèthre avec les doigts au lieu d'insertion du ligament suspenseur. Young ne se sert pas de sonde élastique, mais d'un tube de verre de 10 centimètres de longueur. On continue le lavage jusqu'à ce que l'eau devienne complètement claire (deuxième verre). Puis le tube de verre est poussé jusque dans la portion bulbaire, qui est lavée à son tour (troisième verre), jusqu'à ce qu'il n'y ait plus de filament dans l'eau de lavage recueillie dans un quatrième verre. Vient ensuite la miction dans trois verres (5, 6, 7), d'après la méthode de Kollmann.

Telles sont les différentes méthodes généralement employées pour découvrir l'existence d'une uréthrite postérieure, d'une affection des annexes, ou d'une cystite : et, d'autre part, pour préciser une localisation du processus pathologique dans les régions phériphériques des voies urinaires. Ces épreuves sont basées sur le rôle du sphincter externe; mais la contraction tonique de ce muscle, si énergique qu'elle soit, ne présente pas une barrière absolue à la pénétration d'une certaine quantité de liquide. Cette défectuosité est plus sensible encore dans les maladies de la muqueuse ou quand le sphincter se trouve pathologiquement affaibli. L'existence d'un méat étroit peut rendre cet essai impossible. De plus, quand l'urèthre antérieur est fortement infiltré, toute l'eau de lavage file immédiatement dans l'urèthre postérieur, en forçant même un sphincter puissant. Dans ces cas, on fera bien de laisser ces épreuves complètement de côté, puisqu'il est impossible d'en utiliser les résultats (Cf., 3ᵉ partie, chapitre iv).

Ces essais sont enfin également troublés dans tous les cas où la partie postérieure contient une sécrétion très fluide, et ils ne donnent de résultats exacts que dans le cas de sécrétion visqueuse et filamenteuse.

On n'attribuera donc jamais aux résultats obtenus par la méthode des verres une importance absolue. Dans la pratique, on les prendra toujours en considération, surtout quand ils viennent s'ajouter à ceux qu'on obtient par lés autres modes d'examen que nous décrirons plus tard.

Ces épreuves, tout comme l'examen macroscopique et microscopique des filaments, forment une partie importante et nécessaire dans l'étude de l'urèthre malade.

CHAPITRE VI

TROUBLES DE LA SENSIBILITÉ

Les troubles fonctionnels et les sensations pathologiques de la gonorrhée chronique sont très variables. Ils ne sont pas en rapport direct avec la gravité de l'état pathologique. — Les douleurs dans l'uréthrite antérieure et l'uréthrite postérieure. — Symptômes de la propagation de l'inflammation chronique à la prostate et aux vésicules séminales. — Apparition de la neurasthénie sexuelle : faiblesse et impuissance nerveuses.

Les troubles fonctionnels et les symptômes douloureux accusés par le malade varient considérablement dans leur intensité. Ils ne dépendent pas seulement du genre et de la gravité des modifications pathologiques, mais aussi de la réceptivité nerveuse des individus. Ils sont rarement en rapport direct avec les régions malades. Par exemple, quand l'affection est localisée à l'urèthre antérieur, ils se manifestent sous la forme de léger chatouillement ou d'une légère sensation de brûlure apparaissant pendant la miction. Dans l'uréthrite postérieure, le malade peut accuser des sensations de douleur au périnée, ou bien des sensations de brûlure, surtout à la fin de la miction. Ces sensations s'irradient souvent sur toute la longueur de la verge. Le malade peut aussi éprouver une douleur lancinante au moment de l'éjaculation. Dans ce cas, il s'agit la plupart du temps d'une affection des canaux éjaculateurs. Quand il existe un rétrécissement ou simplement une diminution d'élasticité des parois de l'urèthre, les malades peuvent se plaindre d'une difficulté à uriner. D'autres fois, au contraire, ils sont tourmentés par des besoins pressants et fréquents, et ils accusent une sensation particulière de miction insuffisante et non terminée; et cependant, il n'existe pas la moindre rétention d'urine, comme on peut le prouver facilement par le catéthérisme. Ces sensations et ces troubles fonctionnels disparaissent ordinairement très vite sous l'influence d'un traitement approprié. Généralement donc, elles dépendent uniquement de l'affection uréthrale.

Mais si le malade a une prédisposition héréditaire ou acquise à la neurasthénie, on voit souvent, à l'occasion d'une blennorrhagie chronique, se développer des symptômes neurasthéniques divers, quelquefois très graves et très rebelles. On voit alors se dérouler le tableau de la *neurasthénie sexuelle*.

Dans là plupart de ces cas, mais sans que ce soit une règle absolue, l'urèthre postérieur et ses glandes sont particulièrement atteints.

Nous avons déjà vu qu'il existe dans la prostate et l'urèthre postérieur, une foule de terminaisons nerveuses, et il est logique que le développement d'une inflammation chronique au voisinage de ces terminaisons nerveuses, puisse et doive avoir une influence irritante sur le système nerveux tout entier[1].

On sait que les affections chroniques de l'urèthre antérieur et principalement du voisinage du gland, provoquent volontiers un besoin d'uriner désagréable, irrésistible et répété, sans préjudice des autres sensations nerveuses très pénibles ressenties à l'endroit même du mal et dans son voisinage. Le malade a des sensations de chaleur, de brûlures, de chatouillements, de picotements, de douleurs sourdes dans l'urèthre et de tiraillement au gland. Ces douleurs s'exacerbent pendant et après la miction.

La miction peut, à son tour, être troublée par des contractions irrégulières et spasmodiques du sphincter ou des muscles de la vessie. Rarement le malade voit apparaître subitement une rétention inexplicable. D'autres fois il ressent un besoin fréquent et non fondé d'uriner. La fréquence des mictions n'existe pas pendant le sommeil, et c'est un caractère important de ces troubles.

Les sensations de l'orgasme pendant le coït peuvent aussi se modifier. Tantôt, elles s'affaiblissent et disparaissent même, d'autres fois, elles deviennent plus intenses, enfin, elles peuvent devenir douloureuses. Il peut exister des pollutions nocturnes ou des éjaculations prématurées qui caractérisent la faiblesse nerveuse (faiblesse irritable). D'ailleurs, les érections ne s'obtiennent que difficilement, elles sont incomplètes; l'éjaculation est faible ou n'apparaît pas. Le malade est alors plus ou moins impuissant. Chez certains malades, enfin il existe de la spermatorrhée et de la prostatorrhée, pendant la miction et pendant la défécation.

---

1. Cf. Oberlaender. Contribution à l'étude des névropathies de l'appareil urinaire de l'homme. *Samml. klinisch. Vorträge von Volkmann*, n° 275.

Parfois les sensations anormales que nous avons décrites peuvent s'étendre aux organes voisins, s'irradier le long du cordon spermatique, dans le testicule, le périnée, la région inguinale et autour de l'anus. Dans ces cas, il s'agit toujours d'une propagation de l'inflammation chronique aux annexes.

Outre ces symptômes qui attirent plus ou moins l'attention sur le lieu de l'affection, le malade atteint de neurasthénie sexuelle peut présenter les symptômes généraux de la neurasthénie. La neurasthénie sexuelle se caractérise par une gravité spéciale et une ténacité particulière. Dans ces cas, on a le plus souvent affaire à des malades dont le système nerveux a été affaibli par des masturbations excessives pratiquées pendant longtemps, et aussi l'affection fondamentale n'a pas toujours été traitée comme elle le devait; par exemple lorsqu'il s'agit d'une prostatite chronique tenace.

CHAPITRE VII

INSPECTION. — PALPATION. — SONDES ET URÉTHROMÈTRES

L'inspection du meat : la palpation de l'urèthre dilaté ou non dilaté dans la recherche des infiltrats. — Examen avec la bougie ordinaire ou avec l'explorateur à boule : insuffisance de ce moyen d'examen. — L'emploi de l'uréthromètre : Instruments de Otis, Weir, Kollmann. — Dans la plupart des cas ces instruments ne donnent pas une certitude suffisante au point de vue du diagnostic.

Le médecin, qui examine un malade atteint d'uréthrite chronique, doit d'abord déterminer exactement *la nature et le siège* de l'affection : Faute de quoi, il pourrait se laisser aller à de graves erreurs de thérapeutique.

Après avoir étudié l'urine, il faut pratiquer l'examen local. Voici les diverses phases de cet examen :

I. INSPECTION. PALPATION. — La simple *inspection* peut donner des renseignements intéressants. On constatera d'abord s'il existe un écoulement ; si le méat est rouge et enflammé, et surtout s'il est dur, peu souple, tuméfié, ou bien s'il a la souplesse normale et les lèvres légèrement entrouvertes. Par la *palpation*, on recherchera s'il existe le long de l'urèthre des foyers inflammatoires, reconnaissables à une certaine induration limitée. Les foyers, développés autour des glandes de Littre, des cryptes de Morgagni et de leur canal excréteur, se sentent parfois très bien. Ils donnent alors la sensation de petites nodosités dures, de la grosseur d'une tête d'épingle environ. D'autres fois, la paroi toute entière de l'urèthre est indurée sur une étendue plus ou moins grande. On a alors la sensation d'un tuyau à parois rigides, à l'intérieur duquel on peut constater la présence d'un certain nombre de foyers d'infiltration, d'importance variable. La palpation pourra se pratiquer dans de meilleures conditions, si, avec Oberlaender, on étend au préalable les parois de l'urèthre avec une sonde ou même avec le dilatateur. De cette façon, on parvient à découvrir très exactement les différents foyers d'infiltration de la portion spongieuse et particulièrement ceux qui se trouvent à une certaine profondeur. La palpation permet aussi de circonscrire nettement les indurations de la paroi supérieure, qui sont dues en général aux lésions des cryptes de Morgagni. On les perçoit sous la forme d'infiltration plus grossière soit dans la profondeur, soit à la surface. Parfois même, en pressant un peu fort, on parvient à en exprimer une bonne partie de sécrétion, que l'on n'aurait pas pu constater par les moyens ordinaires d'examen.

Pour déterminer exactement le siège et les dimensions de l'infiltration chronique, on se sert d'instruments spéciaux dont nous allons décrire le maniement et indiquer l'utilité.

II. Sondes et uréthromètres. — Les lésions de la muqueuse dans l'uréthrite chronique, dès qu'elles sont de quelque importance, ont pour conséquence une modification d'élasticité et du calibre des parois de l'urèthre. Si l'urèthre était complètement cylindrique, on rencontrerait, en introduisant une sonde de dimensions appropriées, une résistance à l'endroit malade ; l'on pourrait toujours reconnaître le siège du mal et, jusqu'à un certain point, en déterminer la nature. Mais au contraire, l'urèthre antérieur s'élargit d'avant en arrière ; aussi les modifications légères dans le calibre des parties profondes ne peuvent-elles pas arrêter une sonde dont les dimensions sont limitées par la largeur du méat. L'examen pratiqué au moyen des *bougies ordinaires* ne permet donc le diagnostic que des rétrécissements déjà relativement étroits ; les rétrécissements sont sans doute du domaine de la blennorrhagie chronique, mais ils sont rares relativement au nombre des malades.

Il y a encore beaucoup d'autres causes d'erreur ; et dans la majorité des cas, cet examen est complètement insuffisant.

L'examen avec les explorateurs à boule donne déjà des résultats plus précis. Ce sont des sondes élastiques minces et très flexibles portant à une de leurs extrémités une olive ou un cône de diamètre déterminé. On doit en posséder toute une série dont les olives sont graduées en numéros d'après une échelle spéciale. Pratiquement, on choisit d'abord le numéro qui correspond au calibre du méat. La boule une fois introduite, on fait progresser doucement la sonde de façon à la faire traverser tout l'urèthre antérieur jusqu'au bulbe. Ce parcours doit s'effectuer sans la moindre résistance. S'il existe en un point un rétrécissement un peu marqué, on a la sensation d'un ressaut et celui-ci est surtout sensible quand on retire l'olive. Si le calibre du rétrécissement est moins élevé que celui du méat, l'olive ne passe pas. L'on doit alors passer des numéros de plus en plus petits pour déterminer le calibre du rétrécissement.

Quand l'explorateur est arrivé à l'extrémité du bulbe, il faut redres-

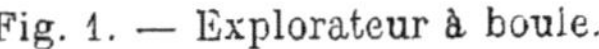

Fig. 1. — Explorateur à boule.

ser légèrement la verge ; l'on parvient alors, en pressant légèrement et au prix d'une légère sensation douloureuse pour le malade, dans la partie membraneuse. On n'est pas autorisé à croire, comme d'autres l'admettent, que l'introduction d'une bougie doive toujours s'accompagner d'une contraction de la musculature de l'urèthre : au contraire, c'est une exception rare. Il existe toujours une sensation désagréable qui s'accentue un peu quand la boule franchit le veru montanum et diminue ensuite. Cette manœuvre s'accompagne généralement aussi d'une légère envie d'uriner.

Ce mode d'examen que Guyon a décrit le premier donne des résultats assez exacts, *mais uniquement sur l'intensité et l'extension*

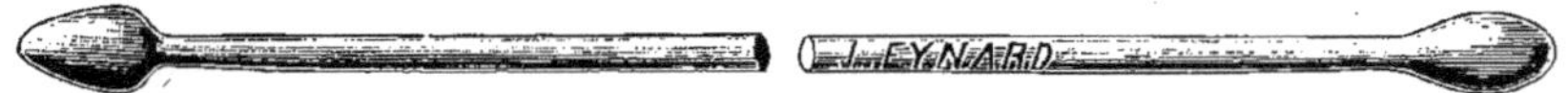

Fig. 2. — Explorateur avec une olive à chaque extrémité.

des infiltrations grossières. Il permet aussi de découvrir des rétrécissements dont le malade se plaint à peine et d'en mesurer la largeur et la longueur. Si l'on suppose qu'il existe une uréthrite postérieure, Guyon conseille d'imprimer à l'explorateur de légers mouvements de va-et-vient, de manière à exécuter une sorte de balayage, à rassembler le pus sur le talon de l'olive et à l'amener de la sorte au dehors. A notre avis, cette opération douloureuse ne permet pas de faire un diagnostic suffisant.

Kollmann qui attribue une importance particulière aux explorateurs à boule et surtout aux explorateurs à cône, dans l'examen de l'urèthre antérieur, les emploie de la manière suivante et presque toujours après avoir pratiqué l'uréthroscopie. Il commence par un numéro moyen (22 Charrière) et augmente peu à peu le calibre jusqu'à parvenir au numéro 30. Si le méat est trop étroit, il l'élargit au moyen du méatotome. Les données obtenues de la sorte sont

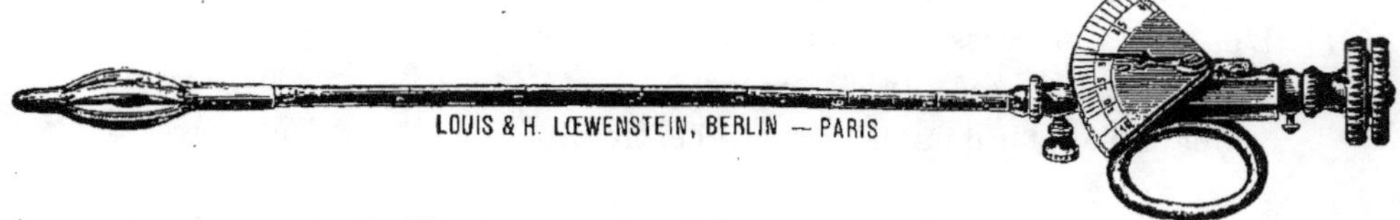

Fig. 3. — Uréthromètre d'Otis, à ressorts.

extrêmement importantes et ce procédé doit toujours être employé, suivant Kollmann, avec l'uréthroscopie.

L'examen avec l'explorateur à boules est complètement insuffisant dans tous les cas où l'infiltration est trop peu importante pour opposer au passage de la boule un obstacle sensible, et se traduire

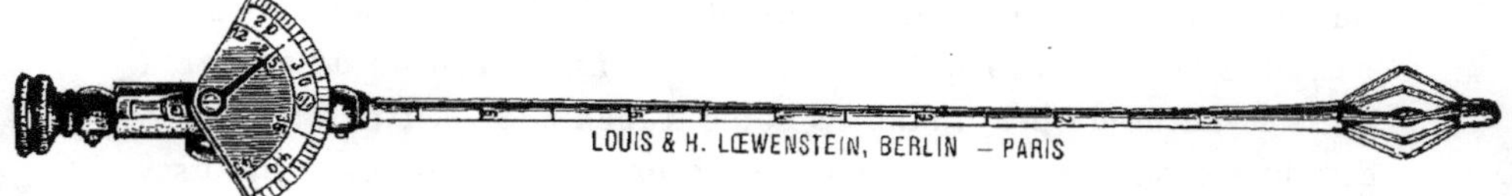

Fig. 4. — Uréthromètre d'Otis, à charnière.

par la sensation caractéristique éprouvée dans le mouvement de va-et-vient. Ces cas sont justifiables de *l'uréthromètre*.

L'uréthromètre le plus employé est celui de Otis. Il se compose d'une monture d'acier mince, portant à son extrémité une série de tiges s'étendant en forme de fuseau sous l'action d'une vis placée à

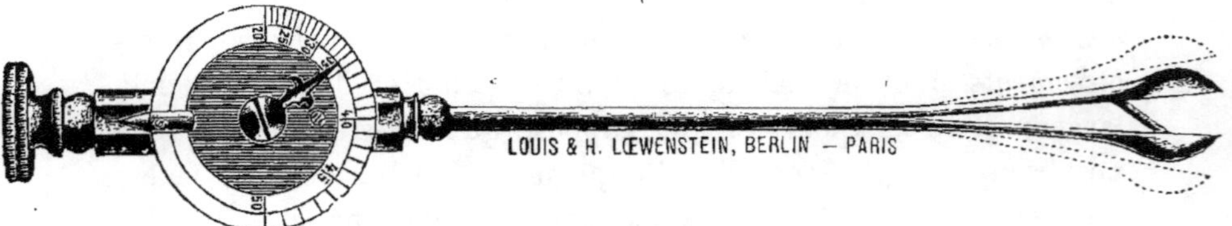

Fig. 5. — Uréthromètre de Weir.

l'extrémité opposée. Les mouvements de cette vis actionnent en même temps un indicateur, mobile sur une table graduée suivant la filière de Charrière. Le fuseau extensible est recouvert d'un manchon de caoutchouc qu'on peut facilement enlever pour le nettoyage. Il est destiné à préserver la muqueuse du pincement entre les tiges d'acier de l'instrument. Il existe aussi un uréthromètre de Weir à double branche et deux modèles d'uréthromètres à quatre branches de Kollmann. Dans le premier des instruments de Kollmann, la dilatation se produit au moyen de quatre branches latérales, tandis que dans le second modèle, l'axe médian progresse en outre sous l'influence de la vis : la dilatation se produit donc à l'extrémité vésicale

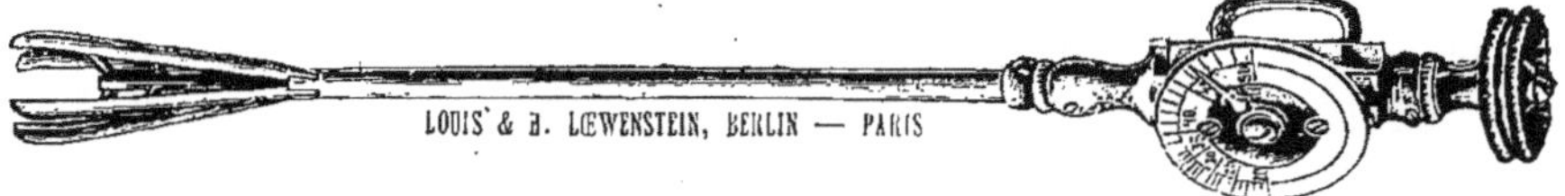

Fig. 6. — Uréthromètre de Kollman.

de l'instrument, et en même temps selon une direction antéro-postérieure.

Le maniement de l'instrument de Weir et des deux modèles de Kollmann est le même que pour l'uréthromètre d'Otis. L'uréthromètre de Weir et les deux modèles de Kollmann sont suffisamment résistants pour pouvoir, le cas échéant, être employés comme instruments de thérapeutique, et servir de dilatateurs dans les infiltrations peu étendues. L'instrument de Otis est d'une construction trop légère, pour pouvoir supporter une résistance un peu forte.

Les instruments de Weir et de Kollmann, peuvent être stérilisés

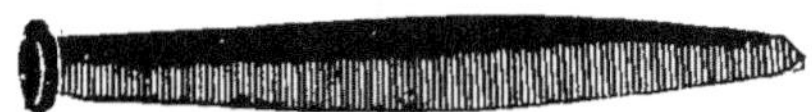

Fig. 7. — Revêtement de caoutchouc pour les uréthromètres.

par la chaleur ; le dernier peut s'employer aussi sans protecteur en caoutchouc.

Grâce aux uréthromètres, on peut mesurer la largeur de l'urèthre en ses différents points, et rechercher les endroits où par suite de l'infiltration, l'extensibilité est diminuée.

Dans la plupart des cas de blennorrhagie chronique, les infiltrations sont peu profondes mais très étendues en surface, d'où l'existence de troubles sérieux. Quelquefois, il n'existe que quelques petits conglomérats glandulaires enflammés et purulents et des cryptes de Morgagni cachées dans l'épaisseur de la muqueuse, lésions qui ne peuvent être que soupçonnées par l'uréthrométrie. Et cependant ces lésions sont douées d'un grand pouvoir infectant, elles déterminent un écoulement persistant et dans certaines circonstances des douleurs tenaces et des troubles nerveux. D'autres fois, elles ne trahissent pendant longtemps leur présence par aucun symptôme ; il n'y a pas d'écoulement, pas de filament dans les urines ; et subitement le malade se trouve atteint d'une récidive aiguë, sans s'être exposé à la réinfection.

Ces faits se rencontrent souvent. Ils semblent inexplicables, et le médecin dont l'instrumentation est insuffisante et dont les connaissances à ce sujet sont incomplètes, peut se trouver pris au dépourvu. Ce sont ces faits qui ont valu à la blennorrhagie chronique son ancienne réputation d'incurabilité.

En réalité, elle n'a pour le spécialiste instruit aucun secret, ou du moins elle ne doit pas en avoir.

Le mode d'examen le plus important et aussi le plus difficile à manier et à posséder est l'uréthroscopie dont nous allons maintenant nous occuper.

CHAPITRE VIII

L'URÉTHROSCOPIE

I. **Appareils et technique**.

Les uréthroscopes anciens : Desormeaux, Furstenheim, Tarnowski, Grünfeld, Posner, etc... La découverte de l'urethroscope de Nitze. Modification des appareils par Oberlaender, Kollmann, et le constructeur Heynemann. On doit toujours employer le tube le plus gros qu'on peut introduire par le méat. Avantages et désavantages de cette manière de faire. — L'introduction du tube dans l'urèthre antérieur et dans l'urèthre postérieur : (obturateur à charnière). — Tubes dilatateurs d'Oberlaender. — Tubes à bords mousses de Kollmann. — Le porte-lampe. — Lumière favorable et position du fil de platine. — Impossibilité pour la lumière à fil de platine de chauffer ou de modifier la muqueuse. — Instruments accessoires de l'uréthroscopie : spatules, curettes, pipettes à sécrétion, sondes, canules à injection. couteau, stylet à pointe de platine, cautères. — Uréthroscope d'Oberlaender avec uréthrotome interne. — Cocaïnisation de l'urèthre. — Son avantage et ses désavantages. — Le choix du tube pour un premier examen. — Elargissement sanglant et non sanglant du méat. — Moyen de faire glisser le tube : son introduction lente et prudente. — Le porte-lampe à interruption. — Conduite de l'examen en retirant peu à peu le tube. — Sécrétions et autres liquides résiduels dans l'entonnoir. — La lumière doit être d'un blanc éblouissant tout partout. — Les sources d'électricité. — L'importance de l'asepsie dans l'uréthroscopie. — Les lampes de Nikolaï. — L'uréthroscope de Valentine et ses modifications. — Uréthroscopie de l'urèthre postérieur d'après Loewenhardt et Wossidlo. — L'uréthroscope à irrigation de Golschmidt et sa méthode.

Les premiers essais d'uréthroscopie datent de Désormeaux (1853) ; mais l'instrument de cet auteur fut peu connu et peu employé. Il fut perfectionné par l'urologue Furstenheim de Berlin vers 1860. Tarnowkï de Pétersbourg le modifia aussi. Ces instruments utilisaient comme source lumineuse une lampe, dont les rayons étaient projetés dans l'urèthre par un miroir. Ils pouvaient rendre évidemment certains services, mais ils étaient insuffisants.

Grünfeld introduisit de nombreuses modifications dans la construction des appareils. Il rendit la source lumineuse indépendante. Ce fut successivement une lampe à pétrole, une lampe à gaz, enfin une lampe électrique. Il renvoyait les rayons de la source dans l'en-

doscope au moyen d'un miroir frontal. Grünfeld écrivit en outre de
nombreux articles sur l'uréthroscopie et un ouvrage complet d'uréthroscopie.

La méthode de Grunfeld fut à son tour modifiée par différents
auteurs. On eut l'aérouréthroscope de Antal; le panélectroscope de
Leiter, le diaphotoscope de Schütz, l'uréthroscope de Casper et Gœrl,
les instruments de Otis, Posner, Fenwick, Janet, Wyndham Poweln,
etc. Posner invente et recommande des tubes de verre, enduits extérieurement d'amalgame et de vernis noir, disposition permettant
d'obtenir une plus grande intensité lumineuse. L'uréthroscope de
Wyndham Poweln possède un dispositif analogue à celui de l'appareil
de Antal, permettant de dilater l'urèthre avec de l'air et de pratiquer
de petites opérations, l'urèthre distendu.

A l'occasion des travaux entrepris par Nitze pour la construction

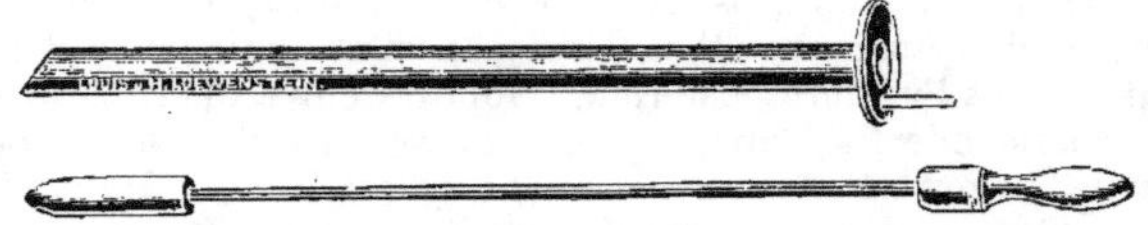

Fig. 8. — Tube uréthroscopique avec son mandrin.

du cystoscope (1875-78), apparut l'uréthroscope de Nitze. Ce dernier
est la forme embryonnaire de l'uréthroscope de Nitze-Oberlaender.

Par la suite des modifications apportées à cet uréthroscope par
Oberlaender, Kollmann et le constructeur Heynemann à Leipzig,
l'instrument primitif a été considérablement perfectionné.

Tout d'abord Oberlaender et Kollmann reconnurent que les tubes
uréthroscopiques employés jusque-là étaient *d'un calibre beaucoup
trop faible*. Ils montrèrent qu'il y a avantage à employer un tube
plus fort, afin d'examiner en même temps une plus grande étendue
du canal et faire de la sorte un examen plus complet.

Ils employèrent donc des tubes d'un diamètre plus élevé, correspondant aux n°s 21, 23, 25, 27, 29 et 31 de la filière Charrière. Il
ressort des mensurations faites par Oberlaender et Kollmann que, sur
300 malades, 2 ou 3 p. 100 seulement avaient un méat trop étroit
pour laisser passer un n° 23. Dans 10 p. 100 des cas, on dut se contenter du n° 23. Dans 25 p. 100, on put employer le n° 25. C'est le
tube 27 qui fut employé le plus souvent (40 p. 100 des cas). Enfin le
n° 29 put passer dans 30 p. 100. Dans un cas, le méat était suffisamment large pour admettre facilement le tube 31. Les n°s 27 et 29 sont

donc les plus couramment employés. Ces fait sont importants à connaître, car sous tous rapports, il est utile et avantageux *d'entreprendre l'examen avec le tube du plus grand diamètre possible.* La région examinée est alors aussi tendue que possible ; les plis de la muqueuse s'effacent et les moindres modifications pathologiques, impossibles à reconnaître dans un urèthre mal déplissé, sont alors bien mises en évidence.

Cette façon de faire est aussi la plus favorable à l'examen des orifices glandulaires. Enfin un tube de fort calibre provoque le mieux l'expression de la sécrétion hors des plis et des glandes.

Les tubes sont composés essentiellement d'un cylindre d'argent à parois minces. Ils sont munis d'un mandrin à extrémité conique, qui facilite l'introduction de l'instrument. Les mandrins sont éga-

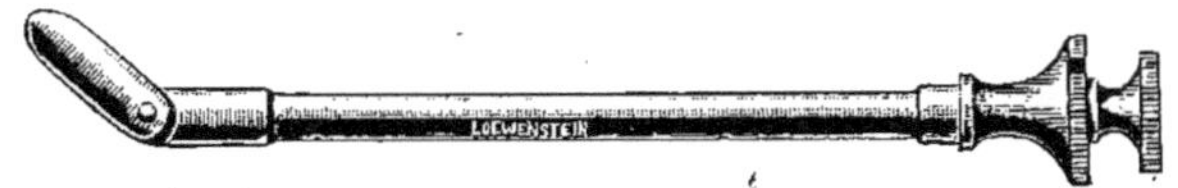

Fig. 9. — Mandrin à charnière.

lement métalliques et présentent une petite dépression permettant à l'air de passer, de façon qu'en retirant, la muqueuse ne soit pas aspirée.

Kollmann commence toujours l'examen avec des tubes de faible diamètre et monte alors progressivement jusqu'au numéro le plus élevé. Il préfère cette méthode à l'emploi immédiat des numéros élevés. Dans les cas par exemple d'uréthrite papillomateuse, l'emploi d'un tube trop large pourrait provoquer une hémorragie qui masquerait les papillomes.

De même, quand il existe une infiltration blennorrhagique de l'urèthre, un tube trop large peut pour ainsi dire raboter la muqueuse aux endroits les plus malades, la déchirer, l'arracher, et provoquer un saignement. La vision est alors moins nette. Au point de vue du malade ces légers traumatismes sont sans importance.

L'examen de l'urèthre se pratique d'arrière en avant. Pour examiner l'urèthre antérieur, on introduit le tube jusqu'à l'extrémité du bulbe et on enlève alors le mandrin.

Pour examiner l'urèthre postérieur, Oberlaender se sert d'un mandrin à charnière ou coudé, dont il est l'inventeur. Cet obturateur permet une introduction commode et indolore. On franchit notam-

ment avec beaucoup de facilité le veru montanum souvent saillant et
sensible. Quand on est parvenu dans la vessie, on redresse le mandrin
et on le retire. Pour l'introduction, il est important d'abaisser lentement le tube jusqu'au-dessous de l'horizontale, tout en le poussant
prudemment. L'obturateur à charnière est en général peu employé.

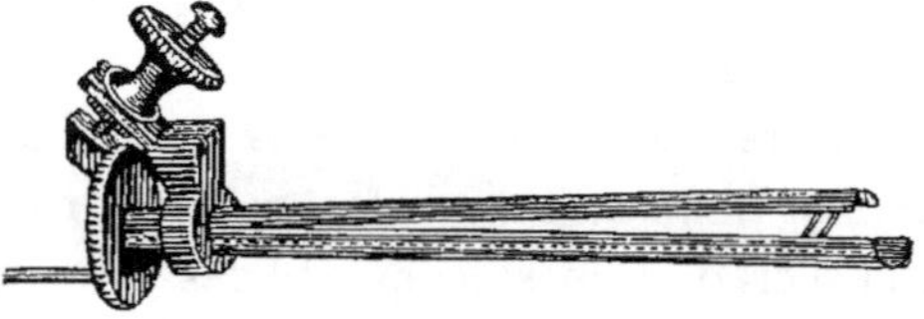

Fig. 10. — Tube uréthroscopique dilatable d'Oberlaender.

Il est d'ailleurs le plus souvent facile d'introduire des tubes droits
dans l'urèthre postérieur.

L'extrémité externe du tube porte un petit pavillon muni d'une
tige sur laquelle on adapte le porte-lumière. L'autre extrémité se
termine en bec de flûte.

Oberlaender emploie aussi quelquefois un tube dilatateur (fig. 10),
composé de deux parties semi-cylindriques : lorsque l'instrument est
fermé, elles sont appliquées l'une contre l'autre, formant cylindre.
Lorsqu'on l'ouvre, elles s'écartent à volonté comme les valves d'un spéculum de Cusco. Ce tube est particulièrement utile, quand le méat est

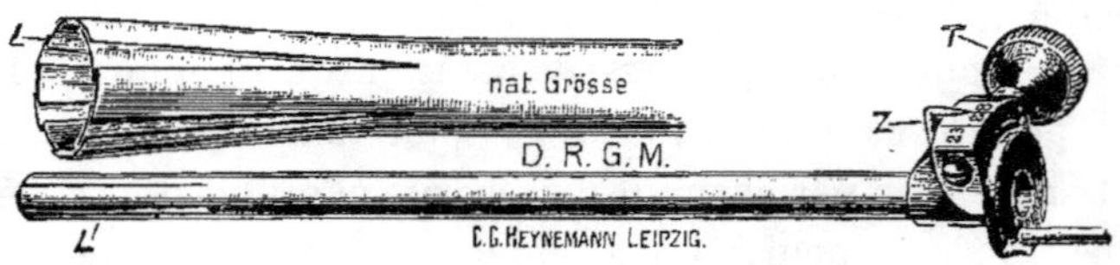

Fig. 11. — Tube de Kollmann et Wiehe.

étroit. Grâce à lui, on peut déplisser la muqueuse du fond de l'urèthre,
sans avoir à dilater ni à débrider le méat. On peut pratiquer l'examen
avec des écartements divers des valves. Le pincement de la muqueuse
est impossible, car les deux parties du spéculum sont de diamètre
différent. Cet appareil convient très bien pour une étude détaillée des
particularités de la muqueuse ; mais dans la pratique courante, les
tubes droits sont plus commodes et complètement suffisants.

Un autre tube dilatateur a été imaginé par Kollmann et Wiehe (fig.
11). Il présente sur l'instrument précédent l'avantage de ne s'élargir
qu'à l'extrémité centrale, sur une très courte longueur et circulaire-

ment. Complètement fermé, il correspond au nº 23 de Charrière, et complètement ouvert au nº 33. Mais l'instrument ne donne toute sa valeur que lorsqu'il est employé avec une optique grossissante, construite d'après le principe du cystoscope (fig. 12). Quand l'optique est poussée à fond, l'image de la muqueuse est aperçue dans ses dimensions naturelles. Cette optique, qui fait corps avec le porte-lumière, peut s'employer aussi avec les tubes ordinaires, et son emploi est particulièrement utile aux hypermétropes. Pour éviter la buée sur la lentille, il faut comme pour un miroir laryngoscopique, la chauffer un peu avant l'introduction ou bien la frotter avec du lysol.

Kollmann a montré en 1896 (*Festchrift für Benno Schmidt*) qu'il

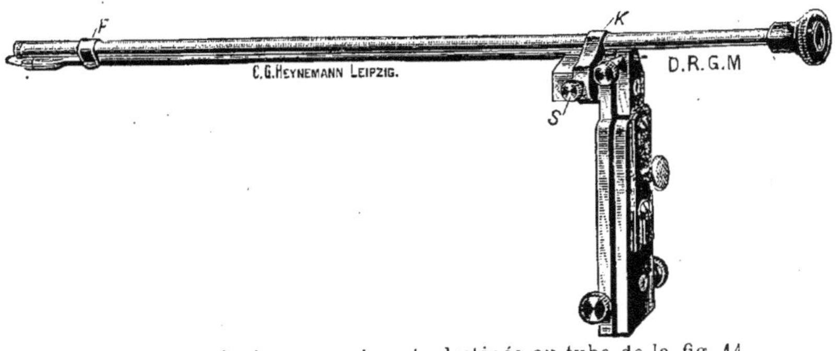

Fig. 12. — Optique grossissante destinée au tube de la fig. 11.

est quelquefois utile d'examiner l'urèthre antérieur en allant d'avant en arrière. Il a dans ce but, construit un tube spécial à bords mousses qui, une fois le méat franchi, peut être poussé sans mandrin.

Pour éclairer la surface de l'urèthre, on emploie dans l'instrument de Nitze Oberlaender un fil de platine deux fois tordu, amené au blanc éblouissant par un courant électrique. Ce fil repose sur un support métallique coupé en biseau en avant, dans lequel circule constamment un courant d'eau froide amené par un irrigateur placé à une hauteur déterminée. Cette lampe est fixée à l'extrémité d'un système de minces tuyaux servant à la fois à amener l'eau et à recevoir un fil électrique isolé. On nomme cette partie le porte-lampe (fig. 13). La lumière est fixée le plus près possible de la muqueuse à éclairer; et par ce fait que la lumière repose sur un support biseauté, *elle ne trouble jamais l'œil de l'observateur par des reflets, si elle est convenablement placée. Il est aussi impossible qu'il se produise un échauffement ou une brûlure de la muqueuse comme on l'a soutenu à tort. Si ce fait se produisait réellement, c'est que l'instrument est inutilisable et mauvais.*

Il faut d'ailleurs remarquer que le porte-lumière dans le tube se trouve très près de la paroi, et qu'on doit le manipuler avec beaucoup de précautions pour éviter de le détériorer ou de le couder.

Les autres détails des instruments se comprennent facilement au simple examen des figures.

Kollmann s'est préoccupé depuis longtemps d'étudier la chaleur développée par l'uréthroscope de Nitze-Oberlaender. D'après lui, il existe deux facteurs différents : la chaleur conduite directement par la partie métallique de l'instrument, et d'autre part, la chaleur

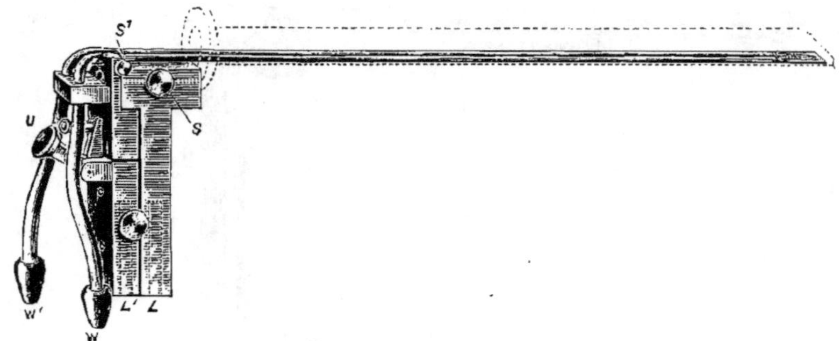

Fig. 13. — Porte-lumière d'Oberlaender.

rayonnante de l'extrémité ouverte du tube. Voici d'ailleurs ce que dit Kollmann (*Verhandlungen der deutschen dermatologischen Gesellschaft, Breslauer Kongress* 1899 — et — *Schmidts Jahrbücher der Gesamten Medizin,* 1895).

« On peut se convaincre rapidement et simplement qu'il n'existe pas une conduction directe de la chaleur produite par le fil de platine, en posant sur une partie sensible de la peau, par exemple le dos de la main, l'extrémité centrale du porte-lumière, le fil de platine étant au blanc éblouissant : même en laissant brûler pendant plusieurs minutes, on n'éprouvera aucune sensation de brûlure. Mais la seconde objection, que la chaleur produite par le fil de platine peut être nuisible en agissant comme chaleur rayonnante, paraît à première vue plus justifiée. Pour étudier exactement cette question, j'ai fait construire par Heynemann un appareil mensurateur. Il se compose essentiellement d'un thermomètre, dont la boule de mercure touche immédiatement l'extrémité centrale de l'endoscope. On préserve le mieux possible tube et thermomètre de la perte de chaleur extérieure, en les enveloppant par des corps mauvais conducteurs. Au début de l'éclairage, alors qu'on avait tout d'abord chauffé l'appareil complet jusqu'à 37°, la température du thermomètre monte peu à peu dans les deux ou trois premières minutes à environ 41° à 43°, suivant que le blanc est plus ou moins éblouissant. A partir de ce moment, la température reste presque stationnaire. On voit par ces chiffres qui correspondent à la température de la fièvre, que les objections faites à la méthode à propos de la chaleur rayonnante sont complètement injustifiées ; mais surtout, il ne peut jamais être question d'une brûlure de la muqueuse uréthrale par la chaleur rayonnante, même si l'on éclairait un seul et même point pendant aussi longtemps que pendant les essais décrits, ce qui en réalité n'arrive jamais.

La chaleur rayonnante produite par la lampe est au contraire si peu importante, qu'elle ne modifie en rien l'image de la muqueuse,

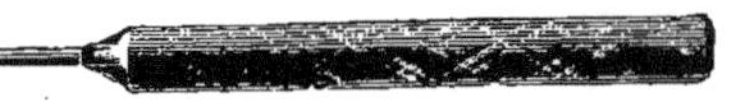

Fig. 14. — Porte-tampons.

tandis que l'introduction et les mouvements du tube dans l'urèthre, peuvent provoquer des modifications et une irritation au sujet desquelles on pourrait élever des objections aussi importantes. Disons plus. Quel est celui qui, avant l'introduction du tube, le met d'abord à la température du corps ? Déjà ce fait, que le tube se trouve à une température plus basse que celle de l'intérieur de l'urèthre devrait créer dans l'image uréthroscopique des modifications plus importantes que celles que peut causer la chaleur rayonnante. Et s'est-on occupé jusqu'ici de ces modifications causées par le refroidissement ? Je ne me souviens pas que quelqu'un en ait jamais parlé. »

Outre le tube endoscopique et le porte-lampe, on emploie encore quelques instruments accessoires. Les porte-tampons sont constitués par une tige de Christophle, se terminant en un pas de vis, sur lequel on fixe de légers tampons de ouate, destinés à assécher les liquides de l'entonnoir de muqueuse (glycérine, cocaïne, sécrétions, sang, etc.). Ils servent aussi à nettoyer la surface interne du tube.

Au lieu de ces porte-tampons en métal, beaucoup emploient de petites tiges de bois, que l'on jette après usage. Certains constructeurs en livrent tout prêts à servir.

Kollmann a construit de plus :

1° De petites spatules, curettes, preneurs de sécrétion à tube capil-

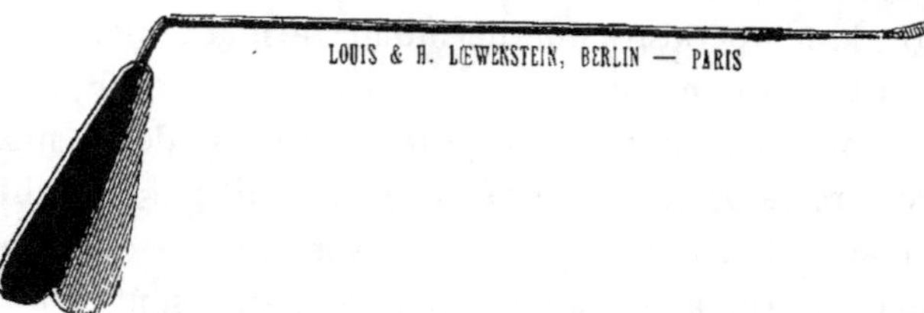

Fig. 15. — Spatule endoscopique.

laire remplaçable, et pipette endoscopique permettant de recueillir
la sécrétion sur la muqueuse, dans les cryptes de Morgagni, dans les

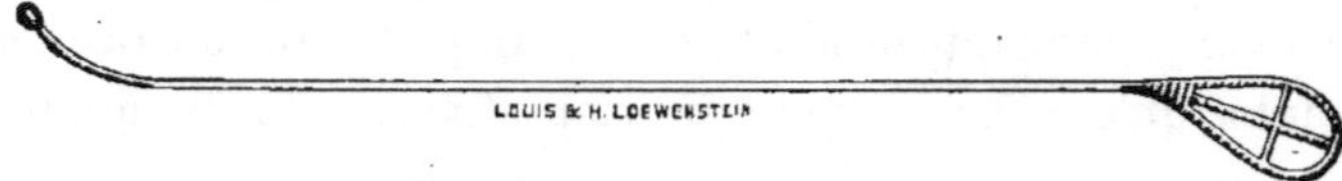

Fig. 16. — Curette uréthrale.

canaux éjaculateurs ou dans les conduits prostatiques, pour en faire
l'examen microscopique.

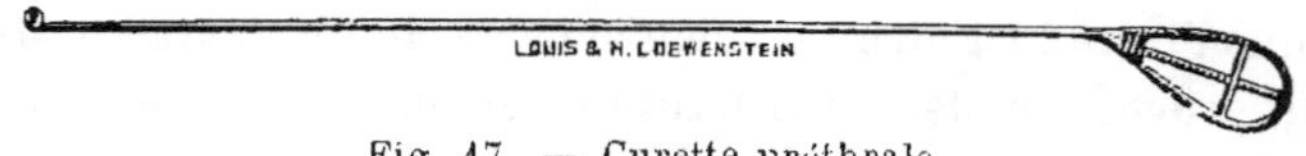

Fig. 17. — Curette uréthrale.

2° Des stylets endoscopiques. Ils sont terminés soit par une pointe
conique, soit par un petit bouton. Ils sont employés dans un but de

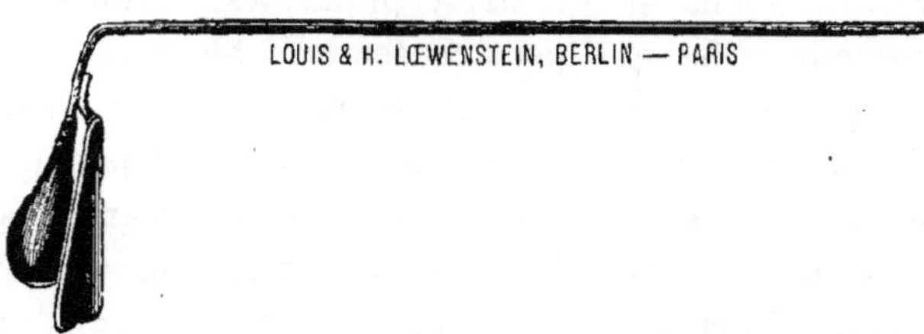

Fig. 18. — Aspirateur des sécrétions uréthrales de Kollmann.

diagnostic à la surface de la muqueuse, pour la déplisser, ou ramener
dans le champ visuel le pédicule d'un papillome. On les emploie
aussi pour catétériser les glandes dont les canaux excréteurs modifiés par l'affection, baillent largement.

3° Une canule à injection. Elle sert à faire agir dans un territoire limité de la muqueuse, et sous le contrôle de la vue, de très petites quantités de solution médicamenteuse, ou à nettoyer une glande de

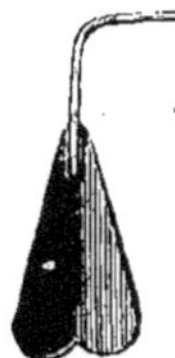

Fig. 19. — Stylet endoscopique.

Morgagni. Dans ce but, on peut encore employer avec avantage la seringue à instillations de Guyon. Si on emploie cette canule pour les diverticules de l'urèthre (Cf., 1re partie, p. 98 et 2e partie), il vaut

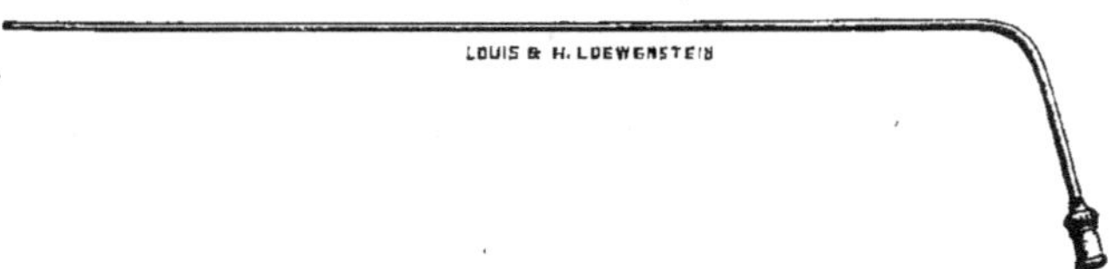

Fig. 20. — Canule pour lavage des glandes.

mieux la munir d'une seringue un peu plus grosse, sans le dispositif du goutte à goutte.

4° Des couteaux pour faire dans les glandes ou les infiltrations, des piqûres ou des incisions.

5° Des curettes pour curettage intra-uréthral. Elles ressemblent aux

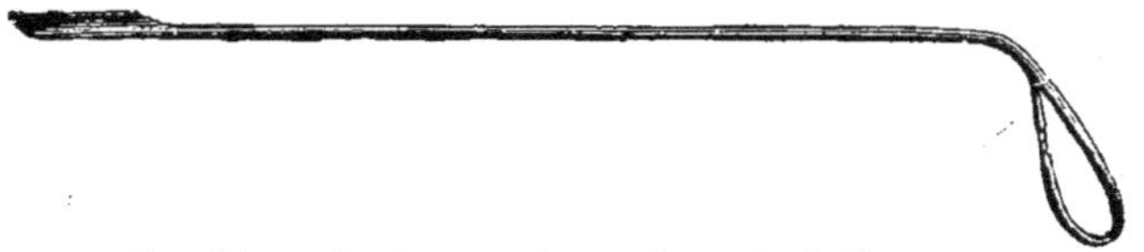

Fig. 21. — Couteau endoscopique de Kollmann.

cuillers à sécrétion, représentées figure 14, avec cette différence que les bords de la cuiller sont tranchants.

6° Des stylets en forme de baïonnette, à extrémité en platine, mousse ou pointue. Ces stylets s'introduisent dans le canal excréteur des glandes malades et en permettent la destruction électrolytique. Le stylet électrolytique à extrémité pointue est en outre employé pour le traitement des infiltrations dont on ne peut pas constater le rapport avec les glandes (fig. 22).

7° Des cautères, pour la galvanocautérisation intra-uréthrale.

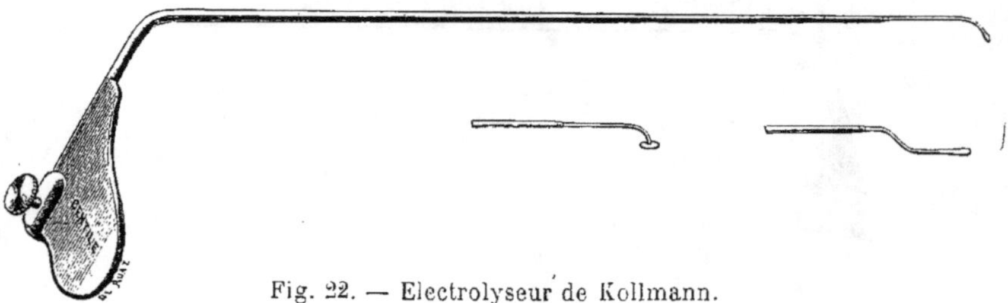

Fig. 22. — Electrolyseur de Kollmann.

Outre ces instruments de Kollmann, on peut citer aussi ceux d'Oberlaender, et en premier lieu son aiguille à double pôle, destinée à l'électrolyse. Un instrument d'Oberlaender qui rend aussi de bons services pour la section des infiltrations dures de différents degrés,

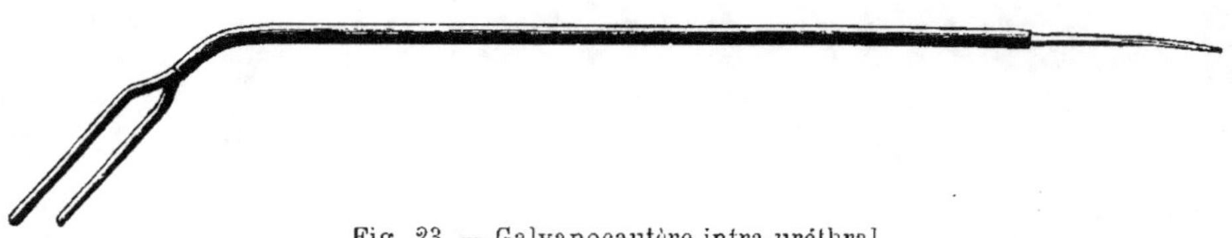

Fig. 23. — Galvanocautère intra-uréthral.

est celui destiné à l'uréthrotomie interne sous le contrôle de la vue (fig. 24 et 25). Cette dernière figure montre quelques formes de couteaux dans leur grandeur naturelle. On reviendra en détail sur tous ces instruments, dans la partie thérapeutique.

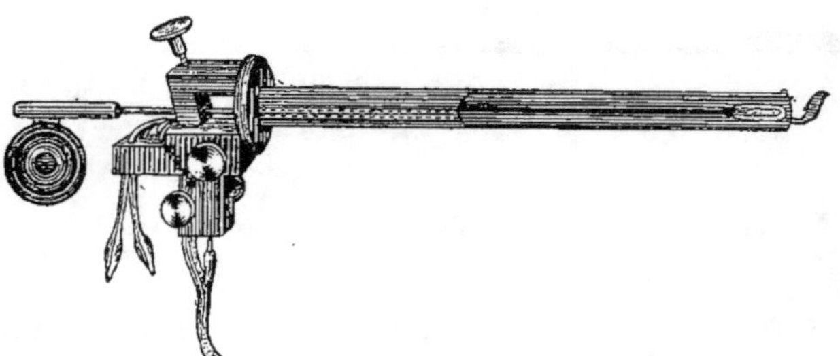

Fig. 24. — Uréthrotome d'Oberlaender.

Les instruments reproduits dans les figures 13 à 25, sont d'un emploi assez rare, mais appartiennent à l'instrumentation uréthroscopique complète.

Pour l'examen uréthroscopique, on doit procéder de la manière suivante : avant tout, on doit se convaincre que l'instrument fonctionne bien. Si on emploie l'appareil d'Oberlaender, on s'assure que la lumière fonctionne bien, ainsi que la circulation d'eau. La lumière

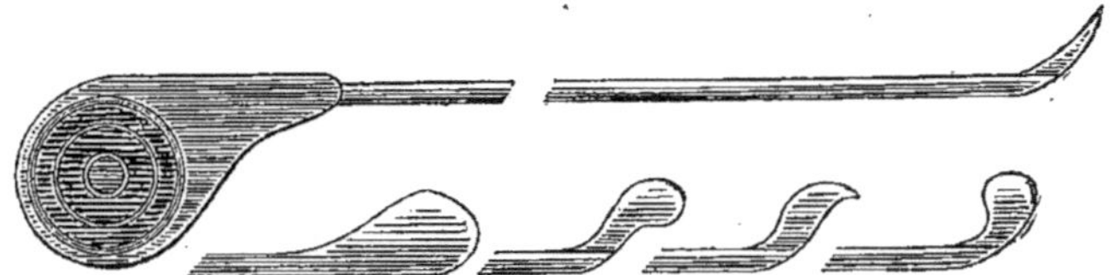

Fig. 25. — Couteaux de l'uréthrotome d'Oberlander.

doit être d'un blanc éblouissant et ne pas rester au rouge. Celle-ci donne toujours un éclairage trop faible et faux.

Quand on s'est assuré que tout fonctionne bien, on interrompt le courant pour éviter tout emploi inutile de la lumière.

Avant l'introduction du tube, il est souvent recommandable d'anesthésier l'urèthre à la cocaïne. On utilise dans ce but une solution de 1 à 3 p. 100 au plus, qu'on injecte au moyen d'une seringue, comme celle de Kollmann, d'une contenance de deux grammes, avec extrémité

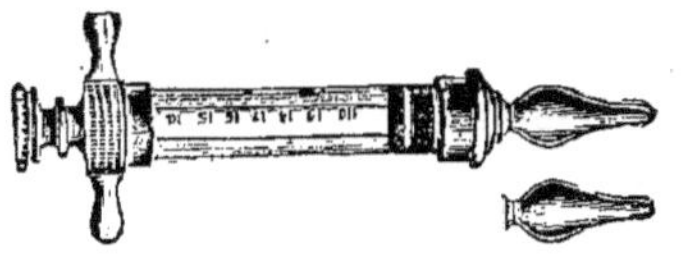

Fig. 26. — Seringue à cocaïne.

interchangeable ; 3/4 de gramme à 1 gramme suffit, de telle sorte qu'on injecte tout au plus 3 centigrammes de cocaïne.

On peut aussi employer les nouveaux médicaments, tels que : eucaïne, alypine, novocaïne, tropococaïne ou stovaïne qui, en produisant le même effet, seraient moins toxiques, et surtout combinés à la suprarénine ou épirénine (adrénaline). Nous n'avons pas eu dans notre pratique, l'occasion d'abandonner la vieille cocaïne, et dans des milliers d'examens uréthroscopiques, nous n'avons jamais constaté de symptôme sérieux d'intoxication[1]. C'est tout au plus si quelques malades nous ont dit avoir ressenti ensuite un léger malaise. L'injection est maintenue pendant cinq minutes environ dans l'urèthre. On peut obtenir son absorption par de légères frictions le long de l'urèthre. Partout où la cocaïne a agi, l'urèthre est sûrement anesthésié.

---

1. Sur ce point nous sommes complètement d'accord avec Harry Fenwick dont l'expérience porte sur un grand nombre de malades. *The electric illumination of the bladder and urethra.* London, 1889.

Il faut cependant faire remarquer que la cocaïne modifie toujours légèrement l'image uréthroscopique. Le passage du liquide et les frictions exercées le long de l'urèthre peuvent faire disparaître les modifications légères et superficielles de l'épithélium et en particulier les desquamations qui couvrent les foyers d'infiltration sèche. De même, l'injection a une influence notoire sur la sécrétion visible dans l'entonnoir ; celle-ci peut se liquéfier et être explusée avec la cocaïne. D'autre part, il arrive que par suite du frottement, des sécrétions visqueuses sortent des grandes glandes de Littre et des cryptes de Morgagni. Celui qui a la routine de la technique doit, lorsqu'il veut avoir un résultat absolument exact, procéder à l'examen sans la

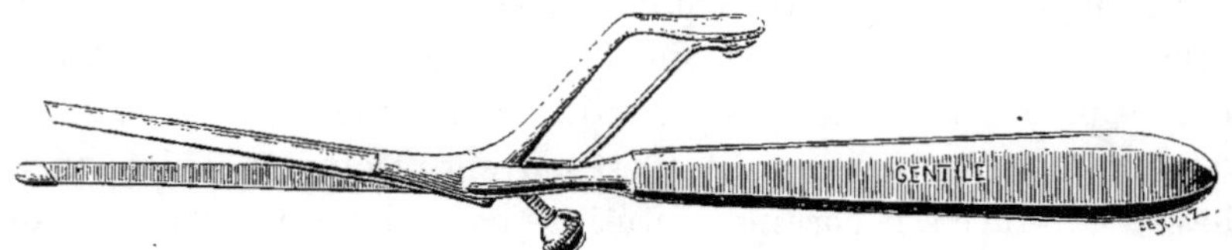

Fig. 27. — Méatotome.

cocaïne. Si l'on veut faire suivre l'examen d'une dilatation, on n'introduira la cocaïne qu'entre les deux interventions.

La cocaïne produit de plus une contraction des petits vaisseaux capillaires, et la muqueuse apparaît plus pâle que nature.

Dans l'urèthre ainsi anesthésié, on introduit le tube armé de son mandrin. On ne doit pas recommander au débutant de commencer toujours par le tube le plus petit. Le numéro 21 Charrière ne donne qu'un champ visuel restreint, et, quand il n'existe que des modifications peu importantes, l'œil non exercé n'aperçoit absolument rien. Oberlaender et Kollmann recommandent de commencer l'examen par le n° 23.

Kollmann conseille de prendre successivement des tubes de diamètre ascendant, ce qui donne plus de renseignements.

Si le méat est trop étroit, on peut le dilater en une ou deux séances, par des cathétérismes progressifs. Ou bien on peut employer les méatotomes dont l'usage est compréhensible à première vue (fig. 27).

On pourait croire que les tubes de grand diamètre sont superflus. Ce serait une grande erreur. On a rarement affaire à des méats étroits, et la règle de l'introduction du tube n° 23 ne vaut que pour le premier examen du malade. Pour les examens suivants, on doit toujours employer le tube le plus gros qu'il est possible d'introduire sans forcer ou blesser le méat. C'est seulement de cette façon que les infiltrats peu importants et les faibles rétrécissements n'échapperont pas à l'observateur. Or, ce sont ces lésions qui entretiennent dans la plupart des cas, le stade chronique de l'inflammation. *C'est un principe très important qu'on n'oubliera jamais.*

Avant l'introduction, on enduit le tube de glycérine. Si le méat est très étroit, on peut aussi employer quelques gouttes d'huile et de vaseline. On évitera cependant le plus possible les corps gras, car ils enduisent la muqueuse et la rendent brillante, tandis que la glycérine s'étend rapidement et uniformément le long de l'urèthre et s'enlève aisément par les tampons.

On prend le tube de la main droite, tandis que de la main gauche, on repousse le prépuce et on ouvre le méat. Les lèvres du méat sont souvent sèches, s'invaginent au moment de l'introduction du tube et mettent obstacle à son glissement et à sa pénétration dans l'urèthre. Aussi recommande-t-on, après avoir enduit les lèvres du méat copieusement avec la glycérine qui dégoutte du tube, de la laisser s'instiller un instant. Une fois la fosse naviculaire franchie, il est facile de conduire le tube jusqu'à l'extrémité du bulbe. Si l'on rencontre une résistance anormale causée par une infiltration dure ou un rétrécissement, il faut, de la main gauche, tirer légèrement sur la verge, en faisant progresser doucement le tube. Il faut se garder, pendant cette manœuvre, d'user de violence, car il pourrait se produire des hémorrhagies rendant impossible tout examen visuel. Une fois l'instrument parvenu au cul-de-sac du bulbe, on retire l'obturateur, on éponge par le porte-coton les liquides accumulés au fond du tube. Puis on introduit le porte-lumière et on le fixe sur la tige située au niveau du pavillon du tube. On construit aujourd'hui des porte-lampes munis d'interrupteurs de courant, analogues à ceux des cystoscopes, qui permettent d'ouvrir et de fermer le courant avec le doigt.

L'examen proprement dit se fait en retirant progressivement le tube. Pendant cette opération, il faut veiller à ce que l'entonnoir de muqueuse soit toujours bien sec et ne conserve aucune trace de liquide. Ce but sera atteint si on a fait avec soin le premier nettoyage avant l'examen. Si, au cours de l'examen, il apparaît dans l'entonnoir de muqueuse une sécrétion incolore, c'est qu'on n'a pas suffisamment asséché la première fois. Si on remarque un liquide coloré, on a alors affaire à des traces de sécrétion provenant de la paroi de la muqueuse malade. On doit alors particulièrement porter son attention de ce côté. Ces liquides sont enlevés aussi avec le porte-tampon.

Pour faire un bon examen, on doit avoir un éclairage parfait. Rappelons à ce propos que le fil de platine doit être au blanc éblouissant dans toute sa longueur : s'il n'est que rouge, la lumière est insuffisante. Du reste, on apprend très rapidement à juger de la juste mesure de la lumière.

L'uréthroscope, pendant toute la durée de l'examen, doit être tenu exactement dans l'axe de l'urèthre, de façon que toutes les parois soient également visibles. Pour examiner plus particulièrement un point, on peut tenir l'instrument obliquement.

Le courant électrique nécessaire peut être fourni par deux à six forts éléments à l'acide chromique, ou bien par des accumulateurs, ou par une prise sur une conduite centrale en ayant soin d'intercaler un réducteur de courant. Ce dernier procédé est préférable. Il est bon marché et commode. Un rhéostat approprié permet de réduire le courant à volonté.

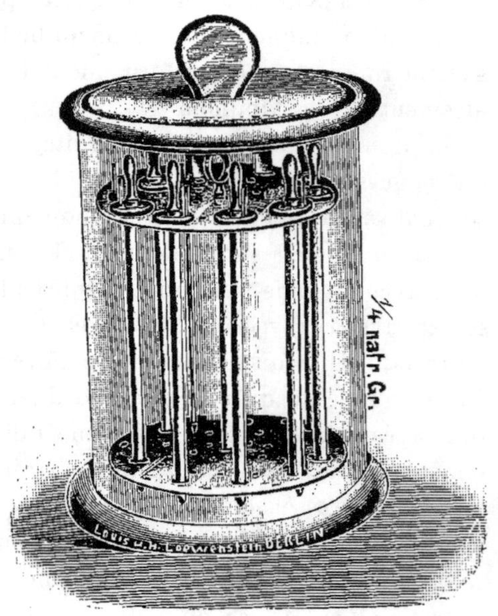

Fig. 28. — Bocal pour la conservation des tubes uréthroscopiques.

Pour les nécessités d'un hôpital, il est préférable d'employer la table mobile de Kümmel. Cette table, supportée par quatre roues caoutchoutées légères se déplace très facilement, se relie à une source centrale par une prise de courant, et peut aussi servir à la galvanocaustique[1].

Il est enfin très important que l'uréthroscopie soit pratiquée avec asepsie. L'opérateur et ses assistants doivent, avant l'examen, se laver les mains et se les brosser au sublimé. Tubes et mandrins doivent

---

1. H. Kümmel. *Maladies de la vessie, etc. Manuel de médecine pratique de Erbstein Schwalbe*, vol. III, 1re partie, p. 190, fig. 18.

être nettoyés soigneusement, puis bouillis après chaque emploi. On les conserve jusqu'à l'examen suivant dans un porte-tube. Les embouts de la seringue à cocaïne sont aussi nettoyés et bouillis, puis placés dans une solution de sublimé jusqu'à l'emploi suivant. On doit aussi porter son attention sur l'état de la ouate utilisée pour les tampons. Enfin le porte-lampe lui-même de l'instrument d'Oberlaender, a été construit de façon à pouvoir supporter l'ébullition. Dans certains cas, comme dans les affections tuberculeuses des voies urinaires, ou si le malade est atteint de syphilis, il faut employer ce moyen de désinfection du porte-lampe. Si on utilise une lampe de Kollmann, on l'enlèvera avant l'ébullition et on la désinfectera isolément dans le formol.

L'ébullition du porte-lampe est rendue difficile par ce fait que l'eau pénètre dans les orifices destinés aux fils conducteurs, et dans les interstices de l'interrupteur. Kollmann rechercha une méthode plus simple. Il crut l'avoir trouvée dans la *désinfection par la formaline*.

Il se sert habituellement de ce mode de désinfection plutôt que de l'ébullition.

Nikolaï[1] à préconisé un mode d'éclairage assez différent de ceux décrits jusqu'ici. Les essais de cet auteur avaient pour but de diminuer la quantité de chaleur produite par le fil de l'instrument de Nitze-Oberlaender. Pour cela Nikolaï recouvre le fil de platine d'une couche d'oxyde de thorium, ou plutôt d'un mélange d'oxyde de thorium et d'oxyde de cérium. Dans ces conditions, comme il ressort des déterminations photométriques très exactes de l'auteur, l'intensité lumineuse du fil de platine est augmentée d'une façon extraordinaire, et l'on peut réduire de beaucoup les dimensions de l'anse de platine employée jusqu'alors. De plus, comme il résulte des déterminations très exactes de Nikolaï, la chaleur produite par ces lampes monta au maximum après huit minutes, à 27°,5 centigrade, température qui reste d'environ 10° inférieure à la température du corps. La chaleur rayonnante produite par cette lampe est donc beaucoup moindre que celle produite par la vieille lampe Nitze-Oberlaender, dont nous avons indiqué la température.

Tous les uréthroscopes décrits jusqu'ici depuis celui de Nitze Oberlaender jusqu'à celui de Nikolaï, possèdent une circulation d'eau. Mais nous avons d'autres uréthroscopes dans lesquels le fil de platine

---

1. Contribution à l'amélioration de l'uréthroscopie. *Nitze-Oberlaender'schen Centralblatt*, 1901.

est remplacé par une petite lampe à incandescence, sans circulation
d'eau. La construction de cet instrument est toute récente, bien que
le désir de le posséder et les efforts faits pour le construire soient
déjà anciens. Déjà en 1890, Oberlaender et Kollmann s'occupaient
pratiquement de la réalisation de ce projet, mais leurs efforts échouè-
rent à cause de l'état rudimentaire de la construction des lampes.
Les lampes des auteurs exigeaient trop de place à l'intérieur du tube
et on ne pouvait pas alors construire des lampes suffisamment petites,

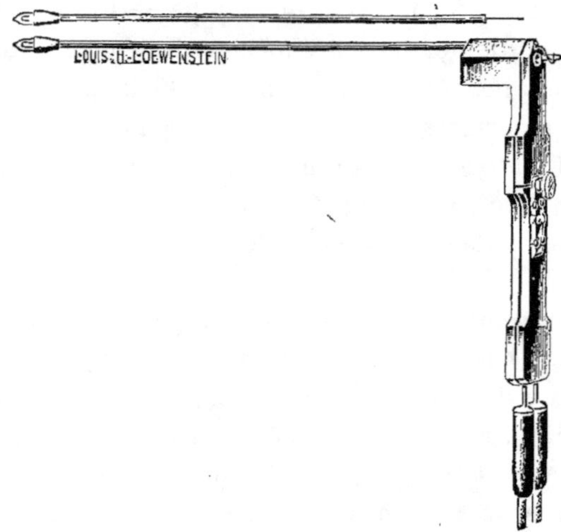

Fig. 29. — Porte-lampe de Valentine.

capables de produire, avec l'intensité lumineuse nécessaire, le minimum de chaleur.

La preuve que, malgré toutes les difficultés, des lampes à incandescence de ce genre peuvent être construites, fut donnée pour la première fois par l'urologue bien connu de New-York, Ferdinand Valentine qui poursuivit ses essais absolument seul et indépendamment
des auteurs précités. Il put, dès mars 1899, à New-York, faire une
démonstration de son premier modèle. Cet instrument fut ensuite
modifié et perfectionné. Le porte-lampe a la forme d'un tube ouvert
en avant et en arrière. A son extrémité antérieure, le tube porte une
chemise métallique mince et à l'extrémité distale, il existe latéralement
une vis (S). La petite lampe à incandescence est munie à un pôle d'un
long fil de cuivre isolé, qui, une fois introduit dans le tube, est fixé
par la vis S à l'extrémité distale. Si l'on serre fortement, la vis tra-

verse par sa pointe l'isolant dont le fil est entouré et forme contact. L'autre pôle est relié à un court fil de cuivre non isolé qui forme contact avec le porte-lampe.

Le manche de l'instrument ressemble assez à celui de l'instrument de Nitze-Oberlaender et il porte l'interrupteur de courant.

Nous avons signalé que la stérilisation par ébullition de l'uréthroscope Nitze-Oberlaender était compliquée. Pour les porte-lampes avec lampe Mignon, cette difficulté disparaît en partie, et il n'est pas nécessaire d'enlever la lampe avant l'ébullition. Kollmann cependant préfère à l'ébullition la désinfection par le formol.

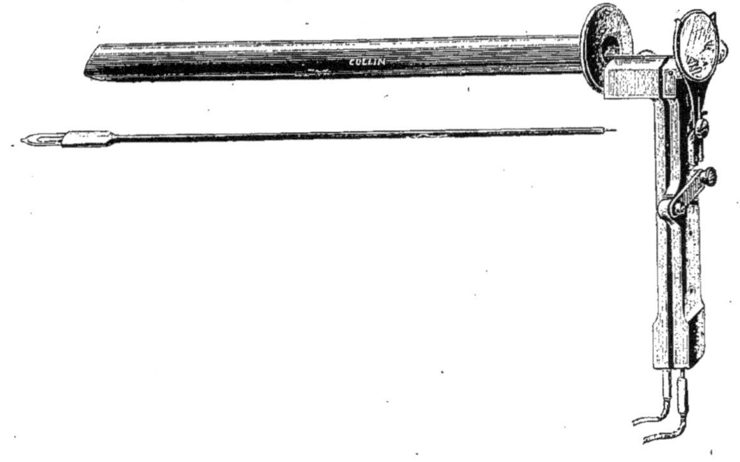

Fig. 30. — Uréthroscope de Luys, monté, et sa lampe.

On peut, avec ces lampes à incandescence, employer des tubes complètement semblables à ceux de Nitze-Oberlaender. L'ancien modèle de Valentine nécessite, à cause de la forme de son porte-lampe, une forme de tube également spéciale.

Ces uréthroscopes à lampe Mignon sont très commodes, non seulement parce que le refroidissement par eau est inutile, mais aussi parce qu'ils exigent une source d'électricité beaucoup moins importante que l'instrument de Nitze Oberlaender; quelques piles sèches peuvent suffire. L'instrument est donc plus simple et plus facile à manier.

En France, G. Luys a beaucoup contribué à vulgariser l'emploi de l'uréthroscope dans la pratique médicale. La figure 30 représente son instrument (construit d'après le principe de Valentine), pour l'urèthre de l'homme, et la figure 32, celui qu'il recommande pour l'urèthre et la vessie de la femme.

Luys emploie trois longueurs de l'instrument, dont l'une est destinée exclusivement à l'urèthre postérieur. Ces tubes présentent latéralement une gouttière longitudinale, destinée à recevoir le porte-lampe et la lampe. La poignée de l'instrument est munie d'une loupe

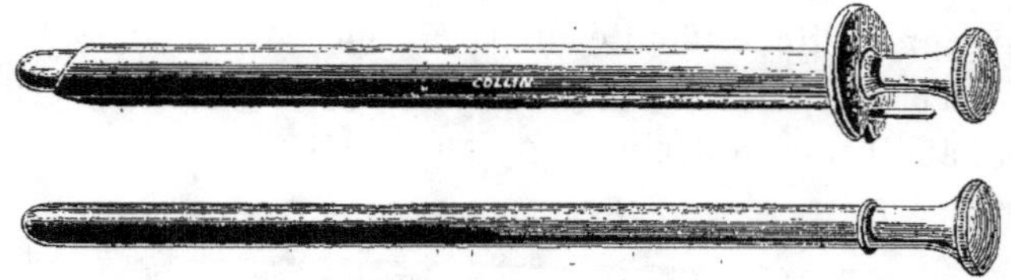

Fig. 31. — Tube de l'uréthroscope de Luys et son mandrin.

mobile dont le foyer correspond à la longueur du tube employé. Luys attache une grande importance à ce dispositif pour la recherche des plus fins détails. Autre dispositif particulier. La lampe, son enveloppe et le porte-lampe forment un tout complet qu'on remplace facilement après usage.

Dans les uréthroscopes construits d'après le principe de Valentine, il est impossible de mal placer la lampe.

Les uréthroscopes à lampe Mignon, construits d'après le principe de Valentine, sont des instruments très recommandables et excessivement pratiques. Ils donnent des images dont la clarté ne le cède en

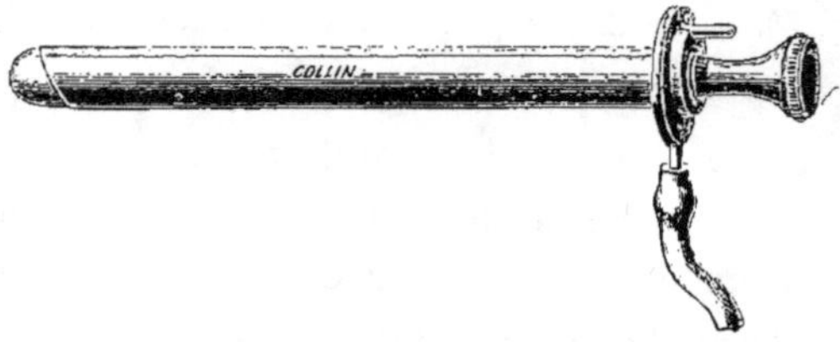

Fig. 32. — Cystoscope de Luys, pour la femme.

rien à celles fournies par l'instrument de Nitze-Oberlaender, et c'est avec raison qu'ils sont aujourd'hui répandus partout[1].

Nous n'avons parlé jusqu'ici que des uréthroscopes destinés aussi bien à l'urèthre antérieur qu'à l'urèthre postérieur de l'homme. Nous devons maintenant mentionner deux instruments utilisés exclusive-

1. Valentine. *The irrigation treatment of gonorrhœa, its local complications and sequelae*. New-York, 1900.

ment pour l'examen de l'urèthre postérieur. Ce sont les uréthroscopes de Lœwenhart et de Wossidlo.

L'uréthroscope de Lœwenhart[1] date déjà de 1890. L'éclairage est obtenu par une petite lampe mignon dégageant peu de chaleur. Cette

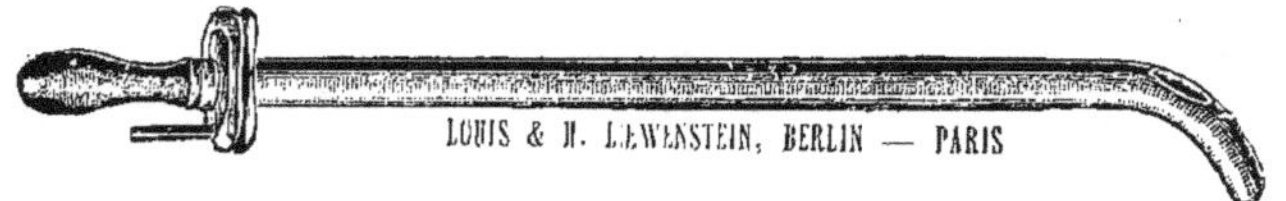

Fig. 33. — Tube de Lœwenhart.

lampe est renfermée dans l'extrémité fermée d'un tube recourbé et fenêtré. Le champ visuel est donc éclairé en avant et latéralement. La longueur du bec du tube est calculée de telle sorte que pendant l'examen la lampe se trouve la plupart du temps dans la vessie, qui, remplie de liquide, la refroidit. De plus, l'instrument est muni d'un petit soufflet qui permet de balayer du champ visuel les liquides qui pourraient le troubler.

Wossidlo[2] a donné au tube de Lœwenhart une courbure sur

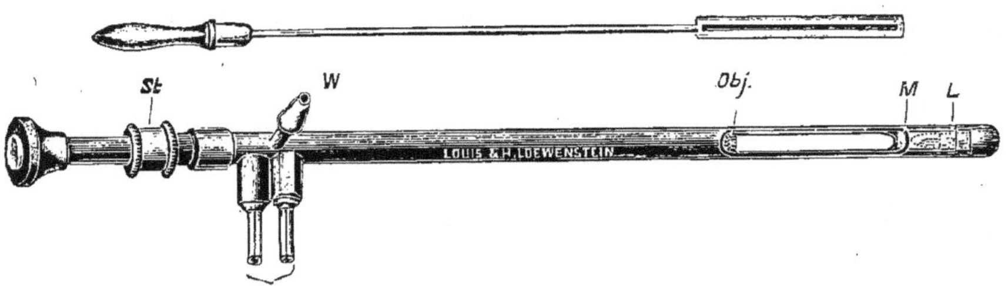

Fig. 34. — Uréthroscope de Goldschmidt (urèthre antérieur).

laquelle s'ouvre la fenêtre. La fenêtre et par le fait le champ visuel en sont agrandis. Pour l'éclairage, on emploie la lampe de Valentine. Avec ce tube, dont l'introduction est très facile, on aperçoit une grande partie de la paroi inférieure de l'urèthre postérieur. Le veru montanum se détache d'une façon beaucoup plus nette de la muqueuse environnante que lorsqu'on emploie le tube droit de Lœwenhart.

<hr>

1. Loewenhardt. *Die endoscopie der hinteren Harnrœhre und ein neues Beleuchtungsprincip*. Congrès des dermatologistes allemands à Breslau, 1894.
  — *Zur Endoscopie*. Congrès des naturalistes à Dusseldorf. 1898, section dermatologique.
2. Wossidlo. Instrumentarium für die Urethroscopie und die Behandlung der hinteren Harnrœhre. *Folia urologica*, nov. 1907.
  — Die Erkrankungen des colliculus seminalis, etc. *Zeitschr. für Urologie*, Bd. II.

La méthode de Goldschmidt est essentiellement différente des méthodes uréthroscopiques décrites jusqu'ici. Son principe est analogue à celui qui fut donné par Nitze pour la cystoscopie lorsqu'il préconisa le remplissage de la vessie par l'eau, et l'examen au moyen d'une optique grossissante [1].

Les endoscopes de Goldschmidt se composent de différents cathé-

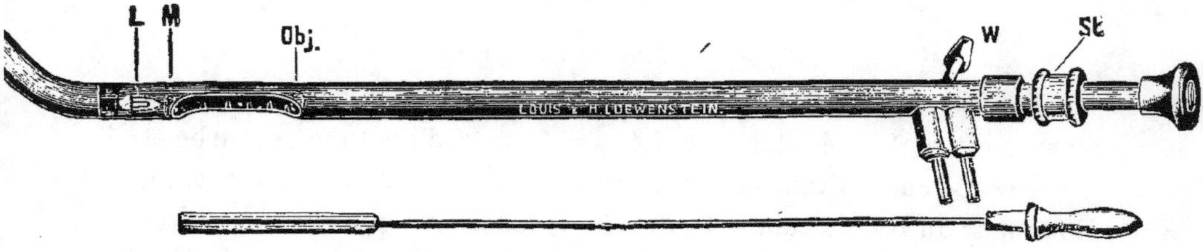

Fig. 35. — Uréthroscope de Goldschmidt (urèthre postérieur).

thers d'un calibre de 24 Charrière et d'un tube optique qui s'y adapte. Les catéthers possèdent chacun un mandrin fermant exactement, des contacts électriques (A) et une tubulure (W) pour la conduite de l'eau. L'eau pénètre à l'intérieur du cathéter, passe dans l'urèthre à travers la fenêtre, et s'y répand. Un cylindre obturateur (St), qu'on introduit dans le cathéter avec le tube optique, empêche le reflux de l'eau entre les deux organes, pendant l'examen de l'urèthre posté-

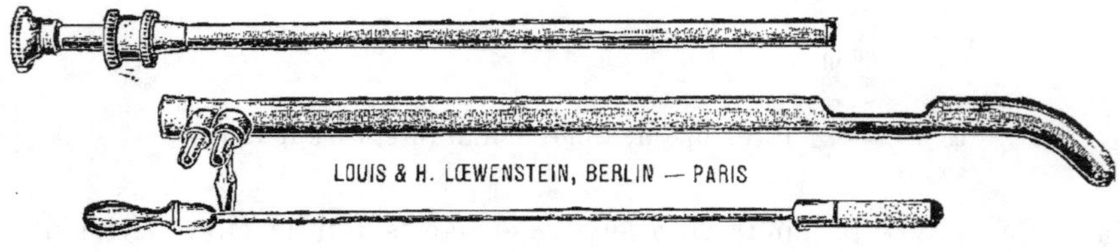

Fig. 36.

rieur. Pour l'examen de l'urèthre antérieur, on doit de plus exercer une pression sur le gland.

Pour l'éclairage, on se sert de petites lampes à incandescence d'une puissance de 7 à 8 volts, et recouvertes de verre dépoli (M).

1. Goldschmidt. Die Endoscopie der Harnrœhre. Eine vorlaeufige Mitteilung. *Berlin. klin. Wochenschr.*, 1906, n° 6.
— *Berlin. klin. Wochenschrift*, 1906, n° 30.
— *Munchener Wochenschrift*, 1907, n° 14.
— Die Irrigations Urethroscopie (3 tables et 7 figures). *Folia urologica*, 1907, n°ˢ 1 et 2.

L'instrument destiné à l'examen de l'*urèthre antérieur* peut être introduit de 15 centimètres dans l'urèthre. En A on aperçoit le contact pour le câble électrique ; à 9 centimètres de celui-ci, le tube est percé de deux grandes fenêtres de 4 centimètres de longueur. Plus loin enfin est placée la lampe, séparée des fenêtres par un verre dépoli.

Pour l'examen de la partie toute antérieur de l'urèthre, Goldschmidt se sert encore d'un instrument très court.

L'instrument le plus souvent employé pour l'examen de l'*urèthre postérieur* est reproduit figure 35. Il mesure, à partir du contact pour le câble, 21 centimètres. A une distance de 14 centimètres de ce contact, s'ouvre à la paroi inférieure une longue fenêtre ovale de

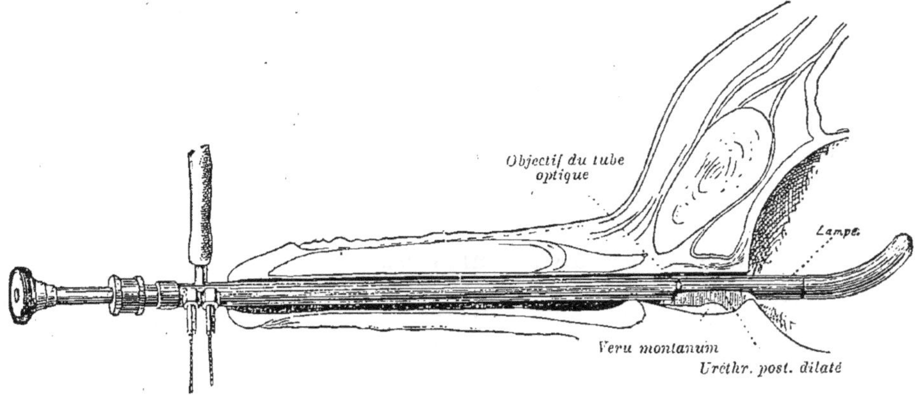

Fig. 37. — Uréthroscope de Goldschmidt en place.

2 centimètres et demi de longueur. L'éclairage par la lampe (L) provient d'en arrière comme dans l'instrument destiné à l'urèthre antérieur. Comme ce mode d'éclairage présente certains inconvénients, Goldschmidt a fait construire de plus l'instrument représenté à la figure 36. La lampe s'y trouve placée à la partie supérieure de la fenêtre qu'elle surplombe et la muqueuse est éclairée d'en haut.

Pour l'examen de l'urèthre antérieur, le malade aura à peu près la position assise, mais si le cathéter doit pénétrer dans l'urèthre postérieur, le malade se tiendra sur le dos, le plus à plat possible. Pour l'examen de la partie antérieure, l'irrigateur sera placé à une hauteur de un mètre environ. Pour l'examen de la partie postérieure, il sera placé à une hauteur double.

. Pour l'*examen de l'urèthre antérieur*, on introduit l'instrument jusqu'à ce qu'il ne puisse plus pénétrer plus loin sans inclinaison.

On ouvre la conduite d'eau et on enlève alors seulement le mandrin. En serrant et en ouvrant alternativement le tube avec le doigt, on nettoye le mieux possible l'urèthre. On introduit alors le tube optique et on ferme le courant.

Pour l'examen de l'*urèthre postérieur*, on ne doit pas enlever le mandrin avant que l'instrument n'ait pénétré dans la vessie. La figure 37 représente l'instrument *in situ*. La fenêtre repose sur la paroi inférieure de l'urèthre prostatique.

On lave alors plusieurs fois et en obturant l'ouverture du catéther, on fait pénétrer un peu d'eau dans la vessie. Puis, on introduit le tube optique. Sous l'influence de l'irrigation, la paroi inférieure de l'urèthre postérieur s'enfonce avec le veru montanum. On obtient ainsi une image distincte des parties spécialement intéressantes et on observe d'une manière remarquable l'orifice interne de l'urèthre.

Goldschmidt a fait construire dernièrement une pédale grâce à laquelle l'observateur peut lui-même mettre en mouvement et régler l'irrigation sans le secours d'aucun aide.

II. — L'endoscopie de l'urèthre antérieur à l'état normal.

Variations individuelles de l'image de l'urèthre. — La coloration dépend de la vascularisation. — Les plis longitudinaux et transversaux. — Formation de l'entonnoir et figure centrale ; sa forme dans les diverses parties de l'urèthre antérieur. — Nombre et forme des plis longitudinaux. — La striation longitudinale. — Arborisations vasculaires. — Lacunes de Morgagni. — Glandes de Littre. — Glandes de Cowper. — Les plis semi-lunaires dans la méthode de Goldschmidt. — Résumé de l'image uréthroscopique de l'urèthre antérieur à l'état normal.

L'aspect de la muqueuse normale de l'urèthre est essentiellement variable suivant les individus. Ses caractères sont assez généralement en rapport avec l'aspect extérieur du pénis. Quand la verge est petite et peu développée, on constate toujours à l'uréthroscope une muqueuse particulièrement fine et délicate ; peu importe si le patient est grand et fort. Cet état est particulièrement bien marqué quand le gland est petit et mal développé et présente des adhérences congénitales avec le prépuce.

Celui qui débute en uréthroscopie s'étonne souvent de la variabilité de la *coloration* de la muqueuse. Celle-ci dépend de la quantité de sang et du développement vasculaire. Suivant qu'on a devant soi une muqueuse anémique, hyperhémique ou de contenu sanguin moyen, la coloration sera rouge pâle, rouge foncé ou rougeâtre. Sous l'influence de la cocaïne, les muqueuses présentent généralement une coloration un peu pâle ; on peut aussi observer cette coloration sous l'influence de la pression exercée sur les parois par le tube uréthroscopique, principalement quand celui-ci est d'un diamètre trop développé pour l'urèthre ; ou bien quand le tube n'est pas bien dans l'axe et qu'il exerce de ce fait une pression plus forte sur l'une des parois. Le débutant apprendra très vite à reconnaître si cette coloration est due à une mauvaise technique et ne la confondra avec des modifications pathologiques de même aspect que par inattention.

La quantité de sang, le développement vasculaire et en conséquence la coloration de la muqueuse ne sont pas seulement variables suivant les individus, mais présentent aussi dans le même urèthre des différences notoires, suivant qu'on examine les portions superficielles ou les portions profondes. Dans le gland, par exemple, la muqueuse est dépourvue de papilles et très peu vascularisée : elle a donc un aspect lisse, semble plus pâle et plus fine que celle des autres parties de l'urèthre. Cet aspect se modifie dès qu'on arrive au sulcus coronarius. Là commencent aussi les *plis longitudinaux* qui se continuent jusqu'à l'extrémité du bulbe. La disposition des plis ressemble jusqu'à un certain point à ce qu'on trouve dans l'œsophage et dans d'autres parties du tractus digestif. Ils permettent une forte dilatation de la verge au moment de la miction et de l'érection. Puis, à l'état de repos, la muqueuse se rétracte et forme des plis, dont le nombre est en rapport direct avec les dimensions de l'urèthre et avec la structure du pénis. L'urèthre présente en outre des plis transversaux qui lui permettent de s'allonger ou de se rétracter en même temps que la verge. Cependant, à l'examen uréthroscopique, lorsqu'on retire lentement le tube, ces petits plis transversaux disparaissent sous l'influence de la traction exercée, et on ne les aperçoit que sur des verges de fortes dimensions.

Le débutant ne peut pas naturellement reconnaître ces particularités d'un seul coup et du premier coup d'œil.

L'observateur attentif constate bientôt que la surface de la muqueuse se présente en formant un entonnoir ; au milieu et au fond de celui-ci on voit d'une manière plus ou moins nette une ouverture : c'est *la figure centrale : son aspect est important à étudier dans l'urèthre normal ou pathologique.* Cet aspect se modifie dans les différentes parties de l'urèthre. Dans la région du gland, elle forme une petite fente verticale, qui s'arrondit légèrement en ovale. Dans l'urètre spongieux, elle est punctiforme, ou bien assez souvent s'élargit en fente transversale. Dans l'urèthre bulbaire, plus on s'enfonce profondément, plus la paroi inférieure de l'entonnoir bombe dans le tube endoscopique. L'aspect en entonnoir de l'image endoscopique provient de la disposition anatomique de l'urèthre dont les parois sont, à l'état de repos, accolées l'une contre l'autre, sans espace libre : au moment où l'on introduit l'endoscope, les parois s'écartent symétriquement à l'extrémité du tube, et forment en s'éloignant l'une de l'autre l'image que nous avons décrite. *Les plis longitudinaux* de la muqueuse prennent alors l'aspect des rayons d'une roue. On les aperçoit le plus nettement dans la partie de la figure centrale où l'urèthre est encore fermé : plus on approche des bords du tube, moins ils sont visibles. Ils s'effacent d'autant plus que le calibre du tube est plus fort par rapport à celui de l'urèthre. Donc plus le tube sera fort, et plus l'urèthre sera petit, moins les plis seront reconnaissables. Leur nombre oscille en moyenne entre quatre et dix. On devra bien se familiariser avec l'aspect et la disposition des plis dans l'urèthre normal, car toute modification pathologique s'accompagne de modifications de ces plis.

Comme l'extrémité du tube endoscopique est oblique aux dépens de la paroi supérieure, la paroi correspondante de l'urèthre doit s'élargir davantage. Quand cette portion de la paroi est bien étalée, on reconnaîtra facilement qu'elle est parcourue, surtout dans l'urèthre spongieux de stries longitudinales jaune rougeâtre, plus ou moins nettement colorées. *La striation longitudinale* se rencontre presque toujours sur la muqueuse normale. On l'aperçoit mieux sur une surface bien vascularisée. Elle peut disparaître dans certains cas pathologiques comme nous le verrons plus tard. Sur une muqueuse anémique ou dans un urèthre de petit calibre, où l'on ne recontre que peu ou pas de plis longitudinaux, on cherchera souvent en vain la striation longitudinale. Dans l'image endoscopique, cette striation longitudinale se présente, comme il est facile de le comprendre, sous une forme de striation radiée.

La surface de l'urèthre est de plus couverte d'*arborisations vasculaires*, peu marquées chez les anémiques, mais bien visibles chez l'individu normal à pénis bien développé. Chez ce dernier, les autres détails de la muqueuse sont eux aussi particulièrement bien exprimés. Les plis longitudinaux sont nombreux et bien visibles, la striation longitudinale est très nette et les stries présentent une belle coloration rouge vif, tranchant sur le fond de la muqueuse qui va du rouge clair au jaunâtre léger.

Enfin, il faut mentionner *le poli et le brillant de la surface* de la muqueuse de l'urèthre ; nous verrons plus tard que les moindres altérations pathologiques viennent modifier cet aspect. La surface de la muqueuse devient alors irrégulière et,perd son poli et son brillant, particularités caractéristiques de l'urèthre normal.

On reconnaît facilement les canaux *excréteurs des lacunes de Morgagni*, disséminés le long de la paroi supérieure de l'urèthre spongieux et bulbaire. Dans les urèthres larges, où la surface de la muqueuse présente des plis nombreux, ces ouvertures peuvent passer inaperçues au premier examen. Cependant l'examen attentif de la paroi supérieure, accompagné d'une légère inclinaison du tube, permettra de bien les voir. Ils se présentent alors sous la forme de petites dépressions en fossettes de même coloration que les tissus voisins, ou bien d'aspect légèrement rougeâtre. D'autres fois ils sont plus grands et l'on voit nettement de petites ouvertures légèrement béantes, rappelant des piqûres d'aiguille. A l'état normal, leurs bords dépassent à peine la surface de la muqueuse. Si ce rebord est saillant ou entouré d'une zone rougeâtre, il s'agit déjà de modifications pathologiques.

Les *glandes de Littre* sont régulièrement réparties et en grand nombre sur toute la longueur de l'urèthre. A l'état normal, elles ne sont pas visibles à l'uréthroscope : elles ne le deviennent que sous l'influence de la blennorrhagie chronique ; et alors on peut continuer à les voir longtemps après guérison complète. De plus ces glandes sont souvent séparées de la surface de la muqueuse par une épaisse couche épithéliale ou même conjonctive (voir anatomie)

Les canaux excréteurs des glandes de Cowper, qui viennent déboucher à la paroi inférieure de l'urèthre bulbaire, ne sont pas toujours très nets. On les découvre le plus facilement quand ils sont entourés d'un repli de la muqueuse se présentant dans l'image endoscopique sous la forme d'un V renversé, la pointe de l'angle regardant la vessie, et l'ouverture du V tournée vers le méat. Dans certains cas rares, ce repli de la muqueuse peut acquérir de grandes dimensions. Il est alors en rapport avec un diverticule congénital, dont il représente l'entrée. A l'état pathologique, ces diverticules peuvent prendre une certaine importance (v. plus loin) [1].

1. Cf. Kollmann. *Festchrift fur Benno Schmidt.* Leipzig, 1896 et De Keersmaecker. *Annales des maladies des organes génito-urinaires.* 1898, n° 6.

Le passage de l'urèthre bulbaire à l'urèthre membraneux est toujours marqué par une forte convergence des plis de la muqueuse.

Nous devons enfin signaler une particularité de l'urèthre antérieur, qu'on reconnaît très nettement à l'uréthroscope surtout avec les instruments de Goldschmidt. Nous voulons parler du *pli semilunaire* (collet fibreux) qui sépare la pars pendula de la pars bulbosa. Il est important de connaître ce pli, car dans l'examen à l'explorateur à boule, il peut induire en erreur et faire croire à une infiltration. Le travail de Goldschmidt cité plus haut (in *Folia Urologica*) montre dans les figures 7 et 8 de la première planche photographique des reproductions très instructives de ce pli.

En résumé :

La muqueuse normale de l'urèthre glandaire apparaît comme une surface unie. Du gland à l'extrémité du bulbe, elle présente des plis longitudinaux d'autant mieux marqués que la verge est mieux développée. *Ces plis sont particulièrement bien visibles au niveau de ce qu'on appelle la figure centrale.* Dans les endroits où la muqueuse est bien tendue, on peut reconnaître une *striation longitudinale plus ou moins marquée* et examiner les orifices des *lacunes de Morgagni*. Quand les canaux excréteurs des *glandes de Cowper* sont entourés d'un bourrelet de muqueuse, leurs orifices sont aussi bien visibles. Dans certains cas rares, on observe en cet endroit un diverticule congénital.

La *coloration de la muqueuse* n'est pas semblable chez tous les individus ni sur toute la longueur du même urèthre. En général cette coloration va comme intensité du rouge gris et du jaune jusqu'au rouge sang.

Par l'emploi de l'uréthroscope à irrigation de Goldschmidt, on arrive à très bien voir *le pli semi-lunaire*, séparant la pars pendula de la pars bulbosa.

Tel est l'aspect habituel de la muqueuse de l'urèthre antérieur à l'état normal ; mais tous ces caractères sont particulièrement bien marqués chez les individus vigoureux et sains, à verge bien développée. Chez les anémiques et chez ceux dont le pénis est de petites dimensions, ces détails sont atténués. Dans ce dernier cas on trouve un aspect différent de la muqueuse. Celle-ci paraît comme épaissie et pâle. Elle adhère fortement aux tissus sous-jacents et ne présente ni plis longitudinaux, ni striation. A première vue, on pourrait penser à une modification pathologique, si cet aspect n'était pas semblable dans toute la longueur de l'urèthre, ce qu'on n'observe que très rarement dans les états pathologiques. Du reste, l'aspect normal des orifices glandulaires et l'aspect uni et brillant de la surface épithéliale sont des preuves suffisantes de l'état normal de l'urèthre.

III. — L'endoscopie de l'urèthre antérieur dans la blennorrhagie chronique.

A) Vue d'ensemble sur les différentes formes de blennorrhagie chronique

Progrès et régression du processus pathologique. — Division en infiltrations molle et dure. — Caractères histologiques et endoscopiques des infiltrations molles. — Leur allure clinique. — Transformation en infiltration dure. — Transformation conjonctive de l'infiltration à petites cellules. — Pathologie des glandes de Littre. — Formations folliculaires et inflammations hypertrophiques ; les deux formes de blennorrhagie chronique qui en sont la conséquence. — Formation d'hyperplasie conjonctive. — Infiltration molle venant masquer l'infiltration dure. — Division de l'infiltration dure en trois degrés. — Augmentation de l'intensité de coloration dans l'infiltration molle, et diminution de la coloration dans les infiltrations dures. — Causes de ces aspects. — Différence de coloration des deux variétés les moins prononcées de l'infiltration dure. — Aspect des plis longitudinaux et de la striation longitudinale. — Aspect endoscopique de la muqueuse dans les trois degrés de l'infiltration dure. — Méthode de Goldschmidt dans les ulcérations et les scléroses de l'urèthre antérieur.

Pour traiter de l'uréthroscopie dans la blennorrhagie chronique, il faut, jusqu'à un certain point, rester schématique. Pour ne pas allonger inutilement, et donner le plus possible une vue d'ensemble, nous préférons, après un coup d'œil sur le sujet, étudier d'abord comment se présente la blennorrhagie chronique dans les divers tissus de la muqueuse de l'urèthre. Puis nous décrirons en détail les images uréthroscopiques des différentes formes pathologiques.

Quand les modifications pathologiques de la muqueuse ont atteint un certain degré et que le malade n'a pas suivi un traitement rationnel, les modifications se fixent à ce même stade pendant un temps plus ou moins long ; une guérison spontanée ne peut survenir que très lentement et ne sera jamais complète. Mais si on applique un traitement instrumental approprié, il est facile à l'uréthroscope de constater la régression de la maladie jusqu'à la guérison complète. On voit par là la grande importance de l'examen uréthroscopique répété à propos. Cependant on ne pourra pas dans la majorité des cas constater les premiers développements du mal car on ne fait pas usage de l'uréthroscope dans les cas récents et aigus.

Nous avons vu dans le chapitre précédent que Oberlaender fait de l'infiltration parvi-cellulaire le caractère le plus important de l'inflammation blennorrhagique de l'urèthre. Cette infiltration existe dans les cas aigus et suraigus ; et au stade chronique, elle s'organise en tissu conjonctif. Tous les autres tissus règlent leurs modifications sur cette principale modification pathologique.

Oberlaender divise l'uréthrite chronique en différentes formes, suivant le degré plus ou moins avancé de l'organisation conjonctive du tissu d'infiltration néoformé. Il distingue deux groupes principaux.

Dans le premier, il range toutes les uréthrites caractérisées par *une infiltration molle*, c'est-à-dire par une infiltration ne présentant *presque pas de formation de fibres conjonctives*. Le deuxième groupe comprend les *infiltrations dures*, qui sont déjà transformées partiellement en tissu conjonctif. Ce second groupe principal se divise à son tour en plusieurs classes suivant la densification et la quantité du tissu néoformé, et selon le rétrécissement qui en est la conséquence pour l'urèthre.

Ces différentes classes du deuxième groupe ne représentent pas des formes différentes de la blennorrhagie chronique, mais simplement des degrés de développement d'intensité différente d'une affection unique. Dans chaque période, l'aspect de la zone atteinte se modifie, en même temps que l'infiltration de la muqueuse se développe. La situation des glandes du Littre contribue à modifier l'aspect de la surface de la muqueuse atteinte.

1° *Infiltration molle*. Cette forme d'infiltration, la moins intense, présente à peu près les caractères d'un catarrhe chronique. En certains points seulement on rencontre de petits foyers circonscrits, où existe une transformation conjonctive de l'infiltration parvi cellulaire. Cette forme se rapproche de la blennorrhagie subaigüe, dont elle présente à peu près le tableau clinique.

L'aspect à l'uréthroscope se distingue peu dans ses caractères principaux, de celui de catarrhe des autres muqueuses. La surface est hypérémiée, enflammée, gonflée et tuméfiée. La couche épithéliale est suintante et l'œil de l'observateur exercé peut apercevoir une légère desquamation de la couche superficielle. Cette infiltration molle se rencontre dans les infections de moyenne et de forte intensité, une fois le stade aigu complètement terminé (8 à 12 semaines après l'infection.)

Si l'infiltration parvicellulaire est plus dense, elle se localise avec prédilection autour des glandes. De plus l'épithélium cylindrique se transforme en épithélium pavimenteux.

Si l'affection continue à se développer et que le processus inflammatoire est suffisamment intense, on voit apparaître au sein de l'infiltration parvicellulaire des fibres conjonctives. L'affection prend alors le caractère typique de la blennorrhagie chronique et appartient à la deuxième classe d'Oberlaender c'est-à-dire aux infiltrations dures.

La transformation des infiltrations molles est généralement assez rapide, de telle sorte que à l'uréthroscopie, le passage à la forme dure ne se constate pas nettement ; on rencontre presque immédiatement les symptômes caractéristiques de l'infiltration dure.

2° *Infiltration dure.* — Une fois l'infiltration entrée dans le second stade, elle subit progressivement la transformation conjonctive de ses différentes parties composantes.

Les glandes jouent un rôle particulièrement important. *Les glandes de Littre* et *les cryptes de Morgagni* peuvent présenter deux sortes de modifications. Ou bien, par la compression des tissus voisins, le canal excréteur se bouche, ou ses parois propres se rétractent. Les produits de sécrétion ne peuvent plus dès lors s'éliminer : ils restent à l'intérieur de la glande qui se transforme en un petit kyste. C'est ce que Oberlaender appelle *les formations folliculaires.* Ou bien le canal excréteur des glandes reste perméable et il passe à une sorte *d'état hypertrophique*, caractérisé par une apparition plus ou moins importante de fibres conjonctives dans le corps glandulaire et le canal excréteur. D'après ces données, Oberlaender divise uréthroscopiquement les urèthres en état *d'infiltration dure en deux formes.* L'une est caractérisée par l'obturation des glandes et leur transformation en kystes folliculaires. C'est *la forme sèche ou forme folliculaire.* L'autre est *la forme glandulaire*, dans laquelle les glandes sont visibles à l'uréthroscope.

On observe *la forme sèche* dans plus de la moitié des cas. C'est dans les cas qui n'ont pas encore été traités instrumentalement qu'elle revêt sa forme typique. Au cours du traitement, la dilatation modifie l'image uréthroscopique, lui fait perdre ce caractère et on y rencontre fréquemment des groupes d'ouvertures glandulaires enflammées. Nous verrons plus loin comment cela se produit.

La *forme glandulaire* se présente généralement à l'uréthroscope d'une manière typique, et elle reste telle pendant toute la durée du traitement.

Les uréthrites de *la forme sèche* tiennent leur nom de l'aspect desséché de la muqueuse privée de ses glandes. Mais il ne faudrait pas croire qu'elle ne s'accompagne d'aucune sécrétion.

Nous avons vu que l'uréthrite chronique, au sens strict du mot, commence avec l'apparition des fibrilles conjonctives au sein de l'infiltration molle. Le tissu conjonctif apparaît toujours avec prédilection au voisinage des glandes.

Le processus de transformation conjonctive continue à se développer peu à peu. Rien ne peut l'entraver ; mais il est variable dans son intensité et réglé vraisemblablement par la gravité de l'infection et la résistance individuelle de la muqueuse. On observera donc de grandes différences et ce développement de tissu conjonctif pourra servir d'indication de la gravité des cas. Le tissu conjonctif ne suit pas toujours dans son développement la marche qui a été indiquée à propos de l'infiltration parvi-cellulaire qui le précède. Il peut au contraire devenir hyperplasique, et ce processus est caractéristique de la blennorrhagie chronique.

Tous les traitements internes, les injections et jusqu'à un certain point le traitement instrumental lui-même restent parfois impuissants devant un processus de développement aussi accusé.

Au début de la transformation de l'infiltration molle en infiltration dure, la présence des fibrilles conjonctives peut passer inaperçue à l'examen uréthroscopique, car elles peuvent être masquées par l'infiltration molle environnante. Quelques dilalations suffiront pour montrer à l'observateur le véritable caractère de la maladie.

Peu à peu l'infiltration dure s'étend à tout le territoire atteint. En général, l'infiltration sera d'autant plus dure et plus dense que l'infiltration molle préalable aura été plus intense. Cette densité plus ou moins grande, qu'on apprend du reste facilement à reconnaître à l'uréthroscope, donne la mesure de la gravité du cas. Plus elle est forte et plus la lumière de l'urèthre se trouve modifiée. Dans les degrés peu avancés du développement, l'urèthre peut conserver son calibre presque normal. C'est ce que Oberlaender appelle *le premier degré de l'infiltration dure*. Si la densification augmente, la lumière de l'urèthre est rétrécie et on arrive finalement à ne plus pouvoir introduire sans léser la muqueuse, le tube n° 23. Oberlaender fait rentrer les uréthrites qui présentent ce degré de rétrécissement dans les *infiltrations dures du deuxième degré*. Tous les rétrécissements plus accusés appartiennent suivant la classification d'Oberlaender, aux *infiltrations du troisième degré*.

Cette division est naturellement très artificielle. Mais en l'absence d'une autre plus satisfaisante, et comme elle est exacte au point de vue pronostic et thérapeutique, il y a avantage à la conserver.

Le premier degré et les formes les plus légères du second degré correspondent à peu près à ce que Otis a décrit sous le nom de rétrécissements larges. Ce qu'on désigne en général du nom de rétrécissement correspond au troisième degré d'Oberlaender : bien que, en réalité, toute infiltration dure, puisqu'elle s'accompagne nécessairement d'une diminution d'élasticité des parois, représente au sens strict du mot un rétrécissement. Dans les cas où l'infiltration est la plus forte, le tissu infiltré entoure l'urèthre comme une cuirasse : on s'en rendra très bien compte par le palper et on se met dans les meilleures conditions en dilatant au préalable l'urèthre au moyen d'une bougie appropriée. Oberlaender recommande même ce mode d'examen comme un moyen commode et pratique de se renseigner sur l'extension et la densification de la masse inflammatoire.

Voici encore quelques remarques générales sur l'image uréthroscopique des diverses formes de l'affection.

La première modification que l'on remarque à la surface de la muqueuse dès le début de l'infiltration est le *changement de coloration*. Au stade *d'infiltration molle*, la muqueuse est *hyperhémiée* et présente une coloration plus rouge que les parties saines. Cette coloration varie du rouge foncé au rouge sang, et même au rouge bleuâtre, suivant la coloration normale de la muqueuse.

L'infiltration dure se caractérise au contraire par une *diminution de l'intensité de la coloration*. Cet aspect dépend de la quantité de tissu conjonctif existant. Ce tissu, en comprimant les vaisseaux, met obstacle à la circulation. A la périphérie des foyers d'inflammation, où l'infiltration est moins forte et la circulation plus normale, la tonalité de la coloration se rapproche progressivement de la normale ; elle peut même être plus sombre s'il existe encore le caractère de l'infiltration molle. Ce dernier fait se montre surtout dans les cas qui n'ont pas encore été traités instrumentalement.

La coloration pâle et anémique de la zone infiltrée et fibreuse, qui est déjà très nette dans les formes glandulaires, l'est encore beaucoup plus dans les formes sèches. Dans ces cas, la muqueuse prend une coloration jaune grisâtre uniforme, tandis que dans la forme glandulaire, on observe une coloration rougeâtre en taches. Suivant la vascularisation normale de la muqueuse et suivant la densité de l'infiltration conjonctive, la coloration va du gris jaunâtre ou du rouge grisâtre au rouge pâle avec taches bleu jaunâtre.

Cette coloration pathologique disparaît progressivement avec le retour de la circulation normale. Ce retour sous l'influence de la dilatation se fait à une époque plus ou moins éloignée suivant l'intensité de l'affection et la rapidité de résorption de ce qui met obstacle à la circulation.

La disparition des *plis longitudinaux* de la muqueuse dans les territoires infiltrés est aussi un symptôme caractéristique. Ces plis s'effacent plus ou moins complètement suivant qu'ils sont normalement plus ou moins développés et suivant l'intensité de l'inflammation. Comme la forme glandulaire prend plus particulièrement l'aspect en foyers, on peut lorsque l'infection est de faible intensité, trouver des restes de ces plis longitudinaux dans les îlots de muqueuse restés sains. Dans la forme sèche, qui s'étend d'une manière plus uniforme, ces restes de plis sont plus rarement observés (cf. Addenda au A 1 « Les plis de la muqueuse dans les différentes formes de la maladie»). La *striation longitudinale* fait elle aussi complètement défaut à la surface de la zone enflammée dans les formes glandulaires. Dans les degrés légers d'inflammation sèche, cette striation demeure à peine indiquée.

Avec le retour à l'état normal, les *plis longitudinaux* réapparaissent peu à peu ; assez rapidement et plus complètement dans les cas légers ; plus lentement dans les cas graves, présentant alors, longtemps encore des différences avec le tissu normal. La *striation longitudinale* réapparaît plus lentement encore et ne réapparaît même jamais dans les cas d'infiltration fortement développée.

Résumons en quelques lignes la description des modifications uréthroscopiques.

La muqueuse, *au premier degré de l'infiltration dure*, présente une modification de la coloration, un aspect mat qui se distingue essentiellement du reflet brillant de la muqueuse normale. Les foyers enflammés forment une légère saillie au-dessus du niveau des parties saines, dont ils se trouvent séparés par une limite irrégulièrement dessinée. Au niveau de cette séparation, le processus pathologique st à un degré moins avancé qu'au centre du foyer. On y rencontre souvent aussi des formes bien déterminées de ce qu'on a appelé du tissu de cicatrice, à propos duquel on lira les addenda à A, 2 « les cicatrices de l'urèthre ».

Dans *les infiltrations dures du second degré*, les modifications qu'on vient de décrire sont encore plus nettes. La muqueuse est pâle, et cette pâleur ressort d'autant mieux dans les muqueuses bien vascularisées, alors que cette différence de coloration est moins nette dans les urèthres anémiques.

Avant d'en finir avec ces considérations générales, nous voudrions encore attirer l'attention sur une particularité souvent observée dans les cas moyens et intenses de l'infiltration glandulaire. Ce caractère consiste dans la présence de petits ilots qui possèdent une *surface en quelque sorte granuleuse* (cf. Les remarques sur l'anatomie pathologique). On les rencontre de préférence sur la paroi inférieure de l'urèthre. Leur coloration est plus foncée que celle du tissu voisin et donne l'impression d'être restée en retard dans le développement conjonctif de l'infiltration. La muqueuse se déchire facilement en ces endroits si l'on emploie un tube de calibre trop fort. On n'y trouve pas de glandes. Tous ces caractères ne s'apercevront bien que dans les cas non traités instrumentalement.

Dans *les infiltrations dures du troisième degré*, on ne pourra procéder à un examen uréthroscopique qu'après une dilatation préalable de l'urèthre.

A la fin de ce chapitre, nous devons mentionner quelques détails intéressants, à la connaissance exacte desquels l'uréthroscopie à irrigation de Goldschmidt a fortement contribué. Il s'agit de la présence *d'ulcérations* de la muqueuse de la partie antérieure. Dans l'examen à l'uréthroscope ordinaire, les processus ulcéreux ne se distinguent que difficilement avec certitude. On croit souvent avoir affaire à des ulcérations, quand en réalité, il s'agit d'autre chose. La méthode de Goldschmidt permet de réduire au minimum les déformations des modifications superficielles de la muqueuse ou même de les éviter complètement. Aussi est-elle d'une grande utilité dans le diagnostic. Elle a aussi, en mettant en évidence *les formations en anneaux* qui se montrent souvent *dans les rétrécissements* de la partie antérieure, enrichi nos connaissances uréthroscopiques sur ce processus.

Addenda à A

1. — *Les plis de la muqueuse dans les différentes formes pathologiques.*

Les plis de la muqueuse dans les infiltrations molles. — Leur forme dans les infiltrations dures des premier, deuxième et troisième degrés.

On vient de parler de l'aspect normal *des plis longitudinaux* tels qu'on les aperçoit à l'uréthroscope.

Ils doivent nécessairement changer d'aspect à l'état pathologique. Leurs modifications varient avec le degré de l'affection et avec leur forme normale originelle. Nous en avons déjà parlé ; mais nous voulons ajouter quelques mots sur ce sujet.

Dans le *catarrhe simple* d'Oberlaender, au stade *d'infiltration molle*, la muqueuse est épaissie uniformément. Les plis, un peu épaissis, saillent dans la lumière de l'urèthre, de manière à masquer légèrement la figure centrale.

Au *premier degré de l'infiltration dure*, le nombre de ces plis diminue considérablement. Dans la forme sèche, principalement dans les urèthres étroits et anémiques, ils disparaissent presque complètement. Dans la forme glandulaire, on les retrouve presque toujours indiqués ; leur disparition complète dans la forme glandulaire correspond à peu près au début du degré moyen de l'infiltration dure.

Dans les *formes moyennes d'infiltration dure*, les plis longitudinaux ont complètement disparu, au moins au centre du foyer. A la périphérie de la zone enflammée où les modifications pathologiques sont toujours à un degré moins avancé, ces plis peuvent encore être visibles. Cependant la surface de la muqueuse, quand l'infiltration n'est pas très dense, ne paraît pas absolument unie au centre du foyer. Elle présente quelques traces longitudinales qui rappellent vaguement les plis de la muqueuse normale. Quand l'infiltration est très dense, l'urèthre représente un tube rigide, qui reste ouvert quand on retire l'uréthroscope.

Les formes *d'infiltration dure* qui appartiennent au *troisième groupe* (rétrécissement au sens chirurgical) ne peuvent être examinés qu'après dilatation préalable. Tout comme les infiltrations moyennes, ces formes donnent l'image du tube rigide. Avec les progrès de la guérison, on voit apparaître de deux à quatre plis grossiers.

2. — *Les cicatrices de l'urèthre.*

Aspect du tissu conjonctif à la surface des infiltrations dures. Ce tissu conjonctif
ne constitue pas une cicatrice. — La vraie cicatrice dans la blennorrhagie
chronique.

Les formes bénignes d'uréthrite, par conséquent les formes pures
d'infiltration molle, guérissent pour la plupart par résorption.

Les formes de passage et les infiltrations dures, dans lesquelles il
existe un développement assez important de tissu conjonctif fibrillaire,
doivent nécessairement laisser reconnaître à leur surface la présence
de ce tissu, et plus l'infiltration sera importante, plus ce tissu sera
apparent à la surface. Ceci correspond généralement aux observations
uréthroscopiques. Le tissu conjonctif ainsi observé à la surface en
impose à l'œil inexpérimenté pour une cicatrice, alors qu'il n'est
essentiellement qu'une transition du développement et donc pas une
cicatrice au sens propre du mot. Si le tissu conjonctif fibrillaire contient encore des nids d'infiltration parvi-cellulaire, le processus
inflammatoire gonococcique chronique ne peut être considéré comme
terminé.

Le processus complètement terminé et incapable de récidiver avec
le temps peut présenter aussi à sa surface des cicatrices. Mais celles-
ci sont formées par du tissu conjonctif fibrillaire complètement différent d'aspect. On trouvera un exposé exact de ces aspects uréthroscopiques dans le paragraphe suivant.

B) Les différentes formes de la blennorrhagie chronique
dans chaque tissu constitutif de l'urèthre

1. — *Pathologie de l'épithélium.*

Aspect uniformément brillant de l'épithélium sain. — Accroissement pathologique du brillant dans les infiltrations molles. — Diminution du brillant et
troubles de nutrition de l'épithélium dans les infiltrations dures. — Desquamation des couches superficielles. — Desquamation avec apparition de proliférations. — Kératinisation (pachydermie). — Ce que deviennent ces modifications
épithéliales pathologiques dans le cours de la guérison. — Restitutio ad integrum. — Où ces modifications épithéliales sont-elles le plus nettement marquées ? — Modifications de l'épithélium à la suite de l'usage de certaines substances médicamenteuses : sels de zinc, résorcine, nitrate d'argent (argyrose). —
Psoriasis de la muqueuse uréthrale de Oberlaender.

A l'état normal, l'épithélium présente un aspect uni, humide et
translucide. Ce brillant particulier peut encore être augmenté par du

mucus, de la glycérine ou des traces de cocaïne. Ces différentes substances doivent être enlevées par des tampons de ouate, si l'on veut éviter toute erreur de diagnostic. Il va de soi que l'œil de l'observateur doit toujours avoir devant lui un champ visuel propre.

A l'état pathologique, dans les formes légères d'infiltration molle, le brillant peut être légèrement augmenté. L'épithélium est alors légèrement gonflé. Tantôt cet état caractéristique existe dans tout l'urèthre antérieur, tantôt on ne le rencontre que dans quelques foyers situés autour des glandes et des lacunes de Morgagni.

L'aspect pathologique ordinaire n'est pas cependant une augmentation du brillant de la muqueuse, mais plutôt une diminution.

Les *infiltrations dures* produisent bientôt des troubles de nutrition du revêtement épithélial pouvant amener une destruction complète des cellules épithéliales et la transformation en une autre variété d'épithélium.

Dans les cas légers, il y a peu de modifications. La muqueuse malade prend simplement un aspect dépoli, mais peut encore être à peu près unie. S'il s'agit d'une muqueuse anémique, ces légers troubles de la nutrition de l'épithélium peuvent même passer complètement inaperçus. La coloration reste aussi normale : il se développe seulement dans les plis longitudinaux, de petits réseaux de capillaires, qu'on aperçoit à l'uréthroscope sous forme de petites saillies.

Si cet état existe depuis longtemps, — ce qui est souvent le cas, car il ne détermine que des symptômes de peu d'importance — l'épithélium se surélève en ces endroits et il se forme de petites granulations qui saignent légèrement au passage de l'uréthroscope.

Dans les cas *d'infiltration dure*, où la muqueuse est imprégnée d'infiltrats qui se transforment en tissu conjonctif dur, l'anémie des couches superficielles qui en résulte, cause un trouble important dans la nutrition de l'épithélium. On y distingue différents degrés suivant l'intensité de l'infiltration, la durée du processus, sa tendance à la guérison, et l'état de vascularisation primitive de la muqueuse.

1. *Le degré le moins important de modification épithéliale* prend l'aspect suivant à l'uréthroscope. La surface épithéliale a perdu plus ou moins complètement sa transparence. Elle a un aspect plus ou moins bosselé (raboteux), aspect qui est causé par la desquamation et la régénération irrégulière des couches cellulaires.

Quand on dirige l'extrémité du tube directement contre la paroi de l'urèthre, on aperçoit nettement une foule de petites élevures irrégulières, superficielles, qui saignent rarement.

2. *Dans les degrés intenses,* la desquamation s'accompagne d'une prolifération de l'épithélium. Cette desquamation est localisée aux endroits les plus atteints. La surface épithéliale est alors plus irrégulièrement granuleuse; elle présente de petites élevures hautes de un millimètre et au-dessus et à côté d'elles, de petites pertes de substance saignant facilement.

Si ce processus se développe d'une façon plus étendue à la surface de l'épithélium et s'il existe depuis plus longtemps, on a alors l'aspect suivant :

La prolifération épithéliale détermine la formation de *taches rondes, gris perle,* plus ou moins exactement circonscrites. Ces taches ont des dimensions variables. Tantôt elles sont petites et minces, des dimensions d'une tête d'épingle, et saillent à peine au-dessus de la muqueuse. Tantôt elles ont plusieurs millimètres d'épaisseur, un centimètre de largeur et se distinguent très facilement des tissus environnants.

Au lieu de déterminer la formation de petits îlots, l'épaississement épithélial peut enfin s'étendre sur plus de la moitié de l'urèthre, sans que l'on puisse trouver d'endroit où la desquamation reste visible.

Toute la partie atteinte prend alors l'aspect d'une couche épithéliale épaisse, proliférante (pachydermie). La muqueuse prend dans ce cas un aspect mat, avec coloration irrégulièrement grise, laissant apercevoir par transparence en différents endroits, la coloration rougeâtre de la muqueuse. Celle-ci semble alors recouverte d'un voile de poussière.

Marche de l'affection et guérison. — Sous l'influence d'un traitement approprié, les modifications de l'épithélium peuvent guérir en un temps très court. D'autres fois, quand les couches sous-jacentes sont plus fortement atteintes, la guérison progresse moins rapidement.

1. Dans les cas les plus légers où il existe un simple *gonflement,* on peut arriver à réobtenir l'aspect normal en six à dix jours, suivant les cas.

2. Au stade *de desquamation,* la régression est naturellement plus longue. Sous l'influence de la dilatation, on observe d'abord la disparition des grosses squames épithéliales; la surface redevient progressivement unie, sans cependant recouvrer immédiatement sa coloration normale. Elle reste pendant longtemps encore dépolie, et ne

recouvre son brillant que lentement, avec la disparition de l'infiltration. Le retour du brillant de la muqueuse atteinte est un excellent signe, sinon le meilleur, de la guérison complète de toute l'affection de la muqueuse. De même, la réapparition d'une surface mate indique une récidive inévitable.

3. La *pachydermie* décrite plus haut, dans laquelle il existe une transformation complète et une hypertrophie de l'épithélium, nécessitera évidemment un plus long laps de temps pour disparaître que la simple desquamation. On observe dans ce cas, sous l'influence du traitement par la dilatation, un retour progressif de la transparence de l'épithélium irrégulier, gris et épaissi. La couche sous-jacente plus ou moins rouge selon sa vascularisation, luit à travers de plus en plus, jusqu'à ce que finalement elle apparaisse nue. A cette variété se rattache encore un stade dans lequel l'épithélium est encore mat brillant avant de retrouver son ancien aspect normal.

Toutes ces modifications épithéliales se rencontrent très nettement dans l'urèthre antérieur seul. Dans la partie postérieure dont l'épithélium possède une structure plus fine, ces modifications ne sont qu'esquissées.

En outre, ces modifications apparaissent beaucoup plus nettement, s'il s'agit d'un urèthre bien vigoureux et d'une muqueuse bien vascularisée.

Dans les cas déjà traités instrumentalement, les modifications sont beaucoup moins nettes. On n'aperçoit alors le plus souvent au-dessus des infiltrations qu'une surface mate brillante, légèrement desquamée.

4. S'il s'agit d'uréthrite traitée par les injections, on peut rencontrer les modifications épithéliales suivantes :

Pour un épithélium sensible, au stade d'infiltration molle, les injections au *sel de zinc*, peuvent déterminer de petites escharres blanchâtres, qui, dans certaines circonstances sont visibles pendant plusieurs semaines. La *résorcine* en solution forte détermine un gonflement extraordinairement marqué, avec kératinisation de l'épithélium de forme irrégulière, produisant des lésions semblables à celles qu'on observe sur la peau.

Le nitrate d'argent enfin, *quand son emploi n'est pas continu*, donne à la muqueuse un aspect uniformément bleuâtre, comme si elle était revêtue d'une couche de poussière bleuâtre. La disparition de cette pellicule peut avoir lieu déjà quelques heures, mais aussi seulement un jour ou deux après la dernière application du médicament.

L'usage continu du nitrate d'argent détermine dans l'urèthre une *argyrose* nette, tout comme sur la peau (Cf. planche en couleur III). Elle se présente aux yeux de l'observateur sous forme de taches irrégulières bleu noirâtre, ressemblant assez bien à des taches d'encre à demi essuyées. On les rencontre particulièrement dans la région du bulbe ou dans les parties voisines de l'urèthre bulbaire. Elle a une prédilection pour les plis longitudinaux. Les muqueuses fortes et bien vascularisées sont les plus favorables à la production de l'argyrose, car elles possèdent un plus grand pouvoir d'imbibition.

On rencontre aussi fréquemment autour des cryptes de Morgagni ou autour des groupes de glandes de Littre enflammées, des anneaux noirâtres d'argyrose, parce qu'il existe en ces points une plus forte prolifération épithéliale et une plus grande absorption.

Ceci peut exister des années sans causer aucun désagrément au malade.

Il nous reste à décrire ce que Oberlaender a étudié sous le nom de *psoriasis de la muqueuse uréthrale* et qui ne représente qu'une anomalie de l'urèthre[1]. Cette affection qui peut exister avec ou sans blennorrhagie chronique se compose de taches blanchâtres de l'épithélium en demi cercle ou ponctiformes, irrégulièrement assemblées. A la périphérie de ces taches, la coloration est intense et blanc neige. Vers le centre, elle est moins marquée et on peut apercevoir par transparence le rouge de la muqueuse. Ces taches ne sont pas saillantes et sont fortement adhérentes au tissu sous-jacent. Elles ne représentent donc pas un produit de prolifération. Leur étiologie est, d'après Oberlaender, obscure, leur marche est dans certaines circonstances très chronique. D'après les recherches de Kollmann, qui en a fait de nombreuses microphotographies, ces taches seraient dues à une modification de l'épithélium, qui serait formé de cellules pavimenteuses polygonales au lieu des cellules cylindriques normales.

2. — *Pathologie des glandes.*

Les glandes en tube. — Les glandes de Littre : elles apparaissent en groupes. — Maladies des canaux excréteurs. — Différents aspects de la muqueuse malade suivant la situation des glandes de Littre. — Forme glandulaire de la blen-

1. Oberlaender. *Traité d'uréthroscopie*, p. 49 et suivantes.

norrhagie chronique avec canaux excréteurs malades et visibles : Marche de l'affection et guérison. — Tableau uréthroscopique de la forme sèche. — Cas mixtes. — Pathologie des cryptes de Morgagni : affections isolées de ces glandes ; leur inflammation au sein d'un foyer malade. — Marche et terminaison. — Affections des diverticules observés à l'orifice des canaux excréteurs des glandes de Cowper.

Nous savons qu'il existe dans l'urèthre différentes formes de glandes.

La première classe comprend les glandes en tube, invisibles à l'œil nu (Oberdieck). Elles ne présentent pas un intérêt bien marqué en endoscopie.

La deuxième classe comprend les *glandes de Littre,* groupes glandullaires situés tantôt immédiatement sous le revêtement épithélial de la muqueuse, tantôt plus profondément dans l'épaisseur de la muqueuse, ou même dans le tissu spongieux.

Leur nombre, leurs dimensions, leur groupement, leur situation, sont extrêmement variables suivant les individus. Ces diverses conditions donnent à chaque cas uréthroscopique un aspect individuel très spécial.

Etant données leurs petites dimensions, on s'explique facilement qu'on puisse rarement les apercevoir isolément, on les trouve la plupart du temps en groupes de 4 ou 5, 10 à 20 ou plus, présentant l'aspect de taches de la dimension d'environ une lentille, qu'on voit particulièrement bien quand le revêtement épithélial qui les protège a été détruit.

Il peut aussi arriver que dans le cas d'une infiltration relativement superficielle, les canaux excréteurs des glandes de Littre soient seuls atteints. Ils se présentent alors à l'observateur sous forme d'une petite fossette dont la coloration se distingue difficilement des tissus environnants. C'est en tenant le tube obliquement qu'on arrivera le mieux à les reconnaître.

L'infiltration parvicellulaire s'étend autour du corps glandulaire avec une intensité plus ou moins grande. A l'uréthroscope, on n'aperçoit généralement que les infiltrats durs des glandes, infiltrats déjà transformés en tissu conjonctif.

L'aspect des glandes malades variera suivant leurs rapports, avec la surface de la muqueuse, suivant que les canaux excréteurs sont à découvert, ou bien séparés de la surface par de l'épithélium, ou même par de l'épithélium et du tissu conjonctif.

Forme glandulaire. — Les glandes superficielles ou simplement

recouvertes d'épithélium donneront le *tableau de la forme glandu-*
laire, mais suivant le degré de l'inflammation de la muqueuse, *l'in-*
flammation et la prolifération conjonctive du corps glandulaire
seront variables elles aussi.

Dans les cas les plus légers, on peut encore apercevoir les canaux
excréteurs recouverts d'une membrane épithéliale, mince et translucide, à travers laquelle on les voit groupés comme de petits points
rouge sang, mais cet aspect est relativement rare. Généralement on
ne voit plus rien du revêtement épithélial et les canaux apparaissent
directement à la surface, saillant légèrement au-dessus du niveau de
la muqueuse, parfois aussi entourés d'une muqueuse en desquamation. Les canaux paraissent beaucoup plus gros, d'une coloration
allant du rougeâtre au rouge sang, entourés de plus, d'une zone
rouge congestionnée. Souvent les parois des canaux excréteurs
s'écartent en forme de cratère et on peut en examiner l'intérieur.
Çà et là on en voit sortir des sécrétions, ou bien les canaux semblent bourrés d'un mucus épais. Les glandes les plus fortement
atteintes s'apercevront naturellement dans les zones de muqueuse
où l'infiltration est la plus forte. On peut les rencontrer dans tout
l'urèthre, réparties en groupes irréguliers. Au sein de la zone atteinte,
on aperçoit les groupes glandulaires les plus nombreux et présentant le plus haut degré d'inflammation. Sur le bord de ces zones,
on aperçoit des glandes aussi nombreuses, mais moins enflammées.

Sous l'influence d'un traitement instrumental approprié, ce tableau
se modifie rapidement. Après quelques semaines, les glandes nettement visibles peuvent s'effacer presque complètement. Les plus fortement atteintes disparaîtront par la suite par rétraction cicatricielle.
Dans des cas de ce genre, Neelsen trouva des rudiments de corps
glandulaires, emprisonnés au sein du tissu cicatriciel. Les glandes
les moins atteintes peuvent aussi, dans certains cas, se remettre à
fonctionner.

Forme sèche. — L'image uréthroscopique est toute différente dans
la *forme sèche*. Comme nous l'avons mentionné, les canaux excréteurs ne sont jamais visibles à la surface de la muqueuse, ou alors
tout à fait exceptionnellement. Comme l'a montré Neelsen, la glande
forme alors une cavité kystique sous-épithéliale, remplie d'une
masse colloïde. Il est rare que le corps glandulaire se détruise en
venant s'ouvrir à la surface. Anticipons ici et signalons que la
muqueuse ne présente pas toujours chez le même individu un revête-

ment égal des glandes ; si un endroit plus faiblement recouvert se trouve atteint d'infiltration gonococcique chronique, on trouvera au sein de l'infiltration sèche des foyers d'infiltration glandulaire. On observe ce fait particulièrement dans les cas déjà traités. Oberlaender le désigne sous le nom de *infiltration mixte*.

Il nous reste à parler des *cryptes de Morgagni*. Elles sont disséminées sur la paroi supérieure de l'urèthre antérieur, au nombre de 10 à 15, rarement plus. Elles présentent divers degrés d'inflammation, suivant qu'elles sont plus ou moins rapprochées d'une portion de muqueuse malade. Suivant l'étendue de l'affection, *elles s'enflamment isolément, ou bien se trouvent au sein d'un territoire enflammé*. Quand elles sont atteintes isolément, elles se présentent à l'œil de l'observateur sous la forme d'une élévation rougeâtre ou rouge vif de la dimension d'une tête d'épingle, entourée de tissu présentant la même coloration. A côté d'elles on aperçoit leur canal excréteur sous la forme d'une petite fossette à bords œdémateux et brillants, dont on voit sortir, soit spontanément, soit sous l'influence de la pression, des sécrétions diversement colorées. Si la crypte enflammée se trouve au milieu d'une zone malade, elle se distingue beaucoup moins nettement du tissu voisin. Son aspect est cependant exactement le même que celui de la glande atteinte isolément.

Le sort de la glande se règlera en général sur la marche de l'inflammation du tissu environnant. Les inflammations des glandes isolées guérissent d'ordinaire rapidement par la dilatation. Il en va de même quand les glandes enflammées se trouvent au milieu d'une infiltration molle ou d'une infiltration dure de faible intensité. Dans les cas avancés on constate assez fréquemment, au moment de la résorption, l'apparition d'une cicatrice autour du canal excréteur, cicatrice pouvant envoyer de petits prolongements suivant l'axe longitudinal de l'urèthre. Ces cicatrices peuvent être ou bien en rapport direct avec d'autres groupes cicatriciels, ou bien isolées dans un tissu guéri plus rapidement. Les *canaux excréteurs peuvent*, comme ceux des glandes de Littre dans le même cas, *présenter un orifice béant en forme de cratère*. On en voit sortir une sécrétion, ou bien les canaux sont remplis d'une substance épaisse. Au moment de la guérison définitive de l'infiltration, toute trace de ces lésions disparaît. Les canaux excréteurs sont alors un peu en retrait par rapport aux tissus voisins, ou bien ils paraissent ratatinés. Rarement les canaux excréteurs des cryptes saillent fortement, présentent une coloration rouge vif, et

BIBLIOTHÈQUE NATIONALE R.F. IMPRIMÉS

pendant un certain temps secrètent une abondante masse blanchâtre, analogue à du smegma. Oberlaender a constaté souvent un éclatement des cryptes enflammées.

Dans *l'inflammation folliculaire sèche*, il existe aussi une tuméfaction du canal excréteur, avec rétention et épaississement du contenu des cryptes. Les canaux excréteurs sont alors invisibles. La crypte elle-même se distingue du tissu voisin sous forme d'une élévation blanchâtre ou jaunâtre, qu'on distingue par transparence. Quand le tube excréteur est situé latéralement, on les apercoit beaucoup plus nettement. Ces follicules peuvent être sentis par la palpation, surtout dans l'urèthre dilaté. On les percoit alors nettement comme de petites nodosités de la dimension d'un grain de mil, ou un peu plus grosses.

L'inflammation des *glandes de Cowper* forme une complication spéciale de l'uréthrite, qui ne rentre pas dans le cadre de cet ouvrage. Rappelons en quelques mots les formations diverticulaires, dont nous avons déjà parlé à propos de l'endoscopie de l'urèthre normal, et qui, dans certains cas rares, se trouvent exactement à l'endroit où les canaux excréteurs des glandes de Cowper débouchent dans l'urèthre. Dans les conditions normales, il est presque impossible d'attribuer un rôle à ces diverticules; on doit cependant les connaître pour ne pas faire d'erreurs dans les cas pathologiques où ils existeraient. Il est facile de comprendre que la blennorrhagie chronique, une fois installée dans de gros diverticules de ce genre, peut difficilement guérir spontanément. De Keersmaecker a attiré l'attention sur ce fait[1].

C) L'ENDOSCOPIE DES DIFFÉRENTES FORMES DE BLENNORRAGHIE CHRONIQUE

1. — *L'infiltration molle.*

Uréthrite muqueuse d'Oberlaender. — Localisation des infiltrats mous. — Leur étiologie. — Leur image uréthroscopique : coloration de la surface. — Forme du revêtement épithélial, aspect des cryptes de Morgagni, des plis longitudinaux et de la striation longitudinale. — Clinique. — Infiltration dure masquée par l'infiltration molle qui l'entoure.

Dans ses travaux, Oberlaender désigne l'affection en question sous le nom d'*uréthrite muqueuse*, parce qu'elle se localise principale-

<hr>

1. De Keersmaecker. Un diverticule de l'urèthre antérieur de l'homme. *Annales des maladies des organes génito-urinaires*, 1898, n° 6.

ment sur la muqueuse, n'attaquant que peu les formations glandulaires. Cette dénomination caractérise parfaitement l'aspect pathologique et l'image uréthroscopique. Cette forme de l'affection exclut tout rétrécissement du calibre de l'urèthre. Par conséquent, si en introduisant le tube on sent la moindre résistance qui ne peut être attribuée à une faute de technique toute forme légère d'infiltration est à éliminer de prime abord.

L'infiltration molle est *localisée* exclusivement dans les régions où il existe des plis longitudinaux, donc dans la partie moyenne de la pars pendula et moins fréquemment dans la région bulbaire. Elle apparaît aussi dans l'urèthre postérieur (cf. paragraphe IV de ce chapitre).

Au point de vue étiologique, il faut admettre qu'il s'agit d'infection gonococcique à toxicité relativement atténuée, car il existe certainement dans cette infection des degrés que nous ne connaissons pas suffisamment.

On l'observe principalement sur des muqueuses bien constituées, la plupart du temps après une courte période aiguë.

L'aspect endoscopique dépend de l'aspect de la muqueuse normale.

La coloration de la surface est nettement plus accusée. La muqueuse anémique, rose pâle, devient rose vif; la muqueuse à vascularisation moyenne apparaît rouge vif ; la muqueuse hyperémique devient rouge sombre. *Le revêtement épithélial* des zones infiltrées est généralement beaucoup *plus brillant* qu'à l'état normal. Là où il existe une desquamation épithéliale, c'est-à-dire principalement sur la crête des plis longitudinaux œdémateux et sur certains lieux de prédilection, la surface est mate et quelquefois même légèrement saignante. *Les cryptes de Morgagni* présentent les formes légères d'inflammation déjà décrites : elles se présentent sous la forme de petites élévations des dimensions d'une tête d'épingle, rougeâtres ou rouge vif ; le canal excréteur placé latéralement, a des bords tuméfiés et brillants, et laisse suinter de la sécrétion. Dans d'autres cas, elles forment des kystes avec canal excréteur oblitéré et corps glandulaire fortement saillant. Dans l'infiltration molle, les *glandes de Littre* ne sont pas atteintes : l'apparition nette de ces glandes caractérise l'infiltration dure.

Les modifications les plus importantes sont celles des plis longitudinaux et de la striation longitudinale : c'est à la limite des parties malades et des parties saines que ces modifications se reconnaissent le mieux.

La striation longitudinale, ou bien s'efface sous l'influence d'un fort gonflement, ou bien devient plus évidente par suite de l'accentuation de la coloration sur une surface lisse.

Les plis longitudinaux sont épaissis et modifiés dans leur disposition. Si ces plis étaient normalement peu accusés, ils s'effacent complètement ; s'ils étaient bien développés, il se forme à leurs dépens trois ou quatre gros bourrelets longitudinaux, saillants, grossiers et de coloration rouge vif. Le gonflement présente toujours l'aspect de quelque chose de mou et de lâche.

La figure centrale reste alors fermée et ceci est aussi caractéristique de ce stade de la maladie.

Cliniquement, on doit attendre six à huit semaines après le début d'une infection faible ou moyenne avant de pouvoir constater à l'uréthroscope les figures que nous venons de décrire.

Assez souvent, dans les infiltrations molles étendues, on trouve *au milieu de la zone malade, un noyau d'infiltration dure faiblement formé ;* mais dans les cas qui n'ont pas été traités instrumentalement, ce noyau se trouve masqué par la tuméfaction de l'infiltration molle. Après une ou deux séances de dilatation, ce noyau finit par apparaître.

2. — *L'infiltration dure.*

Remarques générales.

Manque de souplesse de toute infiltration dure. — Les caractères de la figure centrale. — Dissémination irrégulière des produits de l'inflammation. — Tissu conjonctif fibrillaire à la surface. — Localisation. — Formes de passage.

Le caractère principal de toute cette classe d'inflammation chronique est le manque de souplesse. Sa cause en est *dans la présence de tissu conjonctif fibrillaire*, en quoi se transforme peu à peu l'infiltration à cellules rondes. Dans les cas peu avancés, ce caractère est à peine marqué. Dans les formes d'intensité moyenne et forte, il se remarque au premier coup d'œil jeté sur le tube : une main exercée le diagnostique même à l'introduction du tube par la résistance perçue.

La forme de la *figure centrale* est aussi caractéristique ; fermée dans les parties saines, elle est toujours plus ou moins béante dans les parties atteintes d'infiltration dure.

Un autre caractère important est *l'irrégularité de la répartition de l'inflammation*. Cette irrégularité n'existe pas seulement à la surface, mais aussi dans la profondeur. A la surface, les limites sont excessiment irrégulières ; dans les formes peu développées, on peut même rencontrer, au sein d'une zône enflammée, des ilots de tissu sain.

La présence de ce *qu'on a appelé les cicatrices* doit être aussi considérée comme un symptôme de cette forme d'infiltration. On a déjà traité de leur nature et de leur apparition dans un court paragraphe.

En étudiant en détail les différents stades du développement de l'infiltration, nous aurons souvent encore l'occasion d'y revenir.

La *localisation* des formes dures peut s'étendre à tout l'urèthre. Nous parlerons plus loin de leur apparition dans l'urèthre postérieur. Leur lieu de prédilection semble être la partie moyenne de la pars pendula. La portion glandaire peut aussi être atteinte.

La classification des différents degrés d'infiltration dure est absolument artificielle. Mais, étant donné la grande diversité des images uréthroscopiques, il fallait qu'Oberlaender créât une classification qui permît d'en prendre une vue d'ensemble.

Il va de soi qu'il existe une grande variété de formes de passage et de formes mixtes, et que l'on ne doit pas s'attendre au début, et avec un petit nombre de malades, à observer toutes les formes classiques que nous décrivons.

a) *Les infiltrations dures de faible intensité.*

Formes mixtes. — L'image uréthroscopique de la *forme glandulaire* : plis longitudinaux, striation, coloration et autres caractères de la surface épithéliale, aspect des glandes. — Les étapes de la guérison. — Symptômes de récidive et image endoscopique de la guérison parfaite (Cf. 8, chap. v). — Image uréthroscopique de la *forme sèche* de l'infiltration dure dans ses détails. — Importance au point de vue du diagnostic et du pronostic de l'aspect du revêtement épithélial. — Modifications, caractères des glandes. — Clinique.

Nous avons déjà signalé que l'on observe à l'uréthroscope *des formes mixtes*, c'est-à-dire des cas qui, à condition qu'ils n'aient pas été traités instrumentalement, semblent au premier examen uréthroscopique présenter nettement les caractères de l'infiltration molle. Ces caractères disparaissent après une ou deux dilatations, laissant persister à la partie moyenne de la pars pendula ou dans l'urèthre bulbaire une infiltration dure nettement caractérisée.

En plus de la classification que nous avons adoptée jusqu'ici, il faut pour les affections des glandes distinguer deux sous-classes :

une *forme glandulaire*, à canaux excréteurs nettement et particulièrement atteints, et *une forme inflammatoire sèche à la surface*, sans canaux excréteurs malades ou à peu près (cryptes de Morgagni).

Les différents tissus se montrent atteints de la façon suivante :

Forme glandulaire. — Dans la *forme glandulaire*, la *striation longitudinale* disparaît la plupart du temps, mais elle peut réapparaître après résorption des infiltrats. *Les plis longitudinaux* manquent complètement dans les urèthres anémiques et étroits ; si l'urèthre est large et pourvu normalement de nombreux plis, ceux-ci sont modifiés dans leur nombre et dans leur forme, et l'on aperçoit dans l'entonnoir de la muqueuse, au lieu de 8 à 12 petits plis, tout au plus 4 à 6 bourrelets grossiers.

La coloration de la zone enflammée est toujours plus pâle que celle de la partie restée saine. Cette différence dans la coloration est le caractère le moins trompeur, et elle dessine nettement la limite de la partie saine et de la partie malade. Une coloration rouge pâle devient plus pâle encore en tirant sur le gris et une coloration rouge intense devient rouge pâle. Avec la régression de l'affection, la coloration de la surface se rapproche de plus en plus de la normale.

La *couche superficielle* de l'épithélium est toujours, quand l'inflammation est à son apogée, en *desquamation*. Celle-ci est très nette dans les endroits les plus fortement infiltrés. Elle apparaît aussi d'une manière caractéristique au voisinage des groupes glandulaires. C'est aussi à cette période que l'on peut rencontrer les taches pachydermiques de couleur opaline, déjà décrites. Aux autres endroits, la surface épithéliale a son aspect brillant pâle.

Les *cryptes de Morgagni* peuvent toujours être aperçues, sous forme de points rouges surélevés, Les *glandes de Littre* sont disposées en groupes au milieu d'un tissu fortement coloré et nettement tuméfié. Les canaux excréteurs présentent des bords à peine gonflés et vivement colorés.

L'infiltration du tissu propre de la muqueuse se caractérise par une surface mate, légèrement tuméfiée, qui se surélève un peu à la limite de la zone saine. Le tissu conjonctif fibrillaire ou les tissus cicatriciels qu'on peut voir à la surface, appartiennent déjà à vrai dire au stade de guérison.

Pendant la guérison, on voit se dérouler les faits suivants :
La striation longitudinale disparue réapparaît. Les urèthres larges

laissent apercevoir peu à peu une division des gros bourrelets en de nombreux petits plis. Ces plis ne sont pas longs, mais au contraire courts, disposés irrégulièrement et obliquement, interrompus par des foyers d'infiltration glandulaire non encore complètement résorbés. Dans les urèthres étroits et anémiques, on aperçoit des modifications correspondantes.

Sur le revêtement épithélial, on reconnaît très nettement la disparition du processus inflammatoire. Les taches opalines disparaissent rapidement. La desquamation persiste un peu plus longtemps et l'aspect pâle brillant de la surface tarde le plus à disparaître. Au voisinage des glandes, on rencontre de petites cicatrices circulaires ou étoilées qui disparaissent souvent avant la guérison complète. Dans les infiltrations dures de faible intensité, on peut apercevoir distinctement pendant la guérison, des traces de tissu conjonctif fibrillaire. Ces fibres ne sont pas si nettement marquées que dans les formes d'infiltration intense. Elles sont au contraire plus étroites, moins condensées, se rencontrent toujours au voisinage des glandes, et ne persistent pas longtemps, attendu qu'elles ne sont pas suffisamment denses et qu'elles recèlent dans leur sein de nombreux nids d'infiltration parvi-cellulaire.

Un caractère de la marche de la guérison est *que les symptômes ne disparaissent pas simultanément* ; ce qui est facile à comprendre si l'on sait que l'inflammation forme dans l'urèthre des foyers essentiellement irréguliers.

Nous parlerons des *symptomes uréthroscopiques de récidive* à propos de l'infiltration dure de moyenne intensité.

Dans la *guérison parfaite* du processus, on doit apercevoir une surface épithéliale également brillante partout. La coloration de la zone malade se rapproche peu à peu de celle des parties restées saines; on aperçoit encore quelquefois, même après guérison complète, de petits foyers pâles. Les cryptes et les glandes perdent tout d'abord leur tuméfaction et leur rougeur et bientôt pour la plupart, elles disparaissent de la vue, soit qu'elles sont détruites, soit qu'elles se recouvrent d'une mince couche cicatricielle invisible.

Comme la question de savoir quand une blennorrhagie est complètement terminée présente une importance extraordinaire et capitale, et comme nous considérons que, à côté d'autres points à résoudre, la connaissance exacte des caractères uréthroscopiques de la muqueuse guérie est extrêmement importante, nous consacrons à ce sujet un paragraphe spécial. (Voir dans la même partie, chapitre VIII, n° 5.)

Forme sèche. — La *forme sèche* de l'inflammation comprend les cas dans lesquels les glandes de Littre sont séparées de la surface par une couche épithéliale et conjonctive. Le processus inflammatoire arrive assez rarement à faire disparaître ce revêtement. *La maladie de la glande est alors sous-épithéliale* et ne peut être vue par l'observateur.

Les cas non traités instrumentalement présentent les caractères suivants à l'uréthroscope. *La striation longitudinale* n'est presque jamais reconnaissable, et les *plis longitudinaux* ont disparu la plupart du temps même dans les urèthres larges. Les *cryptes* ont des bords légèrement gonflés ; elles semblent peu atteintes. Les *glandes de Littre* ne sont pas visibles, sauf à peine quelques exemplaires isolés. *La coloration de la surface* est uniformément gris jaunâtre à rose pâle selon la vascularisation de l'état normal, et contrairement à ce qui existe dans la forme glandulaire, on ne trouve pas de taches en foyers. La muqueuse donne l'impression d'une muqueuse anémique ou chlorotique. C'est dans l'*épithélium* que la forme de la maladie est la plus caractéristique. On le trouve au stade le plus intense de développement, dans un état net de desquamation, et par ci par là, surtout quand on n'a pas au préalable cocaïnisé l'urèthre, on peut apercevoir de petites écailles épithéliales gondolées (dans ses travaux Oberlaender donne à cette forme le nom d'*uréthrite proliférante*).

On observe fréquemment des cas mixtes des deux sous-ordres.

Au moment de la guérison, on voit apparaître les images endoscopiques suivantes :

La striation longitudinale réapparaît très tardivement. Les plis longitudinaux sont de même plus lents à réapparaître que dans la forme glandulaire. La coloration pathologique persiste pendant plus longtemps et le retour à la coloration normale ne se produit qu'après résorption complète des infiltrats.

Pendant la guérison du revêtement épithélial, la forte desquamation disparaît dès la première dilatation. Il reste alors une surface brillant pâle, dépolie, persistant longtemps. *D'après l'aspect du revêtement épithélial, on peut et on doit pouvoir juger de l'état de l'affection, car chaque progrès dans la guérison et chaque récidive trouvent leur expression dans ce revêtement.* Aussi faudra-t-il concentrer son attention de ce côté, et on ne déclarera pas guéri un cas avant d'avoir constaté une surface épithéliale parfaite et d'un éclat uniforme. On ne se trompera jamais en suivant cette règle. A une affection épithéliale intense, avec desquamation, correspond une affection grave de toute la muqueuse. Peu à peu, sous l'influence d'un traitement instrumental approprié, elle revient à la normale : elle devient plus unie et plus brillante avec les progrès de la guérison. Elle conserve dans certains cas le même aspect pathologique quand les progrès sont hésitants, pour arriver finalement, après avoir passé par un état d'apparence tout à fait normale, à reperdre son éclat, à desquamer légèrement, et à annoncer ainsi la récidive qui cliniquement peut rester encore méconnue.

Pendant la guérison, on observe aussi fréquemment dans certaines parties, spécialement au voisinage des *glandes de Littre* ou des *cryptes de Morgagni* de petits faisceaux de tissu conjonctif fibrillaire. Ce tissu conjonctif se trouve volontiers inclus entre les glandes.

Pendant la guérison de l'infiltration sèche les glandes jouent un rôle particulier. Par suite du traitement par la dilatation, mis en usage exclusivement par Oberlaender et ses élèves, le revêtement épithélial malade, et la couche conjonctive qui recouvre les glandes de Littre, peuvent être amenés à disparaître et l'on voit alors apparaître peu à peu, en petit ou en grand nombre, les canaux excréteurs à la surface. Ceux-ci se présentent alors sous les formes les plus diverses, légères ou graves que nous avons décrites plus haut. A un degré plus avancé de la guérison, ces canaux excréteurs disparaissent de nouveau peu à peu comme cela se produit dans la forme glandulaire. Il faut encore mentionner une autre particularité des glandes : sous l'influence de la dilatation, les sécrétions retenues dans les glandes deviennent plus fluides et repoussent le revêtement glandulaire en forme de bulles. Ce fait s'observe à la surface de la muqueuse, où les glandes prennent la forme de petites élevures proéminentes de la dimension d'une tête d'épingle. Ces élevures persistent souvent pendant longtemps avant d'éclater, mais une fois qu'elles ont éclaté, elles disparaissent rapidement et complètement. On voit aussi apparaître d'une façon passagère au voisinage des groupes glandulaires en voie de guérison, de petites cicatrices.

Au point de vue *clinique*, il est intéressant de remarquer les faits suivants, à propos de l'infiltration dure de faible intensité.

L'époque à laquelle on trouvera ces formes à l'endoscope varie entre quelques mois, un an et au delà à partir du début de l'infection. Il peut exister une sécrétion ou des filaments ; ceux-ci peuvent aussi faire défaut. On observe aussi, étant donnée la longue durée de la maladie, des rétrécissements et des affections concomitantes de l'urèthre postérieur et de la vessie.

b) *L'infiltration dure d'intensité moyenne.*

L'aspect endoscopique de l'infiltration dure d'intensité moyenne ne présente que des différences de degré avec les images endoscopiques données par les infiltrations dures d'intensité faible. — Limite entre ces deux degrés. — Détails exacts de l'image endoscopique de la *forme glandulaire;* caractères de la guérison: — Image endoscopique de la *forme sèche;* revêtement épithélial. — Récidives et lieux d'élection. — Clinique. — Gonocoques dans les sécrétions. — Histoire endoscopique de malades présentant des cas classiques : infiltration dure de faible intensité des deux sous-ordres. Infiltration dure d'intensité moyenne des deux sous-ordres.

Je crois que ce degré de développement de la blennorrhagie chronique est celui du plus grand nombre des cas qui se présentent à notre observation. Le principe donné plus haut, que l'image endoscopique n'est vraiment typique que dans les cas non encore traités instrumentalement, se vérifie ici aussi. Il s'agit principalement de caractères déjà donnés quand on a fait la description de l'infiltration dure d'intensité faible, avec cette simple remarque que les lésions sont plus fortement accusées, dans tout ce qui concerne les modifications épithéliales, les cicatrices, les glandes et surtout les rétrécissements de calibre. En raison de l'intensité plus forte de l'affection, la guérison se fait également attendre plus longtemps et l'on rencontre plus souvent des récidives. La limite entre les infiltrations de faible et de moyenne intensité a été posée de la façon suivante par Oberlænder. Il fait rentrer dans les infiltrations d'intensité moyenne tous les cas qui permettent l'introduction du tube, jusqu'au 23 de la filière Charrière, jusqu'à l'extrémité de l'urèthre antérieur. Cette introduction doit se faire sans lésion de la muqueuse et sans hémorrhagie. On rencontre assez fréquemment de légers rétrécissements qui sont en dessous de la filière n° 23, mais qui laissent cependant passer ce numéro après une ou deux dilatations. Ces cas, qui ne méritent pas à proprement parler le nom de rétrécissements, sont classés par Oberlaender dans les infiltrations dures d'intensité moyenne.

Forme glandulaire. — La *forme glandulaire* présente à l'endoscope les détails suivants :

La *striation longitudinale* présente les mêmes modifications que dans la forme d'intensité faible. Les *plis longitudinaux* ont également disparu dans les urèthres de fort calibre. Il peut exister sur la limite de là lésion de gros plis. Au centre de la partie atteinte, la muqueuse repose sans aucun pli sur le tissu sous-jacent. Souvent tout aspect d'entonnoir a disparu, et l'on regarde dans l'urèthre comme dans un tube rigide. Une fois la partie la plus rétrécie franchie par le tube — et on le remarque aussitôt car il se laisse alors mobiliser facilement — on aperçoit des traces légères de plis, qui quelquefois sont un peu obliques. Puis on traverse généralement avec le tube une partie où il existe de gros plis mieux marqués. En l'absence de régions particulièrement étroites et courtes, la surface ne présente pas de plis longitudinaux, qui manquent absolument. On constate parfois une légère tuméfaction ; au-dessus et en dessous, on trouve un territoire où il existe des plis grossiers.

En raison de la forte masse conjonctive incluse dans le tissu, la *coloration* sera toujours pâle. Chez les anémiques, la coloration est gris blanchâtre ; dans les urèthres hyperémiques, elle va du rose pâle au jaune pâle. La forme glandulaire présente toujours l'aspect en taches que nous avons décrit.

Le *revêtement épithélial* peut présenter tous les degrés des modifications déjà décrites. Plus on se rapproche du centre, plus l'affection est étendue en profondeur, et plus aussi la lésion épithéliale sera nette.

Parmi les glandes, les *cryptes de Morgagni* sont toujours nettement très atteintes. Elles présentent aussi une infiltration périglandulaire et fréquemment les cicatrices dont on a déjà parlé. — Les *glandes de Littre* présentent les mêmes lésions que dans l'infiltration dure de faible intensité avec cette différence qu'elles sont fréquemment entourées de cicatrices conjonctives abondantes. Le *tissu propre de la muqueuse* présente de même pendant un certain temps des cicatrices plus ou moins grandes, se ramifiant en fins réseaux. On peut rencontrer çà et là de petites taches de tissus de granulation.

La *guérison* nécessite naturellement un plus long laps de temps que dans les formes décrites jusqu'ici. Elle est constatée par la réapparition des plis longitudinaux, le retour progressif de la coloration normale et la disparition lente et nette des aspects pathologiques de la surface épithéliale. On ne voit pas apparaître de symptômes nouveaux autres que ceux dont nous avons déjà parlé. On observe en beaucoup

plus grande abondance et d'une façon plus intense la formation de
cicatrices (c'est-à-dire la prolifération de tissu conjonctif fibrillaire),
non seulement autour des glandes mais aussi diversement disséminées dans toute l'étendue de la muqueuse.

Forme sèche. — La *forme sèche* de l'infiltration dure de moyenne
intensité présente dès l'introduction du tube une différence avec l'infiltration glandulaire. Les *régions rétrécies* de la forme sèche sont
assez étendues (tandis qu'elles sont très souvent courtes dans la forme
glandulaire) rapidement tuméfiées et rappellent par leur aspect les
formations cicatricielles. A l'uréthroscope, on n'aperçoit *ni plis, ni
striation longitudinale*. La *coloration* est, comme nous l'avons déjà
dit, dans les formes non traitées instrumentalement, uniformément
de jaune rougeâtre à gris rouge. Dans les urèthres non cocaïnisés et
quand le malade n'a pas uriné depuis un certain temps, on aperçoit
très fréquemment *de petites masses épithéliales enroulées, épaisses
peu adhérentes;* on observe rarement à la surface des *glandes* et des
cryptes.

Sur les processus endoscopiques de la *guérison*, voir plus loin.

En ce qui concerne les *récidives* il faut noter les faits suivants.
Comme la masse inflammatoire est répartie en foyers toujours irréguliers, la guérison sera elle aussi irrégulière. Les infiltrations les
plus superficielles, et dont la situation anatomique est la plus favorable guériront le plus facilement; et les régions enflammées, situées
sur un terrain anatomique défavorable exigeront pour guérir un temps
plus long. Les lieux d'élection où les infiltrations se montrent particulièrement tenaces, sont la partie supérieure de la pars pendula en
allant vers le corps caverneux du pénis, et l'urèthre bulbaire. L'inflammation s'étend dans certaines circonstances profondément jusque
dans le corps caverneux. Par la dilatation, on arrive rapidement à
faire disparaître les zones superficielles de l'infiltration, tandis que
l'infiltration profonde n'est pas influencée tout d'abord. Après quelque
temps, même quand les dernières traces de l'affection paraissent disparues à l'uréthroscope, il se produit presque régulièrement en ces
endroits des récidives, reconnaissables à l'atténuation du brillant de
l'épithélium et à la disparition des plis. Dans la pars pendula, la paroi
supérieure de l'entonnoir a, lors des récidives, un aspect plus ou
moins tendu obliquement au lieu d'être arrondie et adaptée à la surface du tube.

Cliniquement, il faut signaler les faits suivants : le temps nécessaire au développement d'une infiltration forte de moyenne intensité est au moins de trois à quatre mois, mais cependant même après un an de libre développement, on peut toujours s'attendre à un accroissement de l'infiltration. Il semble que, par suite d'un traitement instrumental mal appliqué ou insuffisant, dans certains cas, l'accroissement de l'infiltration ne rentrerait pas dans les limites habituelles du temps. On en pourrait conclure que le pouvoir infectant dans ces cas serait illimité[1]. Sécrétion et filaments ne sont réglés par aucune règle. Les rétrécissements du calibre de l'urèthre malade n'amènent pas nécessairement des troubles proportionnels de la miction. Ces troubles sont sous la dépendance des affections qui peuvent exister dans l'urèthre postérieur, la prostate, les affections sympathiques de la vessie, et surtout de la force impulsive individuelle de la musculature vésicale.

Nous donnons maintenant, comme exemples, *quelques observations endoscopiques de malades* atteints de cas classiques. Ces observations sont tirées du traité d'uréthroscopie d'Oberlaender.

Infiltrations dures de faible intensité. — *Forme glandulaire.* — 1. L... Infection datant de plusieurs années. Sécrétion et filaments. Le 3. II. 1891, tube 29 filière Charrière. Pli de passage vers l'urèthre postérieur sain. Vient ensuite une région saine d'environ 2 centimètres de longueur. Plis normaux, mais muqueuse hyperémiée ; depuis le début du bulbe jusque près du gland, infiltration avec surface d'un brillant peu accentué, à taches rouge pâle. A la périphérie zone étroite de muqueuse sèche unie, gris rougeâtre. Plis longitudinaux effacés; striation longitudinale, en certains points reconnaissable ; ici et là quelques groupes glandulaires entourés d'une zone rougeâtre, disséminés au centre de la partie enflammée.

23. II. 1891, tube 29. Au commencement du bulbe, muqueuse sèche unie : les plis longitudinaux recommencent à se former. Quelques glandes à pourtour infiltré dans la portion moyenne.

14. III. 1891. tube 29. Partout plis longitudinaux. Au milieu de la

---

1. Il n'est pas rare de ne pas rencontrer de gonocoques dans les sécrétions et les filaments de ces formes de blennorrhagie chronique, malgré des examens microscopiques fréquemment renouvelés.

Evidemment, la disparition et la réapparition de ces agents visibles d'infection sont liées à des règles anatomo-pathologiques déterminées. Il serait utile de pouvoir fixer ce point. Après les premières dilatations, la sécrétion augmente notablement et le gonocoque réapparaît. Il disparaît ensuite à tout jamais.

portion spongieuse, encore des glandes et taches épithéliales colorées en gris.

16. IV. 1891, tube 29. Taches grisâtres disparues : peu de glandes.

9. V. 1891, tube 29. Partout muqueuse saine. Au niveau de la paroi supérieure, quelques glandes persistent : leur pourtour n'est pas enflammé.

2. C... Infection datant de neuf mois environ. Pas de secrétion, et à ce moment pas de filaments.

18. I. 1891, tube 25. Méat atteint d'infiltration légèrement dure, perceptible à la palpation. Muqueuse saine jusqu'au milieu de l'urèthre spongieux. De là jusqu'au méat, les plis longitudinaux ont disparu. On aperçoit une surface peu brillante, rugueuse, rouge pâle et quelques glandes.

12. II. 1891, tube 25. A partir de la portion moyenne, infiltration importante des glandes; quelques cicatrices. En avant traces d'infiltration dure et sèche.

4. III. 1891, tube 25. Infiltration en voie de disparition, on n'en trouve plus que derrière le gland. Glandes en voie de cicatrisation.

25. III. 1891, tube 27. Diminution du calibre et induration du méat très améliorées. Partout muqueuse bien plissée. En avant du gland, encore quelques glandes.

2. IV. 1891, tube 27. Muqueuse rouge brillante. Plis faibles jusque près du gland. En cet endroit, petite cicatrice punctiforme. Glandes presque disparues.

28. IV. 1891 Récidive due aux excès. Au méat, de nouveau induration perceptible à la palpation. On aperçoit une plus grande quantité de glandes.

3. VII. 1891. Nouvelle récidive. En avant, quelques infiltrats diffus avec glandes.

18. VIII. 1891. On constate à peine de l'infiltration, peu de glandes. Epithélium presque sain.

5. XII. 1891. Etat normal jusque près du gland. Là, encore quelques glandes non enflammées.

Formes sèches. — 1. H... Blennorrhagie depuis plusieurs années. Le malade ne se présente pour le traitement qu'une fois par mois ou à de longs intervalles.

11. III, 1891, tube 29. Depuis l'extrémité du bulbe jusqu'à la partie moyenne de la portion spongieuse, muqueuse sèche, unie. Pas de plis

longitudinaux ni de striation. Surface gris rougeâtre, revêtement épithélial légèrement godrónné. Glandes isolées à pourtour uni.

20. III. 1891. Peu de changements. Revêtement épithélial disparu.

24. VI. 1891. Surface toujours sèche, unie.

27. X. 1891. Surface à peine brillante. Plis longitudinaux commençant à apparaitre. Quelques glandes à pourtour rougeâtre.

11. XII. 1891. La région autrefois malade est traversée par une cicatrice blanche, polie, d'environ un millimètre de large. Surface généralement encore un peu pâle. Cependant brillant normal ; plis longitudinaux et striation ne diffèrent plus de ceux de la région saine.

2. B... Blennorrhagie depuis un an et demi.

25. V. 1891, tube 25. En avant du pli de passage, muqueuse sèche et gris rougeâtre sur environ 3 centimètres de longueur; Elle présente des plis grossiers. Pas de glandes. En avant, muqueuse normalement plissée, rouge vif, avec glandes isolées, légèrement infiltrées, mais pas d'infiltration dans la muqueuse.

13. VI. 1891, tube 27. A travers la région précédemment infitrée, cicatrice de déchirure, pas encore complètement guérie. Surface peu brillante présentant de légers plis. Le reste est normal.

14. VIII. 1891, tube 29. La région précédemment infiltrée a son éclat normal et est plissée. A la partie moyenne de l'urèthre spongieux quelques glandes. La cicatrice de déchirure sus mentionnée ne peut plus être distinguée. Tout l'urèthre spongieux présente une coloration uniforme, allant du rouge moyen au rouge vif.

3. B... Blennorrhagie datant de quatre mois.

13. IX. 1891, tube 23. Urèthre étroit et anémique. De la partie moyenne au méat, muqueuse unie, sèche, à surface décolorée. Glandes isolées, non enflammées.

17. XI. 1891. A partir de la partie moyenne muqueuse unie; surface un peu brillante.

11. XII. 1891. — A la partie moyenne où existait l'infiltration sèche, plis longitudinaux en formation ; surface plus brillante. On constate en cet endroit la présence de glandes isolées 31. XII. 1891. A la partie moyenne, en allant vers les corps caverneux du pénis, il existe encore des infiltrats périglandulaires isolés. A part cela surface, coloration et plis normaux.

Infiltration dure d'intensité moyenne. — *Forme glandulaire.* —
I. A.... affection vieille de un an et demi. 24. VI. 1891. tube 23.
On ne constate nulle part ni pli, ni striation longitudinale. Surface
peu brillante. Epithelium légèrement en desquamation. Muqueuse à
taches rouge-pâle. On aperçoit les infiltrats isolés mesurant un centimètre de circonférence, allant du pli de passage jusque beaucoup plus
loin que la portion moyenne de l'urèthre spongieux. Ces infiltrats se
soulèvent légèrement au-dessus de la surface. Sur cette surface on
rencontre un certain nombre de glandes hypertrophiées.

8. VII. 1891. tube 23. — On aperçoit dans le bulbe un début d'apparition des plis longitudinaux dont la coloration est d'un rouge normal. L'infiltration s'est concentrée sur la partie moyenne de l'urèthre
spongieux. Elle se présente là sous forme de foyers isolés, en forme
de taches unies, peu brillantes, rouge-pâle. Les embouchures visibles
des glandes sont un peu plus nombreuses.

29. VII. 1891. tube 25. — La zone à coloration normale s'est étendue ; à l'intérieur de la zone infiltrée, on aperçoit aussi de petits îlots
de coloration normale. Les glandes ont diminué de nombre. Celles
qui persistent sont de gros exemplaires, à canaux excréteurs rouges
et béants. Ces canaux sont entourés de cicatrices unies et rouge-pâle,
circulaires, envoyant des prolongements de tous côtés. La portion
voisine du méat est normale.

26. IX. 1891. tube 25. — L'étendue des cicatrices a diminué, et
leur nombre s'est amoindri. Les glandes sont dans le même état. Une
pâle cicatrice de dilatation profonde traversé les vieux infiltrats glandulaires. Pendant la dilatation, on sent à cet endroit une infiltration
bosselée et étendue.

24. X. 1891. tube 27. — Cicatrice et infiltrats n'ont pas encore
disparu. Comme les glandes sont toujours dans le même état, on procède à l'électrolyse de dix glandes en trois séances.

24. XII. tube 25. — L'urèthre paraît normal dans sa coloration
et son brillant. Les glandes électrolysées ont disparu. A leur place, on
aperçoit de petites taches rondes et unies de la grosseur d'une tête
d'épingle, présentant une coloration rouge jaunâtre. Leur surface a
un aspect cicatriciel sans cependant laisser reconnaître aucune structure ni aucun faisceau. Muqueuse inormale à leur voisinage.

2. B... Infection datant de quatre ou cinq ans. 8. I. 1892. — tube 23.
— Plis rétrécis et un peu raides dans la région du bulbe. Surface

d'aspect mat. Un peu de rétrécissement allant environ de l'extrémité du bulbe jusqu'à l'origine du gland, en sorte que le tube, en certains endroits cause des érosions superficielles. Loin dans le tube, infiltrats surplombant quelques glandes et cryptes isolées, toutes présentant un pourtour fortement infiltré. Dans le bulbe, coloration rouge-pâle ; en avant, taches rouges.

29. I. 1892. — tube 23. — Dans le bulbe plication au début. A la partie supérieure, quelques glandes infiltrées sont devenues visibles. A l'entrée du bulbe, une région de deux centimètres avec cicatrice unie rouge-pâle, fibreuse. Au sein de cette cicatrice, glandes béantes, cratériformes. Quelques-unes ont un pourtour rouge. Plus loin en allant vers le gland, de nouvelles glandes dont les infiltrats sont en voie de disparition. De quelques-unes de ces glandes, on peut exprimer une secrétion purulente.

10. III. 1892. — tube 25. — Le bulbe s'améliore sensiblement. Il présente des plis longitudinaux sains et rouges. A son origine des glandes infiltrées. La région cicatricielle a disparu. La première moitié de la portion spongieuse présente une coloration et des plis normaux.

Récidive le 5 du Xᵉ 1892. — tube 25. — Le bulbe a de nouveau une coloration rouge-pâle, sèche. Quelques glandes, en allant vers le haut. Au commencement du bulbe même quelques cicatrices. La partie antérieure de l'urèthre spongieux est restée saine.

10. XI. 1892. — tube 25. — La muqueuse de la moitié postérieure de la portion spongieuse est redevenue normale dans ses plis et sa coloration. Quelques canaux glandulaires restent visibles sans être enflammés.

3. H... Infection datant de neuf ans. 12. I. 1892. — tube 25. — Tout l'urèthre spongieux est atteint. Coloration de la muqueuse absolument gris-rougeâtre. Nulle part de striation ni de plis longitudinaux, surface unie, d'un brillant peu accentué ; il existe, surtout dans la moitié antérieure, des cicatrices arrondies, grises, gris-rougeâtres, longitudinales, obliques et transversales. Elles semblent disposées en réseau. Au milieu de ce champ cicatriciel, quelques glandes. La partie située en arrière du gland n'est perméable et avec précaution et lenteur qu'au tube 25. En quelques points déchirures superficielles.

8. III. 1892. — tube 25. — Dans le bulbe, plis longitudinaux, mais surface gris-mat ; quelques glandes avec cicatrice circulaire fibreuse.

Plus loin quelques infiltrats et aussi des plis grossiers. Surface encore pâle et mate. Les glandes sont dans le même état.

25. IV. 1892. — tube 27. — Le bulbe commence lui aussi à présenter des cicatrices. Dans les autres parties, celles-ci ont disparu du pourtour des glandes qui présentent encore une rougeur d'infiltration. Coloration en taches gris-rouge.

26. VI. 1892. — tube 29. — On aperçoit maintenant des plis longitudinaux grossiers, et en certains endroits une striation longitudinale. La surface est encore mate. A la partie supérieure, sur presque toute la longueur de l'urèthre spongieux, on rencontre des glandes hypertrophiées. Coloration grise avec surface encore un peu mate.

1. VIII. 1892. — tube 29. — A l'introduction du tube on ne trouve plus trace de rétrécissement. La coloration est absolument rouge vif, la surface cependant encore peu brillante. On n'aperçoit plus nulle part de cicatrice ni d'infiltration. Cessation de tout traitement jusqu'au 25 XII 1892, tube 27. La muqueuse du bulbe est redevenue unie, presque dépourvue de plis longitudinaux, elle est rouge-grisâtre ; son brillant est fort atténué. Quelques glandes jusqu'à la partie moyenne de la portion spongieuse ne présentant plus l'aspect inflammatoire.

3. II. 1893. — tube 29. — La coloration de la muqueuse bulbaire est redevenue partout rouge mate. La surface est brillante, bien que pas encore complètement normale. Les glandes sont unies, elles sont dégagées ; ici et là elles sont entourées de petites infiltrations périglandulaires. Les plis longitudinaux ont réapparu. En certains endroits des bourrelets arrondis de la grosseur d'un pois surplombent l'image endoscopique. A ces endroits, la surface épithéliale n'a pas encore l'éclat complètement normal des autres parties. On le laisse partir non complètement guéri

Formes sèches. — G... Infection datant de quatre ans. 27. I. 1892. — tube 23. — La muqueuse de toute la portion spongieuse est gris-rouge pâle. Nulle part de plis longitudinaux ni de striation. Surface sèche et sans brillant. Impossible de découvrir de glandes. Au milieu de l'urèthre spongieux, le tube ne progresse que difficilement. En certains endroits il existe quelques petites fentes longues d'un millimètre, provoquées par le tube. De quelques-unes de ces déchirures, on voit sortir du sang et de la sérosité. Le rétrécissement de 3 à 4 centimètres de longueur, s'étend jusque près de la racine du gland, et se continue insensiblement avec les régions voisines. Le tube redevient alors bien mobile et se retire facilement. Dans l'urèthre glandaire la muqueuse présente son brillant normal.

15. II. 1892. — tube 23. — La coloration de la muqueuse est en avant et en arrière du rétrécissement, moins pâle. Elle présente même déjà une trace de rougeâtre. La surface est légèrement brillante. La partie rétrécie est plus courte. La coloration en avant n'est pas modifiée. Le tube se laisse retirer un peu plus facilement. Il ne se reproduit plus de petites déchirures. Au milieu de la partie rétrécie, on aperçoit des formations cicatricielles de plusieurs millimètres de longueur sur un millimètre environ de largeur. Elles sont disposées longitudinalement et obliquement par rapport à l'axe de l'urèthre, donnant l'aspect de lignes droites, ou semi ovalaires. Quelques-unes s'anastomosent entre elles. En avant du rétrécissement et dans le bulbe, on rencontre quelques glandes entourées d'infiltrations tachées de gris.

14. III. 1892. — tube 23. — La muqueuse du bulbe a une coloration et une plication se rapprochant de la normale. On n'aperçoit plus de glandes. La partie qui était auparavant fortement rétrécie présente un début de plication longitudinale et un certain nombre de glandes à canal excréteur béant, cratériforme, à pourtour rouge. Entre ces glandes, des points grisâtres en desquamation. C'est immédiatement derrière le gland qu'on rencontre le plus d'infiltration.

9. V. 1892. — tube 25. — A part quelques glandes pâles et entourées de petites cicatrices circulaires, situées sur la paroi supérieure, la portion spongieuse paraît saine.

c) L'infiltration dure de forte intensité.
Rétrécissements de l'urèthre.

Quand une infiltration dure est-elle un rétrécissement? — Le traitement par la dilatation, basé sur l'endoscopie, constitue la prophylaxie du rétrécissement. — Quand est-il utile d'endoscoper pour la première fois un rétrécissement? — Examen détaillé de ce sujet. — Début et développement progressif du rétrécissement. — Son extension endoscopique. — Son image endoscopique : plis longitudinaux et striation. — Coloration et autres caractères de la surface épithéliale ; aspect des glandes. — Tissu muqueux et tissu conjonctif hyperplasique dans leurs formes diverses pendant la régression du rétrécissement. — Image endoscopique de la forme sèche. — Quels caractères doit présenter à l'uréthroscope un rétrécissement pour qu'on puisse interrompre momentanément le traitement. — Récidives.

Tous les cas de blennorrhagie chronique, qui après quelques dilatations ne seront pas devenus perméables à un tube n° 23 Charrière, seront rangés dans la classe des infiltrations de forte intensité (Rétrécissements). Pour l'étude de leurs caractères uréthroscopiques, on peut indifféremment remettre l'examen après la deuxième ou troisième dilatation, ou même seulement après la huitième.

Cliniquement ce qui importe le plus est le résultat final. Il faut chercher à établir *quand un rétrécissement est réellement guéri et quand on n'a plus à craindre aucune récidive. Le traitement par la dilatation, basé sur l'endoscopie constitue le véritable traitement prophylactique du rétrécissement*, et Oberlaender a bien indiqué ce fait dès ses premières publications. Quand, dans un cas quelconque de blennorrhagie chronique, on a cessé le traitement sur les indications de l'urethroscope, toute possibilité de récidive sous la forme d'un rétrécissement est absolument exclue. La blennorrhagie chronique à la période de rétrécissement peut-elle être guérie et jusqu'à quel point ? Nous reviendrons sur ce sujet dans la partie thérapeutique de l'ouvrage.

On peut tenter l'endoscopie, quand le rétrécissement admet une sonde conique n° 25, et les plus petits tubes 21 à 23 passeront alors facilement. *Cet examen permettra de prendre une vue d'ensemble du rétrécissement;* on en repèrera *la position exacte, le nombre* et *les caractères de ses différentes parties.* Il arrive souvent au début que l'on ne peut pénétrer que jusqu'au milieu d'un infiltrat rétréci. La progression du tube est empêchée par une masse d'infiltration particulièrement compacte, située plus ou moins obliquement ou transversalement par rapport à l'axe de l'urèthre. Après un traitement par la dilatation, on parvient à faire pénétrer le tube complètement.

Dans sa période de début, le rétrécissement ne se distingue pas à *l'endoscopie*, des autres infiltrats durs. Toute infiltration peut aboutir insidieusement et sans signe avertisseur à un rétrécissement empêchant l'introduction du tube, et cela en quelques semaines, ou en quelques mois, ou en quelques années. Le rétrécissement peut survenir sous la forme d'une récidive ou d'une nouvelle infection. Le temps nécessaire à la formation d'un rétrécissement est au minimum de trois à quatre mois à dater de l'infection, mais souvent il s'écoule plusieurs années.

Dans le cas de rétrécissement, *l'infiltration* de la portion mobile de l'urèthre est toujours beaucoup plus *étendue* qu'on ne serait tenté de l'admettre à première vue. Presque toujours, toute la partie comprise entre le gland et le bulbe se trouve infiltrée et c'est au milieu qu'on rencontre d'habitude les rétrécissements les plus marqués.

Le sort des *plis longitudinaux* et de *la striation* est le même que dans les infiltrats durs de moyenne intensité. La *coloration* de *la surface*, en raison de la quantité considérable de tissu conjonctif inclus, est toujours pâle au niveau du rétrécissement lui-même. Elle fait penser à du cartilage. Si l'infiltration est disposée en foyers comme dans la forme glandulaire, il peut exister des parties vivement colorées ; dans l'infiltration sèche plus régulièrement répartie, on observe une coloration anémique, uniformément gris pâle.

La *surface épithéliale* presente tous les degrés, depuis le brillant peu accentué jusqu'à la pachydermie décrite plus haut.

Les *images glandulaires* sont, à la période de rétrécissement, peu nettement visibles ; elles ne le deviennent que dans le cours de la guérison. Comme dans les autres degré d'infiltration, on les apercevra dans la forme sèche moins bien et plus rarement que dans la forme glandulaire.

L'état *du tissu propre de la muqueuse* varie suivant les formes : Dans la *forme glandulaire*, qui se distingue par la disposition très nette en foyers circonscrits, il existe, en avant et en arrière des rétrécissements les plus marqués, des infiltrats isolés, saillant dans la lumière du canal qu'ils obstruent de moitié ou des trois quarts. L'entonnoir de muqueuse dans ces cas n'est jamais fermé. Il présente une forme ovale ou anguleuse. Très souvent l'on ne parvient pas à voir une figure centrale, car la muqueuse tiraillée tantôt d'en haut tantôt d'en bas par les infiltrats saillants et situés obliquement, ne peut pas former l'entonnoir. En avant et en arrière de ces infiltrats grossiers, à direction oblique, et remplissant presque totalement la lumière du canal, on rencontre des régions présentant l'aspect de tube rigide, avec un grand nombre de cicatrices reticulées et conjonctives. Si l'on arrive à introduire un tube de diamètre plus élevé, par exemple un 25 (il ne peut plus naturellement être question d'un rétrécissement proprement dit) on obtient des images très instructives et très détaillées. On reconnait nettement alors la situation, l'étendue et la configuration des différents infiltrats qui ont formé le rétrécissement. Il faut prendre garde de retirer le tube lentement et avec beaucoup de précaution, car le passage de la région encore étroite se fait très brusquement : le tube se hâte en quelque sorte de franchir la cicatrice. Ces cicatrices grossières à fibrilles fines ou réticulées ne sont pas visibles à la surface dans leur totalité. Au cours du traitement par la dilatation, on a souvent l'occasion de voir combien ces cicatrices, c'est-à-dire le tissu conjonctif hyperplasié formant le rétrécissement, se modifient dans leur forme et dans leur étendue. Il peut arriver par exemple qu'au début on n'aperçoive que des traces de cicatrices dans les parties les plus rétrécies; après une ou deux dilatations prudentes, la partie cicatricielle sera beaucoup plus étendue. On reconnait à l'uréthroscope quelques formations isolées, grossièrement formées, fibreuses, obliquement placées; et en avant comme en arrière une région plus ou moins étendue contenant un fin tissu conjonctif disposé en réseau. A une période plus avancée de la guérison, l'image peut de nouveau se modifier. Dans la zone qui a été rétrécie on pourra voir, au lieu de tissu fibreux grossier, un certain nombre de points à fibres plus délicates; de même les cicatrices réticulées voisines se sont à leur tour atténuées. En résumé, selon la disposition des masses conjonctives chroniquement enflammées, on peut apercevoir, au sein de l'ancien rétrécissement, les images les plus diverses. Assez fréquemment on voit à ce niveau des lésions de dilatation non complètement cicatrisées.

A une période plus avancée de la guérison, des plis grossiers se montrent peu à peu, d'abord sur les bords, puis aussi au centre. Ils sont encore interrompus par des restes d'infiltrats stricturants, et l'on voit encore nettement les dernières traces de formations cicatricielles. Celles-ci peuvent être profondément incluses dans la muqueuse, parfois jusqu'à un demi centimètre. Elles s'étendent autour de l'urèthre en formant des spires, tantôt d'une seule travée, tantôt divisées en plusieurs partie courtes. Au début on trouve encore à leur surface de nombreux vaisseaux; plus tard, elles prennent de plus en plus l'aspect brillant, tendineux. A une période plus avancée de la guérison, l'ensemble cicatriciel se divise en plusieurs parties: finalement il n'existe plus que des débris d'aspect tendineux et blanchâtre de quelques millimètres de largeur sur autant de longueur; Dans leur intervalle, quelques restes d'infiltrats durs et quelques glandes ou groupes glandulaires. Ces dernières traces visibles de rétrécissement disparaissent assez rapidement sous l'influence de la dilatation.

Dans *la forme sèche* des rétrécissements, on observe, dès l'introduction du tube, un gonflement lent et régulier de l'infiltration. La résorption de cette variété d'infiltrats exige un plus long temps, car les masses conjonctives semblent être beaucoup plus denses. Dans ces cas, même quand on a atteint de hauts numéros de dilatation, on peut ne pas rencontrer de plis longitudinaux, même grossiers, à l'examen uréthroscopique. Les cicatrices ne présentent jamais les dimensions ni la diversité de celles des rétrécissements de la forme glandulaire.

Quand on veut interrompre provisoirement le traitement d'un rétrécissement, il faut lui reconnaître les caractères endoscopiques suivants.

Le tube le plus fort accepté par le méat ne doit buter contre aucun obstacle. La plus grande partie de l'urèthre spongieux doit présenter une muqueuse sinon normale, du moins plissée. Aux endroits où se trouvaient les forts rétrécissements, on doit pouvoir constater la présence de plis ténus et nombreux. La coloration ne doit plus faire penser à la couleur pâle maladive autrefois existante, ni au caractère des tissus cartilagineux. Il faut au contraire qu'on puisse constater une circulation autant que possible régulièrement répartie avec arborisations vasculaires nettement reconnaissables. On ne peut pas s'attendre à voir dans tous les cas le revêtement épithélial reprendre son brillant normal : mais il ne devra jamais présenter de parties sèches, à desquamation mate. Le pourtour des glandes ne doit plus être enflammé. *Les cicatrices qui pourraient exister ne doivent pas présenter le moindre faisceau, mais elles doivent être sous-épithéliales et avoir l'aspect de petites formations blanchâtres, linéaires ou punctiformes.*

Lorsque survient une *récidive*, ce qui est la règle, on voit apparaître les modifications suivantes. A l'introduction du tube, on constate une augmentation de la résistance. La coloration redevient pâle Le brillant de l'épithélium est de nouveau peu accentué. Il desquame surtout au niveau des infiltrats stricturants. Généralement ce sont les anciens rétrécissements qui se sont tuméfiés de nouveau.; mais il peut apparaître aussi de nouveaux rétrécissements, qui peuvent se localiser loin en avant ou en arrière des anciens. Ils présentent à l'endoscope, selon la tendance du cas ou la longueur de la période d'interruption de traitement, soit les caractères des périodes antérieures au traitement par la dilatation, soit ceux qu'on observe généralement dans le tiers ou le dernier quart de la période de guérison.

IV. — L'endoscopie de l'urèthre postérieur à l'état normal et pathologique

Généralités. — Caractères anatomiques de l'urèthre postérieur. — Technique de l'uréthroscopie de l'urèthre postérieur. — Son aspect endoscopique normal. — La méthode de Goldschmidt dans l'urèthre normal et spécialement pour l'étude de l'orifice interne de l'urèthre. — Modifications anatomo-pathologiques de la muqueuse de l'urèthre postérieur : l'infiltration molle, son étiologie, son image endoscopique. Régression et guérison. Récidive. Clinique. — Etiologie de l'infiltration dure. Son aspect endoscopique. Forte infiltration produite par la masturbation au niveau du veru montanum. Les infiltrats durs blennorrhagiques d'intensité faible et forté; récidive — Les inflammations phlegmoneuses. — La méthode de Goldschmidt pour l'étude des modifications pathologiques de l'urèthre postérieur.

L'endoscopie de l'urèthre postérieur est moins souvent pratiquée que celle de la partie antérieure. Tout d'abord les infections gonococciques de cette partie sont réellement plus rares, bien que l'on ait cru le contraire autrefois. Puis les affections si fréquentes des glandes génitales connexes, la prostatite par exemple ne se manifestent pas d'une façon spéciale à la surface de l'urèthre prostatique.

La longueur de l'urèthre postérieur, depuis l'origine de la portion membraneuse jusqu'à l'orifice vésical de l'urèthre, serait de 4 1/2 à 5,3 centimètres, alors que l'urèthre entier mesure de 20 à 23 centimètres. Sous la muqueuse très délicate en cet endroit, il existe une couche mince de tissu spongieux : la présence de glandes de Littre n'est pas constante. L'urèthre prostatique est entouré de plusieurs couches de fibres musculaires organisées. Le veru montanum est formé de tissu spongieux grossier.

L'endoscopie de l'urèthre postérieur se pratique dans les meilleures conditions de la façon suivante. Le patient est assis sur le bord de la table d'examen très en avant, de sorte que les parties scrotales soient complètement libres ; les jambes sont placées assez haut et les genoux complètement pliés. Pour le passage du tube, Oberlaender se sert toujours du mandrin à charnière, car l'introduction est plus facile et mieux supportée. Le mandrin glisse facilement jusque dans la vessie ; là, on le dégage en agissant sur la vis, et on le retire.

D'autres auteurs emploient le tube ordinaire muni du mandrin droit. Il faut alors, en franchissant le veru montanum, incliner fortement le tube et le pousser de bas en haut. On retire alors le tube jusqu'à ce qu'il corresponde à l'orifice interne de l'urèthre. On éponge soigneusement avec des tampons l'urine et le sang qui pourraient s'y trouver, et l'on introduit le porte-lampe.

Dans cette méthode la nécessité où l'on se trouve d'enlever avec les tampons l'urine qui pénètre continuellement dans le tube, est assez gênante, aussi Kollmann agit-il autrement. Il introduit le tube muni du mandrin droit jusqu'au bord antérieur du veru : A ce moment le patient accuse une sensation particulière et l'on perçoit une légère résistance. On maintient l'extrémité du tube le plus possible contre la paroi inférieure de l'urèthre. C'est de là que Kollmann examine l'urèthre postérieur jusqu'à son orifice interne, d'abord d'avant en arrière et ensuite seulement d'arrière en avant.

Avec les plus petits tubes (21 Charrière), on ne voit pas grand'chose de l'urèthre postérieur. Le tube 23 suffit la plupart du temps. Le tube 25 franchit plus difficilement le veru montanum, et provoque une sensation douloureuse.

Dans l'uréthroscopie de l'urèthre postérieur, il est recommandé de tenir le tube d'une *manière ferme et immobile* en faisant attention de bien *rester sur la ligne médiane*, car il se produit facilement un déplacement sous la forte pression des muscles et sous l'influence de la courbure de l'urèthre postérieur. Quelquefois même le tube est rejeté.

La muqueuse de l'urèthre postérieur est particulièrement délicate et la maladie rend la muqueuse plus fragile. Aussi des hémorrhagies viennent-elles fréquemment troubler l'image endoscopique. Il faut alors pour avoir une image claire, attendre six à dix jours avant de recommencer l'examen. En général l'hémorrhagie ne se reproduit pas.

L'urèthre postérieur normal présente l'aspect endoscopique suivant :

La coloration de la muqueuse de l'urèthre postérieur est *normalement beaucoup plus sombre* que celle de la partie antérieure. Dans la partie postérieure de l'*urèthre prostatique* on ne rencontre rien de bien particulier ; l'entonnoir est toujours fermé et court. La muqueuse est unie, rouge sombre, brillante et humide. On n'y rencontre presque pas de plis. En retirant lentement le tube, on aperçoit toujours très nettement dans la moitié inférieure le *veru montanum*. Celui-ci présente des caractères individuels variables. Généralement il se présente sous la forme d'un petit corpuscule de la dimension d'un demi-pois, à surface large et ovale, plus développé dans le sens de la longueur. Les dimensions se règlent en général sur le calibre de l'urèthre et la structure du pénis ; sa surface est unie, et dans certains cas quand il est particulièrement bien développé, il présente des rayures sous forme de deux à trois petits replis saillants de la muqueuse. Le tube le vide souvent complètement en passant. Les orifices des canaux éjaculateurs, placés à côté de l'utricule prostatique se distinguent rarement [1], on aperçoit plutôt ceux des canalicules prostatiques placés latéralement. L'aspect de l'orifice des conduits éjaculateurs est analogue à celui des cryptes de Morgagni ; l'orifice de l'utricule est plus grand et souvent béant. Les canalicules de la prostate sont les plus petits qu'on aperçoive ; ils ressemblent à des glandes de Littre hypertrophiées. Oberlaender a remarqué qu'on les aperçoit le mieux dans les cas déjà traités par les instillations de nitrate d'argent de Guyon ; les canaux sont alors plus ou moins colorés par l'argyrose.

Dans la *partie membraneuse,* on aperçoit continuant le colliculus seminalis, un bourrelet muqueux spécial, plus ou moins saillant : c'est le bec du veru montanum. Cette formation s'étend quelquefois plus loin que le milieu de l'urèthre membraneux. D'autres fois elle peut faire complètement défaut. La portion membraneuse a un entonnoir presque fermé et présente souvent un grand nombre de plis longitudinaux délicats. Le passage à l'urèthre antérieur se fait par l'isthme du bulbe qui se présente toujours comme une portion rétrécie. Tandis que le tube doit être tenu horizontalement ou en dessous de l'horizontale dans l'urèthre postérieur, il se relève de lui-même en passant dans l'urèthre antérieur ; il doit, pour l'examen être maintenu dans un angle d'environ 45°. Le bulbe se reconnaît immédiatement à la dilatation sacciforme de la moitié inférieure de son entonnoir de muqueuse.

L'urèthroscope à irrigation de Goldschmidt nous donne en plusieurs points des images très instructives et assez différentes des premières. Elles se distinguent en particulier par l'abondance des détails sur les différentes formes du colliculus et des régions voisines de la muqueuse (voir planche 3). Cette méthode a aussi une grande valeur pour l'étude de *l'orifice vésical de l'urèthre.* D'ordinaire on ne l'étudie qu'avec les cystoscopes soit à vision directe, soit à vision rétrograde de Schlaginweit. Depuis que nous possédons l'urèthroscope à irriga-

---

1. Goldschmidt. (*Folia urologica.* Bd. H. 1), en donne de très bonnes images. Ils apparaissent à l'extrémité du colliculus seminalis comme trois petites saillies rondes, à peu près analogues à des yeux de grenouille.

tion de Goldschmidt, nous devons, dans les cas où il s'agit d'examiner soigneusement l'orifice interne de l'urèthre, recourir à cette méthode qui donne à ce sujet des renseignements qu'on ne pouvait obtenir par le cystoscope. Des recherches de Goldschmidt il résulte ce fait très intéressant, que dans la miction, le sphincter s'ouvre, non pas comme on pourrait le croire, concentriquement, mais seulement dans sa portion inférieure, ce qui donne l'image d'une gueule fortement ouverte. (V. Folia urologica Bd. I. H. 1 et 2 contenant les travaux les plus importants de Goldschmidt [1].

Les modifications anatomo-pathologiques de la muqueuse de l'urèthre postérieur sont :

1°*Infiltrats mous*, qui ont les mêmes caractères que ceux de l'urèthre antérieur.

2° *Infiltrats durs* aussi identiques à ceux de l'urèthre antérieur.

3° *Inflammations donnant naissance à des abcès.* — Elles permettent à peine un examen uréthroscopique, car elles sont habituellement aiguës et apparaissent rapidement.

Les maladies de l'urèthre postérieur s'accompagnent fréquemment *d'affections des voies séminales et de la prostate.* Mais ces affections ne dépendent pas toujours et nécessairement les unes des autres. Une infiltration molle ordinaire, qui sous l'influence d'un traitement approprié guérit rapidement, peut s'accompagner d'une prostatite ou d'une funiculite extrêmement tenaces, et d'autre part une uréthrite chronique intense, énorme et stricturante, peut ne s'accompagner d'aucune infection des annexes.

Les lois qui régissent les rapports de ces affections ne sont pas encores élucidées.

A propos de la localisation nous devons signaler que l'urèthre postérieur est généralement atteint *tout entier* mais pas également partout. Par exemple il peut exister une infiltration dure et sèche de la portion membraneuse coïncidant avec une légère tuméfaction des autres parties, ou inversement. On observe aussi des formes de passage et des formes mixtes.

I. Les *infiltrats mous* de l'urèthre postérieur peuvent être provoqués par l'existence des sédiments urinaires, ou de phosphates, par des excès vénériens, la plupart du temps la masturbation. Il existe presque toujours en même temps une inflammation des voies sémina-

1. *Annales des maladies des organes génito-urinaires.* 1909, tome Ier.

les et de la prostate. On observe aussi dans la tuberculose un état de ramollissement et de tuméfaction chroniques de la sphère génitale ; mais dans ce cas on ne doit pas employer la thérapeutique instrumentale ou alors avec la plus grande prudence. On doit ranger en partie dans les infiltrations molles les catarrhes de la muqueuse, facilement saignants, qu'on rencontre dans l'atonie de la vessie avec retention d'urine. Mais la cause la plus fréquente de cette infiltration est encore la blennorrhagie. Les plus petites traces de blennorrhagie que l'on pourra rencontrer dans l'uréthroscopie de l'urèthre antérieur donneront la certitude du caractère gonococcique de l'affection de l'urèthre postérieur.

Si l'on soupçonne la tuberculose, on ne fera pas l'uréthroscopie postérieure ; de même pour l'hypertrophie sénile de la prostate.

A propos de la *répartition de l'inflammation,* mentionnons encore les faits suivants. Dans les inflammations déterminées par la présence de sédiments urinaires, c'est la région qui se trouve au voisinage du sphincter interne de la vessie, c'est-à-dire la portion prostatique qui est la plus atteinte. Quand l'affection a pour origine la blennorrhagie, l'inflammation se répartit d'une façon sensiblement égale sur toute la partie postérieure de l'urèthre. Cependant la portion membraneuse, porte d'entrée de l'infiltration, peut être plus atteinte. Si l'on soupçonne que l'inflammation est due aux excès vénériens et à la masturbation, on examine plus soigneusement le veru montanum, où l'affection se concentre particulièrement dans ces cas, en laissant à peu près saine la portion membraneuse.

Voici ce qu'on observe à l'*endoscope :*

La coloration de la muqueuse est toujours de rouge foncé à rouge bleu, les muqueuses anémiques étant naturellement un peu plus claires. Le brillant de la surface épithéliale est un peu moins accentué. La coloration de l'*orifice interne de l'urèthre* va du rouge sombre au rouge brun. Son bord, quand on l'examine avec un cystoscope grossissant à vision directe, présente un aspect inégal et bosselé. Le colliculus seminalis est nettement saillant dans toute son étendue. Dans certains cas on reconnaît nettement des bosselures, quelquefois une dépression. Les ouvertures des glandes génitales (canalicules prostatiques, canaux éjaculateurs, sinus prostaticus, etc.) présentent, quand on peut les reconnaître, des bords tuméfiés et une lumière légèrement entr'ouverte.

La *régression et la guérison* de ces infiltrations molles peuvent se produire très rapidement. Ceci est particulièrement remarquable dans les cas nettement gonococciques, où une *restitutio ad integrum* peut se produire en l'espace de quelques semaines. Dans les affections déterminées par les sédiments urinaires, la guérison dépendra de l'amélioration de l'urine. Dans l'uréthrite due simplement aux excès l'infiltration du colliculus séminalis dure en général assez longtemps, surtout parce que le malade n'abandonne pas facilement ses mauvaises habitudes. C'est la portion membraneuse qui reprend la première son aspect normal, puis la portion prostatique. L'image endoscopique du veru s'améliore rapidement, mais seulement jusqu'à un certain point. A partir de ce moment, il se fige pendant longtemps dans un état de forte congestion. Ceci se produit spécialement quand il existe en même temps une prostatite chronique ou une inflammation des voies séminales.

La production *des récidives* et leur date d'apparition dépendent de l'étiologie et des conditions cliniques.

L'uréthrite postérieure blennorrhagique peut toujours récidiver tant qu'il existe la moindre trace de l'affection dans l'urèthre antérieur.

La *date d'apparition de l'infiltration molle* dépend des facteurs étiologiques. Les affections gonococciques prennent naissance en quelques semaines ou quelques jours pour disparaître dans le même laps de temps. Les inflammations causées par les sédiments urinaires nécessitent des mois et des trimestres pour apparaître. Une infiltration nette du veru montanum demande plusieurs années d'inflammation intensive pour se former.

2. — *Les infiltrats durs de l'urèthre postérieur* ressemblent beaucoup à l'endoscope à ceux de la partie antérieure, mais ils sont loin de présenter la même variété. Comme la portion membraneuse est la plus semblable histologiquement à la partie antérieure, c'est là qu'on trouvera la plus grande ressemblance.

Au point de vue étiologique, c'est de la blennorrhagie qu'il s'agit le plus fréquemment. On rencontre cependant aussi une infiltration qui ressemble par sa consistance à l'infiltration dure de la blennorrhagie chronique, mais qui se limite au veru et à l'orifice des conduits éjaculateurs. Elle n'a rien à voir avec la blennorrhagie, mais on doit l'attribuer aux excès, et particulièrement à la masturbation continuée pendant très longtemps. Les infiltrats durs blennorrhagiques peuvent être divisés comme ceux de l'urèthre antérieur en infiltrats de faible, de moyenne et de forte intensité, suivant qu'ils laissent ou non passer les tubes endoscopiques 25, 23.

Les infiltrations fortes dues à la masturbation et *limitées au veru montanum et à son voisinage* se reconnaissent à la simple introduction du tube. Le bec du cathéter ou du dilatateur, l'extrémité du tube endoscopique sont arrêtés à l'angle antérieur du veru montanum. Dans les urèthres larges et mous, l'organe infiltré est flasque et se déplace facilement sur les parties voisines de l'urèthre. Si l'observatenr conduit son tube le long de la paroi inférieure, l'extrémité de l'instrument s'accroche facilement au bord inférieur du veru. Il faut donc suivre la méthode indiquée par Oberlaender, et conduire l'instrument le plus possible contre la paroi supérieure ; si l'extrémité bute contre l'obstacle, on retire légèrement le tube avant de le faire franchir le colliculus. On n'emploiera surtout jamais la force, car certaines circonstances comme l'état de réplétion du rectum ou un certain état spasmodique du sphincter peuvent rendre l'examen extrêmement difficile. Pour bien suivre la méthode d'introduction indiquée par Oberlaendèr, il faut saisir le tube de manière à l'abaisser fortement au dessous de l'horizontale, puis le faire progresser lentement de bas en haut.

La portion membraneuse est colorée en rouge pâle avec une surface d'un brillant peu accentué. Le veru lui-même est, contrairement à ce qui se passe dans l'infiltration molle, plus uni que normalement. La teinte va du jaune pâle au gris blanc. Il est nettement sec, ne présente aucune sécrétion. L'ouverture des vésicules séminales est petite, ne baille pas et son pourtour est légèrement rosé. L'orifice interne a une coloration allant du brun rouge au brun franc ; ses bords sont bosselés. Rappelons ici qu'avec le cystoscope de Nitze, toutes ces images de l'orifice interne se présentent légèrement agrandies. Il est plus rare d'observer pendant cet examen des hémorrhagies que dans le cas d'infiltration molle.

Les *infiltrations dures blennorhagiques* de l'urèthre postérieur ne permettent pas une distinction en deux formes glandulaire et sèche, comme dans l'urèthre antérieur, à cause de la structure anatomique de la muqueuse : elles n'ont que des différences de degré.

Dans la portion membraneuse, on rencontre la plupart du temps une surface nettement sèche, rarement une desquamation accentuée. La portion prostatique présente les mêmes caractères, un peu moins marqués cependant. Le colliculus et l'abouchement des canaux génitaux sont aplatis, jaune rougeâtre et présentent des modifications analogues à celles qui ont pour cause les excès. Le bec du veru montanum est lui aussi aplati : il est pâle et saille à peine au-dessus des parties voisines.

Dans les infiltrations dures de moyenne intensité, on doit toujours commencer par quelques dilatations avant de pouvoir pratiquer un examen endoscopique facile et utile. Quand on est parvenu à introduire dans la vessie une bougie 25 Charrière, on peut procéder à l'examen endoscopique avec un tube 23. On constate alors à côté des résidus d'infiltration sèche un certain nombre de petites cicatrices fibreuses simplement linéaires, comme on les a déjà décrites. Selon l'intensité du rétrécissement, on les rencontre en plus ou moins grand nombre et leurs dimensions sont plus ou moins grandes. Elles sont disséminées à la surface de l'urèthre postérieur. La coloration de la muqueuse et l'aspect de sa surface présentent les mêmes caractères que dans les infiltrats de moyenne intensité de l'urètre antérieur.

S'il s'agit d'infiltrats d'intensité forte, c'est-à-dire de rétrécissements de l'urèthre postérieur, la période de dilatation préalable sera naturellement beaucoup plus longue.

Quand on est parvenu à introduire un tube (il vaut mieux dans ces cas laisser le mandrin à charnière et employer le mandrin droit) celui-ci ne pourra pas toujours pénétrer jusque dans la vessie à cause des infiltrats qui sont placés obliquement par rapport à l'axe et qui dévient le canal. On trouve alors des images qui rappellent les rétrécissements de l'urèthre antérieur. On voit le tube fermé par des masses cicatricielles fibreuses et obliquement placées, et à côté des cicatrices plus petites et des surfaces gris-jaune et sèches. Certains rétrécissements de l'urèthre postérieur des plus accentués ne permettent jamais une endoscopie complète. Les infiltrats sont si solidement soudés aux parties voisines qu'il s'est formé une diminution telle de la lumière du canal qu'on ne peut la faire disparaître que chirurgicalement. Pendant la régression et la guérison de ces masses dures, on peut, après une dilatation rationnelle, apercevoir les mêmes images que dans les cas analogues de l'urèthre antérieur. Peu à peu les grandes cicatrices se divisent en petites cicatrices linéaires, la surface gagne en brillant, et il peut même finalement exister dans la portion membraneuse une formation en entonnoir assez convenable. Le colliculus conserve cependant le plus souvent son aspect plat comme pressé, même quand il a présenté auparavant un aspect enflammé.

Les récidives, qui sont de règle, n'ont pas besoin de mention spéciale. Il serait superflu de dépeindre leur image endoscopique après ce qui vient d'être dit.

Le laps de temps nécessaire à la formation de ces cas varie dans les limites suivantes :

Les infiltrats durs du colliculus sans infection gonococcique nécessitent pour apparaître de nombreuses années de masturbation continue et excessive. Les infiltrats durs gonococciques peuvent déjà se rencontrer à la fin de la première année ; des rétrécissements purs, typiques comme ceux que nous avons décrits plus haut, demandent au moins plusieurs années pour arriver à leur complet développement.

3. — La *troisième variété* d'inflammation de l'urèthre postérieur est celle *qui s'accompagne d'abcès*. Elle nécessite probablement pour prendre naissance une infection mixte ; et il nous semble probable qu'elle est toujours sous la dépéndance d'un mauvais état de la muqueuse, soit tendance à la tuberculose, soit prédisposition marquée au catarrhe chronique.

Oberlaender a eu très souvent l'occasion de constater cette forme à l'autopsie des phtisiques, sans trouver toujours en même temps une tuberculose des organes génito-urinaires. Après la terminaison de ces abcès qui cliniquement peuvent ne se distinguer en rien d'une uréthrite chronique blennorrhagique longue et douloureuse, se forment les rétrécissements cicatriciels de l'urèthre postérieur bien connus des spécialistes. Dans ces cas on peut ne pas rencontrer de rétrécissement de l'urèthre antérieur, et le rétrécissement peut être localisé dans un seul point de l'urèthre postérieur. La sonde traverse alors des parois nettement souples jusqu'au rétrécissement. Avec de la patience, on parvient à dilater cette cicatrice et l'on peut enfin procéder à l'introduction du tube endoscopique.

On peut constater, assez rarement d'ailleurs, la présence de cicatrices linéaires étendues, contournées, profondes et souvent obliquement placées. On n'observe pas généralement en même temps les symptômes de l'infiltration gonococcique chronique de l'urèthre antérieur.

En traitant de l'uréthroscopie de l'urèthre postérieur normal et de son orifice vésical, nous avons montré l'intérêt de la méthode de Goldschmidt. Elle est aussi indispensable dans l'étude des cas pathologiques. Goldschmidt a publié toute une série de figures reproduisant très nettement les modifications produites par la blennorrhagie dans l'urèthre prostatique. Ces figures n'intéressent pas seulement des cas chroniques, mais aussi des cas aigus. Elles indiquent particulièrement l'aspect du colliculus, des canaux excréteurs des glandes qui y aboutissent et enfin de la muqueuse avoisinante. Le colliculus peut présenter un aspect lobé et framboisé, ou bien dans les cas d'infiltrats plus durs, il présente des boursoufflures et des nodosités irrégulières. (Cf. notre planche.) Goldschmidt a aussi rencontré dans les rétrécissements de la portion membraneuse des images curieuses d'anneaux concentriques.

Enfin Goldschmidt a pu montrer, grâce à sa méthode, des modifications du plus haut intérêt de l'orifice vésical dans les processus pathologiques. Tout récemment, Michaïlov a aussi décrit des kystes du sinus prostaticus : ils lui apparaissaient à l'endoscope sous forme de petites tumeurs arrondies, opaques à contenu liquide. Comme conséquence de ces kystes, l'auteur signale différents troubles des organes génitaux, comme l'impuissance, la stérilité, des pollutions douloureuses et des troubles urinaires avec symptômes nerveux (neurasthénie)[1].

L'endoscopie de l'urèthre postérieur dans l'hypertrophie de la prostate et la tuberculose de l'urèthre ne rentrent pas dans le cadre de cet ouvrage.

V. — Caractères endoscopiques de l'uréthrite gonococcique définitivement guérie et privée de pouvoir infectant.

On n'a pas le droit de déclarer la guérison d'un cas après un seul examen. — On doit toujours examiner tout le tractus uro-génital. — Importance de l'uréthroscopie. — Le nombre des récidives. — L'image endoscopique de la blennorrhagie de l'urèthre définitivement guérie.

Pour terminer ces considérations sur l'uréthroscopie dans la gonorrhée chronique, nous allons rappeler *les caractères endoscopiques de la muqueuse définitivement guérie*. Etant donnée l'importance du sujet, nous en reparlerons encore à propos du traitement.

Disons d'abord *que jamais, quelle que soit la bénignité du cas, on ne doit se contenter d'un seul examen. Au contraire, on le répètera*

1. *Annales des maladies des organes génito-urinaires.* 1908, vol. II, n° 13, p. 975 et suiv. et *Folia urologica*, 1908.

après quelque temps, au minimum après quelques jours, si possible après quelques semaines, ou même un ou deux mois.

Dans cet examen, *on reverra toujours le tractus génital en entier*, suivant la méthode décrite aux chapitres v, vii et viii. L'inspection externe, etc., sera suivie de l'épreuve dés trois verres, avec examen de la prostate, et un autre jour de l'épreuve des cinq verres de Kollmann.

On pratiquera l'examen à l'uréthroscope, le malade n'ayant pas uriné depuis au moins cinq à six heures, et une fois au moins sans cocaïnisation préalable du canal.

Les filaments seront examinés aussi souvent qu'il paraîtra nécessaire histologiquement et bactériologiquement. Si notre opinion est que l'uréthroscopie constitue le moyen de beaucoup le plus important, le plus commode et le moins trompeur de diagnostic, nous sommes très loin de croire qu'on peut impunément laisser les autres méthodes de côté.

Combien de fois faut-il s'attendre à avoir des récidives? Cela dépend de la gravité des cas et de l'époque à laquelle les infiltrats ont eu un aspect net de guérison. Un cas d'intensité moyenne qui ne guérit qu'avec peine et nécessite de nombreux mois de traitement, amènera beaucoup moins de récidives qu'un autre cas de même intensité qui a semblé guérir rapidement. Cependant la meilleure conduite à tenir est de se garder d'exprimer une hypothèse ou une règle quelconque, car la blennorrhagie chronique a une marche essentiellement irrégulière.

La blennorrhagie chronique complètement guérie, ne présentant plus aucun élément infectant et ne pouvant pas provoquer la contagion, n'étant plus susceptible d'aboutir à des rétrécissements, ne pouvant plus influencer l'apparition ou la continuation de maladies contagieuses dans les parties anatomiques voisines des organes génito-urinaires ou dans l'organisme en général (rhumatisme blennorrhagique) doit présenter à l'uréthroscope les caractères suivants :

"La muqueuse uréthrale doit présenter, autant que les conditions normalement existantes avant la maladie l'exigent et suivant l'aspect des parties restées saines, *des plis longitudinaux bien formés*, et dans certains cas aussi une *striation longitudinale.*

La muqueuse *dans sa coloration ne doit plus présenter aucune différence essentielle avec les parties saines.*

La surface épithéliale doit avoir un brillant partout identique.

Parmi les glandes, *les cryptes doivent présenter des canaux excréteurs unis non enflammés.* Il en est de même des *glandes de Littre.*
Les infiltrats glandulaires et péri-glandulaires qui pourraient encore
être visibles doivent être complètement cicatrisés. Ils doivent être à la
surface de la muqueuse et présenter surtout un revêtement épithélial
sain.

*Les cicatrices mortes persistantes, qui sont toujours sous-épithé-
liales, ne doivent plus laisser reconnaître de travées, mais au contraire avoir un aspect uni et une surface épithéliale normalement
brillante.*

*Ces conditions sont-elles toutes remplies et constantes, on peut en
toute certitude déclarer le processus pathologique terminé sous tout
rapport.*

VI. — Uréthrite papillomateuse.

Apparition des papillomes soit en groupes séparés, soit en amas. — Etiologie. —
Leur image uréthroscopique. — Troubles consécutifs. — Clinique. — L'uréthroscopie à irrigation de Goldschmidt est particulièrement utile pour le diagnostic de cette affection. — Remarques finales.

On peut voir apparaître dans l'urèthre des papillomes qui correspondent exactement par leur structure histologique à ceux que l'on
rencontre sur la face interne du prépuce. Ces papillomes peuvent être
isolés ou bien disséminés en petits groupes sur toute la longueur de
l'urèthre. Dans certains cas plus rares, il peut exister aussi, principalement à la partie moyenne de l'urèthre spongieux, des conglomérats de papillomes extraordinairement étendus. Ils remplissent
alors la lumière de l'urèthre, pouvant même arriver à le rendre
imperméable à l'urine.

L'*étiologie* de la plupart de ces formations papillomateuses serait
gonococcique. Cependant nous avons observé des cas d'où la blennorrhagie devait être exclue. Quand la fosse naviculaire présente des
papillomes, on peut les rencontrer isolément au méat et sur le prépuce.

A *l'uréthroscope,* on reconnaît sans difficulté non seulement les
grands conglomérats, mais aussi les exemplaires isolés. Ils ressortent
toujours très nettement dans le champ visuel et ne peuvent se confondre avec aucune autre image. (Cf. notre planche.) Leur coloration va du rose au rouge vif. S'ils existent sous forme de masses plus
importantes, les exemplaires les plus anciens sont recouverts d'une

couche épithéliale grisâtre. Entre les exemplaires isolés, on peut trouver incluses des masses grisâtres, graisseuses semblables à du smegma.

Après l'ablation des papillomes, il se forme souvent une infiltration glandulaire dure, nette et particulièrement tenace, amenant quelquefois des rétrécissements.

Cliniquement, les exemplaires isolés ne provoquent pas la plupart du temps les symptômes d'une blennorrhagie chronique ou bien alors ceux d'une blennorrhagie chronique très légère. Aussi ne les observe-t-on que par hasard. Quand ils existent en plus grand nombre, ils déterminent toujours des sensations pathologiques dans l'urètre, des troubles de la miction et les symptômes de l'uréthrite chronique. La guérison est souvent difficile et longue à obtenir.

On aura les plus amples éclaircissements sur les formations papillomateuses de l'urèthre antérieur et postérieur avec l'uréthroscope à irrigation de Goldschmidt. Il est évident à première vue qu'une méthode uréthroscopique qui permet d'injecter de l'eau dans l'urèthre donnera les meilleurs résultats; il suffit de comparer entre eux les résultats obtenus avec les divers cystoscopes. Les papillomes de la vessie ne peuvent être examinés dans leur forme réelle que lorsque la vessie est remplie de liquide : ils se dressent dans l'eau et on les voit flotter avec de fines franges et de fins prolongements. Au contraire, dans l'examen cystoscopique par insufflation d'air, ou dans l'examen chirurgical ordinaire par la taille hypogastrique, ils paraissent flasques et tombant. Les conditions sont les mêmes pour l'urèthre : il y a même en plus ce facteur important qu'il ne s'agit ici la plupart du temps que de tumeurs très petites, souvent même de simples villosités, qui, à l'inpection dans l'air, peuvent facilement échapper à la vue. Goldschmidt a, dans son important travail, publié beaucoup de constatations intéressantes à ce sujet.

LIVRE II

CHAPITRE PREMIER

REMARQUES PRÉLIMINAIRES

Opinions sur le pouvoir infectant de la blennorrhagie chronique de l'homme
avant la découverte du gonocoque : l'idée que l'on se faisait alors de la blennorrhagie chez la femme. — Effets de la persistance d'une blennorrhagie chronique chez l'homme. — Contribution de la prostate. — Grande fréquence de la
blennorrhagie chronique. — L'action des instruments dans la guérison. —
Durée du traitement. — Importance d'un diagnostic exact, et de l'uréthroscope
pour ce diagnostic. — Importance du traitement instrumental. — Dommages
qu'il peut causer. — Asepsie : choix des instruments. — Importance des différentes méthodes d'examen. — Importance de la constatation des gonocoques.

Comme nous l'avons déjà rappelé dans la première partie, on
pensait jusqu'à il y a une trentaine d'années que la blennorrhagie
chronique était une affection insignifiante, ne présentant aucun
caractère contagieux. Beaucoup se rappelleront encore le temps où
l'existence d'une légère sécrétion muqueuse, ou bien la présence de
filaments dans l'urine, n'étaient en rien considérées comme des empê-
chements au mariage ; et où, bien au contraire, le médecin pensait
être dans son rôle en tranquillisant complètement le malade. On
croyait même pouvoir agir de la sorte dès que la goutte de sécrétion
n'était plus purulente. Les cas anciens de plusieurs années étaient
toujours considérés comme exempts de tout danger. S'il existait des
rétrécissements faibles ou forts, on les dilatait simplement et les
malades étaient immédiatement considérés comme accessibles au
mariage.

Telles étaient les opinions généralement répandues. Elles se modi-
fièrent rapidement à la suite des travaux de Noeggerath et après la
découverte du gonocoque.

Naturellement, on doit admettre qu'à cette époque tout comme aujourd'hui, la blennorrhagie chronique a déterminé bien des contagions, et il est impossible de croire que ce danger est sorti de l'imagination des spécialistes. Tout gynécologue expérimenté sait que ces cas de contagion existent bien réellement et se présentent même très fréquemment. Comment désignait-on alors ce genre d'affection ?

Il faut d'abord se souvenir que les gynécologues étaient beaucoup moins formés au diagnostic qu'aujourd'hui ; il n'existait même pas de gynécologue au sens actuel du mot. Les diagnostics un peu spéciaux n'étaient pas faits. Beaucoup d'affections étaient traitées sous le nom général de métrite, et l'on se·contentait le plus souvent dans la pratique du diagnostic de fleurs blanches, d'inflammations du bas ventre, etc...

Mais ce n'est pas seulement la contagiosité, avec toutes ses conséquences, qui est à redouter pour nos malades. Toute blennorrhagie chronique est, pour celui qui en est porteur, la menace d'une foule de dangers et de nombre de maladies locales très pénibles et persistantes, incurables même quelquefois : tels sont les rétrécissements, avec leurs conséquences, la prostatite chronique avec spermatorrhée, l'impuissance et la neurasthénie sexuelle, le rhumatisme blennorrhagique, etc.

La contribution de la prostate à la blennorrhagie a été, surtout dans ces dernières années, l'objet d'études détaillées. On a même eu tendance à attribuer une trop grande importance à cette affection et à ses suites, principalement dans l'apparition des troubles nerveux. Nous chercherons à donner sur ce point un jugement exact dans le cours de cet ouvrage.

La blennorrhagie est peut être l'affection la plus répandue dans les grandes villes, chez les hommes d'âge moyen de toutes les professions. Elle est peut-être moins fréquente dans les petites villes et la campagne, parmi ceux qui n'ont jamais fait de séjour dans les grandes villes. Dans ces derniers temps, l'urologie a gagné nombre d'adhérents parmi les jeunes médecins ; il n'y a plus maintenant de grande ville qui ne possède des urologues pour qui la connaissance approfondie du traitement de la blennorrhagie est absolument indispensable. Cette maladie et ses complications constituent en effet la plus grosse part des affections qu'ils auront à traiter.

La littérature sur ce sujet est extrêmement importante, mais nous ne nous y étendrons pas. Notre livre ne répondra qu'aux besoins de la pratique. Nous ne voulons donner que des opinions personnelles et des méthodes personnelles, quand bien même nous devrions paraître incomplets. Du reste nous avons fait nôtre ce qui nous a paru utile et important dans les idées et les expériences des autres auteurs. Nous avons d'ailleurs depuis la publication de notre première édition passé en revue toute la littérature parue sur ce sujet.

Les bons résultats qu'un médecin peut obtenir avec une méthode de traitement tiennent pour une grande part à son expérience. On s'en souviendra lorsqu'on voudra essayer et apprécier les méthodes que nous préconisons.

Une autre question extrêmement importante est celle des résultats et de la durée du traitement. La méthode la meilleure devrait arriver à un résultat parfait en un temps très court ; la chose n'est malheureusement pas possible. Les modifications anatomo-pathologiques de la muqueuse uréthrale, qui s'étendent parfois à son support anatomique, le corps spongieux, nécessitent naturellement un traitement de longue durée. De plus, on peut se convaincre, avec un peu de réflexion, qu'une affection qui dure dans certains cas depuis des années doit nécessiter plus que quelques semaines ou quelques mois pour être définitivement guérie. Encore ne faisons-nous pas entrer ici en ligne de compte les prédispositions individuelles et les autres facteurs défavorables, qui jouent un si grand rôle dans la rapidité de la guérison.

Nous en avons assez dit pour convaincre le lecteur que la blennorrhagie chronique est d'un traitement difficile ; on la considérait d'ailleurs autrefois comme incurable. Nous verrons par la suite jusqu'à quel point cette opinion est encore justifiée.

Plus une maladie est difficile à traiter, plus aussi les méthodes d'examen doivent être rationnelles et suffisantes, et plus sûrement aussi doit-on être en état de reconnaître avec précision les progrès de la guérison, un état stationnaire ou les récidives possibles. En premier lieu, on doit posséder donc un diagnostic précis qui conduise à un traitement rationnel et efficace. Si on ne peut obtenir ce diagnostic, la base d'un traitement efficace fait complètement défaut.

Nous avons suffisamment mis en relief dans la première partie, comment l'uréthroscopie constitue le meilleur et le plus sûr moyen de diagnostic. Celui qui s'est donné la peine d'apprendre l'uréthroscopie, en se servant de bons instruments, appréciera sa valeur et bientôt ne pourra plus s'en passer.

Ceux qui ont une opinion contraire, ou bien n'ont jamais appris l'uréthroscopie, ou bien ont employé de mauvais instruments. Nous devons à la vérité de dire que la science de l'uréthroscopie exige une grande application et un exercice de plusieurs années.

Que faut-il encore exiger d'une bonne méthode de traitement? Nous voudrions rechercher brièvement s'il peut exister un traitement efficace de la blennorrhagie chronique chez l'homme sans introduction d'instruments. A l'époque préaseptique, on considérait cette introduction comme une intervention sérieuse, capable dans certaines circonstances, d'amener des suites fâcheuses, et aujourd'hui encore il reste quelques traces de ces idées. De plus, un traitement instrumental trop marqué peut, même quand il est accompli régulièrement, être nuisible au malade et arrêter les progrès de la guérison. Mais d'autre part, il ressort suffisamment de tout ce que nous avons déjà dit, que cette introduction des instruments est indispensable, rien que pour le simple examen : il en est de même pour le traitement. Si l'on parvient dans certains cas exceptionnels à atteindre le but autrement, il n'en est pas moins vrai que pour faire la preuve de la guérison complète de l'affection. il faut déjà introduire plusieurs instruments d'examen.

Si donc le traitement par les instruments est absolument indispensable, nous devons rechercher dans quelles circonstances cette introduction peut devenir défavorable.

Dans les premiers temps, lorsqu'on ne se faisait pas une bonne idée de l'asepsie des interventions instrumentales, on a très souvent péché au point de vue de la propreté des instruments et les malades ont pu en éprouver des inconvénients plus ou moins grands. Mais aujourd'hui, toute introduction d'instruments dans l'urèthre doit être accomplie aseptiquement, et ne peut s'accompagner d'aucune réaction nuisible, à part certains cas déterminés que nous aurons à mentionner. Il ne doit pas survenir de fièvre, ni aucun trouble de l'état général.

Nous avons encore d'autres points de vue à considérer.

Les instruments doivent être introduits à des intervalles déterminés, car ils irritent légèrement l'urèthre malade. Il faut prendre aussi en considération la constitution du patient. En effet, si le traitement local par les instruments est trop intense, on peut voir apparaître une certaine fatigue du traitement et une crainte des instruments. Le médecin ne doit pas laisser survenir ces symptômes. Il doit au contraire, dès le début, organiser son traitement de manière à l'éviter complètement. Dans le traitement d'une blennorrhagie chronique, le grand art est de savoir cesser à temps le traitement et attendre le résultat. On obtient souvent par ce simple moyen des résultats surprenants.

Le traitement instrumental, entrepris sous la garantie de l'asepsie, non seulement n'est pas préjudiciable en soi, mais est absolument nécessaire si l'on veut atteindre des résultats réels et durables. Ajoutons que, de même que dans le traitement des affections chroniques des autres muqueuses, on doit prendre en grande considération les particularités spéciales du cas.

L'introduction des instruments ne doit pas seulement être conduite aseptiquement, mais aussi être exécutée avec la plus grande perfection technique. Un médecin à main brusque et inhabile ne devrait jamais devenir urologue. On doit aussi apporter une grande attention au choix des instruments. Ce point est de la plus haute importance et le résultat du traitement en dépend seuvent.

Naturellement, pendant les périodes intercalaires, dont nous étudierons la durée, on doit examiner les urines, etc..., puis faire précéder toute nouvelle introduction d'instruments d'un examen uréthroscopique. Faute de ces examens, le traitement prend un caractère indéterminé. Le simple examen microscopique de la sécrétion et des filaments au point de vue histologique et bactériologique est insuffisant et les caractères de la sécrétion ne seront jamais considérés comme le symptôme principal. Rien que par les constatations uréthroscopiques, le médecin doit être en état de déterminer l'état de contagiosité de la sécrétion produite par la partie malade. Si dans les cas qui lui ont paru suspects à l'uréthroscope, le médecin parvient à constater au microscope ou dans les cultures la présence des gonocoques, il n'obtient là que la confirmation d'une opinion déjà faite. Mais s'il ne parvient pas à faire ces constatations, comme cela arrive fréquemment, cela ne modifiera pas le caractère du cas. Bien plus, un médecin conscient de sa responsabilité, y apportera encore plus d'attention.

CHAPITRE II

NOUVEAUX DÉTAILS SUR LES MICRO-ORGANISMES DE L'URÉTHRITE ET DE LA PROSTATITE BLENNORRHAGIQUES CHRONIQUES. — LA BACTÉRIURIE

La thérapeutique de la blennorrhagie par les méthodes bactéricides : médiocrité du résultat. — Insuffisance du diagnostic par le microscope ; repaires des gonocoques dans la blennorrhagie chronique (épithélium de la muqueuse de l'urèthre, glandes de Littre et lacunes de Morgagni. — Canaux péri-uréthraux et para-uréthraux du prépuce et de la partie glandaire de l'urèthre ; prostate). — Évacuation de foyers purulents à gonocoques, encapsulés dans la prostate et dans l'urètbre. — Tableau clinique variable de ces affections. — Autres variétés de bactéries rencontrées dans les sécrétions de la blennorrhagie et de la prostatite chronique. — Travaux de Burckhardt. Tano et leurs résultats. — Recherches de Posner, Lewin, Richter. — Infection de l'urèthre par le streptocoque. — Etiologie de la bactériurie : son tableau clinique ; sa flore microbienne. — Travaux sur ce sujet.

Après la découverte du gonocoque, on devait naturellement chercher quelle conséquence cette importante trouvaille de diagnostic pouvait avoir sur le traitement de la blennorrhagie. Ce mouvement était très justifié ; mais ici, comme dans beaucoup d'autres circonstances, la blennorrhagie nous réservait des surprises désagréables et les résultats de cette découverte du gonocoque sont beaucoup moins importants qu'on ne l'avait admis à l'origine.

Loin de nous la pensée de vouloir diminuer l'importance du gonocoque. Mais nous avons constaté, avec beaucoup d'urologues, que le traitement bactéricide de la blennorrhagie a été loin de remplir les espérances que l'on avait fondées sur lui. Cette question ne nous intéresse aujourd'hui qu'indirectement ; puisque, dans le traitement de la blennorrhagie chronique, nous nous laissons diriger moins par la constatation du gonocoque que par la présence de modifications caractéristiques et bien déterminées de la muqueuse. Evidemment ces modifications pathologiques se trouvent liées à la présence du gonocoque. Mais on aurait tort de croire que ce microbe peut toujours se constater dans la sécrétion provenant de ces parties de la muqueuse.

Soulignons donc encore une fois que des examens microscopiques répétés et toujours négatifs au point de vue gonocoque ne constituent pas une découverte capitale et exclusive au sujet du caractère infectieux de la maladie. Le médecin qui se base exclusivement sur ces constatations microscopiques est coupable de négligence. Le point capital réside en réalité dans la réunion et l'accord total du diagnostic microscopique et du diagnostic uréthroscopique. Si cet accord fait défaut, même lorsque l'examen microscopique est négatif au point de vue gonocoque, on n'a pas le droit de conclure à l'absence de contagiosité de l'affection.

Quel rôle maintenant jouent les gonocoques dans la blennorrhagie chronique de l'urèthre et de ses annexes chez l'homme ? Rappelons d'abord que, comme dans toutes les affections chroniques, les particularités individuelles du cas doivent être très sérieusement prises en considération. On ne doit pas croire que les gonocoques se tiennent toujours dans les mêmes régions ou dans les mêmes tissus de l'urèthre. Dans la période aiguë, les recherches histologiques montrent qu'ils ne pénètrent pas au delà du chorion. Dans les cas chroniques, lorsqu'on ne trouve pas les gonocoques ou lorsque ceux-ci sont très difficiles à trouver, on peut admettre qu'ils se sont retirés dans les glandes de Littre et dans les cryptes de Morgagni. Cette opinion a été soutenue entre autres par Finger. Mais elle est en contradiction avec la constatation fréquente des gonocoques sur les épithéliums de la surface de l'urèthre, et l'on peut croire avec vraisemblance qu'il existe d'autres repaires plus superficiels pour les gonocoques. Si dans la période chronique, il fallait chercher dans les glandes le repaire exclusif du gonocoque, on ne devrait pas rencontrer ces microbes dans la sécrétion de tous les cas, et ils sont nombreux, où l'abouchement de ces glandes à la surface est fermé et oblitéré par le processus inflammatoire : cette forme de l'affection glandulaire existe dans environ la moitié des cas. Il nous semble que l'opinion de Finger ne peut pas être soutenue devant cette constatation. Pour nous, nous croyons qu'*il peut exister des nids de gonocoques* non seulement dans les glandes et dans les cryptes, mais aussi *dans les couches épithéliales modifiées par l'inflammation,* et cela à des profondeurs variables jusqu'au niveau du chorion. Ce fait paraît absolument certain quand on examine à l'uréthroscope les modifications de la muqueuse à leur degré le plus élevé de développement. Si l'on soumet dans ces cas la muqueuse à la dilatation, il s'en exprime bientôt une sécrétion plus ou moins abondante, muqueuse, muco-purulente ou purement purulente qui contient souvent des gonocoques. Si l'on dilate une telle muqueuse avec trop d'intensité, il peut même se produire des inflammations qui provoquent des abcès dont le contenu renferme des gonocoques.

On rencontre aussi d'autres repaires du gonocoque dans *les canaux para-uréthraux*, qui peuvent se trouver sur le prépuce et sur la partie glandaire de l'urèthre. Ils laissent s'écouler d'une manière intermittente ou continue une sécrétion chargée de gonocoques : nous reviendrons plus loin sur ce sujet.

Enfin, il peut exister *dans les annexes* chroniquement enflammées des abcès encapsulés dont le contenu purulent renferme souvent de nombreux gonocoques. Comme lieu de prédilection de ces abcès, nous devons mentionner la prostate avec ses canaux excréteurs et les canaux éjaculateurs ; les vésicules séminales et les cordons spermamatiques semblent plus rarement atteints. Ces foyers encapsulés peuvent exister longtemps sans donner lieu à aucun symptôme clinique appréciable. Il s'agit le plus souvent de malades atteints de blennorrhagie chronique des urèthres antérieur et postérieur et ayant eu une prostatite chronique. Ils présentent tout d'un coup, avec ou sans motif appréciable, un nouvel écoulement à gonocoques. Cet écoulement semble au premier abord être dû à une nouvelle infection, mais la marche clinique montre bientôt qu'il ne s'agit pas d'une infection nouvelle, car tous les symptômes disparaissent rapidement en huit à quinze jours. Du reste, à l'uréthroscope, on ne retrouve pas les caractères des infections aiguës. Quand on rencontre un écoulement présentant ces caractères, on doit admettre qu'un foyer purulent, qui existait jusque là dans la prostate ou dans son voisinage à l'état encapsulé, s'est ouvert dans l'urèthre. Il est encore possible que des foyers de ce genre se vident directement dans la vessie, ou bien que leur contenu s'écoule dans la vessie à travers la portion prostatique de l'urèthre. Nous n'avons que rarement rencontré des infections du canal qui peuvent être rapportées d'une manière évidente à cette origine, et dans la plupart des cas nous avons trouvé en même temps une affection gonococcique de l'urèthre dont l'évolution n'était pas absolument terminée. Il est cependant possible que, dans certains cas, des gonocoques devenus subitement libres possèdent encore une virulence suffisante. En pratique, il n'est pas toujours possible de savoir dans un cas en particulier si l'on a affaire à l'évacuation d'un foyer encapsulé de la prostate ou bien à une récidive d'uréthrite blennorrhagique. Dans le premier cas les symptômes disparaissent dans un temps généralement court, une à deux semaines, et l'uréthroscope ne découvre rien d'une affection nouvelle. Dans l'autre, on voit apparaître une période plus aiguë de l'écoulement, avec augmentation nette de la sensibilité, période aiguë à laquelle fait suite une période de quelques semaines où la secrétion s'épaissit progressivement. En somme dans ce dernier cas on a le tableau d'une récidive uréthrale et les constatations uréthroscopiques viennent le confirmer.

C'est à Posner que revient le mérite d'avoir attiré l'attention sur les connexions pathologiques entre la prostate et l'urèthre. Plus tard, Goldberg a donné d'autres observations sur ce sujet.

Nous sommes loin d'avoir épuisé l'étude bactériologique de la question. *Outre le gonocoque*, il existe en effet un certain nombre *d'autres bacilles et coques pathogènes ou non pathogènes* dont nous devons nous occuper. On les rencontre en effet dans l'écoulement et dans les filaments secrétés par l'urèthre, et aussi dans les secrétions ramenées par l'expression de la prostate. Ces microbes ne se trouvent pas constamment dans les cas dont nous parlons ici, et il faut souvent des recherches prolongées avant de trouver la nature bactérienne certaine d'une affection chronique. Ces cas peuvent devenir très tenaces, si l'on a affaire à des microbes réellement pathogènes. Certains microbes sont amenés dans l'urèthre par l'introduction d'instruments malpropres.

Si l'on apprend par l'interrogatoire qu'un malade, après une séance de cathétérisme, a éprouvé des frissons ou de la fièvre, il est vraisemblable à priori que, en outre des gonocoques, son urèthre contient d'autres micro-organismes ; car la blennorrhagie à la période chronique détermine rarement des symptômes tels que les frissons et la fièvre. Si l'on veut se faire une idée exacte sur ce point, il faut faire cultiver les filaments et la secrétion. A propos des recherches bactériologiques des filaments uréthraux il existe un certain nombre de bons travaux. L'un des plus complets est celui de Tano, de la clinique du Professeur Buckhardt de Bâle (*Centralblatt für die Krankheiten der Harn- und Sexualorgane* 1896).

Voici le résultat des recherches de Tano, basées sur l'étude de trente cas :

1° La plupart des filaments contiennent plusieurs variétés de microbes.

2° Parmi les microbes présents, les coques sont beaucoup plus nombreux que les bacilles; et parmi les coques, on trouve spécialement des diplocoques en forme de pain de Bruxelles.

3° Parmi les filaments à bactéries, les formes mixtes sont le plus fréquemment représentées. Il est impossible d'établir un rapport entre la forme des filaments et la variété des bactéries qu'ils contiennent.

4° Il n'existe aucun rapport entre la durée de l'écoulement catarral et la variété des microbes.

5° Au point de vue de la flore bactériologique des filaments, on ne trouve aucune différence notoire entre les cas sondés et ceux non sondés.

6° Dans les trente cas de culture, deux cas sondés et deux cas non sondés furent négatifs. Chez ceux-ci les filaments utilisés pour la culture étaient extrêmement tenus et l'on peut admettre qu'au moment de l'examen les cas étaient en voie de guérison.

7° Parmi les formes de microbes pathogènes connues, le gonocoque et le staphylococcus pyogènes aureus n'ont été rencontrés qu'une seule fois.

8° L'examen microscopique des filaments ne donne pas une garantie suffisante pour le diagnostic du pouvoir infectant de la secrétion.

On trouve donc dans le plus grand nombre des cas, d'après ces travaux de Tano, une flore composée de microbes plus ou moins inoffensifs.

Burckhardt et Tano donnent de plus l'impression suivante sur les micro-organismes des filaments.

« La preuve stricte que le gonocoque de Neisser est l'agent de l'uréthrite chronique n'est faite que lorsqu'on peut obtenir au moyen de la secrétion ou des filaments une culture pure de gonocoques. Au microscope, on peut le confondre avec d'autres variétés de diplocoques, en sorte que l'examen microscopique seul peut conduire, même l'observateur le plus expert, à une erreur de diagnostic.

Cependant la culture du gonocoque n'est pas facile, car l'urèthre est souvent envahi par d'autres variétés de microbes. Pour nous, dans les trente cas d'uréthrite chronique que nous avons étudiés, nous n'avons rencontré qu'une fois avec certitude le gonocoque de Neisser. Cette constatation ne vient pas précisément confirmer l'opinion générale que le gonocoque est l'organisme exclusif qui entretient l'uréthrite chronique. Il est beaucoup plus rationnel d'admettre que *les microbes normaux de l'urèthre et les autres microbes amenés éventuellement par les cathétérismes, les injections, etc., peuvent produire une uréthrite chronique sur un terrain préparé au préalable par l'uréthrite blennorrhagique aiguë.* Car tous ces micro-organismes vivent beaucoup plus facilement dans la secrétion catarrhale de la muqueuse lésée, qui constitue pour eux un excellent bouillon de culture, que dans l'urèthre normal ».

Ces lignes correspondent d'une manière complète à notre opinion et à celle de la plupart des urologues au sujet des micro-organismes de l'uréthrite blennorrhagique chronique.

Posner et Lewin, dans un travail fait en collaboration avec Richter [1] sur la présence du gonocoque dans l'urèthre, sont arrivés à des conclusions identiques. Bien qu'ils n'aient utilisé qu'un matériel trop restreint (six malades) pour pouvoir tirer des conclusions extrêmement importantes, le résultat de leurs recherches est toujours intéressant à mentionner si on vient l'ajouter aux constatations de Burckhardt et Tano. Les gonocoques étaient absents, et les auteurs en question ont rencontré deux fois le staphylococcus pyogenes aureus et une fois le staphylococcus pyogenes albus.

Parmi les travaux les plus récents sur cette question un des plus importants est celui de Von Hoffmann [2]. Cet auteur donne d'abord une étude historique des constatations de divers observateurs ayant étudié l'urèthre normal et la blennorrhagie chronique. L'auteur lui-même a étudié 62 cas de blennorrhagie chronique par le microscope et par les cultures. Sur la présence des gonocoques, qui nous intéresse particulièrement en ce moment, il eut 14 cas positifs et dans ceux-ci 4 fois seulement le gonocoque s'est rencontré seul. Dans les autres cas, le gonocoque était accompagné d'autres micro-organismes. Hoffmann a pu différencier trente-deux espèces de micro-coques : il rencontra de plus toute une série de bacilles ; un certain nombre de microbes de l'urèthre normal étaient aussi présents dans la secrétion de la blennorrhagie chronique. Hoffmann, à la fin de son travail, rappelle les différents cas d'uréthrite non blennorrhagique connus dans la littérature.

Nous devons signaler comme particulièrement dangereuses les infections à streptocoques, qui déterminent presque toujours des

<hr>

1. Posner. Lewin et Richter. *Nitze-Oberlaendersche Centralblatt.* 1896.
2. Hoffmann. *Nitze-Oberlaendersche Centralblatt,* 1904.

frissons et de la fièvre. On peut soutenir sans crainte de se tromper que ces microbes sont presque toujours amenés par des instruments infectés et, depuis que la nécessité d'une asepsie absolue a été reconnue par tous les médecins, on constate beaucoup moins de réactions fébriles qu'autrefois.

Une affection qui n'appartient pas nécessairement à la blennorrhagie chronique, mais qui l'accompagne souvent est la *bactériurie*, c'est-à-dire la présence de bactéries à l'état de liberté dans l'urine. Il existe un certain nombre de travaux cliniques et expérimentaux sur les différentes voies empruntées par les bactéries pour pénétrer dans l'urine. De ces travaux il ressort nettement que le passage des bactéries dans l'urine ne se produit pas seulement par voie ascendante, de l'urèthre vers la vessie ; mais qu'il peut se produire aussi par voie sanguine, en suivant donc une voie descendante du rein vers la vessie. Il semble aussi possible qu'il se fasse un passage direct des microbes des organes voisins vers la vessie à travers les parois saines, par exemple dans les affections intestinales ou bien, chez la femme, dans des inflammations de l'utérus et des annexes. Parmi ces diverses migrations possibles des bactéries vers la vessie et les voies urinaires supérieures, la forme ascendante nous intéresse principalement ici, comme une conséquence de la blennorrhagie chronique de l'urèthre. Les instruments jouent un rôle essentiel, comme véhicules de l'infection, et dans les cas que nous avons spécialement en vue, la migration ascendante des bactéries sans l'aide d'instruments infectants est un fait extrêmement rare. On n'a pas encore établi jusqu'à quel point la bactériurie est transmissible par la cohabitation, mais il ne semble pas douteux qu'elle ait un caractère contagieux. Le bacille spécifique est, au moins dans la moitié des cas, le bacterium coli ; certains auteurs nient même la possibilité d'une bactériurie par d'autres microbes. En fait, dans certains cas, on trouve le proteus vulgaris, le staphylococcus pyogenes albus et le staphylococcus pyogenes aureus [1].

Posner, Lewin et Richter, dans le travail déjà cité, étudient au point de vue clinique et expérimental la question de l'origine des bactéries dans l'urine. Nous devons citer comme auteurs s'étant occupés de la bactériurie : Bazy, Melchior, Ponfick, Rowsing, Reymond, Albarran, Halle, Krogius, Barlow, Faltin et Asch.

---

1. *Sur un cas de bactériurie à staphylocoques.* Lepoutre et David : *Annales des maladies des organes génito-urinaires*, 1910, t. II.

Citons enfin Joseph et Polano, *Recherches cyto-diagnostiques sur la secrétion blennorrhagique*, 1905. Serrallach et en 1906-1907 : Guisy, Posner, Ulmann, Saxe et Sprecher.

Nous avons donné dans ce qui précède une vue d'ensemble sur les variétés de bactéries rencontrées le plus fréquemment dans la blennorrhagie chronique. Aussi nous semble-t-il inutile de signaler les cas isolés épars dans la littérature dans lesquels on décrit des microbes ou des coques déterminés comme agents d'écoulements uréthraux de courte durée, comme microbes associés dans la secrétion de la prostatite, comme agents des inflammations phlegmoneuses de l'épididyme, etc... Cela nous conduirait trop loin et du reste l'on ne peut considérer ces recherches comme terminées et exemptes d'objections.

CHAPITRE III

LE DÉVELOPPEMENT PROGRESSIF ET LA RÉGRESSION DE L'URÉTHRITE BLENNORRHAGIQUE CHRONIQUE

Développement des modifications anatomo-pathologiques de la muqueuse dans la blennorrhagie chronique. — Caractéres distinctifs de ces modifications dans les cas aigus et chroniques. — Dimensions, épaisseur et profondeur des foyers isolés. — Contribution des glandes. — Recherches microscopiques de Lohnstein. — Exemple de modifications de la muqueuse dans la blennorrhagie chronique. — La marche ultérieure de la blennorrhagie chronique ne se limite pas toujours aux foyers préformés : augmentation des foyers primitifs et leur régression. — Quels sont les cas qui ont le plus de tendance à un accroissement ultérieur? — Leurs rapports avec les rétrécissements. — Arrêt progressif de l'accroissement des infiltrations. — Caractères de la blennorrhagie chronique chez les scrofuleux et les tuberculeux. — Guérison naturelle des infiltrations molles et dures. — Le pouvoir infectant dans son rapport avec les modifications de la muqueuse visibles à l'uréthroscope.

Avant de parler du traitement, il est utile de rappeler plusieurs points relatifs au développement et à la régression des modifications anatomo-pathologiques de la muqueuse.

L'uréthrite chronique est en somme constituée par le développement des restes inflammatoires de la blennorrhagie aigue. Ceux-ci sont formés d'infiltrations à cellules rondes, comme pour les autres inflammations. Le développement complet de l'état chronique ne se produit naturellement que peu à peu, mais dans chaque cas particulier, les foyers sont déjà jusqu'à un certain point préformés à la fin du stade aigu. Au point de vue anatomo-pathologique, le début de la période chronique est caractérisé par l'apparition des fibres conjonctives à l'intérieur de la zone inflammatoire.

Les foyers ont une étendue et une profondeur très différentes : leurs limites sont irrégulièrement arrondies. C'est à la partie moyenne des foyers que les infiltrats sont les plus denses et les plus profonds ; au niveau des bords, ils deviennent superficiels. De plus, on rencontre des infiltrats particulièrement denses et profonds autour des groupes de glandes de Littre et autour des cryptes de Morgagni.

Toute la lésion est formée par une agglomération de ces foyers d'infiltration de diamètre différent. Ceux-ci peuvent être confluents, ou bien laisser apercevoir entre eux de petits îlots de muqueuse saine. Les foyers présentent sous le rapport de la densité des différences très marquées non seulement sensibles d'un cas à un autre, mais aussi dans les diverses parties d'un même urèthre.

Il est absolument nécessaire d'élucider complètement ces questions avant d'étudier les prescriptions thérapeutiques, car celles-ci risqueraient de rester en partie incompréhensibles.

On ne peut se faire une opinion complète et exacte d'un cas que peu à peu, en pratiquant d'une manière suivie l'uréthroscopie, surtout pendant la guérison de l'affection.

Nos connaissances sur les processus anatomo-pathologiques déjà décrits, ont été accrues récemment par les recherches de Lohnstein [1]. Cet auteur obtient de petits morceaux de muqueuse au moyen de sa double curette, à l'occasion du traitement de la blennorrhagie chronique ; et il les étudie au microscope. En ce point, son matériel diffère donc essentiellement de celui de Neelsen et de Finger. Sans vouloir entrer dans le détail de ses observations, basées sur environ 1.000 préparations, contentons-nous de reproduire en résumé quelques résultats. Lohnstein rencontre les modifications les plus profondes et les plus régulières dans la couche épithéliale : elles y existent toujours et se font remarquer par leur grande diversité. Elles sont formées par une augmentation notable de la couche épithéliale, avec prolifération et gonflement des éléments, modification de la forme de l'épithélium et infiltration leucocytaire.

La conséquence de ceci est d'une part une dissociation de la structure de cette couche épithéliale et surtout une destruction de la couche superficielle. D'autre part, en certains endroits, irruption d'infiltrats leucocytaires dans le tissu sous-épithélial avec destruction de la tunique propre. En outre, Lohnstein rencontre des proliférations d'éléments épithélioïdes et des mélanges de cellules rondes et épithélioïdes dans des parties circonscrites de la muqueuse ; surtout au niveau des lacunes et au sommet des villosités. On rencontre des modifications analogues dans le revêtement épithélial intra lacunaire et intra-glandulaire. Les descriptions de Lohnstein concordent avec celles de Neelsen et de Finger. Il fait cependant ressortir qu'il existe

1. Lohnstein. Recherches sur l'anatomie pathologique de la blennorrhagie chronique. *Monatsbericht für Urologie.* B. 11, H. 2.

un nombre relativement élevé d'uréthrites chroniques où, même après plusieurs années, on rencontre des modifications superficielles étendues, tout en ne découvrant que des infiltrats profonds de peu d'importance. Dans ce cas, le calibre reste complètement normal. La différence entre cette constatation et celles d'autres auteurs, est attribuée par Lohnstein à la diversité du matériel de recherche employé par ces auteurs et par lui-même.

Illustrons par un exemple les remarques anatomo-pathologiques qui viennent d'être faites. Laissons d'abord de côté l'urèthre postérieur. Nous pouvons admettre, par exemple, qu'il existe une affection de moyenne intensité dans un urèthre de calibre moyen, à muqueuse bien vascularisée, affection remontant environ à dix semaines. La sécrétion n'est plus purement purulente ; les phénomènes inflammatoires bruyants, érections douloureuses, etc., ont cessé depuis trois semaines. On rencontre encore, comme reste de l'inflammation aiguë, un petit noyau dur à l'intérieur du gland, une seconde infiltration dans la première moitié de la pars pendula ; une autre infiltration atteint son plus grand développement à l'entrée du bulbe et va en diminuant jusqu'à son extrémité. Ce cas ou un cas analogue est extrêmement fréquent.

Histologiquement, cette affection aura l'allure suivante. A l'intérieur des infiltrations les plus anciennes, au méat par exemple, on rencontre déjà des lésions avec tissu conjonctif en abondance, tandis que dans les foyers d'infiltration situés plus en arrière, le tissu conjonctif n'existe qu'en petite quantité. La plupart du temps, on ne le rencontre même que dans le voisinage immédiat des glandes et des lacunes.

Dans sa marche ultérieure, un cas de ce genre, s'il n'est pas traité instrumentalement, présentera à peu près l'aspect suivant. Les régions malades restent sans modification pendant un temps variable, qui peut durer dans certains cas de huit à dix mois. Une tendance pathologique trop peu intense pour provoquer une augmentation ou une extension de l'infiltration durant cette période est tout à fait caractéristique.

La tranformation conjonctive n'envahit que très lentement l'infiltration parvi-cellulaire, qui contient encore pendant plus d'une année les petits éléments de la masse inflammatoire primitive. Abandonnés à eux-mêmes, ces cas légers demandent au moins deux années pour subir une transformation conjonctive complète. Au point de vue thérapeutique, ces formes sont celles qui répondent le mieux au traitement et elles représentent la marche la plus bénigne de la blennorrhaghie chronique. Cependant, leur pouvoir contagieux n'est pas amoindri par cette bénignité.

Très souvent, on peut même dire presque toujours, la blennorrhagie chronique ne se limite pas aux seuls foyers préformés pendant la période aiguë, pas plus au point de vue de l'extension en surface et en profondeur, qu'au point de vue de la densité des tissus infiltrés.

Les foyers préformés gagnent en étendue. Plus la maladie dépasse ses limites primitives, non seulement au point de vue de la quantité, mais au point de vue de la qualité des infiltrats, plus le cas doit être considéré comme grave. Ce développement et cette extension sont susceptibles d'une diversité pour ainsi dire illimitée.

Il faut étudier le développement progressif de la blennorrhagie chronique à deux points de vue. Il faut considérer d'abord le laps de temps, depuis le début de l'infection, pendant lequel le stade primitif peut s'étendre ; et ensuite dans quelles conditions de l'affection primitive se constituent les infiltrats de la blennorrhagie chronique. Bien entendu, ces faits ne peuvent être bien observés que dans des cas non traités par des instruments ; aussi cette étude demande-t-elle beaucoup de temps et on ne peut porter un jugement exact qu'après de nombreuses années d'observation.

Pour la question du laps de temps nécessaire au développement de la blennorrhagie chronique, nous avons indiqué dans notre exemple la forme à peu près la plus bénigne. En opposition avec les cas de ce genre, il peut se produire, dès la terminaison complète de la période aiguë, un accroissement continu des infiltrats en surface, en profondeur et en intensité. Ce développement progressif peut commencer dès la période aiguë, persister pendant des semaines et des mois ; il peut d'ailleurs rester silencieux pendant des années, pour donner lieu plus tard à une nouvelle poussée d'infiltrations. Ces faits, il est vrai, sont rares. En somme, ce n'est que par des observations continues qu'on pourra acquérir un jugement relativement sûr sur le pouvoir d'extension d'un cas particulier et sur les facteurs importants à considérer dans chaque cas.

Revenons maintenant à l'exemple que nous avons mentionné. On doit admettre que les infiltrats de ce genre présentent, au minimum après une année, une tendance à s'étendre plus loin. Mais il peut exister au contraire une tendance vers la régression, et le cas peut

être alors considéré comme favorable. En général, les cas présentant
une tendance petite ou nulle à l'accroissement, conserveront des caractères les rapprochant toujours du même stade d'inflammation. Les
infiltrats les moins marqués sont naturellement ceux qui guérissent
les premiers complètement, tandis que les plus marqués qui forment
le plus souvent au moins la moitié des foyers, restent le plus longtemps visibles. Dans l'exemple cité plus haut, la petite infiltration du
méat présenterait le moins de tendance à l'accroissement et pourrait
guérir plus rapidement ; au contraire, les infiltrats plus forts de la
partie moyenne de la pars pendula n'entreraient que plus tard en
régression ; les foyers du bulbe, qui étaient les plus développés,
auraient la plus forte tendance à s'étendre en surface et en profondeur et nécessiteraient le temps le plus long pour arriver à la guérison complète.

Il n'existe pas de signe certain permettant de savoir si une blennorrhagie chronique est encore susceptible de se développer beaucoup. On pourrait croire que les foyers les plus développés en surface
seront ceux qui présenteront la plus grande tendance à s'étendre : ce
n'est pas toujours exact. Les infiltrats superficiels qui se transforment rapidement en tissu conjonctif sont ceux qui présentent le
moins de tendance à une croissance ultérieure ; les infiltrats durs qui
en étant peu étendus en surface sont particulièrement profonds et
denses, auront le plus de tendance à une croissance ultérieure. Ici, la
tendance, toujours inhérente au processus inflammatoire chronique de
la blennorrhagie, à transformer l'infiltration parvi-cellulaire en tissu
conjonctif plus ou moins hyperplasié, apparaît plus tardivement que
dans les foyers d'inflammation plus superficiels et plus disséminés.
Les exceptions à cette règle sont rares. Plus l'infiltration parvi-cellulaire est dense au début, plus aussi la formation consécutive de tissu
conjonctif hyperplasié sera accusée : c'est cette hyperplasie conjonctive qui forme la substance des rétrécissements de l'urèthre. On peut
se convaincre de quel développement extraordinaire ces formations
sont capables en regardant ces masses conjonctives, dont on peut à
peine se rendre maître, dans les rétrécissements calleux. Il faut dire
que ces rétrécissements calleux représentent une grande exception,
si on met en regard les degrés de formation conjonctive peu développés que l'on observe journellement dans la blennorrhagie chronique. Le pouvoir d'accroissement des infiltrats, quand il n'existe pas
de traitement instrumental approprié, s'arrête vraisemblablement

lorsque l'infiltration parvi-cellulaire est complètement transformée en tissu conjonctif. Cette transformation, dans les cas de moyen développement ou de développement marqué, demande beaucoup de temps ; et, en tous cas, beaucoup plus que n'ont semblé le croire certains auteurs, si l'on en croit leurs publications à ce sujet. Avant que cette transformation conjonctive ne soit complètement terminée, il peut s'écouler, selon nous, dans les cas non traités, une dizaine d'années.

Le caractère anatomo-pathologique d'un cas ne donne pas toujours la mesure absolue de sa tendance à la guérison, même si le traitement est bien conduit. On observe, par exemple, certaines infiltrations qui se montrent particulièrement rebelles pendant leur régression et demandent pour guérir trois ou quatre fois autant de temps que d'autres infiltrations de même intensité ; ou même elles réagissent aux dilatations correctement exécutées non pas par la résorption, mais plutôt par un accroissement de la zône malade. D'autres fois, dans des lésions peu développées, on voit la guérison être suivie d'une récidive rapide qui dépasse en tous points les lésions primitives. A-t-on affaire dans ces cas à une infection gonococcique particulièrement virulente, ou bien peut-on rendre responsable de cette marche irrégulière une infection mixte. Nous ne pouvons donner d'opinion certaine là-dessus. La règle générale est cependant que les lésions peu développées guérissent rapidement et que les lésions les plus fortes guérissent le moins vite et avec le plus de chances de rechutes.

Chez les individus nettement scrofuleux ou tuberculeux, la blennorrhagie chronique présente souvent une marche toute autre que celle que nous venons de décrire. Nous soutiendrions presque que chez eux on trouve une tendance insignifiante à l'accroissement des infiltrats : au contraire, on observe cette tendance particulièrement accusée chez les personnes à bon état général, avec muqueuse forte et bien vascularisée. La blennorrhagie chronique chez les scrofuleux et les tuberculeux, est caractérisée par une marche particulièrement lente, avec, pendant longtemps, une sécrétion abondante et à marche torpide. Sous ce rapport le catarrhe de la muqueuse uréthrale présente chez eux les mêmes caractères que le catarrhe des autres muqueuses.

Si l'on interroge les malades atteints d'inflammation torpide de ce genre sur leur santé habituelle, on trouve fréquemment l'existence de catarrhe prolongé des voies respiratoires supérieures, ou de catarrhe chronique des muqueuses stomacale ou intestinale ; on apprend qu'ils sont les habitués des spécialistes du nez et de la gorge. Naturellement on doit parvenir, même dans ces cas, par un traitement lent et intelligent à faire disparaître le caractère contagieux de l'uréthrite chronique : le traitement sera particulièrement doux.

Il faut maintenant mentionner *quel sort est réservé aux cas non traités*. Autrement dit, quel laps de temps est nécessaire à une guérison naturelle quand elle est possible.

Nous avons dit dans la première partie que dans des cas très légers, par exemple des cas d'infiltration molle ou des formes de passage à l'infiltration dure, une guérison naturelle peut vraiment survenir, bien que cette éventualité soit rare, à condition évidemment qu'il ne s'agisse que d'infiltrats superficiels, dans lesquels il ne s'est développé que de petites masses de tissu conjonctif. La guérison naturelle nécessite toujours un temps très long, en tout cas plusieurs années. Les cas qui, à la fin du stade aigu, ont été soumis à un traitement instrumental approprié, de quelque courte durée qu'il ait été, sont ceux qui présentent le plus de chances de se trouver sur la voie de la guérison naturelle. Les cas qui présentent des infiltrats durs demandent pour une guérison spontanée un temps beaucoup plus long, même quand ces infiltrats sont de peu d'importance. Les infiltrats durs d'intensité moyenne et forte sont absolument exclus *a priori* de toute possibilité de guérison naturelle.

Dans quel rapport se trouve le pouvoir contagieux d'un cas et les modifications perceptibles à l'uréthroscope ? On a eu assez souvent l'occasion de se convaincre que dans des cas où les symptômes sont très minimes et difficiles à constater, la contagiosité peut exister tout de même. A l'uréthroscope, les résidus d'une telle infection se traduisent régulièrement par quelques cicatrices mortes, un agrandissement des canaux excréteurs des cryptes de Morgagni ou encore par des glandes de Littre restées visibles. S'il existe d'autre part des infiltrats profonds étendus, nettement visibles à l'endoscope, il va de soi qu'on peut conclure avec certitude au caractère contagieux du cas.

CHAPITRE IV

MODE D'ACTION DE LA DILATATION DANS LA BLENNORRHAGIE CHRONIQUE DE L'URÈTHRE

La *restitutio ad integrum* de la muqueuse lésée est le plus souvent impossible à obtenir. — Les trois principales directions du traitement de la blennorrhagie chronique dans les dernières années. — La méthode bactéricide. — Le traitement par les bougies et le nitrate d'argent concentré. — Le traitement par les dilatateurs. — Le principe du traitement par la dilatation est ancien : l'application qui en a été faite aux instruments employés aujourd'hui est nouvelle. — Diminution du calibre de l'urèthre et de l'élasticité de ses parois due à la présence des infiltrats. Opinion de Lohnstein sur ce point. — Quel rôle jouent dans la blennorrhagie chronique les glandes malades. — Les processus qui se déroulent dans la muqueuse de l'uréthre pendant et après la dilatation. — La dilatation jusqu'à la limite extrême d'élasticité. — Les solutions de continuité. — Résorption du tissu de granulation et du tissu conjonctif. — L'accroissement de la sécrétion après la dilatation ne provient pas seulement des glandes, mais aussi des autres tissus. — Action des dilatations faibles et des dilatations fortes. — Réaction des infiltrats à la dilatation, persistant pendant longtemps. — Changement des images endoscopiques après la dilatation. — L'absence de réaction après la dilatation est la plupart du temps un symptôme de guérison. — Les cicatrices mortes et les infiltrats glandulaires transformés en tissu conjonctif. — Les progrès de la guérison perceptibles pendant la dilatation. — Aspect des cryptes de Morgagni malades dans les urèthres particuliérement larges. — Mensuration du calibre de l'urèthre par Lohnstein.

Nous devons maintenant essayer de donner une base scientifique aux procédés thérapeutiques qu'une longue expérience nous a montrés comme présentant toute garantie. Le traitement idéal de la blennorrhagie chronique doit viser à ramener les muqueuses malades à la *restitutio ad integrum*, mais cela est rarement possible. Il faut cependant que le traitement puisse toujours obtenir une cicatrisation totale et une disparition définitive du pouvoir contagieux.

Le traitement employé dans ces dernières années a été conduit particulièrement dans trois directions. En pratique, ces trois méthodes thérapeutiques se combinent le plus diversement possible. Comme moyen le plus simple d'arriver au but, on peut indiquer *la méthode bactéricide*. Celle-ci n'a pas ou presque pas égard aux modifications anatomo-pathologiques de la muqueuse ; et, en se basant sur le simple diagnostic des microbes observés au microscope dans la sécrétion, cherche à obtenir la guérison par les injections bactéricides. Nous avons plusieurs fois déjà donné notre opinion sur ce point.

La *seconde* méthode se distingue de la première par ce fait principal qu'elle ne dirige pas uniquement son traitement d'après le résultat de l'examen bactériologique, mais qu'elle s'efforce aussi *de prendre en considération les conditions anatomo-pathologiques*. Elle emploie dans ce but un certain nombre d'instruments de diagnostic comme l'explorateur à boule olivaire, l'uréthromètre, etc., et préconise l'emploi fréquent des instruments dans le traitement, principalement sous forme de bougies élastiques ou rigides. Ce qui la distingue de la troisième méthode, dont nous allons parler, est qu'elle n'accorde pas aux constatations anatomo-pathologiques toute leur valeur et qu'elle ne fait pas usage des dilatateurs à vis. D'ailleurs, dans cette méthode, l'emploi des bougies ne constitue pas un fait primordial et, à côté de cela, on attache au moins autant d'importance à *l'emploi des astringents*, c'est-à-dire des médicaments. Aujourd'hui, on ne peut pas considérer comme justifié, un emploi aussi étendu des injections dans le traitement. Ces injections ont pu rester justifiées aussi longtemps qu'on ne connaissait pas bien l'essence même de la maladie, c'est-à-dire les modifications anatomo-pathologiques de la muqueuse. Mais, depuis que celles-ci sont bien connues, cette méthode a perdu sa base. Nous voulons parler particulièrement de l'emploi du nitrate d'argent en solutions fortement concentrées.

La *troisième méthode* enfin, est celle que nous représentons. Elle reconnaît les grandes acquisitions de la bactériologie et leur accorde toute l'importance qui leur revient ; elle emprunte aussi à la seconde méthode l'emploi abondant du nitrate d'argent, mais exceptionnellement en solutions concentrées et pas du tout dans l'espoir de détruire par cautérisation les infiltrats blennorrhagiques ; elle lui emprunte encore le traitement par la dilatation et le perfectionne en en faisant la partie la plus importante du traitement.

La méthode destinée à influencer favorablement, et d'une manière durable, les régions infiltrées par la dilatation, ne fut pas introduite comme une nouveauté parmi les autres méthodes de traitement. Elle est au contraire connue depuis longtemps : on dilatait depuis longtemps déjà les régions à infiltrats forts, que l'on appelait rétrécissements, à l'aide d'instruments et l'on obtenait des résultats très satisfaisants, n'intéressant, il est vrai, que l'évacuation des urines. La voie que nous avions à parcourir pour aboutir au traitement par la dilatation des degrés moins avancés de la maladie était déjà suivie avec succès pour les formes graves et nous n'avions qu'à étendre les indications de la dilatation.

Mais on ne pouvait réussir qu'en se donnant la peine de construire les instruments nécessaires et d'acquérir l'expérience suffisante pour traiter par les mêmes moyens les formes peu avancées de l'affection. Au point de vue théorique, il n'y avait aucune raison de croire qu'on ne pouvait pas atteindre le but de cette manière. Le temps et l'expérience fournie par un grand nombre de cas, ont suffisamment prouvé aujourd'hui que cette méthode de traitement était la bonne et le jugement des très nombreux médecins qui ont adopté cette manière de faire est en parfait accord avec le nôtre.

Nous avons déjà indiqué que toute blennorrhagie chronique, si peu développée soit-elle, laisse toujours reconnaître une diminution sensible du calibre de l'urèthre. Par le fait de la présence de l'infiltration parvi-cellulaire et du tissu conjonctif jeune, la dilatabilité de l'urèthre, si grande dans les conditions normales, se trouve diminuée dans les parties malades. Les infiltrats, composés de tissu de granulation et de fibrilles conjonctives jeunes, sont riches en sucs, mous, et jusqu'à un certain point fragiles en comparaison de la muqueuse saine, et d'autant plus fragiles que le processus de transformation conjonctive est plus avancé. Naturellement la densité, l'épaisseur du tissu conjonctif néoformé jouent un rôle essentiel dans la diminution de l'élasticité.

A ce sujet nous voudrions revenir encore une fois sur une opinion absolument contraire à la nôtre qui a été exposée par un excellent adepte du traitement par la dilatation Lohnstein de Berlin. Il soutient dans un article sur « les dilatateurs laveurs dans les infiltrats de l'uréthrite chronique[1] ». Les dilatations sont tout à fait contre-indiquées quand, à la suite d'un examen minutieux de l'urèthre, on a été amené à conclure que la dégénérescence fibreuse est déjà très étendue en certains points. D'après ces lignes, on doit admettre que Lohnstein comprend cette dégénérescence fibreuse comme une chose qui se rencontre très souvent ou, en tout cas, beaucoup plus fréquemment que d'autres auteurs et nous-même ne l'admettons. Nous attaquons aussi cette expression de « dégénérescence fibreuse » parce qu'elle ne

---

1. *Casper Lohnsteinsche Monatsberichte*, 1900.

désigne pas assez exactement l'état en question. On ne rencontre un état calleux, dur et inextensible des infiltrats blennorrhagiques que dans les derniers stades, et encore dans des cas très rares. Si l'on excepte ces stades terminaux cicatriciels, le tissu d'infiltration gonococcique chronique se présente sous la forme encore susceptible d'être traitée (et, d'après notre expérience, c'est la majorité des cas), d'une masse plus ou moins molle, souple et bien extensible. Nous savons que sur ce point nous sommes d'accord avec les résultats histologiques de Neelsen, Finger, Hallé et Wassermann.

Au sein de la zone infiltrée se trouvent les glandes malades, mais extrêmement disséminées. Elles forment une grande partie du tissu enflammé et sont, comme on l'a déjà expliqué, elles aussi enflammées et infiltreés; le canal excréteur est béant, tuméfié ou bien complètement fermé. Lohnstein aboutit à des conclusions que nous croyons fausses. Il croit que l'état des glandes constitue le fait essentiel du processus pathologique et il attache l'importance capitale à la dilatation de ces glandes enflammées avec lavage simultané.

Au contraire, nous considérons que la maladie ne réside pas exclusivement dans l'inflammation des corps glandulaires, mais bien aussi dans l'inflammation du reste de la muqueuse. L'état des infiltrats glandulaires et péri-glandulaires est pour nous un facteur permettant de juger des différents cas.

Après cette courte digression, revenons à nos considérations théoriques sur l'action de la dilatation. Nous avons à nous demander d'abord ce qui se passe pendant et après une dilatation dans les tissus de l'urèthre pathologique; autrement dit, que peut-il arriver et que doit-il arriver? La question de savoir quand et comment on doit entreprendre la dilatation, vu son extrême importance, sera réservée à un chapitre spécial.

Quand on dilate la muqueuse chroniquement enflammée et les plans sous-jacents — nous employons à dessein cette expression un peu vague — le premier résultat obtenu est un épanouissement égal de tous les replis de la muqueuse. Le second est que l'urèthre cède peu à peu à la dilatation, jusqu'à la limite de son élasticité naturelle; à ce moment les masses conjonctives molles et le tissu de granulation remplaçant le tissu élastique sain, ne pourront plus suivre et seront divisés dans leur continuité. Ces solutions de continuité se produisent naturellement d'abord aux endroits les plus fragiles, c'est-à-dire indubitablement là où l'on trouve surtout le tissu de granulation.

De plus, des solutions de continuité apparaissent dans les endroits qui sont déjà transformés en tissu conjonctif, ne serait-ce que légèrement, jusqu'à ce que, peu à peu, tous les tissus infiltrés encore susceptibles d'extension se laissent influencer par la dilatation. Comme nous l'avons déjà fait remarquer, à part un très petit nombre d'exceptions, la plupart des infiltrats blennorrhagiques chroniques sont susceptibles de dilatation et de ce fait susceptibles de guérison.

Le résultat des solutions de continuité dont nous venons de parler est d'abord la résorption de ces parties des infiltrats composées surtout de tissu de granulation. Mais la résorption ne s'arrête pas là, et elle s'étend au tissu conjonctif jeune encore abondamment pourvu d'espaces lymphatiques et de vaisseaux sanguins, et par conséquent encore résorbable. Quand les glandes sont entourées d'infiltrats de forte intensité, la solution de continuité intéresse jusqu'au corps glandulaire enflammé. Evidemment, à la suite de ces solutions de continuité, on voit apparaître d'une manière régulière une augmentation passagère des symptômes inflammatoires, et cliniquement une augmentation de la secrétion.

Personne ne pourra mettre en doute que, dans un grand nombre des cas, une grande partie de la sécrétion provient des glandes. Mais il est certain que les autres tissus : épithélium malade et muqueuse proprement dite, contribuent beaucoup à sa production, attendu que ces parties sont tout aussi malades et même quelquefois beaucoup plus atteintes que les glandes.

Très souvent même on peut éliminer complètement les glandes comme origine de la sécrétion. Nous voulons parler spécialement de ces cas de blennorrhagie chronique à surface muqueuse sèche, dans lesquels les ouvertures des canaux excréteurs des glandes sont obturés par le processus inflammatoire (Cf. le chapitre de l'uréthroscopie). S'il était exact que toute la sécrétion provient des glandes, il faudrait que dans ces cas particuliers cette sécrétion apparût seulement quand, à la suite du traitement instrumental, les canaux excréteurs des glandes redeviennent perméables. Or, il ressort clairement des examens uréthroscopiques que ce n'est pas le cas. La sécrétion est, dans ces cas, particulièrement abondante lorsque les canaux excréteurs sont obturés; quand la guérison a fait des progrès, et par conséquent, lorsque à la suite de la dilatation les glandes redeviennent visibles à la surface, on constate au contraire une diminution de la sécrétion.

Après des dilatations faibles, les infiltrations composées de tissu de granulation subissent les premières la fonte. Le même processus survient à la suite des dilatations un peu plus fortes, dans les infiltrats plus organisés vers le tissu conjonctif. Tout médecin qui connaît l'uréthroscopie peut se rendre compte par lui-même de ces faits. On constate en effet à l'uréthroscope après chaque dilatation une rapide modification de la surface muqueuse, notamment de l'epithélium. On voit en outre apparaître fréquemment à la surface le tissu conjonctif libéré du tissu de granulation. Plus les infiltrats sont forts, plus le tissu conjonctif est composé de fibres grossières et massives (Cf. 1re Partie).

Le processus qui se déroule dans les infiltrats de quelque degré que ce soit, est toujours le même. Il est facile de le comprendre lorsqu'on sait qu'ils ne diffèrent que par la quantité et non par la qualité. L'infiltration parvi-cellulaire, disséminée dans les masses inflammatoires, diminue progressivement sous l'influence de dilatations correctement exécutées. Les fibrilles conjonctives qui persistent ne sont pas cependant complètement indemnes d'infiltrats parvi-cellulaires et conservent, de par leur disposition la plupart du temps lâche, une faculté de réaction très lente pour les fortes dilatations. On peut s'en convaincre facilement en faisant un jour ou deux après la dilatation un examen des urines. Si la dilatation a été particulièrement heureuse, la secrétion augmente ou même une secrétion déjà disparue réapparaît : les filaments augmentent de nombre et de dimensions, etc... (Cf. Chapitre suivant).

Oberlaender, après une expérience pratique de trente ans basée sur des milliers de cas, pense qu'on ne peut pas du premier coup d'œil savoir si un cas de blennorraghie chronique sera ou non heureusement influencée par la dilatation.

Quand, par un traitement rationnel, on a pu faire disparaître tout infiltrat à cellules rondes et qu'il n'existe plus que du tissu conjonctif purement fibrillaire, on doit encore chercher même à ce stade, à provoquer un processus de résorption plus accentué ; les manœuvres précédentes ont rendu le tissu conjonctif plus fragile et lui ont donné une faculté de changement relatif. Dans les cas de ce genre, la résorption survient beaucoup plus rapidement qu'on ne l'admettrait de prime abord, et les masses conjonctives qui apparaissent à la surface dans le cours de la guérison (masses qu'on a dénommées à tort cicatrices), ne sont visibles que pendant un temps très court, de dix à trente

jours, à condition que la dilatation soit continuée d'après nos méthodes. Nous croyons que le tissu conjonctif fibrillaire des infiltrats reste
capable de réaction même pendant des dizaines d'années. Ce qui fait
que la guérison, dans le sens vrai du mot, n'est pas toujours atteinte
ne doit pas être attribué à l'insuffisance de la méthode, mais à l'opérateur et plus souvent encore au malade qui se croit guéri lorsqu'il
n'est en réalité qu'amélioré.

Il va de soi qu'il existe enfin une période où les dilatations ne peuvent plus provoquer la résorption, mais dans la grande majorité des
cas cette période correspond à la guérison.

Dans les groupes de glandes infiltrées et dans leur voisinage, où
l'on rencontre les infiltrats les plus forts et les plus denses, le processus inflammatoire persistera naturellement plus longtemps. Alors
que, à l'uréthroscope on peut constater que la surface est généralement saine, on aperçoit encore des canaux excréteurs rouges et
enflammés. Ces restes d'inflammation peuvent encore être favorablement influencés si l'on continue la dilatation et qu'on l'augmente. Au
voisinage des glandes qui ont été atteintes, on voit cependant persister, même après la terminaison du stade de réaction, les formations
que Lohnstein appelle les installations fibreuses. On les aperçoit,
quand l'urèthre est dilaté, comme de petites nodosités de dimensions
d'un grain de mil : on rencontre fort rarement des formations de
dimensions plus élevées ; si l'on palpe attentivement, on perçoit dans
certains cas un léger épaississement de voisinage.

Il va de soi que ces examens doivent être déjà entrepris pendant
toute la durée du traitement ; grâce à eux on pourra souvent, rien
que par le palper, constater la diminution progressive des infiltrats,
la résorption des inflammations glandulaires et péri-glandulaires.

Si l'on trouve des résidus d'infiltrats qui ne sont plus influencés par
la dilatation, on peut conclure que, dans la majorité des cas, leur
périphérie se compose de tissu conjonctif fortement organisé tandis
que leur noyau est formé d'un groupe de glandes de Littre à canaux
excréteurs obtures. Selon toute probabilité, ces glandes sont elles-
mêmes en état de transformation fibreuse et par conséquent incapa-
bles de nouvelles modifications.

Les restes inflammatoires de la blennorraghie chronique, incapa-
bles de nouvelles modifications et se trouvant à l'intérieur du tissu
propre de la muqueuse, se composent de formations fibreuses de
nature excessivement élastique. Depuis Oberlaender on les désigne

sous le nom de « cicatrices mortes ». S'agit-il de résidus inflammatoires, qui rétrécissent d'une façon notoire la lumière du canal, on a
affaire à des infiltrats d'intensite forte, autrement dit à des rétrécissements dans le sens propre du mot. Mais ces faits ne représentent que
l'exception dans les suites de la blennorrhagie chronique, si on les
compare au grand nombre de cas dans lesquels le processus de
résorption se déroule plus ou moins facilement de la manière que
nous avons décrite.

Quelques mots à propos de ce que l'on a appelé les crypes de Morgagni hypertrophiées dans les urèthres particulièrement larges ; ils
ont une place particulière dans le traitement. Dans les urèthres particulièrement larges, les dilatations suffisent comme on le sait à amener la disparition de l'infiltration du tissu propre de la muqueuse et
des masses inflammatoires péri-glandulaires. Mais les corps glandulaires des cryptes enflammées sont parfois si profondément enfoncées dans les corps caverneux, qu'ils échappent à la traction des
dilatations les plus fortes, qui n'ont par conséquent sur eux aucune
influence. Quelle conduite thérapeutique faut-il tenir dans ces cas, qui,
rappelons-le, ne surviennent que dans les urèthres de très large
calibre. Nous en reparlerons plus loin.

Nous ne pouvons terminer ce chapitre sans faire mention d'une
série de recherches de Lohnstein [1] sur la dilatabilité de l'urèthre.
Cet auteur divise l'urèthre en sept parties différentes : la portion prostatique, la portion membraneuse, le bulbe, les parties postérieure,
moyenne et antérieure de la pars-pendula. et la portion naviculaire.
Il pratique ses mensurations au moyen de la curette double. dont
nous avons déjà parlé. Il put constater que le même segment d'un même
urèthre présentait une dilatibilité très différente, suivant que la dilatation était exécutée suivant le diamètre transversal, le diamètre ver-
tical, ou l'un des diamètres obliques. Le diamètre transversal présente dans presque toutes les parties de l'urèthre la plus grande dilatabilité. Cette dilatabilité est particulièrement remarquable dans la
portion bulbaire, tandis que au contraire la portion naviculaire présente une extensibilité peu élevée quel que soit le diamètre dans lequel
on pratique la dilatation. La portion membraneuse est sur ce point
semblable à la portion naviculaire mais sa dilatabilité transversale
est un peu plus grande que les autres.

1. Lohnstein. Recherches sur le calibre de l'urèthre dans l'uréthrite chronique.
Monatsberichte für Urologie, 1905.

Ces recherches de Lohnstein méritent évidemment que nous nous y intéressions ; mais, nous ne pouvons actuellement en tenir compte dans la pratique du traitement par les dilatateurs, les instruments dont on fait usage actuellement étant en effet à 3, 4 branches ou plus. Il faut aussi attendre pour voir jusqu'à quel point les recherches ultérieures viendront confirmer celles de Lohnstein car, comme l'auteur l'avoue très sincèrement, ces constatations se basent sur un nombre de cas assez restreint.

CHAPITRE V

SONDES, BOUGIES ET LAVEURS

Les sondes métalliques : courbure et longueur d'arc, mesures données par Dittel,
Gely, Guyon et Thompson. — Opinions des anciens auteurs sur la courbure
des sondes métalliques. — Explorateur à calculs de Guyon-Thompson : son
emploi dans certains cas des maladies qui nous occupent. — Sondes métalliques à courbure de Mercier : la forme que nous préconisons. — Les sondes
métalliques droites. — Les yeux du catéter métallique : nombre et situation
des yeux. La tige du catéter métallique, sa forme et sa longueur. — Caractères
de l'extrémité périphérique de la tige. — Métaux employés pour la construction
des sondes métalliques. — Les calibres les plus importants en pratique. — *Les
laveurs métalliques*. — Les formes indiquées par Oberlaender et destinées à
l'urèthre antérieur. — L'injecteur courbe de Ultzmann, l'instillateur d'Ultzmann.
— Le laveur droit de Kollmann : Laveurs de Zülzer. — Les *bougies métalliques* : Formes droite et courbe : bougies boutonnées Roser ; formes Béniqué et Béniqué-Guyon ; Avantages généraux de ces dernières. — Emploi des
bougies métalliques comme préliminaire de l'introduction des dilatateurs. —
Instruments élastiques à support tissué ; Matériaux dont on les fabrique, leur
couche de caoutchouc et de résine ; recherches de Posner et de Franck. Différentes formes de sondes élastiques. — Sondes élastiques à courbure simple de
Mercier et leurs variétés. — La double courbure de Mercier. — Catéthérisme
par les instruments élastiques avec mandrin. — Les yeux de la sonde élastique. — *Les sondes molles en caoutchouc* et leurs différentes formes. — Laveurs
élastiques en caoutchouc mou ou à support tissué. — Laveur de Letzel. —
Explorateurs perforés de Guyon. — *Les bougies élastiques*. — Leurs différentes
formes et leur résistance variable. — Cas propres à l'emploi des bougies élastiques. — Les bougies filiformes. — Généralités sur la désignation du calibre,
les filières de Charrière et de Béniqué. — L'ancienne échelle anglaise et ses
modifications ultérieures. — Echelle américaine.

Après avoir donné à grands traits ce que nous considérons comme
la base du traitement de la blennorraghie chronique de l'homme,
nous devons maintenant décrire les instruments nécessaires à ce traitement. Nous ne nous contenterons pas d'indiquer les différentes
variétés de dilatateurs, mais nous devons étudier aussi en détail les
instruments plus simples destinés à sonder et à laver. Nous étudierons non seulement les instruments dont on fait usage journellement
mais aussi ceux d'un emploi plus rare. Nous croyons qu'il est absolument nécessaire d'avoir une connaissance approfondie des instru-

ments, car c'est seulement de la sorte que l'on est capable de diriger le traitement exactement suivant le cas particulier sans se laisser guider purement et simplement par des schémas.

Une grande partie de ce chapitre est destinée à l'étude des différentes courbures et longueurs de bec des sondes. Nous avons cru que ce point était indispensable à bien traiter.

Suivant les matériaux dont sont construits les instruments, on sépare les instruments métalliques et les instruments élastiques. Dans ces deux groupes, on peut distinguer les deux sous-groupes suivants :

1° Les sondes, destinées à être introduites dans l'urèthre et dans la vessie pour faire écouler l'urine et pour laver la vessie ou l'urèthre malade.

2° Laveurs destinés principalement au lavage de l'urèthre et très peu à la vessie.

3° Bougies sans canal intérieur, exception faite de quelques-unes, uniquement destinées à la dilatation de l'urèthre.

Les dilatateurs à vis feront l'objet du chapitre suivant.

Instruments métalliques. — Les instruments métalliques ont la plupart du temps une forme cylindrique. La question de la courbure du bec et de sa longueur d'arc a préoccupé considérablement les chirurgiens, et suivant les diverses opinions, on a construit un grand nombre de cathéters de formes différentes. Dittel, représentant classique des auteurs allemands, recommande dans une monographie très connue (*Manuel de Chirurgie générale et spéciale*, de Pitha et Billroth), trois sortes de courbures. La petite courbure, la moyenne et la grande.

« La petite courbure représente un segment d'une circonférence dont le diamètre est de 9 centimètres ; la pointe du bec est distante de 30 millimètres de la tige prolongée du cathéter. La courbure moyenne représente un segment d'une circonférence dont le diamètre serait de $10^{cm},8$; le bec s'écarte de la tige du cathéter prolongé de 42 millimètres. La grande courbure représente un segment d'arc dont le diamètre serait de $13^{cm},8$; le bec s'écarte de 58 millimètres de la tige prolongée du cathéter. (Voir fig. 38, 39, 40.)

Les instruments du chirurgien français Gely, qui datent de 1860, varient dans des limites un peu plus étroites. Gely étudie le sujet d'une manière très précise sur une base anatomique et clinique. Il recommande pour la majorité des cas une courbure de 11 à 12 centi-

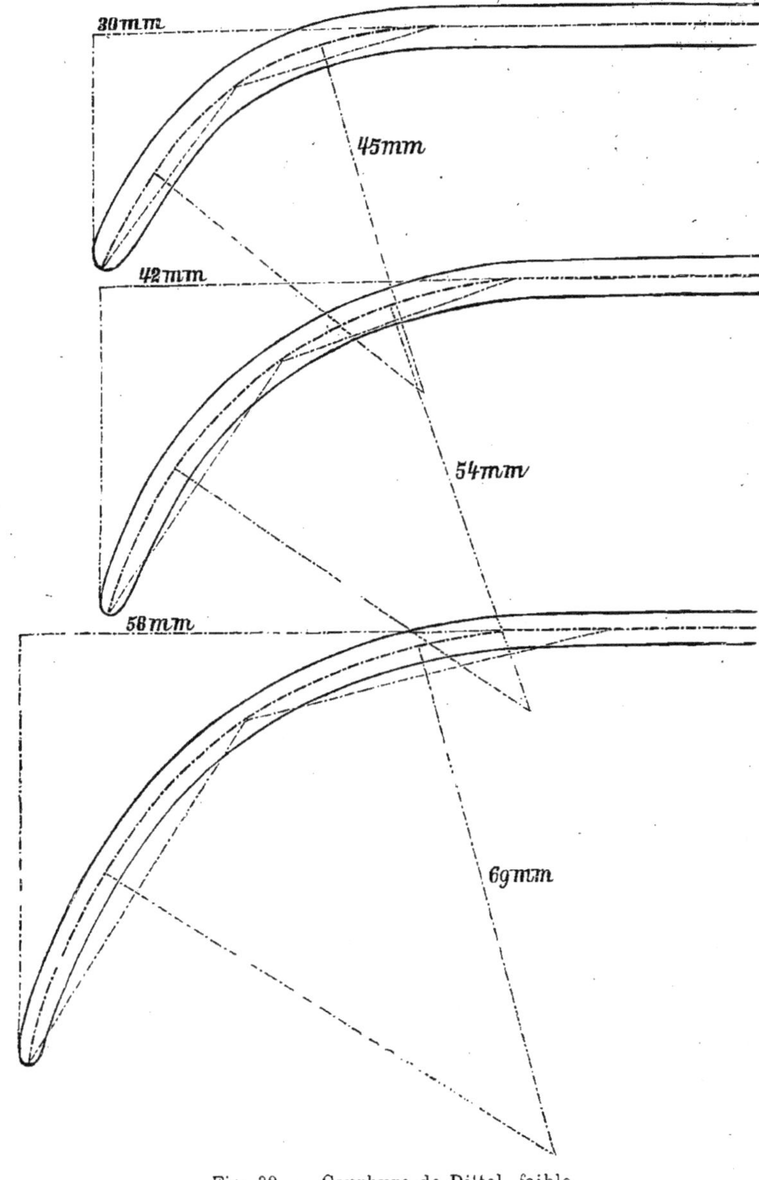

Fig. 38. — Courbure de Dittel, faible.
Fig. 39. —   —   moyenne.
Fig. 40. —   —   forte.

mètres de diamètre, et une longueur d'arc se rapprochant le plus
possible du tiers de la circonférence complète (fig. 41). Dans les

urèthres particulièrement longs, par exemple chez les prostatiques, on peut aller jusqu'à une courbure de 13 centimètres de diamètre, et d'autre part, dans les urèthres courts, descendre à une courbure de 10 centimètres.

Gely est revenu plus tard des grandes courbures et se contente dans la majorité des cas du petit diamètre de 10 centimètres. Guyon suit la même voie en préconisant comme la plus favorable, une courbure de 10 à 11 centimètres de diamètre et en réservant les grands diamètres pour les cas particulièrement accentués d'hypertrophie prostatique. Cet auteur veut que la longueur d'arc soit égale au tiers de la circonférence.

Parmi les auteurs anglais qui se sont occupés de cette question, Thompson mérite une mention spéciale : ses études sont basées sur des recherches anatomiques. Selon lui, la courbure utile dans la majorité des cas doit avoir un diamètre de $8^{cm},2$, et la longueur de l'arc doit être des 3/10 de la circonférence. Thompson est donc, de tous les auteurs que nous avons cités, celui qui préconise la courbure de plus court rayon.

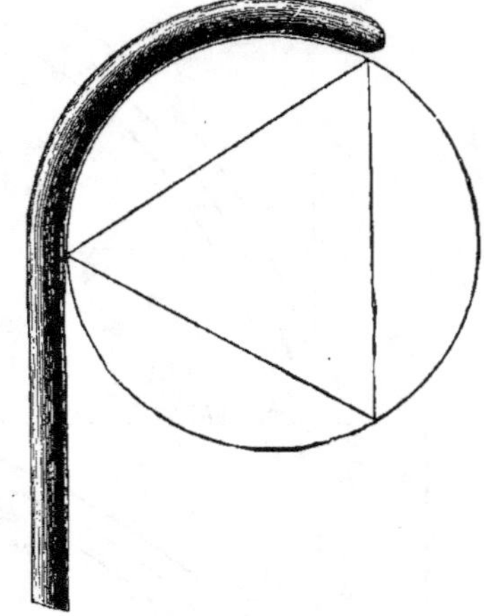

Fig. 41. — Courbure de Gely.

Avec les formes que nous venons d'indiquer, la série des instruments préconisés est loin d'être épuisée. Certains auteurs recommandent une courbure d'un diamètre plus élevé que le maximum de $13^{cm},8$ préconisé par Dittel (Chelius dans son *Traité de Chirurgie* de 1840, préconise une courbure de 16 centimètres de diamètre) ; et d'autre part, d'autres médecins préconisent une courbure descendant en dessous du minimum indiqué, par exemple Berton vers 1825, dit que la courbure du bec du cathéter ne doit pas dépasser le plus petit diamètre de l'urèthre, qui est d'après lui de 3 à 4 lignes, par conséquent de moins de 1 centimètre.

Dans la plupart des sondes métalliques que nous venons de décrire, le bec est relié à la tige par une portion régulièrement arquée. Dans les instruments dont nous allons parler maintenant, l'extrémité vésicale des instruments ressemble moins à un arc qu'à un genou ou à une hache. L'instrument le plus connu de cette variété est le cathéter à calculs ou cherche-pierre de Thompson-Guyon. Son bec est court et relié à la tige par un angle aigu se rapprochant presque de l'angle droit. Cet instrument peut dans certains cas être employé avantageusement dans le traitement des maladies qui nous occupent, car « outre sa valeur diagnostic pour la vessie, il est aussi propre à bien déterminer la longueur de la portion prostatique ou même de tout l'urèthre postérieur ; une connaissance exacte de ces mesures est souvent très intéressante : par exemple elle peut influencer essentiellement le choix des formes des dilatateurs ou l'introduction plus ou moins profonde de ces instruments. En outre, on peut employer aussi éventuellement cet instrument pour des cathétérismes ou des lavages chez des malades qui outre leur blennorrhagie chronique, présentent encore une hypertrophie de la prostate. »

On peut aussi employer des sondes métalliques avec un bec court, courbe à angle plus ou moins obtus par rapport à la tige, et ayant la forme bien connue des sondes élastiques de Mercier. Personne ne mettra en doute qu'il est possible de pénétrer facilement dans la vessie avec un instrument de ce genre dans les conditions les plus diverses de l'état normal et pathologique ; les cystoscopes de Nitze et des autres auteurs qui s'en rapprochent par la forme de leur bec, ont depuis longtemps passé dans la pratique médicale.

Après avoir mentionné toutes ces variétés de forme de l'extrémité des sondes métalliques, nous devons maintenant indiquer quelle est la forme qui, dans la pratique, convient au plus grand nombre de cas. Le plus souvent, à notre avis, la forme employée n'a pas grande importance et on peut obtenir de bons résultats avec une forme ou avec l'autre. Pour nous, nous employons le plus souvent des sondes de la forme représentée figure 44, qui correspond presque complètement à la courbure courte de Dittel avec une courbure d'un diamètre de 9 centimètres et une longueur d'arc à peu près du quart de la circonférence. Nous possédons aussi en réserve des sondes d'une courbure de plus grand diamètre, correspondant aux grandes courbures de Dittel et de Gely-Guyon ; car il existe des cas évidents où, avec une courbure très accusée, on arrive dans la vessie avec plus de sûreté et moins d'inconvénients pour le malade. Selon nous, ces faits ne relèvent pas uniquement de l'hypertrophie prostatique et il est impossible de déterminer de prime abord d'après n'importe quel signe, si telle ou telle courbure est propre au malade. Nous nous laissons guider par des essais préalables. Quand on emploie des sondes courbes en arc de cercle, on aura soin de vérifier que la courbure soit partout régulière et il faut rejeter celles dont la courbure ne se poursuit pas jusqu'à l'extrémité du bec, mais qui deviennent rectilignes en ce point.

Disons maintenant quelques mots des sondes métalliques droites, préconisées par quelques anciens chirurgiens. Il ressort de ce que nous venons de dire, que nous ne recommandons pas du tout les sondes métalliques droites. Quand on veut parvenir dans la vessie avec l'œil de la sonde, il faut nécessairement étirer fortement la portion postérieure de l'urèthre et tirer vers le bas le ligament suspenseur de la verge, ce qui est très désagréable au malade ; d'ailleurs dans la plupart des cas on n'arrive pas aussi facilement au cathétérisme qu'avec les sondes déjà décrites. L'urologue moderne doit être assez habitué à l'examen uréthroscopique de la partie postérieure de l'urèthre par des instruments droits, pour ne pas en être

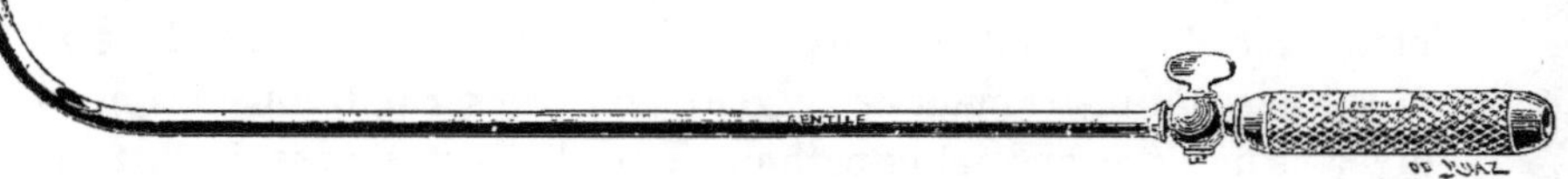

Fig. 42. — Sonde exploratrice de Guyon.

arrêté. Mais puisqu'on a le choix, nous préconisons sans hésitation les formes courbes.

Nous devons maintenant considérer *les yeux* de la sonde, c'est-à-dire les ouvertures destinées à l'écoulement de l'urine. Ces ouvertures ne doivent être ni trop grandes, ni trop petites. Si elles étaient trop grandes, elles pourraient nuire à la solidité du bec ; trop petites, elles peuvent ne pas permettre l'écoulement de l'urine, particulièrement lorsqu'il existe des hémorragies avec formation de caillots. On doit aussi examiner avec attention les bords de l'ouverture et rejeter les bords aigus qui peuvent blesser le canal pendant l'introduction. La plupart des sondes métalliques présentent deux ouvertures sur leurs parties latérales.

Il existe cependant des sondes qui ne présentent qu'une seule ouverture et la situation de celle-ci est très variable. Les anciens cathéters à pierre de Thompson avaient leur ouverture à la partie convexe du bec ; et dans le même instrument modifié par Guyon l'œil se trouve au niveau de la partie concave (fig. 42). Cette dernière modification nous paraît très justifiée, principalement à cause du veru montanum qui s'accrochait facilement dans l'ouverture placée du côté convexe.

Entre les yeux et l'extrémité de la sonde, il existait autrefois un cul-de-sac mais comme celui-ci est très difficile à nettoyer, on l'a bouché dans les nouveaux modèles.

Une autre forme de sonde possède une ouverture située au centre

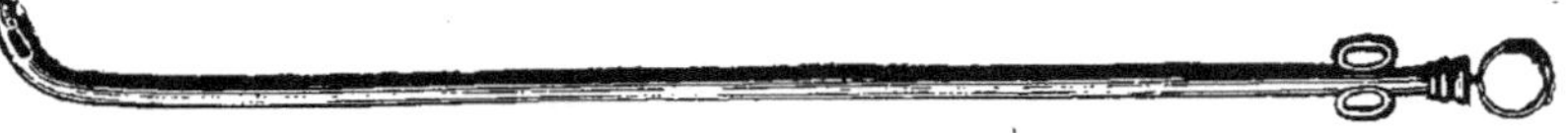

Fig. 43. — Sonde métallique à courbure de Mercier.

de l'extrémité vésicale. Alors qu'il est superflu dans les sondes à ouverture latérale d'obturer les yeux à l'aide d'un mandrin pendant l'introduction et le retrait de l'instrument, ceci est absolument indispensable quand l'ouverture se trouve à l'extrémité.

Nous avons maintenant une vue d'ensemble suffisante sur les différentes formes de l'extrémité vésicale des sondes métalliques.

La *tige* de l'instrument est soit rectiligne, soit comme dans l'instrument du chirurgien français Petit un peu recourbée à son extrémité distale de façon à avoir dans son ensemble la forme d'un S. Oberlaender emploie beaucoup cette forme de sonde métallique : il considère la seconde courbure comme pratique et facilitant beaucoup l'écoulement de l'urine et des liquides de lavage. On doit de la sorte moins abaisser la sonde pour arriver à vider complètement la vessie, ce qui permet d'éviter la compression désagréable de la paroi supé-

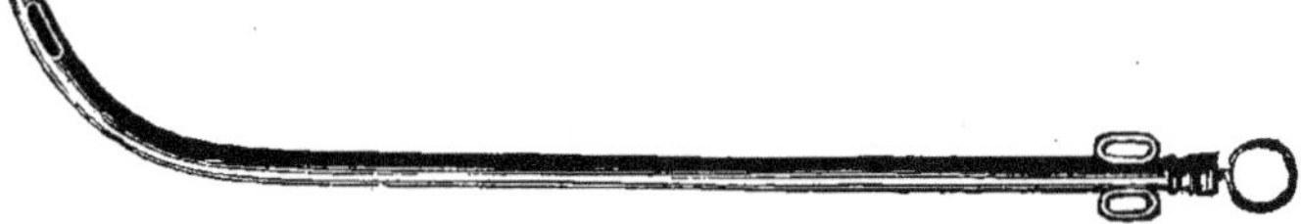

Fig. 44. — Sonde métallique à courbure de Dittel.

rieure de cet organe. La longueur totale des sondes métalliques est d'environ 30 centimètres. On ne doit pas diminuer cette longueur, car on pourrait avoir des difficultés dans le cas d'hypertrophie prostatique.

L'*extrémité distale* des sondes métalliques est en général pourvue d'un ou de deux anneaux qui sont un soutien pour la main au moment de l'introduction ou du retrait de l'instrument. Ces anneaux, vu leur situation fixe, permettent aussi de repérer constamment la situation du bec lorsque l'instrument est profondément introduit.

L'ouverture distale peut être simple, ou bien pourvue d'un appendice permettant d'adapter un tube en caoutchouc ou une pièce intermédiaire pour faciliter le lavage ou l'écoulement de l'urine. D'autres

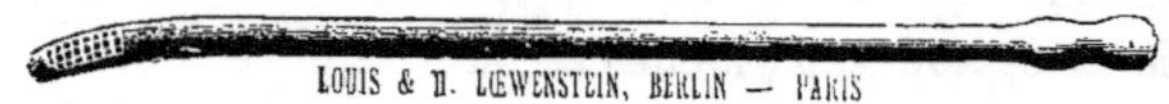

Fig. 45. — Laveur de Ultzmann.

fois cette extrémité distale présente une dilatation en infundibulum, permettant de faire les lavages sans raccord.

A ce niveau également, on trouve un numéro indiquant le calibre de l'instrument.

L'instrument de Thompson-Guyon possède une poignée spéciale de forme cylindrique ou polygonale permettant de mobiliser facilement le bec dans la vessie suivant toutes les directions.

Les *matériaux* employés pour la fabrication des sondes métalliques

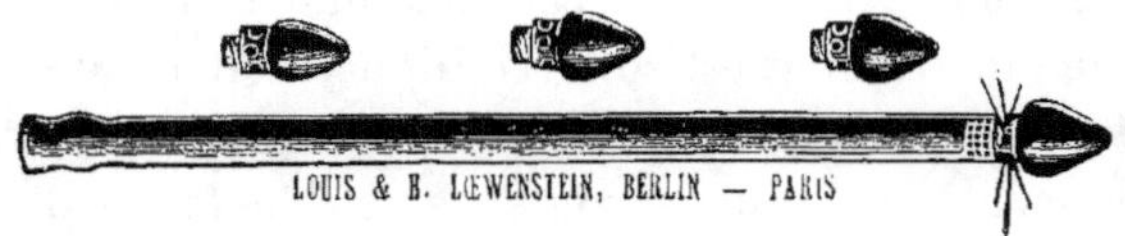

Fig. 46. — Laveur à olives interchangeables.

sont très variables. Les meilleures sont en argent dur, mais leur prix est assez élevé. On emploie principalement aujourd'hui l'alliage de Christophle nickelé ou fortement argenté.

On doit posséder les sondes métalliques entre le 10 et 20 Charrière.

Donnons maintenant la description de quelques instruments métalliques, uniquement employés comme *laveurs*. On les distingue en

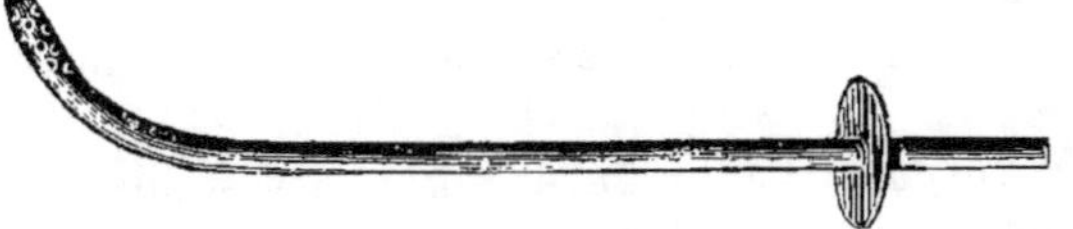

Fig. 47. — Injecteur courbe de Ultzmann.

deux classes : ceux qui sont destinés à l'urèthre antérieur et ceux qui sont destinés à la fois aux urèthres antérieur et postérieur. Ces derniers instruments peuvent aussi dans une certaine mesure être employés pour laver la vessie. Ces laveurs servent à imprégner la muqueuse de médicaments tels que solution d'acide borique, de nitrate d'argent, de permanganate de potasse, etc... Les formes droites servent également au lavage de l'urèthre antérieur, pratiqué dans un but de diagnostic, comme par exemple dans l'épreuve des cinq verres. Oberlaender les emploie dans deux formes principales :

1° Des tubes en argent, légèrement courbés en avant, d'une longueur de 15 centimètres, et d'un calibre de 14 à 20 Charrière. Ils présentent une extrémité centrale perforée en pomme d'arrosoir et permettant un passage facile des eaux de lavage ;

2° Un tube droit en argent, de 15 centimètres de longueur, d'un diamètre de 15 Charrière, pourvu à son extrémité centrale d'un pas de vis sur lequel on peut fixer des olives variant de 18 à 24 Charrière. Sous l'olive existent de petites ouvertures pour le passage des liquides (fig. 46).

On emploie souvent pour l'urèthre postérieur l'injecteur courbe de

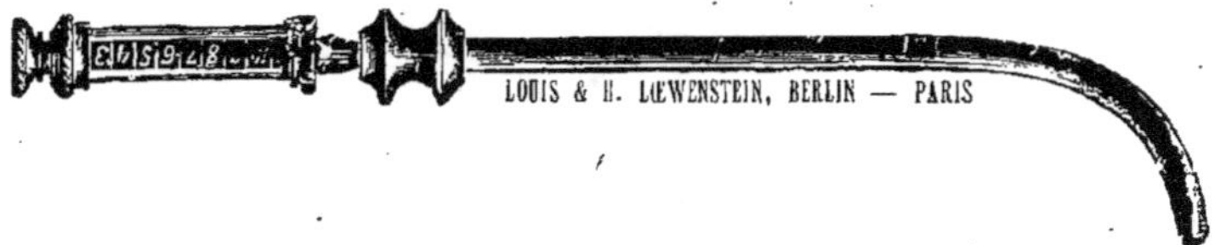

Fig. 48. — Instillateur de Ultzmann.

Ultzmann (fig. 47). Sa longueur primitive n'était que de 17 centimètres, ce qui était un peu juste pour les urèthres longs. Sa forme actuelle, légèrement modifiée par Oberlaender, est constituée par un tube courbé de 20 centimètres de longueur, d'un diamètre de 15 Charrière, avec de petits orifices disposés suivant des lignes à son extrémité vésicale. Ce genre de perforation en forme d'arrosoir facilite la sortie du liquide dans les urèthres étroits et sensibles et permet une répartition beaucoup plus uniforme à la surface de la muqueuse que celle fournie par les instruments ordinaires à une ou deux grosses ouvertures.

L'instillateur de Ultzmann trouve aussi un emploi fréquent. Sa forme extérieure est semblable à celle de l'injecteur représenté figure 47 ; il s'en distingue en ce que son canal n'est représenté que que par un espace capillaire et qu'il se termine par une petite ouverture unique à l'extrémité du bec. Cet instrument permet de déposer par gouttes dans la vessie et dans l'urèthre postérieur, les solutions concentrées de nitrate d'argent. La figure 48 le représente accompagné de sa seringue. Pour notre part, nous ne le recommandons pas ; et, si l'on veut faire usage de ce mode de traitement, nous conseillons d'employer l'instillateur de Guyon, sur lequel nous reviendrons, qui permet grâce à son extrémité olivaire une grande précision dans la localisation.

Kollmann a décrit en 1895 un laveur destiné à l'urèthre antérieur. Il se compose de 4 tubes présentant, le long des côtés et dirigés vers

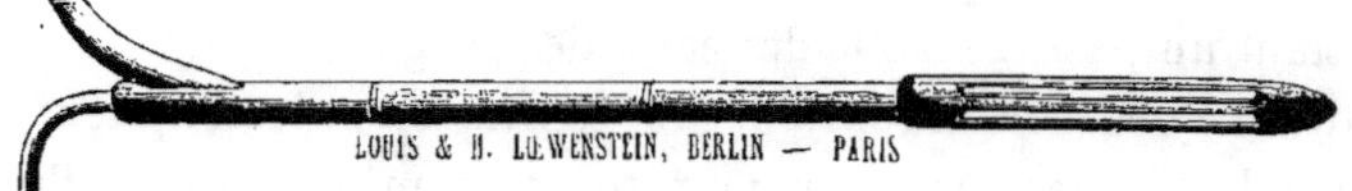

Fig. 49. — Laveur de Kollmann.

l'intérieur, de nombreux trous auxquels aboutit un tuyau d'adduction assez gros. Dans les injections d'une force moyenne, le liquide jaillit par les trous, vient frapper fortement la surface de la muqueuse et celle-ci s'étend librement devant lui. Le retour du liquide se fait par un large tuyau central.

Le laveur de Kollmann ne convient pas dans le cas de méat étroit ou lorsqu'il existe de gros infiltrats de l'urèthre antérieur. Il est difficile en effet d'en construire d'un calibre inférieur au 20 Charrière ; mais il a l'avantage quand on réussit à l'introduire dans l'urèthre que la solution n'est jamais en état de surpression et qu'elle ne peut pas passer même en petite quantité à travers l'urèthre membraneux dans la vessie.

Dans le laveur de Zuelzer, l'eau de lavage parvient dans l'urèthre jusqu'à l'extrémité du laveur par un tube de caoutchouc ; de là, le liquide s'échappe dans l'urèthre qui est maintenu dilaté par 4 petites tiges et, revient à l'ouverture du tube. L'extré-

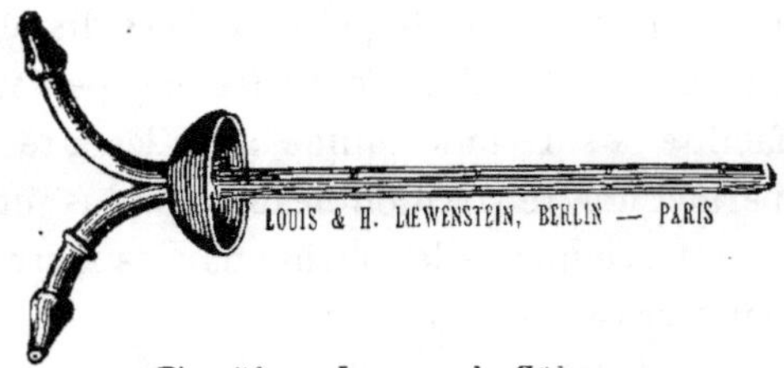

Fig. 50. — Laveur de Zülzer.

mité de l'instrument est élargie de manière à ce que le liquide ne puisse aller au delà de la partie à laver et particulièrement dans la vessie.

Les avantages principaux de ces instruments sont que la muqueuse n'est pour ainsi dire pas recouverte par eux et que la large lumière des tuyaux d'adduction et de retour permet un lavage très abondant. Le calibre est en général de 18 à 22 Charrière. Dans les numéros faibles, ces instruments peuvent remplacer les dilatateurs-laveurs dans le cas où on ne peut les introduire.

Comme matériel pour la construction des laveurs, l'argent dur se recommande particulièrement. La plupart des instruments livrés dans le commerce sont cependant de Christophle nickelé ou argenté. Le nickelage de ces instruments ne donne pas une sécurité absolue : il peut se détruire par endroits, particulièrement lorsqu'on emploie des liquides assez forts, ce qui est bientôt préjudiciable à la solidité de l'instrument.

Passons maintenant aux *bougies métalliques pleines*. On les divise de la façon suivante :

1° Bougies droites, encore appelées bougies uréthrales, destinées uniquement à l'examen ou à la dilatation de l'urèthre antérieur ;

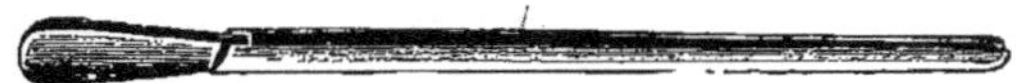

Fig. 51. — Bougie conique pour l'urèthre antérieur.

2° Bougies courbes destinées à l'examen et au traitement de l'urèthre tout entier et même quelquefois de la vessie.

Les bougies droites dont nous nous servons sont la plupart du temps légèrement coniques. La différence de calibre entre la partie la plus mince et la plus volumineuse est de 2 ou 3 numéros Charrière. Nous n'employons qu'exceptionnellement les bougies droites cylin-

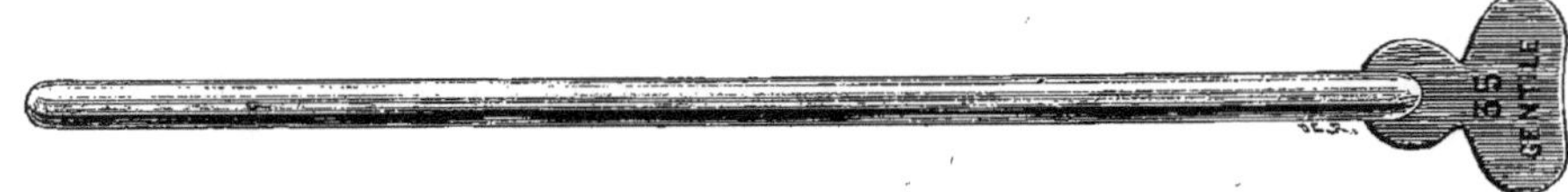

Fig. 52. — Catheter droit cylindrique pour l'urèthre antérieur.

driques. Comme nous les employons non seulement pour la pars pendula, mais pour l'urèthre antérieur entier, jusqu'à l'isthme, la longueur de la tige doit être au moins de 15 centimètres. Si l'on voulait arriver à l'isthme avec des instruments plus courts, on devrait rétracter le pénis dans le sens de la longueur, ce qui ferait rentrer l'extrémité de la tige et la poignée dans le méat. D'ailleurs, dans l'introduction des bougies, loin d'écraser la verge dans le sens de la longueur, on doit au contraire l'étirer ; et, si Guyon se contente de bougies droites de 10 à 15 centimètres, c'est parce

qu'il ne les emploie que pour les parties les plus antérieures de
l'urèthre.

La poignée des bougies droites est formée par une lame métallique,
où se trouvent indiqués les numéros du calibre de l'instrument. Dans

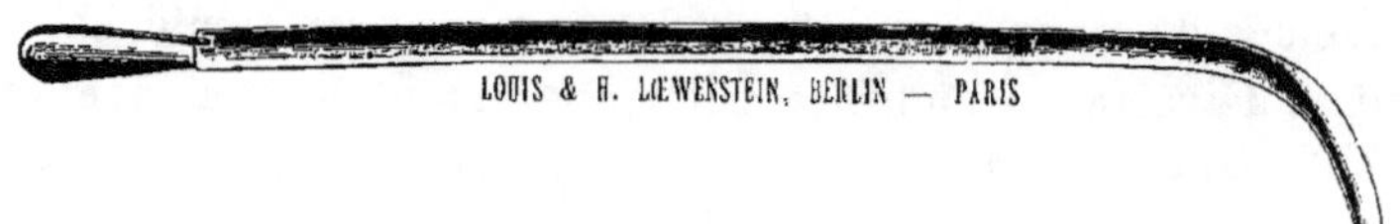

Fig. 53. — Bougie à courbure de Dittel de court rayon.

les sondes coniques, ce numéro se rapporte à la partie la plus large.

Nous ne saurions trop recommander ces bougies coniques droites,
ou bougies urétrales de Kollmann, pour la dilatation des méats étroits
et comme préparation à la dilatation.

Les bougies courbes que nous employons sont, comme les formes

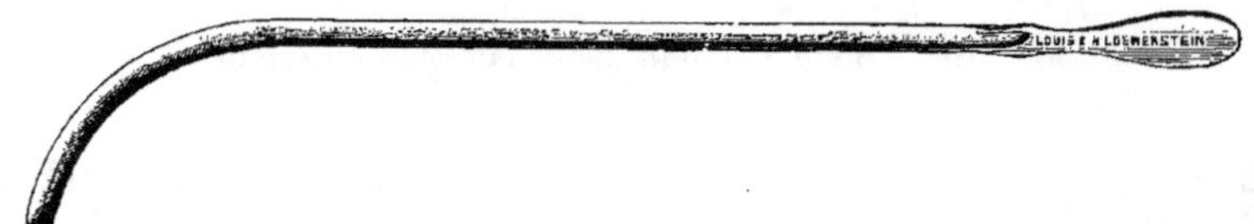

Fig. 54. — Bougie à courbure de Dittel de grand rayon.

droites, légèrement coniques ; et la différence de calibre entre la
partie dilatée et la rétrécie est aussi de 2 ou trois numéros Charrière.

Nous renvoyons à ce que nous avons dit sur la courbure des sondes
métalliques, qui est également de mise pour les bougies. Les figures
53 et 54 représentent les bougies que nous employons de préférence.

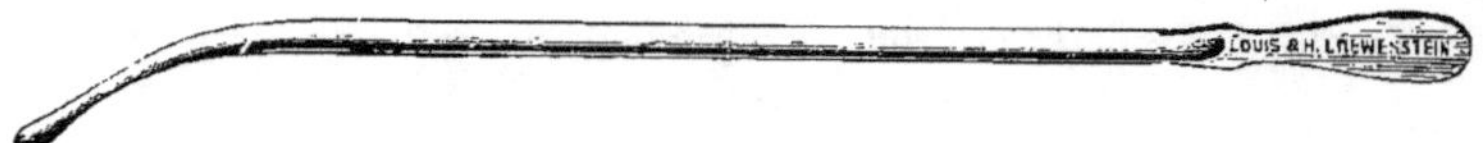

Fig. 55. — Bougie de Roser.

En plus des formes déjà décrites, nous voulons indiquer la forme
boutonnée de Roser, dont la courbure rappelle celle de la sonde du
chirurgien français Berton. Ces sondes boutonnées doivent, suivant
leur auteur, être employées pour le diagnostic et le traitement des
rétrécissements. On ne les emploie pour ainsi dire plus à l'heure
actuelle mais nous les citons car on les trouve encore dans le commerce et dans l'arsenal de certains médecins non spécialisés.

Une forme d'une grande importance pratique est celle de Benique; la courbure autrefois employée est représentée figure 56, la partie courbe correspond à peu près à la moitié d'une circonférence.

Cette bougie n'est pas toujours facile à introduire particulièrement dans les urèthres postérieurs courts, ou quand, à la suite d'infiltrations, le colliculus seminalis est fortement saillant. Aussi on préfère généralement la forme représentée dans la figure 57, que l'on désigne habituellement sous le nom de bougie de Guyon. D'après ce dernier auteur, la courbure doit représenter un segment de circonférence d'un diamétre de 7^{cm},2 et d'une longueur plus élevée que le quart de la circonférence, mais n'atteignant pas complètement le tiers.

L'avantage principal de la bougie métallique forme Benique-Guyon réside principalement dans la longueur de la partie courbe. Elle est

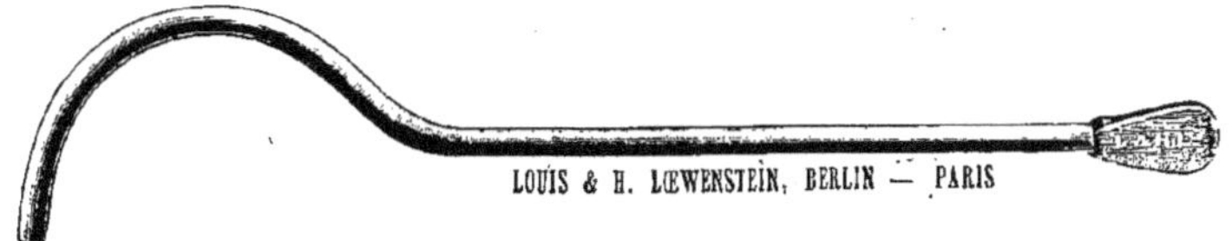

Fig. 56. — Bougie Beniqué (ancien modèle).

donc particulièrement intéressante dans les cas d'hypertrophie prostatique, à condition que cette hypertrophie ne soit pas trop accentuée. Dans les cas qui nous occupent spécialement, elles ont une grande utilité ; car, vu leur forte courbure, elles exercent une forte pression sur le veru montanum et les canaux excréteurs des glandes qui viennent y déboucher. Cette action n'est obtenue d'une manière équivalente par aucune autre forme d'instrument.

Alors que toutes les bougies courbes que nous avons décrites étaient la plupart du temps légèrement coniques, cette conicité n'existe pas dans les bougies Benique-Guyon, qui sont puremeut cylindriques.

La longueur des bougies métalliques courbes doit être égale à 28 ou 30 centimètres.

A l'époque preaseptique, la poignée des bougies métalliques était en bois ; aujourd'hui elle est constituée par une lame métallique sur laquelle est inscrit le numéro correspondant au calibre de l'instrument.

On peut naturellement entreprendre la dilatation de l'urèthre antérieur seul avec les bougies métalliques courbes ; mais ces instruments ne sont pas adaptés à ce genre d'opération et il est recommandé d'employer plutôt les tiges uréthrales droites. Les bougies métalliques ont un diamètre courant de 15 à 30 Charrière et on peut les employer au lieu des dilatateurs à vis au début du traitement par la dilatation,

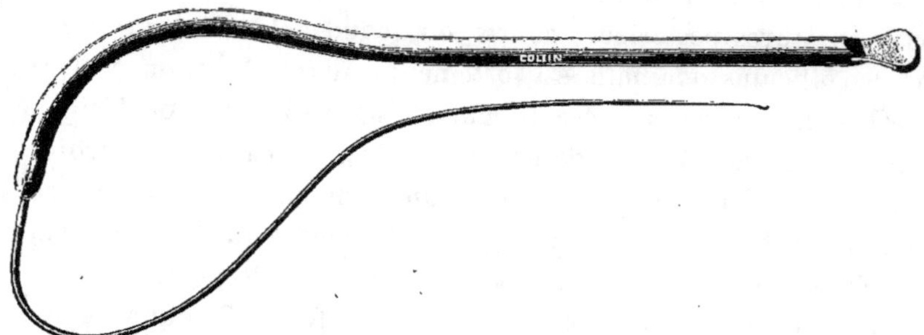

Fig. 57. — Bougie Beniqué-Guyon, avec bougie conductrice.

si le méat est suffisamment large pour permettre leur introduction sans difficulté. Kollmann conseille de toujours employer les numéros moyens pour préparer la voie aux dilatateurs à vis, surtout lorsqu'on a l'intention d'employer les instruments à revêtement de caoutchouc.

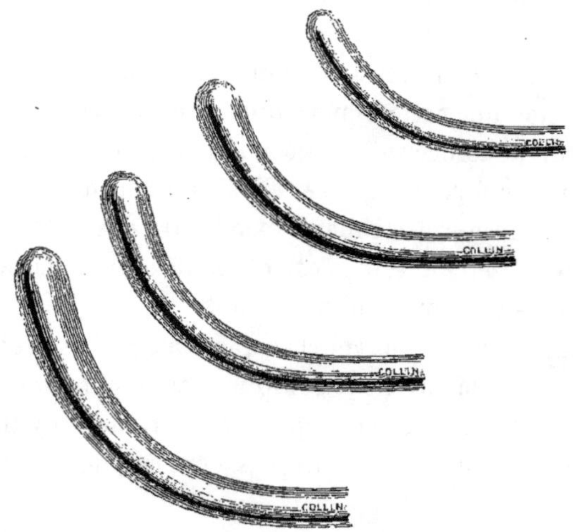

Fig. 58. — Extrémité de l'explorateur vésical de Guyon

Quand nous avons parlé des sondes métalliques, nous avons dit quelques mots de l'explorateur à calculs de Thompson-Guyon. Il existe une forme de cet instrument sans canal intérieur. La forme de Guyon se distingue de toutes les autres en ce que son bec n'est pas

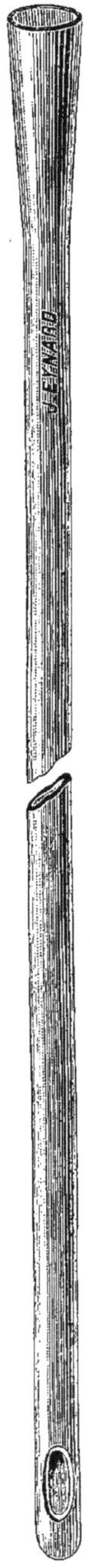

Fig. 59. — Sonde cylindrique droite.

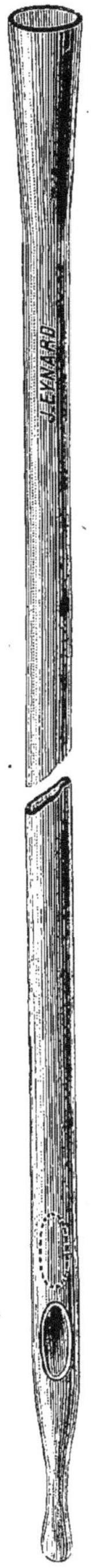

Fig. 60. — Sonde droite conique boutonnée.

cylindrique, mais aplati. Les surfaces les plus grandes sont situées à droite et à gauche, ce qui est important lorsqu'il s'agit d'étudier la vessie, et par conséquent de tâter ou de sentir surtout dans le sens latéral. La forme du bec est analogue à celle des lithotriteurs. La longueur du bec qui correspond le mieux à la majorité descas est d'après Guyon de 2,6 à 3,4 centimètres. La courbure du bec est représentée grandeur naturelle fig. 58 : elle représente une longueur de bec de 3,4 centimètres. Les bougies métalliques sont la plupart du temps construites en Christofle nickelé : on en trouve aussi en acier nickelé mais elles ne sont pas recommandables, car, même avec un nickelage soigneux, elles s'oxydent facilement.

D'autres bougies métalliques sont faites en étain. Elles ont le grand avantage d'être malléables à volonté ; mais elles peuvent aussi se déformer facilement pendant l'opération, si l'introduction est laborieuse. Aussi ne les utilise-t-on presque plus, et avec raison selon nous.

Instruments élastiques. — Les premiers instruments élastiques destinés à l'urèthre furent fabriqués au milieu du siècle dernier, pour la première fois en France. Ces instruments doivent-être choisis d'une excellente qualité sans quoi on risque des accidents, comme le bris de morceaux de sonde dans la vessie.

Voici comment on fabrique ces instruments élastiques : comme support, on utilise un tissu tressé et serré de coton, de soie, ou bien mi-soie mi-coton, qu'on enroule sur une tige métallique : le lin n'est plus employé aujourd'hui. On y perce le

mieux possible les yeux,
puis l'on recouvre ce support tissu de plusieurs
couches de laque et de
résine ; les couches de
laque imbibent le tissu,
et les dernières consti-
tuent la surface de l'instrument. La bonne qua-
lité d'un instrument ne
dépend pas seulement de
la nature des matériaux
employés pour le tissu,
les tissus de soie étant
les plus résistants, mais
aussi du revêtement de
laque : ce revêtement doit
être uni et avant tout
élastique. Il faut que
lorsqu'on courbe la son-
de, il ne se forme dans
le revêtement ni pli ni
déchirure : il ne doit pas
entourer seulement le
support tissué extérieu-
rement, mais former
aussi une couche épaisse
à l'intérieur de la sonde :
Enfin il ne doit pas se
liquéfier à l'humidité, et
la surface ne doit jamais
se rider. Nous renvoyons
à un travail particulièrement intéressant de Pos-
ner et Franck [1] sur les

1. Sur les Bougies élastiques, par Posner et Franck.
*Centralblatt für die Krank-
heiten der Harn- und Se-
xualorgane*, 1897.

BLENNORRHAGIE.

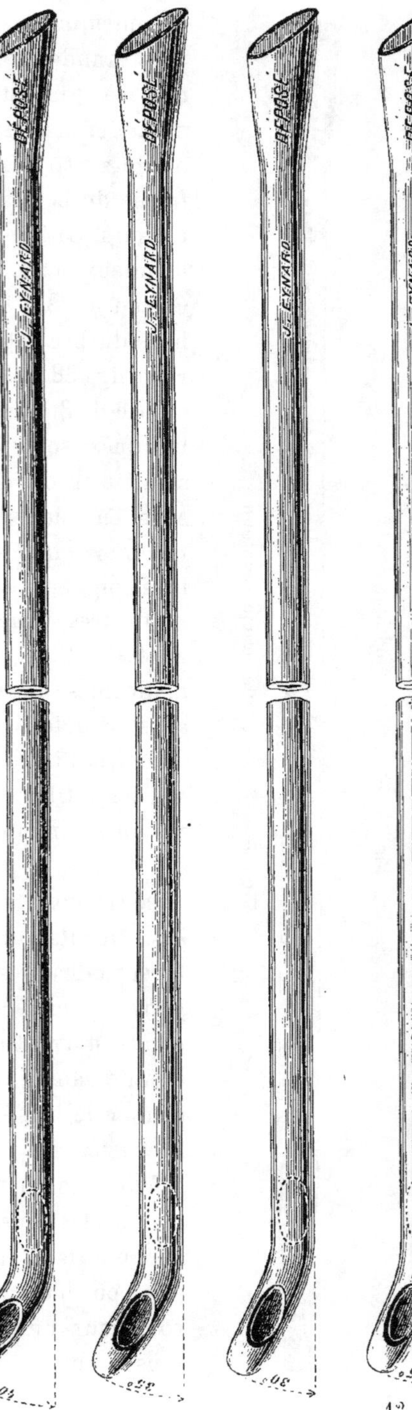

Fig. 61, 62, 63, 64. — Sondes à courbure de Mercier (variations de l'angle).

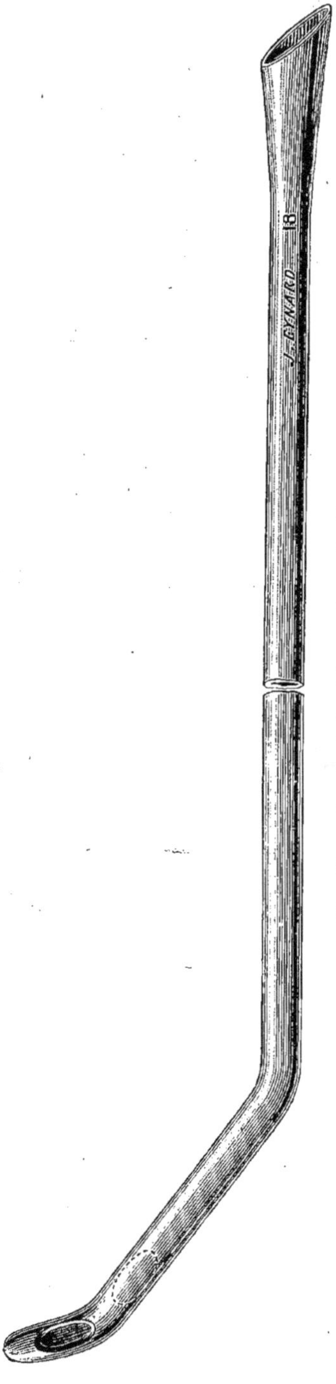

Fig. 65. — Sonde à double courbure de Mercier.

propriétés des différentes sondes élastiques et leur résistance à l'ébullition.

Nous devons ici encore, distinguer les sondes et les bougies. Parmi les *sondes* on trouve les formes principales suivantes : la forme cylindrique droite (fig. 59), la forme droite et cônique et la forme droite cônique boutonnée (fig. 60). Dans un grand nombre de cas on emploie la sonde cylindrique à courbure de Mercier (fig. 61). Cette courbure facilite le passage de l'urèthre antérieur dans l'urèthre postérieur ; mais surtout, dans les maladies qui nous occupent, elle permet de franchir commodément l'urèthre prostatique sensible.

Guyon recommande pour les sondes élastiques 4 variétés de ces courbures ; l'angle que fait le bec par rapport à la tige ne doit pas suivant lui descendre en dessous de 25° ni dépasser d'autre part 40°.

La moyenne entre ces deux extrêmes donne des instruments dans lesquels le bec présente un angle de 30 à 35°. La meilleure longueur de bec de la sonde de Mercier est, d'après Guyon, de 10 à 15 millimètres et cet auteur considère comme une faute de descendre au-dessous de 10 millimètres. On peut utiliser des becs un peu plus longs que 15 millimètres à condition que l'angle de courbure ne dépasse pas 30°. Nous nous ralliions à l'opinion de Guyon et nous recommandons particulièrement une courbure peu accentuée du bec. A l'usage d'ailleurs, cette courbure diminue encore.

Dans le traitement des affections qui nous intéressent, on a rarement l'occasion de se servir des sondes de Mercier à double courbure (fig. 65). Elles sont utiles chez les malades qui, outre la blennorrhagie, présentent une hypertrophie de la prostate ou bien quand le cathétérisme est particulièrement difficile. Ces instruments ne se laissent pas toujours facilement guider et d'autre part sont rapidement hors d'usage. Aussi Guyon recommande-t-il des instruments plus

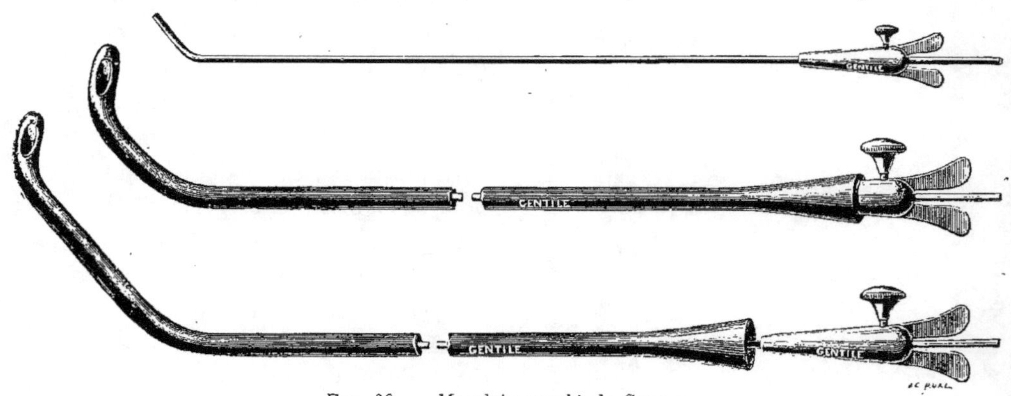

Fig. 66. — Mandrin coudé de Guyon.

résistants auxquels on donne soi-même la courbure désirée. Il emploie une sonde élastique à simple courbure de Mercier, et il y adapte exactement un mandrin ayant lui-même la courbure de Mercier. On ne fait pas pénétrer ce mandrin jusqu'à l'extrémité du bec, mais on le laisse éloigné de quelques centimètres. De ce fait, la sonde acquiert la seconde courbure nécessaire (fig. 66). Cette figure montre comment, lorsqu'on retire le mandrin, le bec a tendance à se diriger vers le haut; cette circonstance, dans le cas de barre prostatique marquée, facilite considérablement le cathétérisme. Le mandrin porte une poignée, construite suivant les indications de Voillemier et Guyon. Cette poignée se compose d'un bouchon métallique cônique à l'intérieur duquel glisse le mandrin. Ce mandrin est fixé dans n'importe quelle position au moyen d'une vis.

Dans d'autres cas on fait usage d'un mandrin présentant une courbure analogue à celle de Beniqué. On ne le fait pas non plus pénétrer jusqu'à l'extrémité vésicale de la sonde mais au contraire l'on doit laisser bien marquée la courbure de Mercier (fig. 67).

Il va de soi que l'on peut donner au mandrin telle autre courbure

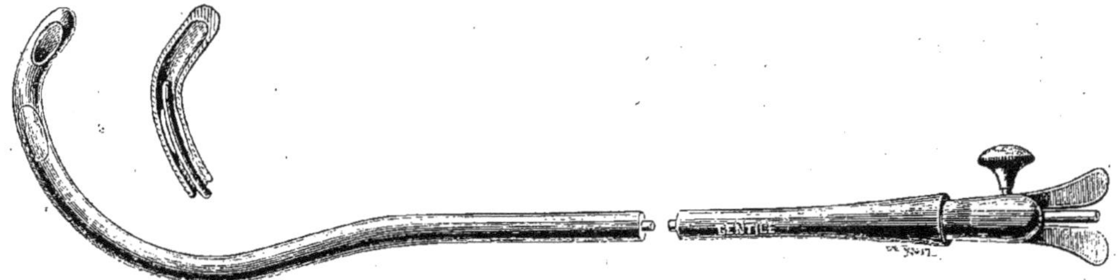

Fig. 67. — Mandrin à courbure de Guyon.

que l'on désire; et l'on peut employer avec ces mandrins non seulement les sondes à courbures de Mercier, mais aussi les formes droites ordinaires. Cependant, ces mandrins sont particulièrement utiles lorsqu'on les adapte à la sonde de Mercier à une courbure.

Les sondes élastiques doivent à notre avis n'avoir qu'un seul œil; celles qui ont deux yeux se laissent facilement plier au niveau de la

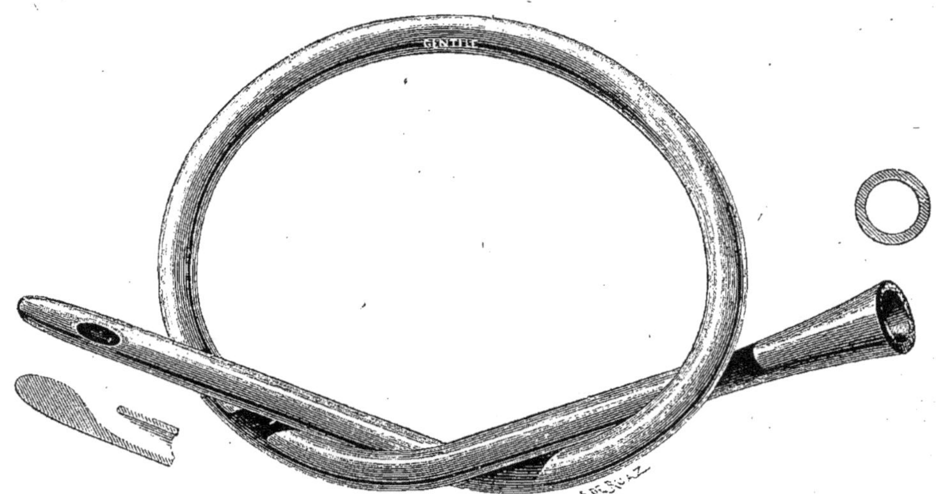

Fig. 68. — Sonde de Nélaton.

pièce intermédiaire. La partie de la sonde qui se trouve au delà de l'ouverture ne doit pas être creuse mais pleine (fig. 68), car le cul de sac ainsi formé se laisse très difficilement nettoyer et devient le réceptacle d'un grand nombre d'impuretés.

Nous devons enfin mentionner les *sondes en caoutchouc mou*.
Elles furent présentées en 1860 par le chirurgien français Nélaton

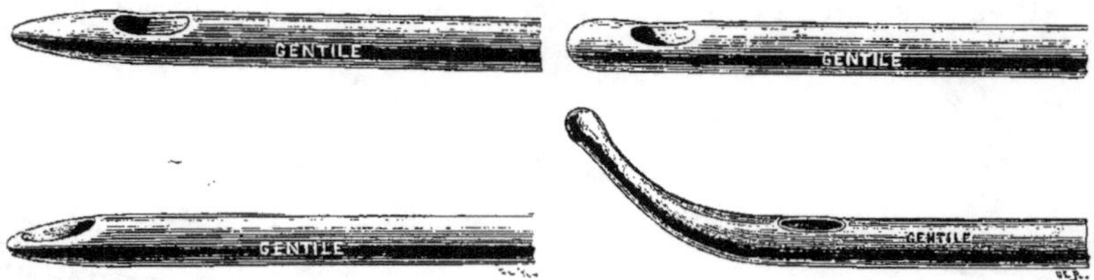

Fig. 69. — Extrémités variables des sondes de Nélaton.

et on les désigne la plupart du temps sous le nom de sondes de Nélaton. On trouve ces sondes dans la forme cylindrique droite et dans la
forme cylindro-cônique : depuis un certain temps, on emploie aussi

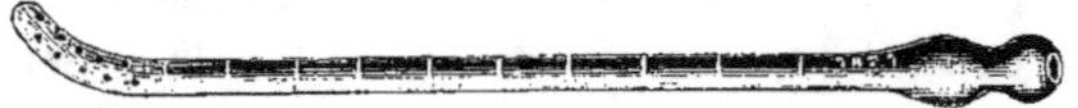

Fig. 70. — Laveur de Letzel.

des sondes en caoutchouc mou présentant une petite courbure de
Mercier et munies d'une olive ; nous recommandons particulièrement
cette dernière variété de sonde dans les urèthres sensibles.

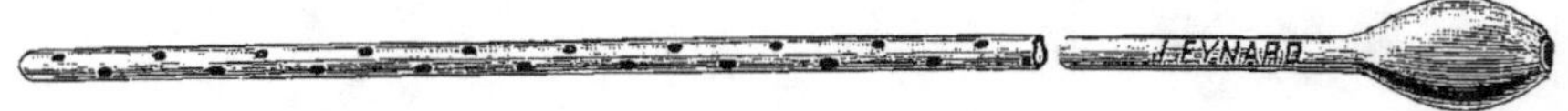

Fig. 71. — Laveur en gomme élastique.

Les meilleures sondes de Nélaton sont de caoutchouc vulcanisé et
leur coloration varie du brun clair au rouge brun.

Les sondes élastiques en gomme et en caoutchouc mou sont

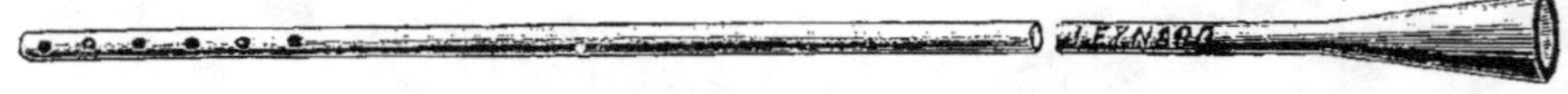

Fig. 72. — Autre laveur en gomme.

employées, dans les maladies qui nous intéressent, pour le même but
que les sondes métalliques déjà décrites c'est-à-dire pour l'examen de
l'urèthre complet, pour l'évacuation de la vessie, pour le lavage de
l'urèthre tout entier ou simplement des parties antérieure et postérieure, pour le lavage de la vessie.

Il existe aussi des instruments élastiques destinés uniquement aux lavages, et particulièrement à ceux de l'urèthre. Ils se distinguent des sondes déjà décrites en ce que au lieu d'avoir à leur extrémité centrale une ouverture unique, ils présentent une série de trous en forme d'arrosoir. Ils ressemblent donc sur ce point aux instruments laveurs métalliques déjà décrits. La figure 70 présente un laveur élastique de Letzel, avec support tissué ; l'extrémité en est un peu courbée car

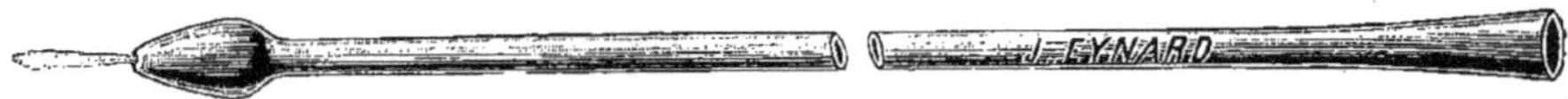

Fig. 73. — Instillateur de Guyon.

il n'est pas destiné uniquement à l'urèthre antérieur mais aussi à l'urèthre postérieur. Dans les laveurs en caoutchouc mou, genre Nélaton, cette courbure fait défaut ; ils sont droits et ressemblent tout à fait par leur forme, sauf la perforation en pomme d'arrosoir, aux sondes de la figure 68.

Enfin, nous devons mentionner encore l'explorateur perforé, ou *instillateur de Guyon*. Cet instrument n'est pas destiné aux lavages, mais exclusivement aux instillations, c'est-à-dire à l'emploi par gouttes des solutions médicamenteuses. Il est employé aussi bien pour les urèthres antérieur et postérieur que pour la vessie. Le canal de l'instrument, destiné à laisser écouler la solution goutte par goutte, doit être construit avec un soin particulier. Il doit en effet posséder sur

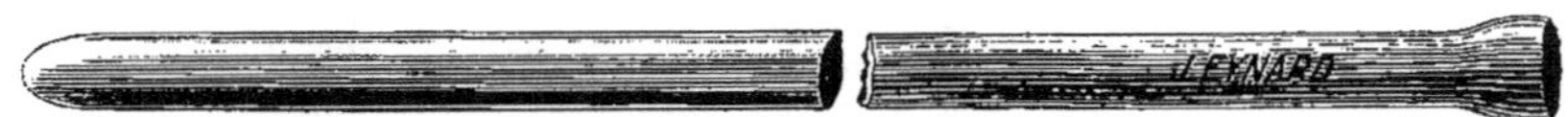

Fig. 74. — Bougie cylindrique.

toute sa longueur un calibre également étroit, presque capillaire. Le canal débouche au centre du bout olivaire par une très fine ouverture. Nous n'employons pas les instruments analogues, mais présentant des ouvertures latérales à la base de l'olive ; la localisation exacte qu'on veut atteindre grâce à cette olive ne peut être obtenue que lorsque le liquide s'écoule par l'extrémité. Outre l'avantage de faire agir les solutions médicamenteuses dans un endroit bien déterminé et bien circonscrit de l'urèthre, en ménageant les parties voisines, ces instruments permettent aussi d'utiliser des solutions de concentration très étevée. Nous reviendrons d'ailleurs sur cette question.

Dans les affections qui nous occupent, on emploie surtout les *bou-*

gies élastiques cylindriques, les còniques et les còniques boutonnées.
Leurs formes et les matériaux de leur construction sont les mêmes
que pour les sondes.

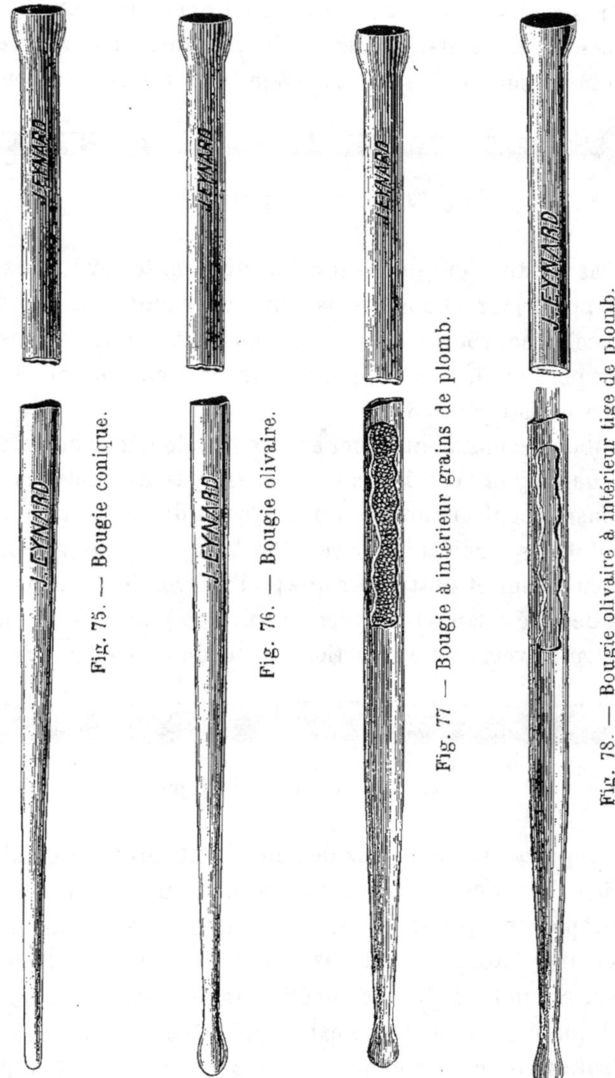

Fig. 75. — Bougie conique.

Fig. 76. — Bougie olivaire.

Fig. 77 — Bougie à intérieur grains de plomb.

Fig. 78. — Bougie olivaire à intérieur tige de plomb.

Pour obtenir une plus grande résistance des bougies élastiques, on
les remplit de petits grains de plomb, ou de copeaux de limaille de
plomb. On obtient aussi des bougies élastiques particulièrement
résistantes, en enfilant l'une sur l'autre pendant la fabrication plu-

sieurs sondes creuses : mais ces bougies ont souvent l'inconvénient d'être moins flexibles que les autres. Les bougies tout à fait minces ou filiformes peuvent présenter un centre de fil d'étain ou de cuivre.

L'emploi des bougies élastiques a considérablement diminué, si on le compare à celui qui en était fait dans les premières années. Cependant on les emploie encore fréquemment dans des cas déterminés, et nous les recommandons principalement au début du traitement des rétrécissements étroits, ainsi que chez les malades âgés, chez lesquels on suppose une hypertrophie de la prostate. Au début du traitement des rétrécissements étroits, on se voit souvent forcé de se servir des numéros les plus faibles de ces instruments élastiques, c'est-à-dire de bougies filiformes. Si on n'arrive pas à franchir le rétrécissement à l'aide des plus simples d'entre elles (fig. 79-80), on emploie celles qui sont représentées dans les figures 81 et 82.

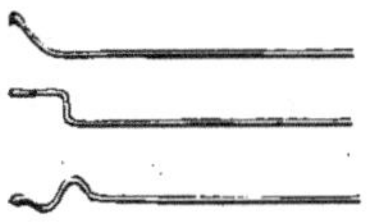

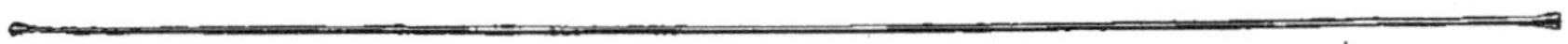

Fig. 79. — Bougie filiforme droite.
Fig. 80. —   —   béquille.
Fig. 81. —   —   baïonnette.
Fig. 82. —   —   spirale.

Dans les sondes élastiques qui présentent une courbure, le numéro du calibre est marqué de telle sorte qu'il permet de repérer la direction du bec de l'instrument quand celui-ci est introduit. Quand les sondes sont construites autrement, il existe au niveau de l'extrémité externe un signe quelconque qui remplit le même but.

Filières. — Quelques mots sur les différents modes de désignation du calibre. Celui qui est le plus répandu aujourd'hui est celui du constructeur français *Charrière*. Il ne comprenait à l'origine que 30 numéros. Un instrument circulaire qui a la dimension 1 de cette filière a le diamètre de 1/3 de millimètre. Chaque numéro est séparé du précédent par une différence de diamètre de 1/3 de millimètre; par exemple, le n° 3 Charrière a un diamètre de 1 millimètre, et le n° 30, un diamètre de 10 millimètres. Plus tard, on a étendu la filière Charrière jusqu'au n° 40, ce dernier numéro ayant un diamètre de 13^{mm},1/2. La figure 83 représente la filière Charrière dans sa grandeur naturelle.

On peut obtenir encore une graduation plus marquée en employant le système de mesure de Bénique, dans lequel le diamètre de chaque

numéro n'augmente que de 1/6 de millimètre. On a été amené à
employer ce système de mesure par diverses considérations sur la
dilatation par les bougies métalliques. L'action d'une dilatation ne
doit pas être, d'après Guyon, une action mécanique mais une action
dynamique : aussi doit-on pouvoir doser très exactement cette dilatation. A ce point de vue nos dilatateurs à vis sont des plus importants : avec eux on peut doser la dilatation d'une manière plus précise qu'avec n'importe quel instrument métallique.

Bien que ces deux systèmes suffisent amplement à nos besoins,
nous devons en indiquer encore quelques autres, utitisés pour un

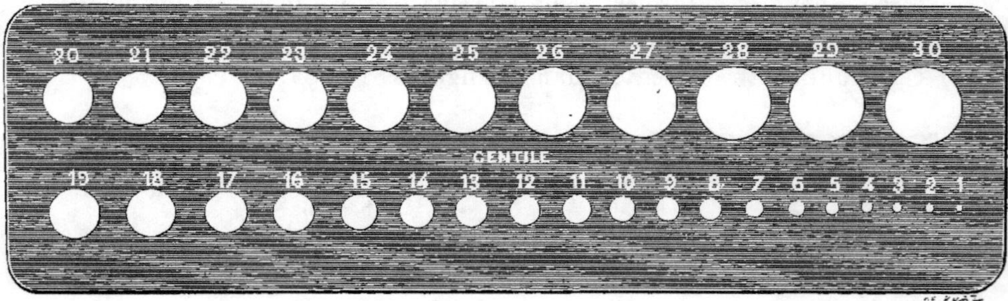

Fig. 83. — Filière Charrière.

assez grand nombre d'instruments, que l'on rencontre dans le commerce.

Mentionnons d'abord le vieux *système anglais* dont l'intérêt pratique
est véritablement minime. Ses douze numéros n'ont pas pour base
l'unité métrique, pas même comme on pourrait le croire le pouce
anglais : la division est simplement artificielle et nous avons constaté
que le calibre des instruments diffère, non seulement suivant les
constructeurs ou les auteurs, mais même dans les échelles du même
nom.

Gouley a modifié cette échelle en la basant sur le système métrique
et en ajoutant 2 numéros faibles 1/2 et 1/4 et six numéros forts 13 à
18. Le numéro 1/4 a un diamètre de 1 millimètre. Chaque numéro
diffère du précédent par une largeur de 1/2 millimètre dans le diamètre. 1/2 a donc un diamètre de 1 mm. 1/2, et le 18, un diamètre de
10^{mm},1/2.

Il existe encore une autre échelle anglaise où les numéros croissent
de demi-millimètre en demi-millimètre de diamètre ; le numéro le

plus faible est de 1 mm. 1/2 (n° 1), quelques filières montent jusqu'au n° 16 (9 millimètres) d'autres jusqu'au 25 (13 mm. 1/2).

L'*échelle américaine*, introduite par Buren et Keyes, présente
exactement les mêmes calibres que la dernière échelle citée, c'est-à-
dire qu'elle procède par demi-millimètre de diamètre. Elle commence
par un calibre de 1/2 millimètre de diamètre, le n° 2 a un diamètre
de 1 millimètre, le 3 1^{mm},1/2, etc. Les filières montent jusqu'au n° 21
(10^{mm},1/2).

Une autre échelle américaine (united states scale) a pour auteur
Wyeth. La base de cette échelle est le pouce. Elle comprend 25 numéros dont le diamètre croît de 1/50° de pouce anglais (environ 1/3 de
millimètre) le n° 1 à 1/50° de pouce, le n° 25 un demi pouce anglais
(environ 13 millimètres).

La détermination du calibre pour les sondes et les laveurs se fait à
l'aide des filières dont il existe différentes formes et différents systèmes.

La filière la plus simple est composée d'une pièce de métal dans
laquelle on a perforé un certain nombre de trous, dont chacun correspond au diamètre d'un instrument de calibre déterminé (fig. 86).

Un autre dispositif a été indiqué par le médecin anglais Handers.
Il se compose d'une plaque de métal dans laquelle on a fait une encoche en forme de coin : cette encoche présente de chaque côté un
certain nombre de traits, avec l'indication du numéro correspondant.
On introduit l'instrument que l'on veut déterminer et on le pousse
jusqu'à ce qu'il s'arrête ; on lit alors le numéro indiquant le calibre.

Ces deux variétés de filières sont destinées aux instruments à
coupe circulaire. Ceux que nous allons décrire sont également propres à mesurer des instruments à coupe ovale. Quand on veut mesurer le diamètre d'un instrument de ce genre, on peut se servir de la
filière à tiroir ; celle-ci se compose de deux pièces métalliques, l'une
plus grosse et l'autre plus petite, qu'on fait glisser parallèlement
l'une vers l'autre. L'une des pièces porte une échelle et la seconde un
index permettant de lire les mesures jusqu'au 1/10 de millimètre.

La forme française de ces filières à tiroir est particulièrement pratique. Son index est formé par une échelle ronde où sont inscrits les
chiffres de 0 à 10. Entre les nombres se trouvent dix points. Si l'on
ouvre ou si l'on referme la filière, un indicateur se déplace qui indique sur les nombres les entiers, et sur les points les 10° de millimètre,

ce qui facilite une lecture exacte. Il semble cependant que dans ces derniers temps on ait abandonné la construction de ces filières.

Les filières à tiroir que nous venons de décrire peuvent servir à mesurer le diamètre de nos instruments. Si l'on veut connaître la circonférence on employe le dispositif mesurateur de Thomas. Ce dispositif est formé par un ruban métrique gradué en forme de boucle : l'instrument à mesurer est introduit dans la boucle : on tire et on lit la longueur de la circonférence.

CHAPITRE VI

LES DILATATEURS A VIS

Nous avons expliqué dans le chapitre IV que la partie essentielle du traitement des infiltrats de la blennorrhagie chronique à tous les degrés, depuis l'infiltration molle insignifiante jusqu'aux rétrécissements les plus marqués, réside dans la dilatation. Le principe de la dilatation n'est pas nouveau, et on dilate les rétrécissements, c'est-à-dire les infiltrats blennorrhagiques d'intensité forte depuis longtemps déjà. Si, par ce moyen, on n'obtenait que des améliorations et non des guérisons proprement dites, la cause n'en était pas dans l'insuffisance de la dilatation elle-même, mais bien dans l'insuffisance des instruments et dans la manière dont ils étaient employés.

Nous avons décrit au chapitre IV les processus qui se déroulent dans les tissus enflammés pendant le cours de la guérison par la dilatation.

L'effet obtenu par la dilatation dépend des propriétés particulières de l'instrument employé et de la façon dont on l'emploie. Trouver l'instrument juste, c'est-à-dire celui qui est approprié à chaque cas particulier, et l'employer de façon à dilater convenablement les parties malades, sans léser les parties saines n'est pas au début un problème très simple à résoudre. Nous donnerons des règles concernant l'emploi des instruments dans chaque cas déterminé, mais tout n'est pas dit avec cela, pour qu'on puisse garantir l'innocuité de l'intervention. Un examen exact et réfléchi du cas, une main sûre et exempte de toute brusquerie, sont des conditions préalables de tout traitement instrumental qui veut être suivi de succès.

C'est la connaissance exacte des lésions anatomo-pathologiques et uréthroscopiques qui a amené peu à peu une transformation complète dans l'emploi de la dilatation. Celle-ci se borna d'abord au traitement par les sondes, qu'on employait énormément dans le traitement de la blennorrhagie chronique. Nous savons aujourd'hui que, si les sondes suffisent pour obtenir une amélioration des infiltrats durs, elles ne suffisent pas à provoquer une amélioration notable des infiltrats faibles, et encore moins à les faire disparaître complètement. Il est nécessaire de posséder des instruments qui permettent d'atteindre un degré de dilatation qui, dans certains cas, dépasse de beaucoup le 30 Charrière. Le méat est le plus souvent trop étroit pour les laisser passer facilement. On pourait pratiquer la méatotomie, mais ce procédé peut entraver la guérison des infiltrations du méat. Même dans les méats larges ou élargis, le frottement nécessaire à l'introduction des sondes supérieures au 30 Charrière, est une nouvelle contrindication à l'emploi de ces numéros élevés. Ceci est d'autant plus important que, dans une séance, on ne peut se contenter d'introduire une seule sonde, mais qu'il faut introduire successivement plusieurs sondes de calibre croissant (cure des sondes progressivement croissantes de Ultzmann). Si, voulant éviter cet inconvénient, on emploie directement une sonde forte, on peut provoquer des lésions de l'urèthre.

A tout cela viennent encore s'ajouter d'autres considérations. L'introduction d'une sonde aboutit toujours à un écartement presque uniforme des parois de l'urèthre. Cet élargissement égal et simultané de tout l'urèthre antérieur ou des urèthres antérieur et postérieur est très utile pour abréger la durée du traitement dans les cas où il existe des infiltrations disséminées irrégulièrement. Mais dans les cas où après un examen minutieux on peut conclure que les infiltrats sont bien limités à certaines régions, il n'y a pas lieu de dilater l'urèthre tout entier, on s'efforcera au contraire de limiter la dilatation aux endroits malades, en tâchant d'épargner les parties saines. Si par exemple l'affection siège dans la moitié antérieure de l'urèthre antérieur, avec une moitié postérieure et un urèthre postérieur normaux, on pourra obtenir cette dilatation localisée avec des sondes, en ne les introduisant que jusqu'à la fin de la région malade. Mais si les parties profondes sont malades, tandis que les régions antérieures semblent saines, et qu'on veut n'atteindre par la dilatation que les parties malades en évitant complètement les régions normales, il faudra renoncer aux sondes et employer des instruments à vis, dont la surface dilatante se trouve à l'extrémité d'une tige mince. En donnant à la surface extensible une longueur plus ou moins grande, en construisant des formes courbes avec tiges longues et des formes droites avec tiges courtes, on possède des instruments répondant à toute une série d'exigences de localisation. Pour les cas où les infiltrats sont disséminés irrégulièrement dans l'urèthre antérieur, ou simultanément dans les urèthres antérieur et postérieur, on peut encore faire usage d'instruments à forme droite ou courbe, qui dilatent uniformément tout l'urèthre. En les employant, on obtiendra au point de vue dilatation, les mêmes résultats qu'avec les sondes cylindriques ou un peu coniques, mais on évitera les désagréments que nous avons mentionnés à propos des sondes.

La forme des instruments indispensables ou au moins utiles variera non seulement suivant qu'ils sont destinés à l'urèthre postérieur seul, ou en même temps aux deux urèthres, mais encore suivant qu'on jugera plus adéquate telle ou telle *courbure de bec* (Cf. chap. v). Nous conseillons d'employer au moins deux sortes de courbures : l'une fortement marquée, mais assez courte, et l'autre plus ouverte et relativement longue. Comme modèle de la première forme, nous employons la première courbure *de Dittel* (fig. 38), segment d'un cercle de 9 centimètres de diamètre, dont la longueur correspond à peu près au quart de la circonférence. Pour la deuxième forme, nous employons la courbure *Benique Guyon* (fig. 57).

On a fait aux dilatateurs à vis les reproches les plus variés. On leur a d'abord reproché, au contraire des sondes, d'exercer leur action moins par *pression* que par *distension*. On a cru — c'est du moins ce qui a été dit par Lohnstein par exemple — que cette action serait, dans certains cas de transformation fibreuse, insuffisante et même nuisible, mais on n'a pas apporté de preuve à ces reproches, et nous croyons que les auteurs n'ont pas très bien compris la question. Selon nous, les deux effets, tension et pression exercent une action presque simultanée sur les infiltrats. En tous cas, l'action des sondes est beaucoup plus brutale que celle des dilatateurs à vis, et de plus, elle s'étend également aux parties de la muqueuse qui sont saines ou moins atteintes. Au contraire, le dilatateur à vis, employé comme il doit l'être, constitue un instrument absolument discret, dont l'action peut être réglée le plus exactement possible.

La dilatation doit être très prudente dans les rétrécissements marqués ; et, au contraire, être forte dans les rétrécissements plus faibles, on obtiendra de la sorte le but, qui est la fissuration des foyers inflammatoires blennorrhagiques chroniques.

On a encore soutenu plusieurs autres propositions défavorables à nos instruments, et principalement à ceux qui dilatent sur une longue étendue, comme c'est le cas des instruments longs et droits, et de tous ceux qui dilatent à la fois par leur partie droite et par leur partie courbe. Lohnstein leur a reproché d'être mal construits. Selon lui, un bon dilatateur ne devrait dilater que sur une portion limitée, à peu près comme un uréthromètre ; en tous cas, l'urèthre membraneux ne doit jamais être atteint par la dilatation. Ceci repose sur une erreur. Il est clair que la portion membraneuse infiltrée doit être traitée d'après les mêmes principes que toute autre partie de l'urèthre. Jusqu'où faut-il pousser cette dilatation, l'expérience seule peut trancher cette question, et les considérations théoriques qui reposent sur de l'anatomie faite sur le cadavre, ou sur des faits biologiques, comme le tonus du sphincter externe de la vessie, n'ont pas une importance décisive. L'expérience nous a prouvé que loin d'être une région particulièrement sensible aux dilatations, comme le pense Lohnstein, et comme on pourrait le croire *a priori*, l'urèthre membraneux a des réactions normales. Nos recherches personnelles conduites avec persévérance, dans des cas très nombreux et durant de longues années, nous ont donné la preuve que cette portion se laisse même dilater très fortement — on peut arriver facilement au 40 Charrière — à condition de procéder avec lenteur et prudence, comme Oberlaender l'exige pour toute dilatation. Nous sommes donc convaincu de la grande dilatabilité de l'isthme, et nous pouvons rejeter les objections faites aux instruments qui dilatent en même temps les deux urèthres.

Nous persistons à recommander ces instruments dans tous les cas où il existe en même temps des infiltrats des deux urèthres. Leur avantage est de permettre d'influencer en même temps, en une seule séance, toutes les parties malades, ce qui simplifie le traitement et en raccourcit dans certains cas la durée.

Nous avons vu du reste avec plaisir que dans ses recherches récentes sur la dilatabilité de l'urèthre, Lohnstein est arrivé à des résultats qui sont tout à fait en faveur de notre opinion. La mensuration de la partie membraneuse, dilatée au moyen de la double curette, lui montra qu'elle pouvait avoir 55 millimètres de circonférence, chiffre qui n'est dépassé que par la partie postérieure de la pars pendula (où il a constaté une circonférence de 60 millimètres), par la portion prostatique (66 millimètres de circonférence maxima) et par le bulbe (75 millimètres de circonférence maxima), tandis qu'il dépasse de plusieurs millimètres les autres parties de l'urèthre. A la partie moyenne de la pars pendula, il lui fut impossible de dilater au delà de 52 millimètres de circonférence, et la partie antérieure de la pars pendula avec la fosse naviculaire, ne lui donnèrent qu'une circonférence de 50 millimètres.

Pour simplifier le traitement et eventuellement raccourcir sa durée, on s'adressera aux dilatateurs *droits* à surface dilatante longue, dans les cas, d'ailleurs nombreux, où les infiltrats, au lieu d'être réunis dans une région limitée de l'urèthre antérieur, sont disséminés irrégulièrement sur toute sa longueur.

L'opinion de Lohnstein, que ceux de nos instruments qui possèdent une longue surface dilatante sont mal compris, est très répandue : il nous suffira pour le prouver de citer un mémoire de Motz[1] sur le traitement de l'uréthrite chronique. « Avec quel instrument faut-il dilater? Avec des bougies ou avec les dilatateurs d'Oberlaender et de Kollmann ? Si les infiltrations sont localisées, ces dilatateurs sont excellents, parce qu'ils permettent d'obtenir une dilatation très notable. Leur action est au contraire tout à fait insuffisante dans les infiltrations diffuses qui sont les plus fréquentes, comme les travaux de Finger et de Wasserman et Hallé l'ont bien démontré... On doit par conséquent, sauf dans des cas exceptionnels, employer pour la dilatation des bougies, et de préférence les Béniqués. »

Le jugement de Motz s'explique vraisemblablement par ce fait qu'il

1. Traitement des uréthrites chroniques. B. Motz. *Annales des maladies des organes génito-urinaires.* Mars 1903.

ne connaissait à cette époque qu'un petit nombre des formes de dilatateurs que nous recommandions. Mais si l'on compare son opinion à celle de Lohnstein, on arrive à des conclusions très instructives.

Les dilatateurs à vis existent depuis déjà très longtemps, mais on ne les employait autrefois que pour la dilatation forcée et la divulsion des rétrécissements serrés. Cette méthode fut employée pour la première fois en France dans le premier tiers du siècle dernier. On reconnut bientôt les dangers de cette opération et l'on construisit des instruments plus faibles qui, malheureusement n'étaient plus suffisamment efficaces. Le premier qui employa les dilatateurs dans les formes de blennorrhagie chronique qui n'avaient pas encore abouti à des rétrécissements marqués du calibre, fut le médecin de New-Yorck Fessenden-Otis. Il construisit un dilatateur à deux branches ; la bran-

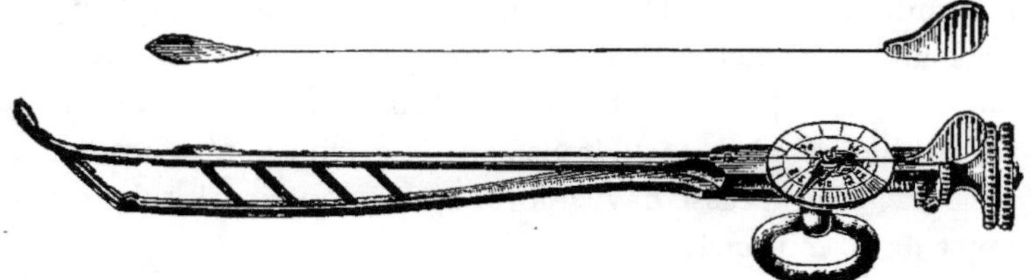

Fig. 84. — Uréthrotome dilatateur de Fessenden-Otis.

che supérieure présente une gouttière destinée à servir de guide à un couteau, situé à l'extrémité d'une longue tige.

Le couteau est ordinairement caché dans une dépression de la gouttière. Si l'on tire sur la poignée, la lame sort de la gouttière et coupe à volonté en avant ou en arrière. Pour l'empêcher de couper plus loin, il suffit de la repousser à sa place primitive.

Fessenden Otis recherche d'abord avec les explorateurs à boule ou avec son uréthromètre les régions infiltrées ; il les sectionne ensuite pendant une dilatation. La méthode de Fessenden-Otis s'est peu répandue hors de l'Amérique ; elle n'est plus employée aujourd'hui, du moins pour les infiltrats résorbables.

Fessenden-Otis considérait la ou les sections comme la partie la plus importante du traitement. Il est très vraisemblable que ces incisions n'atteignaient pas toujours la région à laquelle elles étaient destinées. Comme Fessenden-Otis n'employait pas l'uréthroscopie, il ne pouvait étudier la muqueuse malade que par les explorateurs à boule et les uréthromètres, instruments qui ne donnent que des résultats incomplets.

Il existe encore d'autres facteurs, (même dans les cas où les parties malades ont pu être exactement localisées par les explorateurs à boule olivaire et les uréthromètres comme c'est le cas des infiltrats durs et stricturants) qui empêchent l'exécution de l'incision à l'endroit voulu.

La distance entre le meat et la région malade doit être exactement mesurée. Le dilatateur doit alors être introduit d'autant, pour que la distance entre le méat et l'endroit où le couteau sort de sa gaîne soit absolument la même. En réalité la méthode d'Otis ne peut être exacte, et on ne peut croire que l'incision est faite à l'endroit voulu, que si l'examen et l'intervention ont eu lieu dans le même état de congestion du pénis. Si le pénis est plus congestionné, et par conséquent plus long, l'incision tombera en avant. Si c'est le contraire, elle sera exécutée trop en arrière. Aussi, étant donné que les dimensions du pénis

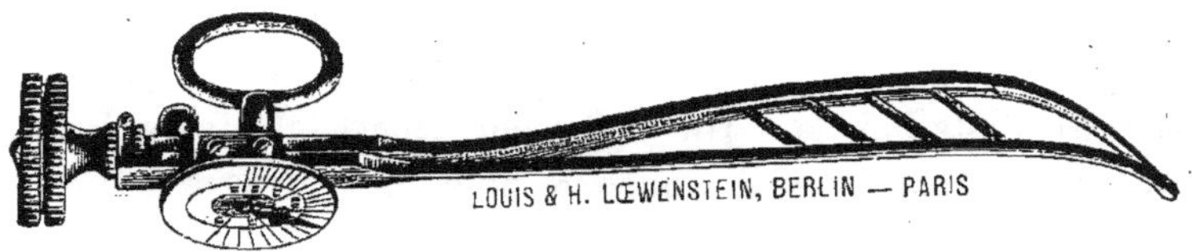

Fig. 85. — Dilatateur à deux branches d'Oberlaender.

varient très facilement, les mesures et par le fait la méthode d'Otis ne méritent qu'une confiance restreinte. Le dilatateur était cependant un instrument très ingénieux, et il peut servir encore aujourd'hui très bien de dilatateur ordinaire dans sa forme originelle.

LES DILATATEURS A DEUX BRANCHES D'OBERLAENDER. — Oberlaender commença ses études sur la dilatation avec l'instrument de Fessenden-Otis. Il construisit d'abord, d'après cet instrument, un dilatateur à deux branches pour l'urèthre antérieur. Ces deux branches, soutenues par deux petites tiges étaient si minces en leur milieu, qu'elles cédaient sous l'effort. L'action de l'instrument était trop faible dans beaucoup de cas. Au début de ses recherches, Oberlaender était très timide, et il n'avait pas une idée suffisante de l'élasticité de l'urèthre et de la résistance des infiltrats.

Au lieu de ce premier dilatateur élastique, Oberlaender construisit alors un dilatateur plus robuste à trois et même quatre tiges de soutien, avec courbure centrale courte et plate, destiné à l'urèthre antérieur, et un autre à courbure plus longue et plus accentuée, destiné à dilater à la fois l'urèthre antérieur et l'urèthre postérieur.

Comme les branches de ces derniers instruments sont serrées forte-

ment, non seulement sur toute la longueur de leur tige, mais aussi le
long de la courbure, il a fallu, pour des motifs techniques, disposer
une charnière sur la branche inférieure, à l'union du bec et de la tige.
Ces deux instruments sont encore employés aujourd'hui. Le premier a
reçu différentes modifications : il existe un dilatateur à quatre tiges

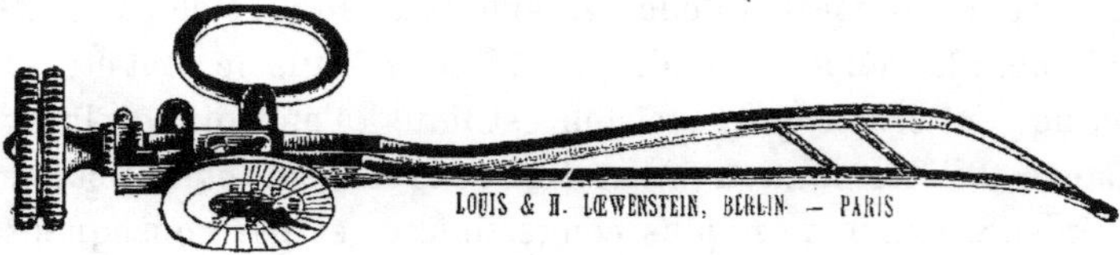

Fig. 86. — Petit modèle.

de soutien d'un usage assez rare, dilatant la moitié antérieure de la
pars pendula plus fortement que la moitié postérieure. Un autre au
contraire dilate plus la partie postérieure que l'antérieure. Enfin un
autre instrument à deux branches, plus court que ceux que nous
venons de décrire et analogue au premier dilatateur élastique en ce
qu'il ne possède que deux tiges de soutien, est destiné aux cas où l'on
veut absolument épargner la région du méat.

Les dilatateurs à deux branches destinés à l'urèthre antérieur présentent une légère courbure à leur extrémité profonde et cela unique-

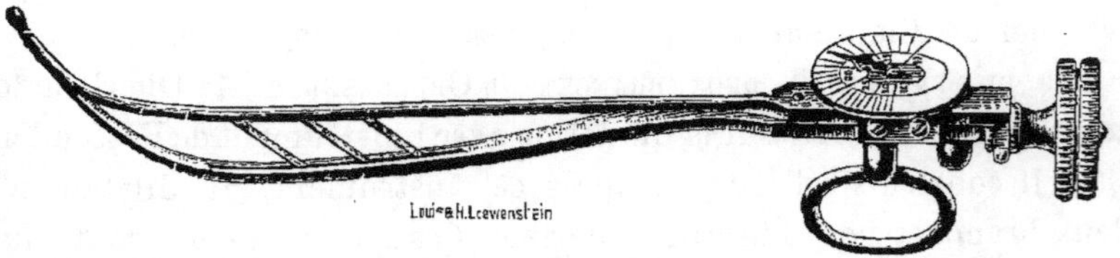

Fig. 87. — Dilatateur d'Oberlaender, permettant d'atteindre le bulbe.

ment pour des motifs techniques. Ce n'est que de cette manière en
effet qu'on peut terminer l'instrument par une extrémité effilée : que
l'on examine par comparaison l'instrument de Fessenden-Otis. On
obtient de plus grâce à cette légère courbure la possibilité de franchir facilement le cul-de-sac du bulbe.

On peut obtenir une dilatation très suffisante du cul-de-sac du bulbe
avec l'instrument courbe à deux branches. On l'introduit jusqu'à ce
que l'extrémité pénètre dans la partie membraneuse. Par le vissage la
partie centrale, courbe, qui s'écarte, vient se placer contre la région
bulbaire : on obtient de cette façon la meilleure dilatation possible

du bulbe jusque dans ses parties profondes. Il est vrai que lorsque l'urèthre antérieur est court, le méat se trouve en même temps fortement dilaté.

Dès que Oberlaender s'aperçut de la nécessité de posséder un instrument spécial pour la dilatation de l'urèthre postérieur, il fit construire un modèle, avec une seule tige de soutien (fig. 88) et suivant la coubure Béniqué originelle. La dilatation ne se produit que sur la partie courbe. Mais la branche inférieure de l'instrument était si mince à l'union de la partie courbe et de la partie droite qu'elle cédait facilement. On remplaça donc cette partie rétrécie par une charnière.

Dans la suite, Oberlaender fit encore construire des dilatateurs, pourvus de la nouvelle courbure Béniqué-Guyon. Il fit construire des

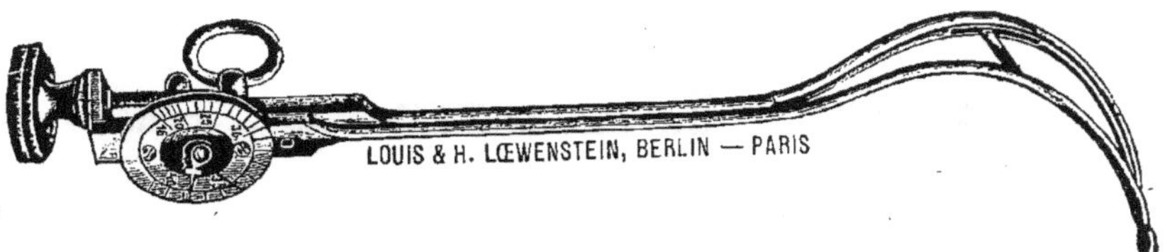

Fig. 88. — Dilatateur d'Oberlaender à courbure de Guyon.

modèles qui ne dilatent que sur leur partie courbe et d'autres qui dilatent à la fois par la partie courbe et par la tige droite.

Les dilatateurs à deux branches d'Oberlaender sont construits de telle façon que le pas de vis est toujours à portée de la main et facile à nettoyer et à graisser.

Ils portent sur la poignée une table graduée, sur laquelle un index marque le numéro de la dilatation.

Le calibre de l'instrument, dans sa partie la plus fortement dilatante est égal à celui d'une bougie cylindrique du numéro indiqué. On ne peut comparer que *la circonférence* des deux instruments : un fil qu'on enroulerait autour d'un dilatateur ouvert au n° 35 doit, si la table est juste, avoir exactement la même longueur qu'un autre fil enroulé autour d'une bougie cylindrique n° 35. Les dilatateurs à deux branches de Oberlaender ont, lorsqu'ils sont fermés, un diamètre de 16 Charrière, et leur plus haut degré de dilatabilité correspond au 40 Charrière. Pour l'usage on les revêt d'une chemise de caoutchouc dont la longueur est variable suivant les différents degrés de dilatation. Ces chemises de caoutchouc n'étaient pas uniquement destinées à

préserver la muqueuse du pincement entre les branches de l'instrument, mais aussi à permettre l'asepsie. Ce dernier point était très
important à l'époque de l'apparition de ces instruments ; mais aujourd'hui nous pouvons facilement stériliser sans les détériorer les
dilatateurs eux-mêmes.

Nous arrivons maintenant à la description d'instruments dont les
branches sont plus nombreuses que dans ceux d'Oberlaender. Le but
était de posséder des dilatateurs se rapprochant davantage des instruments cylindriques.

Il semble évident à première vue que la pression et la tension exercées sur les parois uréthrales par le vissage de l'instrument, seront
réparties d'autant plus uniformément qu'il y aura plus de branches
au dilatateur, à condition naturellement que ces branches ne soient
pas disposées irrégulièrement, mais d'une façon symétrique. L'ins-

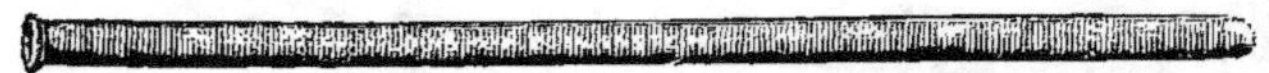

Fig. 89. — Revêtement de caoutchouc pour dilatateurs.

trument qui donne la pression et la tension le plus exactement réparties est un instrument exactement cylindrique comme une sonde
métallique, qui peut être divisée en un nombre indéfini de plans de
pressions et de plans de tension ; au contraire dans les dilatateurs à
deux branches qui n'ont qu'un plan de pression et de tension, la
répartition des forces est théoriquement inégale. Dans ces instruments, en effet, la tension s'exerce presque uniquement sur les portions de la paroi situées entre les branches et presque pas au niveau
des branches elles-mêmes. La pression au contraire très élevée à ce
niveau provoque une adhérence de la muqueuse avec les branches et
l'empêche d'être influencée par la tension.

Cette tension est d'autant plus faible que la largeur des branches
qui reposent sur la muqueuse est plus grande, et que l'adhérence
causée par ces branches est plus forte. Tandis que par conséquent, là
où les branches du dilatateur touchent les parois, l'intensité de la tension est dépassée de beaucoup par l'intensité de la pression, c'est le
contraire qui existe à tous les endroits qui, pendant la dilatation se
trouvent entre les branches. Dans les dilatateurs qu'on fait fonctionner sans les recouvrir d'une chemise de caoutchouc, la tension seule
existe et pas la pression. La pression existe tout au plus quand il

existe un revêtement de caoutchouc, et elle est si faible qu'on doit à peine en parler.

Entre les deux extrêmes, le dilatateur à deux branches et la bougie cylindrique, on peut imaginer une foule d'intermédiaires qui seront les dilatateurs à trois, quatre ou plusieurs branches.

LES DILATATEURS A QUATRE BRANCHES DE KOLLMANN. — Nous commençons par la description des *dilatateurs* de Kollmann [1], en partie parce que leur construction a suivi chronologiquement celle des dilatateurs à deux branches et en partie parce que nous les considérons comme les plus recommandables dans la pratique.

Dans ces dilatateurs à quatre branches, deux des branches sont dans un plan perpendiculaire à celui des deux autres branches. Il en

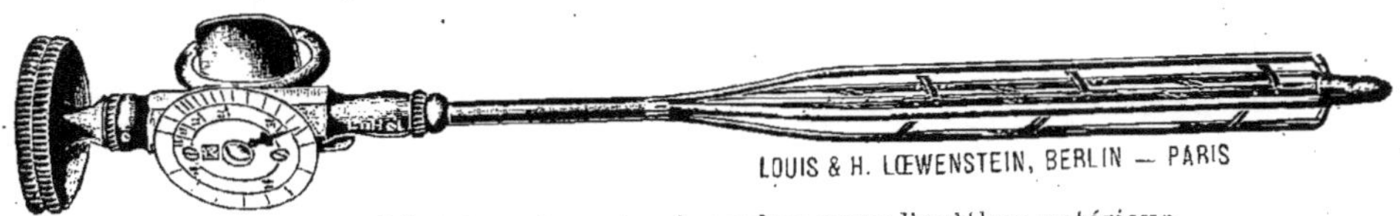

Fig. 90. — Dilatateur à quatre branches pour l'urèthre antérieur.

résulte deux plans de dilatation également perpendiculaires l'un à l'autre.

Ici aussi il fallait s'appliquer à construire *trois groupes* de dilatateurs : ceux qui dilatent uniquement en ligne droite, ceux qui dilatent sur leur partie courbe, et ceux qui dilatent à la fois les deux parties. Nous avons rencontré ces trois groupes dans les dilatateurs à deux branches d'Oberlaender, nous les rencontrerons aussi dans les dilatateurs à quatre branches de Kollmann.

Etudions d'abord les dilatateurs droits, uniquement destinés à l'urèthre antérieur. On en distingue trois variétés :

Un premier modèle a été construit pour traiter les infiltrats très limités, en ménageant toutes les autres parties. Les branches dilatantes sont unies à l'axe à la fois dans leur milieu et à leur périphérie par de petites tiges aboutissant à des charnières et non à des ressorts. La surface dilatante est ici des plus courtes : elle mesure environ 5 centimètres de longueur.

Le dilatateur représenté figure 90 est celui que nous recomman-

<hr>

1. *Quatrième congrès des dermatologistes allemands* (Breslau, mai 1894) et *Centralblatt für die Krankheiten der Harn- und Sexualorgane*. Août 1894 et juin 1895.

dons le plus volontiers pour le traitement de l'urèthre antérieur. La longueur de sa surface dilatante (12 centimètres) a été calculée de façon à pouvoir, dans les conditions ordinaires, dilater l'urèthre anté-

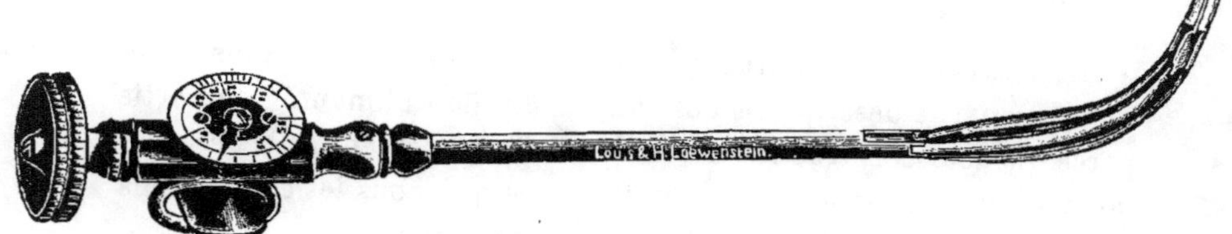

Fig. 91. — Dilatateur à courbure de Dittel et à courte surface dilatante.

rieur dans toute sa longueur tout en respectant la région du méat. Le troisième dilatateur, pourvu d'une surface dilatante de 15 centimètres de longueur est destiné aux urèthres antérieurs particulièrement longs.

Cependant, pour pouvoir dilater immédiatement derrière le méat.

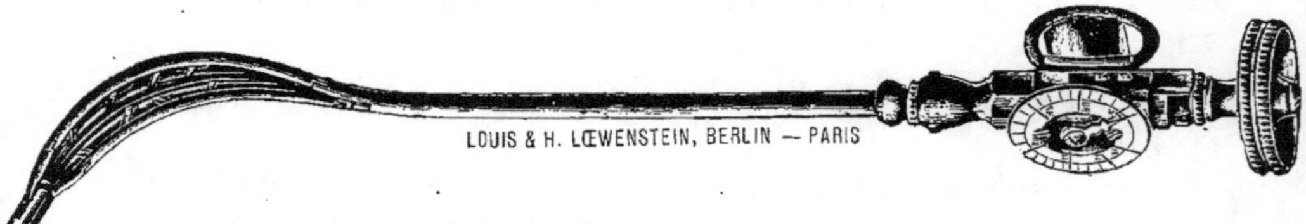

Fig. 92. — Dilatateur à courbure de Guyon et courte surface dilatante.

et d'une manière intense, sans le blesser, on a muni les deux derniers dilatateurs droits de deux petites tiges à charnières, remplaçant les longes tiges élastiques de la figure 90.

Outre ces trois instruments, on pourrait encore employer pour dila-

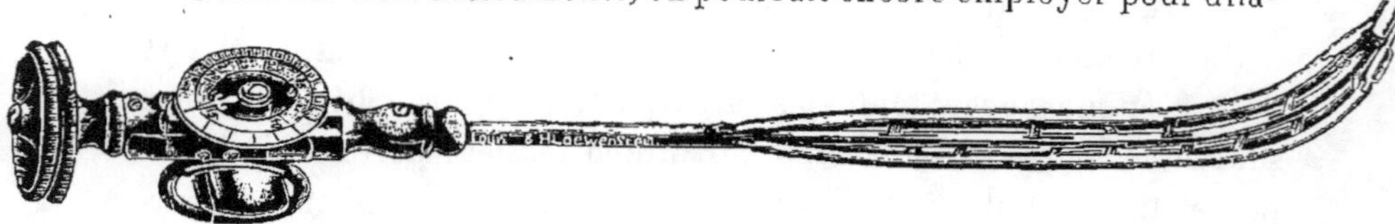

Fig. 93. — Dilatateur à courbure de Dittel, agissant à la fois par la partie droite et par la partie courbe.

ter de petites portions de l'urèthre antérieur, deux uréthromètres de Kollmann, décrits et figurés à la 1re partie, p. 54.

Les figures 91 et 92 représentent des dilatateurs *uniquement destinés aux parties courbes*. La courbure du dilatateur de la figure 91 correspond à celle d'un Dittel de faible courbure, et celle de la figure 92 à celle d'une bougie Béniqué-Guyon. Dans ces deux formes, les branches dilatatrices sont parallèles entre elles en leur milieu, et à la périphérie elles sont reliées à l'axe par des ressorts. La longueur des parties dilatantes est de 9 à 10 centimètres. Ces deux instruments suffisent à tous les cas. Dans les conditions ordinaires de courbure et de longueur de l'urèthre postérieur, on emploie la forme de Dittel à courbure courte. Quand l'urèthre postérieur est plus long et plus courbe, on utilisera la forme Béniqué-Guyon. Ces deux instruments ne sont pas seulement propres aux dilatations isolées de l'urèthre postérieur : ils sont aussi très utiles quand on veut dilater le bulbe. Les dilatateurs courbes décrits par Kollmann dans ses premières publications [1], munis de la courbure moyenne de Dittel, sont désormais superflus depuis l'apparition de la forme de Guyon.

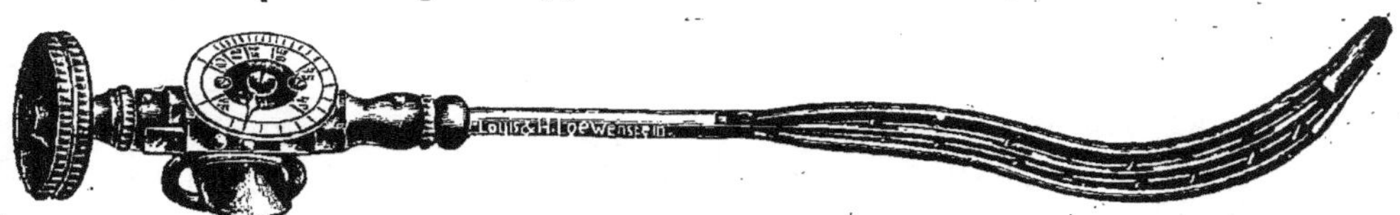

Fig. 94. — Dilatateur à courbure de Guyon, agissant sur les deux urèthres.

On ne rencontre guère dans le commerce que deux formes de dilateurs à quatre branches, *dilatant simultanément par leur partie courbe et leur partie droite* ; l'un (fig. 93) a la forme d'un cathéter de Dittel à petite courbure ; l'autre (fig. 94) a la forme d'un Béniqué-Guyon. La longueur des parties dilatantes de ces instruments est d'environ 17 centimètres. Ces deux instruments suffiront complètement dans tous les cas où l'on voudra dilater à la fois l'urèthre antérieur et l'urèthre postérieur.

On pourra évidemment construire des dilatateurs présentant d'autres courbures quand les conditions individuelles le réclameront. On peut enfin employer les dilatateurs que l'on vient de décrire pour la dilatation du bulbe, mais seulement quand l'urèthre antérieur est assez long.

Dans le cas contraire, on provoquerait une dilatation trop forte de la région du méat.

La poignée des dilatateurs à quatre branches de Kollmann porte

1. Dilatateurs à vis à quatre branches pour l'urèthre antérieur et postérieur. *Centralblatt f. die Krankh. der Harn- und Sexualorgane.* 1895.

un tableau sur lequel une aiguille indique le numéro de la dilatation
en degrés Charrière. Elle offre de plus un dispositif spécial destiné à
faciliter le maintien ferme de l'instrument pendant le vissage. Enfin,
la vis au lieu d'être à l'extérieur, comme dans les instruments

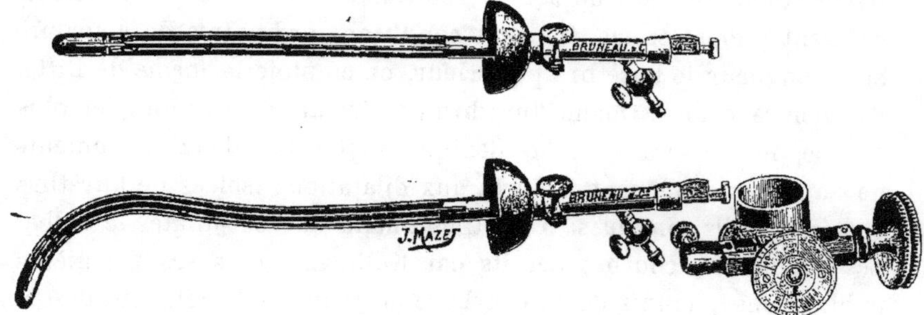

Fig. 95. — Dilatateurs à poignée démontable.

d'Oberlaender, se trouve cachée, ce qui rend le nettoyage et le grais-
sage mal commodes. Nous verrons plus loin que les instruments
doivent être stérilisés par ébullition, surtout quand on les emploie
sans revêtement de caoutchouc ; ce dispositif présente à ce propos un
certain désavantage, et on n'arrive pas, après l'ébullition, à bien
assécher l'intérieur de la poignée de ces dilatateurs, et après un certain nombre d'opérations, le pas de vis se trouve endommagé par la
rouille.

Nous avons donc cherché à construire des dilatateurs à quatre
branches ne présentant pas ces inconvénients, et nous y sommes par-
venus en rendant séparables
la poignée et la tige dilatatrice
(fig. 95). On peut dès lors faire
bouillir aussi longtemps qu'on
le désire cette dernière partie
de l'instrument, dont la stérilisation est la plus importante.

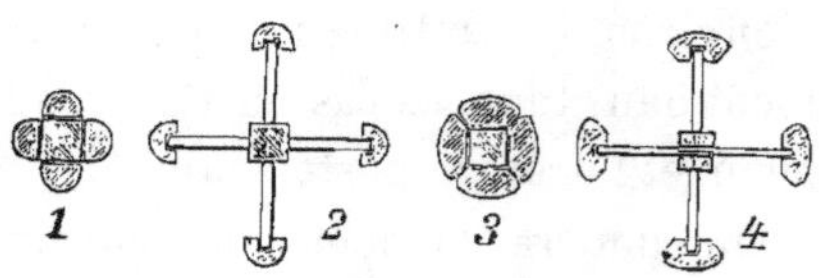

Fig. 96. — Coupe des différents dilatateurs.

Ce dispositif permet de plus de modifier comme on le désire la
situation des plans de dilatation par rapport au tableau indicateur.

Enfin ces dilatateurs peuvent être employés *avec ou sans* chemise
de caoutchouc. Pour obtenir ce résultat, il fallait donner aux branches dilatantes une autre forme que celle déjà utilisée.

La figure 96 (n^{rs} 3 et 4) représente la coupe d'un instrument fermé
et d'un instrument ouvert de ce dernier genre. Comme on peut s'en

rendre compte, la coupe de l'instrument fermé représente une circonférence presque complète.

La coupe d'un dilatateur à quatre branches devant être employé sans revêtement, donne une tout autre figure (96, 1 et 2). Dans cet instrument, la figure donnée par la coupe ne représente plus une circonférence; les branches ne se touchent que par leur partie inférieure et elles laissent entre elles de grands vides. On évite de la sorte le pincement de la muqueuse dans le revissage de l'instrument. Nous retrouverons cette forme dans les dilatateurs laveurs.

La stérilisation de ces instruments ne pouvait pas être considérée comme complète, et bien que les branches dilatantes soient la partie de l'instrument la plus importante à stériliser, il était à désirer qu'on

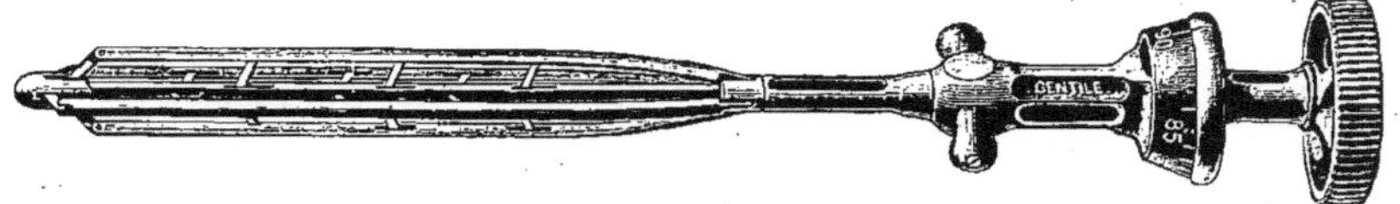

Fig. 97. — Dilatateur droit avec axe découvert.

trouvât un dispositif permettant la stérilisation de l'instrument complet, avec la poignée.

Ces conditions furent toutes remplies dans les nouveaux instruments. Dans ceux-ci, le pas de vis qui pousse l'aiguille est libre sur une grande étendue de la poignée, et là où il est recouvert par la poignée, il est rendu accessible par des ouvertures.

La tige centrale du dilatateur reçut une modification analogue. Au début, la partie externe de cette tige représentait un tube fermé, recouvrant partout l'axe situé à l'intérieur. Dans la nouvelle forme, on a pourvu ce tube de larges fenêtres longitudinales, à travers lesquelles on aperçoit l'axe, de sorte que cette partie de l'instrument peut être essuyée beaucoup plus facilement.

Les branches de ces nouveaux instruments ont la même forme que celles des dilatateurs déjà décrits à poignée amovible (fig. 96, 1 et 2). On les employe avec ou sans chemise de caoutchouc. La nécessité d'une ébullition, qui peut être ici de durée illimitée, est naturellement plus évidente quand on emploie l'instrument sans revêtement de caoutchouc.

<hr>

1. Améliorations dans la construction des dilatateurs à quatre branches. *Centralbl. für die Krankheiten der Harn- und Sexualorgane*. 1903.

Les dilatateurs de Kollmann présentent quand ils sont fermés un calibre de 20 Charrière. Dilatés au maximum, ils atteignent 45 Charrière. Si on le désire, on peut aussi construire des dilatateurs n'ayant que le 18 Charrière, à l'état fermé ; mais ils sont moins résistants.

Quelques remarques pratiques pour le débutant. Le médecin n'a

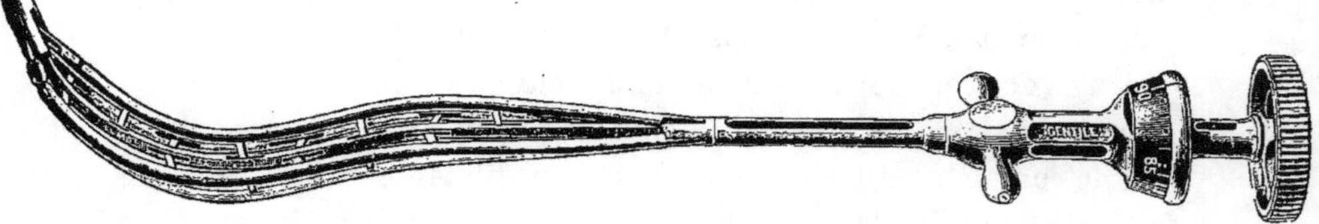

Fig. 98. — Dilatateur courbe avec axe découvert.

pas besoin de toutes ces formes différentes de dilatateurs. Nous recommandons de se procurer pour débuter *trois* instruments. Comme *dilatateur à quatre branches à surface dilatante droite,* nous recommandons expressément la forme représentée dans la figure 97, ayant une surface dilatante de 12 centimètres de longueur. Pour les instruments ne dilatant que *la partie postérieure, ou dilatant simultanément les deux urèthres,* on peut, au début, se contenter d'un seul exemplaire ; mais ici, nous ne donnerons pas, et à dessein, d'indication précise. Devra-t-on prendre la courbure de Dittel ou celle de

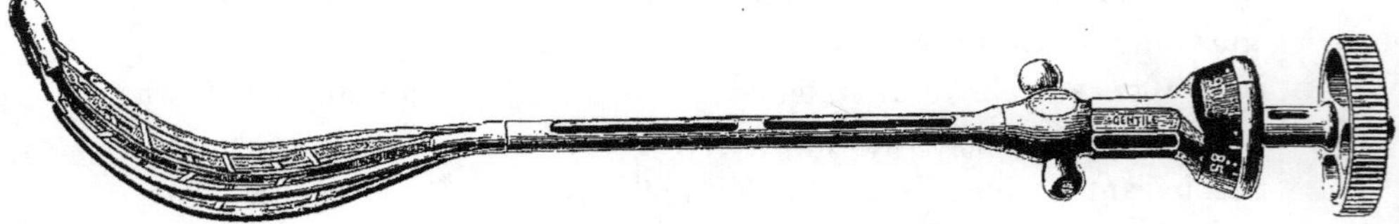

Fig. 99. — Dilatateur pour l'urèthre postérieur avec axe découvert.

Béniqué-Guyon ? Selon nous, on travaille aussi bien avec une forme qu'avec l'autre ; le médecin choisira suivant ses préférences pour l'une ou pour l'autre courbure.

Celui qui veut limiter encore son instrumentation peut ne prendre qu'un instrument à surface dilatante courbe. Dans ce cas nous conseillons de se procurer le dilatateur dilatant exclusivement par la partie courbe. Ceux qui veulent se contenter d'un seul instrument, comme nous en avons rencontré, choisiront le dilatateur pour les deux urèthres, mais ils s'apercevront bientôt de l'insuffisance de cette instrumentation. Le minimum nous paraît devoir être constitué par un dilatateur courbe et un droit.

Mentionnons maintenant *les dilatateurs à huit branches* employés depuis quelques années par Kollmann. Cet instrument construit par L. et H Lœvenstein, n'est connu jusqu'ici que dans la forme droite, et doit toujours être employé avec la chemise de caoutchouc. Son mode d'action se rapproche beaucoup plus de celui d'une forte sonde métallique cylindrique que de celui des dilatateurs à quatre branches. Il est bien peu probable qu'on arrive à construire des instruments possédant un plus grand nombre de branches. Suivant l'expérience de Kollmann, cet instrument rend bien des services dans la pratique.

Comme la poignée du dilatateur à huit branches est absolument analogue à celle des anciens dilateurs à quatre branches, la vis est cachée à l'intérieur. On doit donc éviter de la mouiller et on ne peut conseiller l'ébullition de l'instrument complet.

Les dilatateurs-laveurs de Lohnstein. — Décrivons maintenant les *dilatateurs à vis combinés à un dispositif laveur*. L'idée d'unir la dilatation de l'urèthre par les instruments à vis au lavage a été émise pour la première fois par Lohnstein en 1893 [1] et cet auteur a décrit plusieurs instruments successifs.

Les instruments de Lohnstein rendent service dans un certain nombre de cas : nous voulons signaler plusieurs de leurs inconvénients.

Les instruments de Lohnstein ont une surface dilatante très courte et l'auteur n'a pas suffisamment pensé à ces infiltrats qu'Oberlaender signale depuis des années et que Motz a encore mis en relief, qui sont disséminés sur toute la longueur de l'urèthre.

Avec les instruments de Lohnstein, le traitement en est difficile ; l'on perd du temps, et dans les cas à lésions diffuses, il est impossible en une seule séance de dilater toutes les places infiltrées, ou même le plus grand nombre. On est obligé de procéder par traitements successifs.

D'autre part, ces instruments ne dilatent que sur leur partie droite.

---

1. Mode de traitement mécanique des infiltrats chroniques de la blennorrhagie. *Berlin. klinisch. Wochensch.*, 1893.

On ne devrait les employer que pour l'urèthre antérieur, jamais pour l'urèthre postérieur.

Lohnstein invoque la forme du cystoscope, mais jamais le cystoscope ne possède des diamètres égaux ou même approchant de celui des dilatateurs ouverts. Comme nous le verrons plus loin, on doit toujours aller jusqu'au 30 Charrière, et pousser quelquefois jusqu'au 40. Dans ces dilatations, les parties courbes de l'urèthre postérieur ne doivent pas être étirées en ligne droite, si l'on ne veut pas courir le risque de déterminer des blessures notoires [1].

Enfin la plupart des instruments de Lohnstein possèdent des branches élastiques.

Cet auteur les préconise tout particulièrement, et croit que les branches élastiques permettent de doser beaucoup plus finement l'intensité de la dilatation que des branches soutenues par de petites tiges, comme dans les instruments de Oberlaender et Kollmann.

Nous croyons au contraire que, grâce à la démultiplication de la vis, la sensation de la résistance est également bien perçue dans les deux genres de construction.

DILATATEURS LAVEURS A QUATRE BRANCHES DE KOLLMANN. — Nous pourrons être assez brefs, dans la description de ces instruments après les généralités que nous avons données sur les dilatateurs à quatre branches du même auteur. Une disposition particulièrement importante de cet instrument est constituée par la forme de ses branches. Celles-ci sont construites comme celles des dilatateurs déjà décrits, à poignée dévissable (fig. 96, 1 et 2), ce qui permet quand on ferme l'instrument de ne pas pincer la muqueuse. En outre, grâce à ce dispositif, la surface des branches qui reposent contre la muqueuse se trouve diminuée et par conséquent la surface accessible à la solution laveuse est plus considérable.

A ce point de vue, les dilatateurs-laveurs de Kollmann diffèrent essentiellement de ceux de Lohnstein. Avec l'instrument de Kollmann, même avec une faible dilatation, on peut faire un lavage abondant de la muqueuse ; tandis que, dans les instruments de Lohnstein, un lavage suffisant n'est possible que si l'on a déjà atteint un degré important de dilatation, et il faut dépasser le 30 Charrière pour avoir un résultat satisfaisant. Au-dessous, la muqueuse reste presque tota-

---

1. Cf. Les essais de Kollmann sur le cadavre. *Réunion des naturalistes*. Francfort, 1896.

lement cachée par les larges branches de l'appareil, et peu influencée par la solution.

Les extrémités des branches et leurs articulations ne présentent nulle part d'angle ou d'inégalité pouvant rendre l'introduction diffi-

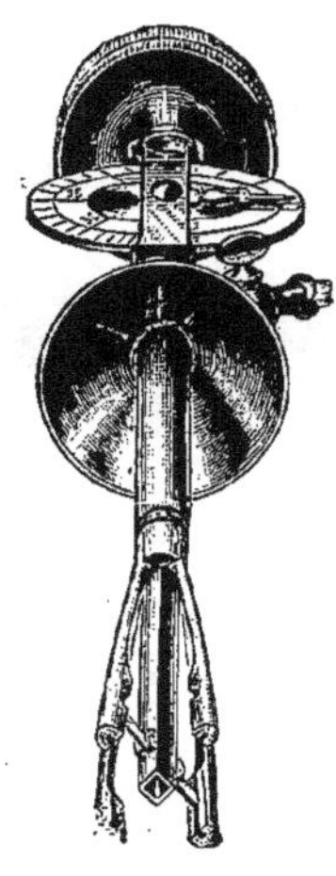

Fig. 100.—Situation des branches dans les dilatateurs laveurs.

cile. Tandis que dans les dilatateurs à quatre branches sans dispositif laveur, la situation de la surface des branches par rapport à la muqueuse n'a pas une grande importance, elle en a au contraire une très grande dans l'usage des dilatateurs-laveurs ; ici en effet il est très important que pendant la dilatation, les secrétions glandulaires et les autres produits analogues soient éliminés par le lavage, et il n'est pas indifférent que les orifices glandulaires soient recouverts par les branches. Le mieux, aussi bien dans l'urèthre postérieur que dans l'urèthre antérieur, est non pas de placer les branches du dilatateur, exactement sur la ligne médiane, en haut et en bas, les branches perpendiculaires étant à droite et à gauche, mais de leur donner une situation intermédiaire à ces quatre points. Par cette manœuvre, dans l'urèthre antérieur, les glandes qui viennent déboucher à la paroi supérieure, sur la ligne médiane, sont bien atteintes par le jet de liquide ; et de même, dans l'urèthre postérieur, les canaux excréteurs prostatiques, qui se trouvent à la paroi inférieure sur la ligne médiane, ou tout près d'elle, les canaux éjaculateurs et le sinus prostaticus sont en bonne situation par rapport à l'instrument. Pour les instruments droits employés dans l'urèthre antérieur, on obtient cette disposition en introduisant l'instrument suivant la méthode ordinaire, avec le tableau indicateur en haut ; et, une fois introduit, en le tournant autour de l'axe longitudinal jusqu'à ce que les branches aient la position souhaitée, c'est-à-dire de 45°.

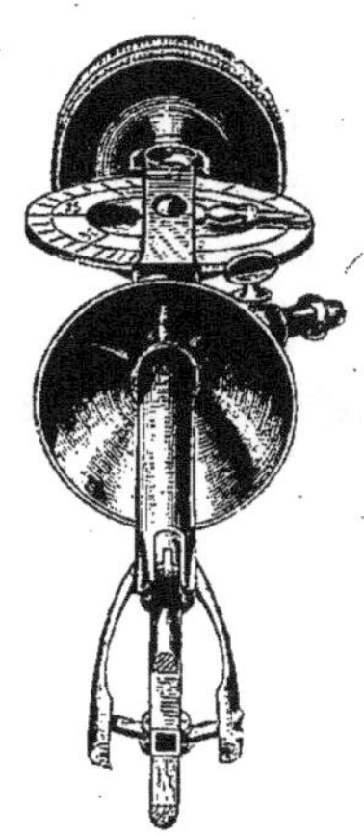

Fig. 101.—Situation des branches dans les dilatateurs ordinaires.

Pour l'urèthre postérieur, une dilatation autour d'un axe longitudinal n'est possible que dans des limites étroites. Mais ici il s'agit de dépasser souvent de beaucoup le 30 Charrière ; à ce degré l'urèthre postérieur ne doit pas être étiré en ligne droite.

Pour la dilatation avec lavage de l'urèthre postérieur, , il existe donc des instruments tout spéciaux, avec des branches disposées comme celles qui ont été proposées par Dommer (fig. 100).

Si l'on veut être certain que dans l'urèthre postérieur, toutes les parties de la surface soient également soumises à l'action du jet des dilatateurs-laveurs, il faut employer, en même temps que les instruments possédant cette disposition des branches, d'autres instruments

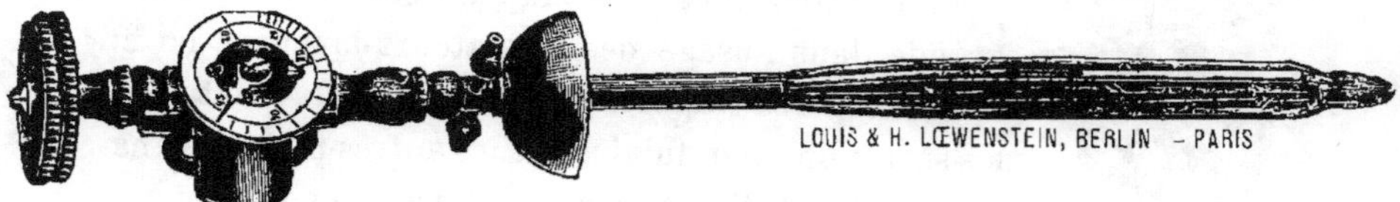

Fig. 102. — Dilatateur laveur droit de Kollmann.

dans lesquels les branches présentent l'orientation habituelle, représentée dans la fig. 101. Cependant, pour les motifs indiqués plus haut, nous croyons que la disposition représentée en 100 est la plus importante, et nous conseillons aux médecins de se la procurer d'abord. Kollmann a généralement donné cette forme à ses dilatateurs-laveurs. Pour l'emploi de ses instruments droits, il n'est pas nécessaire, après l'introduction de leur faire accomplir la rotation de 45°, car l'instrument se trouve immédiatement dans la position voulue. Si l'on souhaite d'autre part atteindre par le lavage d'autres points on le tournera en position voulue avant d'actionner la vis.

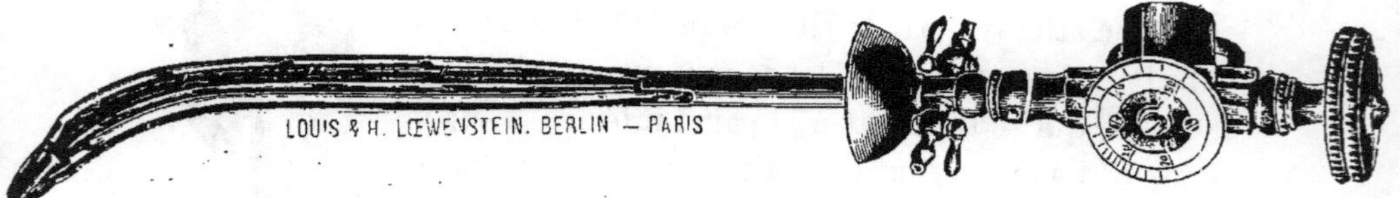

Fig. 103. — Dilatateur laveur à courbure de Dittel.

Pour permettre de mesurer exactement les positions, la cloche terminale de l'instrument présente de petits points de repère.

On construit aussi des dilatateurs-laveurs droits à quatre branches, dans lesquels la situation des branches par rapport à la poignée est modifiable à volonté. On a ainsi l'avantage d'avoir toujours le tableau indicateur dirigé en haut, quel que soit le degré de rotation imprimé aux branches.

Cette variété d'instrument présente toujours un peu moins de solidité que les autres.

Les dilatateurs-laveurs à quatre branches de Kollmann, d'ancien modèle présentent dans leur axe deux canaux ; l'un destiné à l'arrivée des liquides, l'autre à la sortie. Aux extrémités de ces canaux s'adaptent, au moment de l'emploi des tubes de caoutchouc. En deçà se trouve placée une cloche protectrice mobile. Ces instruments se construisent dans les différents types déjà signalés.

On a adopté pour les récents dilatateurs-laveurs le perfectionnement

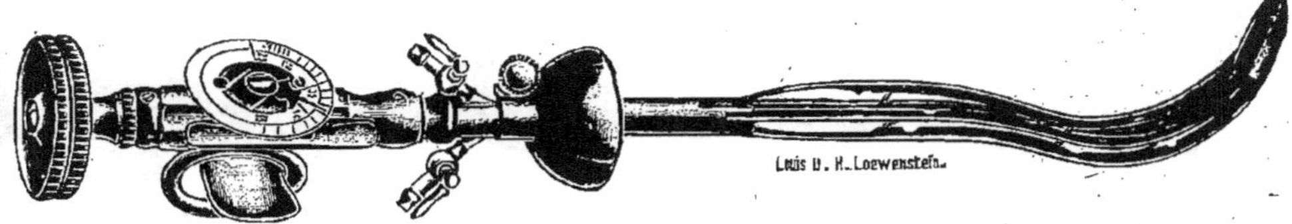

Fig. 104. — Dilatateur laveur à courbure de Guyon.

permettant la stérilisation de l'instrument tout entier avec sa poignée sans nuire à son bon fonctionnement.

Nous avons aussi cherché à augmenter le plus possible le rendement du lavage. Dans ce but nous avons supprimé le canal existant primitivement dans l'axe de l'instrument, ce qui augmente considérablement la lumière du conduit d'adduction d'eau. Le retour du liquide se fait le long d'encoches longitudinales disposées sur l'extérieur de l'instrument.

Pour les autres détails, on se reportera à la description des dilatateurs à quatre branches, sans dispositif laveur.

Les dilatateurs-laveurs de Kollmann présentent, lorsqu'ils sont

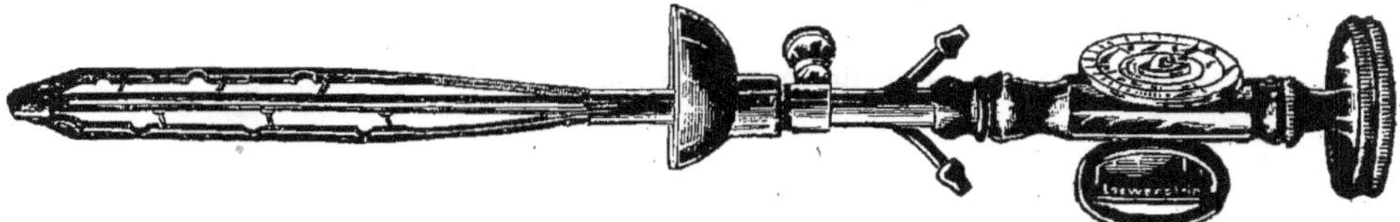

Fig. 105. — Dilatateur laveur droit à trois branches de Franck.

fermés, un diamètre de 22 Charrière ; leur introduction est très facile beaucoup plus que celle des dilatateurs avec revêtement de caoutchouc, même de calibre plus faible. Avec les dilatateurs-laveurs, on n'emploie comme lubréfiant que de la glycérine et jamais d'huile.

Dans les instruments construits par Lœvenstein, les liquides de lavage ne passent pas par l'axe médian, mais par un canal placé parallèlement à la tige. Le calibre en est abaissé au 21 Charrière.

Divers autres dilatateurs. — Mentionnons enfin quelques autres dilatateurs à deux ou trois branches.

Le dilatateur laveur droit à trois branches, décrit par E. K. W. Franck, possède un axe médian autour duquel les branches sont régulièrement distribuées. Il est en somme analogue au dilatateur à quatre branches de Kollmann. Son diamètre fermé est de 23 Charrière.

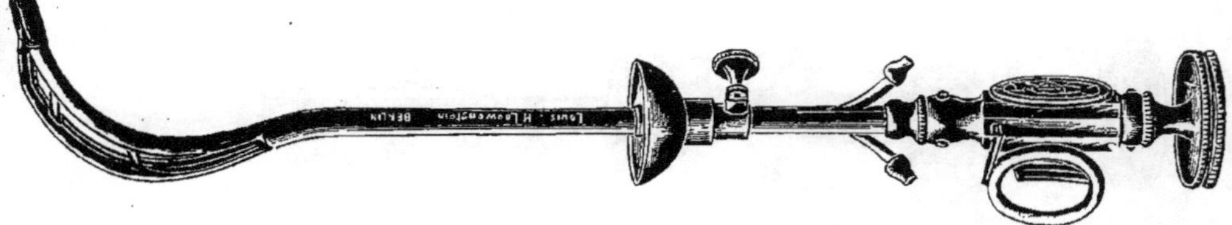

Fig. 106. — Dilatateur laveur à trois branches de Franck avec courbure Béniqué.

L'instrument de E. K. W. Franck destiné à la dilatation et au lavage de l'urèthre postérieur présente la courbure de Guyon. Il ne dilate que par sa partie courbe. Fermé, son diamètre mesure 23 Charrière. Les branches ont été disposées de telle façon que, lorsqu'il est introduit avec le tableau indicateur en haut, le milieu de la paroi inférieure de l'urèthre postérieur est toujours libre.

Les dilatateurs à trois branches de Franck ont été d'abord cons-

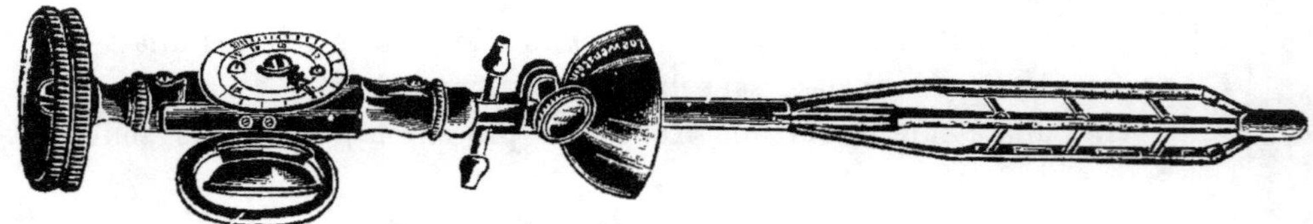

Fig. 107. — Dilatateur laveur à deux branches de A. Lewin.

truits sans dispositif laveur. Ils mesurent alors à l'état fermé 18 Charrière.

Terminons par la description du dilatateur laveur à deux branches de A. Lewin [1].

La poignée a la même forme que celle du dilatateur à quatre branches de Kollmann. Ce qui les distingue surtout dans les parties dilatantes des instruments d'Oberlaender est que le plan de dilatation est parallèle au tableau indicateur et non pas perpendiculaire Le

____

1. *Centralbl. für die Krankh. der H. u. S. organe.* 1901.

but de cette disposition est le même que celui que nous avons signalé à propos du dilatateur de la figure 100. Dans l'urèthre antérieur, on essaie de tenir libre le milieu de la paroi supérieure et dans l'urèthre postérieur le milieu de la paroi inférieure, afin que ces parties soient bien influencées par le lavage.

Ce dilatateur se fait aussi remarquer par son calibre particulièrement restreint : il mesure à l'état fermé un diamètre de 20 Charrière, On ne le construit que dans la forme droite, destinée à l'urèthre antérieur.

Pour juger l'instrument de Lewin, on peut se rappeler ce qui a été

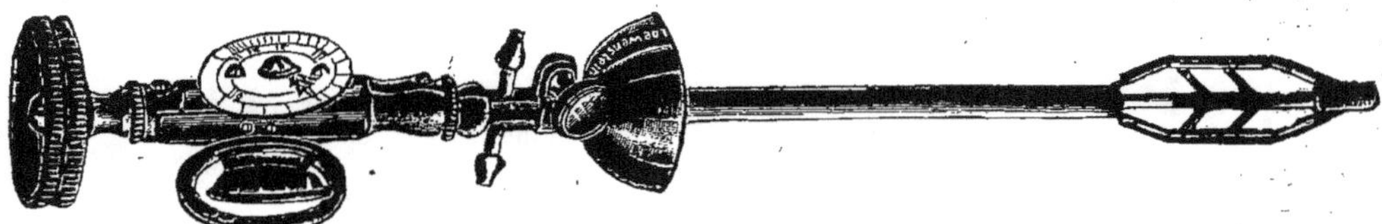

Fig. 108. — Le même avec branches très courtes.

dit à propos de la répartition de la pression et de la tension dans les dilatateurs à 2, 3, 4 branches et plus. Avec les dilatateurs-laveurs, on doit non seulement chercher à bien faire le lavage, mais aussi à obtenir une dilatation la plus parfaite possible. Aussi à notre avis, les instruments les meilleurs doivent posséder 3, 4 branches ou même plus.

Nous avons tenu à nous étendre longuement sur la description des instruments à vis, afin qu'on ait toutes les notions utiles pour comprendre dans tous ses détails la question si importante de la dilatation suivant notre méthode.

CHAPITRE VII

ASEPSIE ET ANTISEPSIE DES INTERVENTIONS INSTRUMENTALES

Importance d'une asepsie et d'une antisepsie sévères. — Nettoyage, stérilisation et conservation des instruments. — Comment nous agissons avec les sondes, bougies ou laveurs métalliques. — Comment on doit agir avec les dilatateurs à vis anciens et nouveaux et avec leur revêtement de caoutchouc. — La meilleure méthode de stérilisation des instruments métalliques est l'ébullition. — Asepsie et antisepsie des instruments élastiques à support tissué. — Désinfection chimique (solutions antiseptiques, gaz et vapeur). — Stérilisateur d'Adrian, — Stérilisation au moyen des hautes températures (air chaud, courant de vapeur d'eau, ébullition). — Stérilisateurs à vapeur de Kuttner. — Appareils d'autres auteurs. — Opinions et méthodes de Ruprecht, Alapy, Goldberg et Grosse. — Autres stérilisateurs à vapeur. — Différents procédés d'ébullition. — La stérilisation des instruments en caoutchouc mou. — Conservation des instruments élastiques. — L'appareil de Schlagintweit. — Asepsie et antisepsie des mains du médecin. — Asepsie et antisepsie du champ opératoire : canal de l'urèthre, méat, etc. — Lubréfiants gras et lubréfiants solubles dans l'eau : savon de Guyon. — Comment on enduit les instruments du lubréfiant.

INSTRUMENTS MÉTALLIQUES. — Disons d'abord comment le médecin doit nettoyer les instruments, les désinfecter et les conserver. Ce n'est que grâce à une propreté absolue des instruments, au sens médical du mot, qu'on pourra obtenir avec certitude le résultat désiré. Cette propreté stricte est d'ailleurs un avantage au simple point de vue économique, surtout pour les instruments métalliques compliqués qui sans elle deviennent rapidement inutilisables.

Dans les premières années de l'urologie, on put faire à ce sujet des expériences bien désagréables, et il nous semble nécessaire de rappeler toujours au jeune médecin les règles de l'asepsie la plus sévère. Il est presque impossible aujourd'hui de se faire une idée exacte des conditions dans lesquelles l'urologue travaillait à cette époque. Des ennuis et des complications étaient presque de règle à la suite d'une intervention instrumentale : et l'antisepsie fut pour l'urologie comme pour la chirurgie générale, l'origine d'une ère nouvelle qui lui permit de prendre place parmi les spécialités.

Les recommandations que nous allons faire reposent sur une expérience personnelle déjà vieille. Pour la compléter, nous nous sommes efforcés de connaître l'expérience et les opinions des autres auteurs.

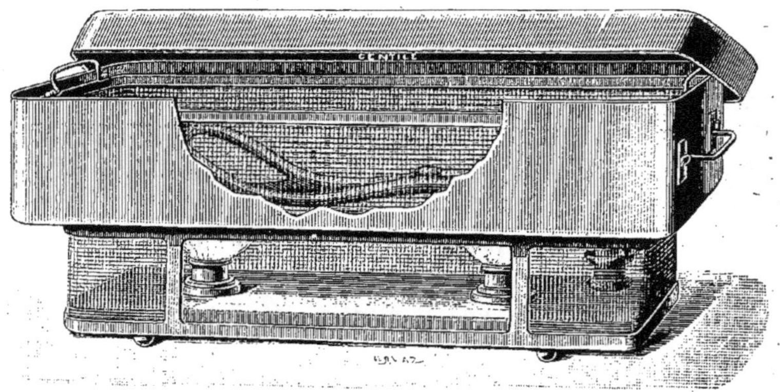

Fig. 109. — Bouilleur portatif.

Pour les laveurs, les sondes et les bougies *métalliques*, nous recommandons :

1° Le plus tôt possible après l'usage : nettoyage avec eau et savon.

Si l'on n'a pas le temps, on plonge provisoirement les instruments

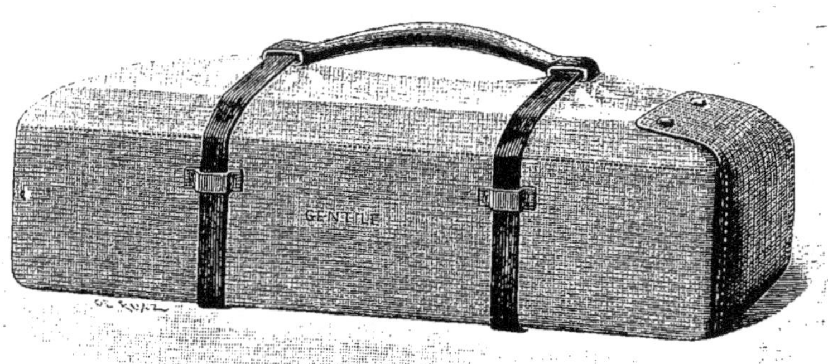

Fig. 110. — Le même, fermé.

dans une solution antiseptique, pour empêcher le dessèchement des impuretés (sang, mucus, pus, etc.) qui pourraient rester sur les instruments. En effet, une fois desséchés, ces résidus deviennent très difficiles à enlever. Si l'instrument est pourvu de canaux intérieurs (laveurs), on les irrigue copieusement avec la grande seringue à main.

2° Ebullition dans un appareil à stérilisation.

3° Les retirer de l'appareil à stérilisation.

4° *a*) Plonger immédiatement les instruments jusqu'à un nouvel usage dans un récipient rempli de liquide antiseptique ou bien *b*) les conserver à l'état sec dans de la gaze ou des serviettes stérilisées.

5° Avant un nouvel usage, si on les a conservés dans une solution antiseptique, laver abondamment les instruments.

6° Emploi des lubréfiants, suivant l'une des méthodes que nous indiquerons plus loin.

La figure 109 représente un modèle simple d'un appareil à stériliser les instruments par l'ébullition. Il peut s'employer avec l'alcool ou au gaz.

La conservation des instruments dans une solution antiseptique depuis le moment de la désinfection jusqu'à celui d'un nouvel emploi, n'est pas selon nous indispensable et nous avons indiqué un second mode de conservation très recommandable.

Les bocaux à conservation sont remplis d'alcool absolu. Ce liquide présente l'avantage de rester clair, de déceler toute impureté et de ne pas nuire aux instruments. Il est vrai qu'il est un peu cher.

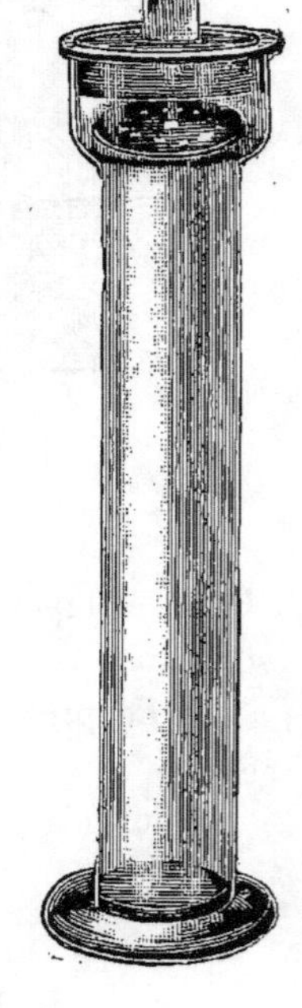

Fig. 111.
Bocal pour la conservation des sondes.

Oberlaender préfère, comme plus commode et aboutissant aussi bien au but, la conservation avec des tablettes de trioxyméthylène.

Tout comme les bougies, les sondes et les laveurs, la plupart des dilatateurs à vis peuvent être traités par l'ébullition sans aucun dommage. Ce sont surtout les dilatateurs dont la vis est facilement accessible. Les dilatateurs de Kollmann, nouveau modèle à quatre branches, avec ou sans dispositif laveur, supportent très bien l'ébullition : quand on a enlevé ces instruments de l'eau bouillante, on les secoue fortement, on les essuie avec soin et l'on dépose une goutte d'huile sur le pas de vis extérieur.

Pour les instruments de forme ancienne, où la vis est difficilement accessible, l'ébullition peut provoquer l'apparition de rouille et la mise hors d'usage de l'appareil. On pourra dans ces cas employer pour la stérilisation, l'appareil décrit par Kollmann ou celui analogue de la figure 112. La poignée, qui doit être préservée de l'humidité, est maintenue en dehors de la boîte à stérilisation et elle est peu exposée au danger de rouille. Nous déconseillons tout autre mode de désinfection que l'ébullition pour les dilatateurs-laveurs. Une méthode que nous employions beaucoup, consistait à nettoyer l'instrument à la brosse, à l'eau et au savon, puis à l'alcool absolu, puis à

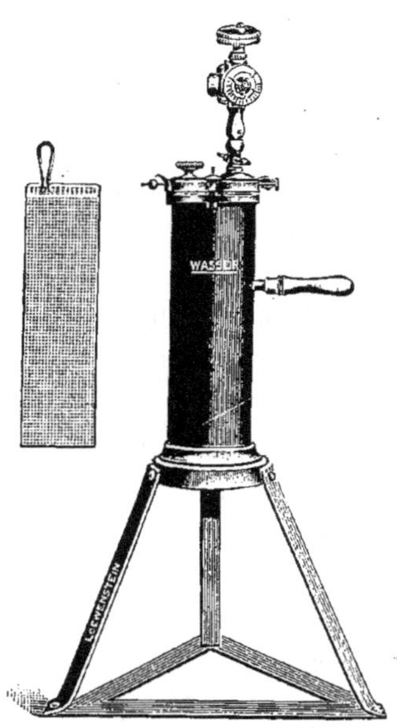

Fig. 112. — Appareil pour la stérilisation des dilatateurs par l'ébullition.

la benzine; pour préserver les charnières de la rouille, il suffit de les enduire, comme la vis, d'une substance grasse quelconque (huile d'olive, paraffine liquide, etc.). Mais nous ne pouvons recommander la chose pour les dilatateurs employés avec revêtement de caoutchouc, car la surface interne du caoutchouc deviendrait sale, et le danger d'éclatement du caoutchouc plus grand. Un peu avant l'usage, les dilatateurs sont trempés dans l'alcool absolu, que l'on enflamme sur l'instrument. Il peut sembler superflu d'employer cette stérilisation pour les dilatateurs qui doivent être employés avec un revêtement de caoutchouc; nous croyons au contraire la chose nécessaire, car en réalité on n'est jamais certain que au cours de la dilatation, le revêtement de caoutchouc ne se déchirera pas, laissant la muqueuse en contact avec la partie métallique. De plus, pendant le vissage de l'instrument, les liquides qui se trouvent à l'intérieur du revêtement de caoutchouc peuvent très facilement s'écouler dans l'urèthre et l'infecter, si l'on n'a pas pris les précautions indiquées.

Après emploi, les revêtements en caoutchouc sont lavés à fond à l'eau et au savon. On fait plus facilement ce nettoyage lorsque le revêtement est adapté sur l'instrument dilaté à fond. Pour la stérilisation proprement dite de ces revêtements, nous employons l'appareil à vapeur de la figure 112. L'ouverture est fermée par une plaque métallique et on suspend un grand nombre de chemises de caoutchouc, reliées par un fil, aux crochets situés sous le couvercle. Depuis quelque temps, nous employons plutôt la stérilisation par l'ébullition : on sèche ensuite les chemises de caoutchouc dans de la gaze ou des linges et on les saupoudre à l'intérieur et à l'extérieur avec une poudre stérile, qui permet d'éviter l'accolement des parois. Au lieu de l'ébullition, on peut encore employer pour la stérilisation des instruments métalliques, la stérilisation par l'air chaud. Cette méthode n'est recommandable que lorsqu'on veut avoir des instruments stérilisés à l'avance : il ne convient pas pour la stérilisation extemporanée, nécessaire par exemple au cabinet de consultation. Les instruments doivent séjourner dans une étuve sèche de 180 à 200° C. pendant environ une heure.

Pour des cas extraordinaires, par exemple à la maison du malade ou quand on doit improviser une dilatation, on peut utiliser le flambage par l'alcool. On refroidit ensuite l'instrument avec de l'eau stérilisée et si la température a été suffisamment élevée, une partie de cette eau doit se volatiliser avec un sifflement caractéristique.

INSTRUMENTS ÉLASTIQUES. — L'asepsie et l'antisepsie des *instruments élastiques* à support tissué, ne sont pas aussi simples que celles des instruments métalliques. Il existe un grand nombre de méthodes, et elles ont presque toutes l'inconvénient de détériorer les instruments. Immédiatement après l'usage, on doit nettoyer l'instrument élastique, comme nous l'avons dit pour les instruments métalliques. Pour la stérilisation proprement dite, on fit d'abord tremper les instruments dans une solution d'acide borique 3 à 4 p. 100, de lysol 1 à 2 p. 100, d'acide phénique 3 à 5 p. 100, de sublimé, de nitrate d'argent 1 à 2 p. 1.000, etc. Cependant il est prouvé que les solutions les plus fortement antiseptiques ne sont pas suffisantes, et que la plupart de ces solutions détériorent rapidement les instruments. Les solutions qui sont les mieux supportées sont à base de sublimé et celles qui sont le moins bien supportées sont à l'acide phénique et au lysol.

Wolff recommande une solution de formol-glycérine de 3 à 5 p. 100. Il se base sur des recherches bactériologiques[1]. Les instru-

---

1. Wolff. Recherches sur la stérilisation par la glycérine des sondes molles et élastiques. *Central. f. d. Krankh. d. Harn- u. Sexualorgane*, 1897.

ments sont placés dans cette solution durant environ vingt quatre heures. Avant l'emploi il est nécessaire de les tremper quelque temps dans la glycérine ou une solution boriquée, pour enlever les derniers restes de formol qui déterminent de fortes brulûres dans l'urèthre. Pour éviter ces désagréments du formol, Wolff entreprit toute une série d'essais à la suite desquels une solution de 1 p. 1 000 de sublimé dans parties égales de glycérine et d'eau, se révéla comme le mélange le plus favorable[1]. Après un séjour de six heures dans cette solution, les instruments sont d'après Wolff. complètement stériles. La conservation des instruments jusqu'au prochain usage se fait soit dans la même solution, soit dans la glycérine pure.

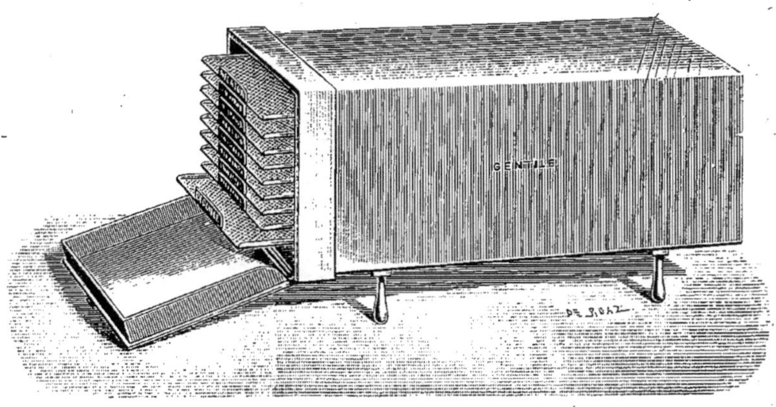

Fig. 113. — Stérilisateur au trioxy-méthylène de Janet.

La stérilisation par les vapeurs de mercure métallique (Lannelongue, Nazaris, Taquet) ne présente plus aujourd'hui qu'un intérêt historique. La stérilisation par l'acide sulfureux (Guyon, Albarran), n'est aussi presque plus employée, non seulement parce qu'elle est difficile, mais parce qu'elle est insuffisante.

Vapeur de formol. — La désinfection par *la vapeur d'aldéhyde formique* à la température de la chambre, par la formaline, la formalite et le trioxy-méthylène, ne donne pas un résultat meilleur que les deux méthodes précédentes. Elle a été introduite dans la

1. Wolff. Contribution à l'étude du catéthérisme aseptique. *Deustche mediz. Wochenschrift*, 1899.

pratique médicale, principalement par Janet[1] et Franck[2]. Pour les sondes à canaux larges, on peut admettre que cette méthode est suffisante. Mais pour la stérilisation d'instruments à lumière étroite, son action ne paraît pas être sûre. On doit porter toute son attention à enlever de la sonde, à l'intérieur et à l'extérieur, le pus, le sang, le mucus et aussi la graisse et le savon, qui mettraient obstacle à la désinfection. Une fois la désinfection terminée, on ne peut employer les instruments immédiatement : il faut les rincer à fond, pour éloigner les vapeurs qui ont imprégné les parois de l'instrument et qui pourraient provoquer une irritation de la muqueuse. D'après Janet, cette opération se fait très facilement par un séjour de quelques heures dans des solutions faiblement antiseptiques.

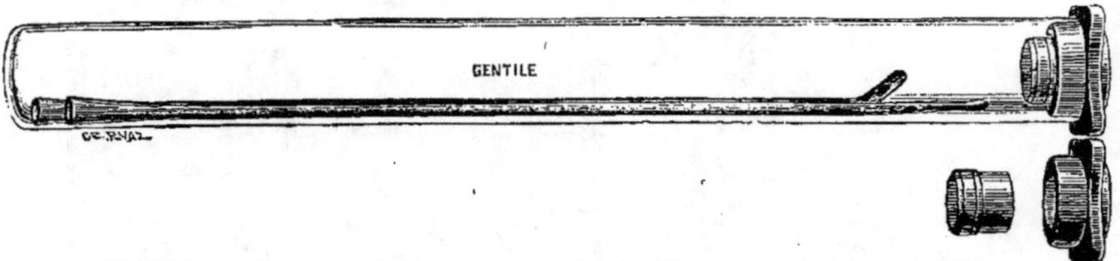

Fig. 114. — Tube du Dr Desnos, pour la stérilisation à froid par le trioxyméthylène.

Nous devons à Adrian un progrès essentiel dans l'emploi des vapeurs d'aldéhyde formique. Il s'agissait d'abord de vérifier la méthode de Janet-Franck ; puis d'essayer différentes autres méthodes[3]. Le résultat des recherches faites sur une base très large par son élève Sittler[4] furent que les sondes à élastiques peuvent être stérilisées très rapidement à la température de 60 à 75° sans se trouver endommagées. D'autre part, en utilisant les vapeurs émises à 60° par une solution de formol dans l'eau à 1 ou 2 p. 100 (Esmarch), on observe une action notable en profondeur : et on peut attendre de cette méthode de bons résultats pour les sondes très minces à lumière étroite et pour celles sur lesquelles sont restés fixés des débris de pus ou de graisse.

1. Janet. Stérilisation des sondes par l'acide sulfureux et les vapeurs de formol. *Annales des maladies d. org. génit.*, 1896.

2. Frank. Nouvelles communications sur la stérilisation des sondes. *Berlin. klin. Wochens.*, 1895.

3. Esmarch. Importance des vapeurs de formaline pour la désinfection. *Hygien Rundschau.*, 1902.

4. Sittler. Thèse inaugur., Iéna, 1905.

Ces instruments furent modifiés pour la pratique urologique par Adrian [1]. A l'intérieur d'un cylindre métallique nickelé et fermé par un couvercle, existe une plaque métallique percée de trous de différents diamètres destinés à suspendre les instruments élastiques ; à côté se trouve un thermomètre. La chaleur nécessaire est obtenue par une lampe à alcool, qui forme en même temps le pied de l'appareil. La solution employée pour la stérilisation et qui peut d'ailleurs resservir plusieurs fois, se compose de :

> Eau. . . . . 20 centimètres cubes.
> Formaline officinale . . IV à VIII gouttes.

Dès que la température a atteint 75°, ce qui ne demande que trois à cinq minutes, on éteint la lampe à alcool et on laisse l'appareil se refroidir progressivement. La quantité de formaline qui reste fixée aux instruments une fois la stérilisation terminée est tellement insignifiante qu'elle ne peut pas causer d'irritation de la muqueuse. Le rinçage dans une solution faiblement antiseptique n'est donc pas indispensable ici.

AIR CHAUD. — Parmi les méthodes de stérilisation dont l'agent principal est une température élevée, la moins importante pour les instruments élastiques est la méthode par *l'air chaud* de Poncet. De nombreuses recherches ont prouvé qu'elle endommage beaucoup les instruments élastiques, sans cependant offrir les garanties suffisantes au point de vue de la stérilisation. Pour obtenir une stérilisation parfaite, il faudrait laisser séjourner les instruments si longtemps dans l'appareil qu'ils en ressortiraient certainement inutilisables.

VAPEUR D'EAU. — Le *courant de vapeur d'eau* et *l'ébullition* sont bien supérieurs à cette méthode. Ils sont suffisants pour la plupart des instruments élastiques, mais tous ne les supportent pas également bien et aucun ne les supporte pendant longtemps. En effet, ce qui s'oppose à la stérilisation des instruments élastiques à support tissué par la vapeur d'eau et par l'ébullition est que les meilleures qualités de ces instruments en sont, malgré tout, endommagées à la longue.

Pour l'emploi du courant de vapeur d'eau, il existe un grand nombre d'appareils que l'on peut diviser en deux groupes. Dans un

1. Adrian. *Monatsber. für Urologie*, 1905.

premier groupe, on trouve un dispositif permettant de faire pénétrer le courant de vapeur à l'intérieur de la sonde, tout en le faisant agir également sur sa paroi externe. Ce dispositif manque dans les appareils du second groupe. L'appareil de Kuttner est un représentant du premier groupe et le plus récent appareil construit par cet auteur [1] date de 1897. Le temps nécessaire à une bonne stérilisation est de sept minutes, depuis le moment de l'apparition de la vapeur. L'appareil est représenté figure 115 ; on le con-struit en deux dimensions ; dans le plus petit modèle, on stérilise une à deux sondes et dans le plus grand jusqu'à six.

La stérilisation par les appareils de Kuttner présente la plus grande garantie possible et la vapeur agit d'une manière durable sur les parties externes et inter-nes de la surface de l'instrument. Il a été prouvé expérimentalement et par des recherches bactériologiques que la stéri-lisation des instruments a lieu d'une manière certaine dans l'espace de temps indiqué. Un certain nombre d'autres ap-pareils (Grosglik, Ruprecht, Ehrmann, Muller) ne sont en somme que des modi-fications de l'appareil de Kuttner. Ru-precht pense, en se basant sur des exa-mens bactériologiques que la stérilisation des sondes peut être atteinte lorsque la vapeur d'eau touche simplement les parois externes. Et il explique ce fait par le pouvoir conducteur de la sonde et par la chaleur rayonnante. De plus, suivant

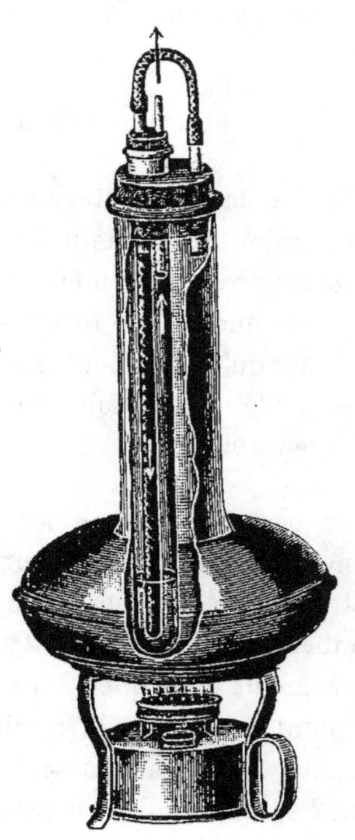

Fig. 115. — Stérilisateur de Kuttner.

cet auteur, une sonde élastique est d'autant plus facile à stériliser par la vapeur que ses parois sont plus minces et son calibre plus fin ; tandis qu'au contraire, plus les parois sont épaisses et le calibre large, plus la stérilisation demande de temps. La durée de la sté-rilisation des sondes élastiques dans la vapeur d'eau à 100° nécessite tout au plus de trois à quatre minutes.

1. Kuttner. *Centralblatt für d. Krankh. d. Harn- u. Sexualorgane*, 1897.

Alapy avait déjà avant Ruprecht soutenu la même opinion que la stérilisation des sondes élastiques peut être obtenue sans qu'on fasse passer la vapeur à travers la lumière. Il explique le fait en ce que la vapeur d'eau à 100° a un pouvoir spécifique plus léger que celui de l'air même à 100°. Par conséquent, l'air contenu à l'intérieur est expulsé par la vapeur d'eau plus légère. Cet auteur utilise pour la stérilisation une simple chaudière, dans laquelle il introduit à la fois 100 à 150 instruments élastiques. Il les place ensuite, vingt à vingt-cinq à la fois dans des tubes de verre, de 50 à 60 centimètres de longueur sur 4 à 6 centimètres de largeur et fermés aux extrémités par des bouchons de ouate. L'eau de condensation qui se forme est

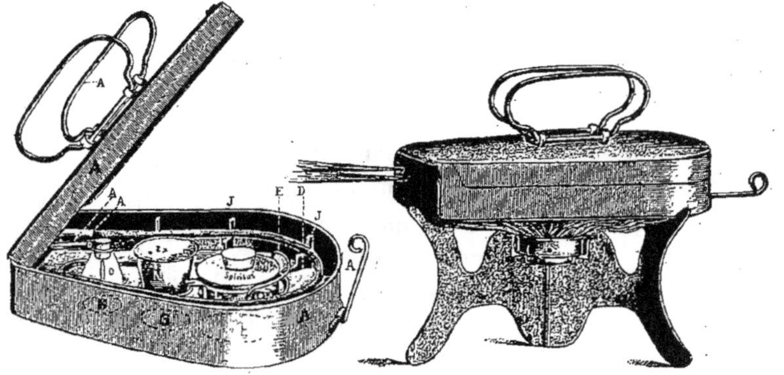

Fig. 116. — Stérilisateur de Rupprecht.

absorbée par du papier filtre placé à l'intérieur du tube. Les instruments peuvent séjourner dans le tube jusqu'au moment de l'emploi. Le temps nécessaire à l'action de la vapeur d'eau à la température de 100° est de quinze à vingt minutes : elle est donc plus importante que celle demandée par les appareils de Kuttner.

Goldberg [2] a contrôlé la méthode d'Alapy et admet que, la stérilisation terminée, la conservation des sondes dans des tubes de verre ne peut pas garantir la persistance de cette stérilisation. Aussi conseille-t-il de pendre simplement les sondes dans l'étuve à désinfection : la vapeur entre par le haut et sort par le bas. Dans les appareils où la vapeur ne pénètre pas de haut en bas, Goldberg

1. Alapy. Sur la question de la stérilisation des sondes. *Centralb. für d. Krankh. d. Harn- u. Sexualorgane*, 1896.
2. Goldberg. *Id.*, 1902.

recommande de placer les sondes horizontalement et autant que possible au milieu, entre le haut et le bas. Il se range à l'opinion de Alapy et de Ruprecht sur la question du passage de la vapeur à travers la lumière de l'instrument.

Grosse [1] est du même avis. Son stérilisateur à vapeur se compose d'un récipient cylindrique composé d'un support de nickel et d'un tube de verre destiné à recevoir les sondes élastiques. A l'extrémité supérieure et un peu en dessous, ce tube est fermé par un bouchon percé de trous, ceux-ci sont bourrés de ouate. Un bouchon semblable mais mobile se trouve générale- ment à l'ouverture inférieure. Pour la sté- rilisation on enlève le bouchon inférieur et on le place à la partie supérieure. On rem- plit le tube de sondes, on tend à l'ouverture inférieure un morceau de tarlatane et on introduit le tube dans le récipient à ébulli- tion. Dès que l'eau bout, la vapeur monte dans le tube de verre, traverse les trous du bouchon supérieur garnis de ouate et sort à l'extrémité supérieure, La stérilisation est obtenue environ sept minutes après le début de l'apparition de la vapeur.

Une fois la stérilisation terminée, la tarlatane est enlevée et remplacée par le bouchon à la partie inférieure. On secoue alors le tube de façon à séparer les sondes qui pourraient coller l'une à l'autre. Le tube sert à la conservation stérile et au transport commode des instruments.

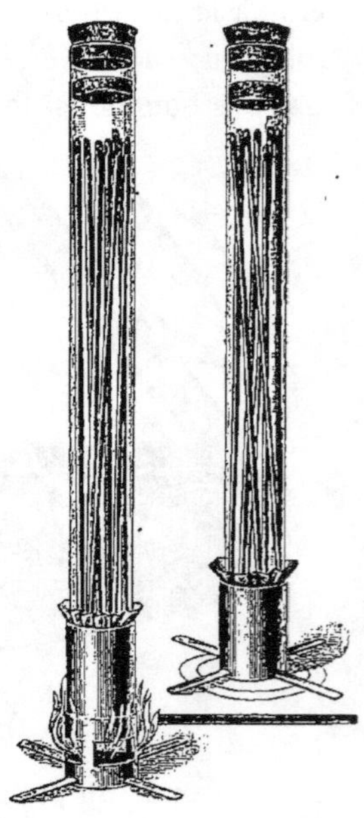

Fig. 117. — Stérilisateur de Grosse.

. En France, on emploie la stérilisation par la vapeur d'eau dans un appareil appelé autoclave. La vapeur y est toujours en état de sur- pression, mais pour les objets de toute petite dimension, comme c'est le cas pour les sondes, cet appareil est superflu. Pour nous, nous employons pour la stérilisation des sondes élastiques par la vapeur, un appareil analogue à celui représenté dans la figure 112. Les ins- truments sont placés ou bien sur une toile métallique formant le

1. Grosse. *Monatsberichte für Urologie*, 1903.

plancher de la boîte, ou bien pendus à l'intérieur du couvercle au moyen de fils ou d'une bande de gaze. Pour obtenir une fermeture hermétique du couvercle on emploie le dispositif en baïonnette. Une fois la stérilisation obtenue on fait accomplir au couvercle un mouvement de rotation de façon à ouvrir plus ou moins les trous en question et quand la stérilisation est terminée, on le tourne dans l'autre sens de manière à fermer complètement les ouvertures. La stérilisation terminée, on place sur l'ouverture inférieure un autre couvercle et les instruments peuvent être conservés.

Occupons-nous maintenant des procédés de stérilisation par l'*ébullition*. Ce procédé possède l'avantage incontestable d'une grande simplicité, ce qui lui donne dans la pratique un grand succès. On utilise soit l'eau ordinaire, soit une solution boriquée de 1 à 3 p. 100, soit encore une solution de soude à 1 ou 2 p. 100, ou bien une solution concentrée de chlorure de sodium ou enfin une solution sucrée à 20 p. 100. Ces différentes solutions salines présenteraient sur l'eau pure l'avantage d'attaquer moins les instruments.

Une méthode de stérilisation par l'ébullition qui mérite de retenir l'attention a été préconisée par Kummel de Hambourg[1] et par Herrman de Lamberg[2]. On emploie dans cette méthode une solution concentrée de sulfate d'ammoniaque. Les instruments doivent y séjourner de cinq à dix minutes à une température de 108°. Ils sont ensuite absolument stériles et n'ont pas à souffrir de cette méthode. Après l'ébullition dans une poissonnière spéciale, les instruments sont rincés à l'eau stérilisée. On les emploie alors immédiatement, ou on les conserve dans des tubes de verre fermés de chaque côté par un bouchon de caoutchouc stérile. La stérilisation de ces tubes est obtenue d'une manière simple, de la manière suivante : on les rince à l'alcool absolu, on verse cet alcool et on enflamme ce qui reste adhérent aux parois du verre.

Nous avons employé cette méthode comme nous venons de la décrire et nous pouvons affirmer que les instruments élastiques la supportent très bien. La solution saturée de sel d'ammoniaque se prépare très simplement en suivant les indications de Elsberg de New-York[3] qui l'a employée le premier pour la stérilisation du cat-

1. Kummel. *Deutsche mediz. Wochenschr.*. 1901.
2. Hermann. *Centralblatt für Chirurgie*, 1901.
3. Elsberg. *Centralblatt für Chirurgie*, 1900.

gut. Cet auteur ajoute à l'eau bouillante autant de sel qu'il peut s'en dissoudre. A 100°, pour 100 parties d'eau, on peut ajouter 97,5 parties de sel d'ammoniaque. Quand la solution se refroidit une partie du sel cristallise (à 0° la solution concentrée ne contient plus que 71 p. 100 de sulfate d'ammoniaque), mais sous l'influence de la chaleur, ce sel se redissout immédiatement ; un excès de sel d'ammoniaque ne peut nuire en rien. Les solutions peuvent être réemployées souvent, et, s'il s'est évaporé trop d'eau, on en rajoute tout simplement.

La méthode de stérilisation des sondes élastiques à support tissué par l'ébullition fut soumise par Goldberg à des essais expérimentaux très précis (Cf. la publication citée en note plus haut). Le temps d'ébullition nécessaire est de cinq à dix minutes : les instruments doivent toujours être à l'aise dans les instruments bouilleurs. Goldberg pense qu'il est superflu de rien ajouter à l'eau. Le principal intérêt du travail de Goldberg réside dans la constatation qu'il a faite que la largeur et l'épaisseur de la sonde influent sur la rapidité de la stérilisation : il soutient l'opinion déjà émise par Ruprecht à propos de la stérilisation par la vapeur d'eau.

A propos de la stérilisation des instruments élastiques par l'ébullition, certains auteurs entre autres Guyon et Albarran ont émis des doutes sur la sécurité de la stérilisation. Nos expériences sur l'action de l'ébullition nous permettent de croire qu'elle donne des résultats très satisfaisants, et nous la recommandons à cause de sa grande simplicité malgré le dommage qu'elle cause aux instruments.

La stérilisation des instruments élastiques en caoutchouc mou (sondes de Nélaton) est très simple si on la compare à celle des instruments à support tissué. On peut les exposer très longtemps à l'action du courant de vapeur d'eau et à l'ébullition sans le moindre dommage.

Nous avons déjà signalé que pour rendre plus facile le nettoyage de l'extrémité de la sonde au delà de l'œil, le cul-de-sac est toujours comblé dans les sondes de fabrication récente. Par un examen soigné des anciens instruments, Delfosse [1] a pu constater qu'on rencontre dans le cul-de-sac un véritable nid à microbes et que cet espace mort rend l'instrument très difficile à stériliser. A l'époque de son travail,

<hr>

1. Delfosse, *Annales des maladies des organes génito-urinaires*, déc. 1900.

Delfosse rencontre ce cul-de-sac dans 70. p. 100 des instruments; il nous semble important d'attirer l'attention sur cette circonstance, afin qu'on soit toujours très attentif à l'examen de cette partie de l'instrument.

Pour nous, nous croyons devoir faire plus encore et en plus de la stérilisation nous croyons devoir éliminer tous les instruments élastiques ayant été employés pour des malades suspects.

CONSERVATION. — La *conservation* des instruments peut se faire, une fois la stérilisation obtenue, dans des boîtes en verre à couvercle fermant bien, ou dans des bocaux droits, ou dans des tubes de verre fermés par des bouchons d'ouate ou de caoutchouc. Si ces récipients ne sont pas parfaitement stériles, les instruments sont avant l'usage

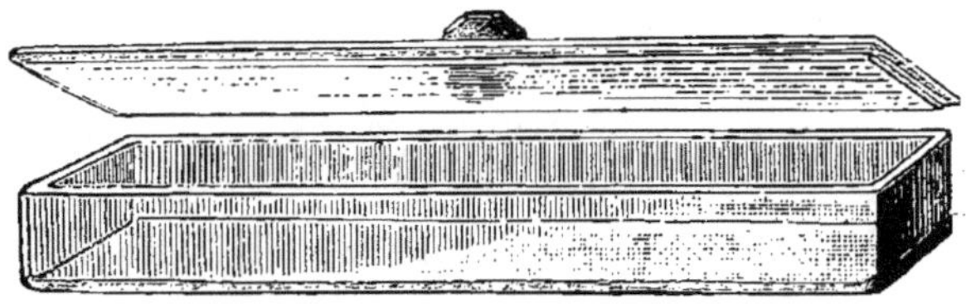

Fig. 118. — Boîte en verre pour la conservation des sondes.

de nouveau baignés dans une solution antiseptique. Nous employons de préférenee une solution de sublimé au millième, contenue dans un bocal en verre. A côté de ce récipient, nous en plaçons un second rempli d'eau stérilisée, dans lequel nous enlevons l'excès de sublimé. Cette dernière opération ne doit pas être négligée, car la solution de sublimé est irritante pour la muqueuse uréthrale.

Depuis quelque temps, Oberlaender emploie une autre méthode pour la conservation des sondes élastiques. Les instruments sont lavés puis bouillis dans une solution de sulfate d'ammoniaque, puis placés dans un appareil construit sur les indications de Schlagintweit. Cet appareil se compose d'une grande cuve de verre de 22—34 et 42 centimètres de dimensions : elle est munie d'un couvercle la fermant exactement. A l'intérieur, repóse sur des supports en fil de fer une plaque en fer blanc presentant quinze lignes de dix trous.

A travers ces trous on passe les sondes nettoyées, les yeux de la sonde étant dirigés en bas. Un anneau de caoutchouc installé à l'extrémité supérieure de chaque sonde empêche les instruments de tomber à l'intérieur. Sur le plancher du récipient reposent sur de la ouate stérile 10 à 16 tablettes d'aldéhyde formique que l'on renouvelle de temps en temps et qui suffisent à entretenir une désinfection des instruments déjà nettoyés. Avant l'usage, les instruments doivent être repassés à l'eau stérile ou à l'eau boriquée pour éviter que des restes d'aldéhyde formique ne viennent irriter la muqueuse. Cet appareil est très recommandable ; il empêche aussi l'adhérence des instruments les uns aux autres.

Dufaux[1] vient de publier un travail important sur le sujet qui nous occupe. D'après cet auteur il n'est pas à recommander dans la stérilisation, la conservation et la lubréfaction des instruments, de chercher une simplification trop grande des procédés, ni même de vouloir obtenir leur unification. On doit plutôt s'attacher à obtenir une méthode d'une grande sécurité.

Ces conseils se rapportent principalement à la conservation des sondes. Il conseille de placer les instruments après stérilisation dans des récipients cylindriques élevés. A la partie supérieure on trouve une plaque métallique percée de nombreux trous, destinée à suspendre les instruments. Au fond du bocal on répand du chlorure de calcium. Remarquons que c'est Dufaux qui employa le premier la suspension des instruments élastiques, en les faisant passer dans des trous d'une plaque suspendue à la partie supérieure du tube de conservation.

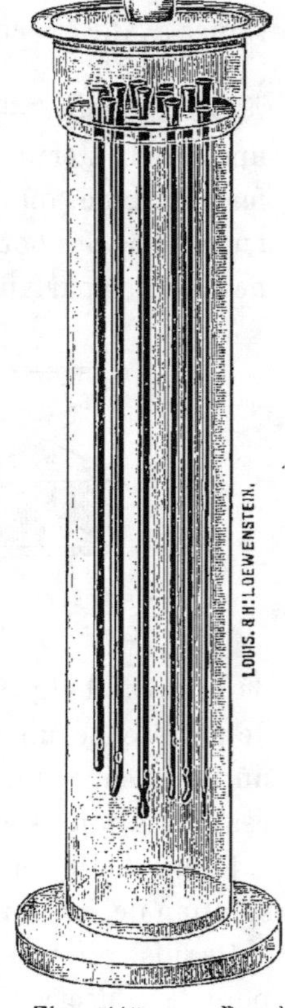

Fig. 119. — Bocal pour la conservation des sondes.

DÉSINFECTION DES MAINS. — Pour une intervention instrumentale bien comprise, l'asepsie et l'antisepsie des instruments ne suffisent pas. Celles-ci doivent s'étendre aux mains du chirurgien. Toute introduction dans l'urèthre expose au danger d'infection, même quand l'instrument est complètement stérile : c'est une intervention au sens chirurgical du mot et il faut toujours la considérer comme telle.

1. Dufaux. *Centralblatt für die Krank. d. Harn- u. Sexualorgane*, 1906.

Il est impossible d'obtenir une stérilisation absolue des mains, mais il faut que les méthodes de désinfection diminuent le plus possible le nombre des germes. Il existe dans ce but un grand nombre de méthodes éprouvées ; mais nous recommandons particulièrement la méthode bien connue de Furbringer. La désinfection doit être répétée après tout contact avec un malade contagieux. Le médecin ne doit pas veiller seulement à sa désinfection personnelle, mais à celle de ses aides.

L'habillement du médecin a une importance qu'il ne faut pas méconnaître ; nous recommandons les blouses d'opération ou les tabliers de toile.

CHAMP OPÉRATOIRE. — Avant d'introduire un instrument dans l'urèthre, il faut enfin désinfecter le mieux possible le champ opératoire (canal de l'urèthre, méat et parties environnantes) afin de ne pas transporter de microbes dans des portions jusqu'alors restées saines, particulièrement dans la partie postérieure de l'urèthre quand la maladie est localisée à l'urèthre antérieur. Il faut d'abord faire uriner le malade et si la vessie est pleine, ce simple fait accomplit déjà un bon nettoyage du canal, ce que l'on peut constater par l'examen du dernier verre d'urine. Dans la plupart des cas, il faut, avant l'introduction d'un instrument, procéder de plus à un lavage désinfectant de l'urèthre. Mais cette opération est absolument indispensable dans tous les cas où le malade ne peut pas uriner ou bien dans ceux où la secrétion est abondante. Sous l'influence du nettoyage de l'urèthre entrepris par le médecin, des portions de secrétion infectantes peuvent être transportées dans des régions restées saines jusqu'alors, mais le liquide employé en grande quantité va les rechercher pour les ramener à l'extérieur. Ce que nous venons de dire ne se rapporte pas évidemment aux interventions pendant lesquelles l'urèthre est nettoyé au moyen d'un instrument, ou bien quand les sondes ou les laveurs sont introduits pour procéder à un lavage astringeant ou antiseptique. Nous parlons plutôt des interventions instrumentales qui ne s'accompagnent pas par elles-mêmes de lavages, telles que cathétérismes ordinaires, dilatations par les bougies ou dilatateurs à vis.

Outre le nettoyage du canal de l'urèthre, on doit avant l'introduction de tout instrument nettoyer à fond le prépuce, le gland et les lèvres du méat. On emploie à cet effet des tampons de ouate imbibés

d'une solution antiseptique (sublimé) et on procède à cette opération
aussitôt après que le malade a uriné. On doit aussi enlever la secrétion sébacée qui peut exister dans le cul-de-sac préputial.

Lubréfiants. — Disons enfin quelques mots des substances lubréfiantes qui ont pour but de faciliter l'introduction de l'instrument. On
peut déposer ces substances sur les lèvres du méat pour les empêcher
de s'invaginer et de s'opposer par cela même à la progression facile
de l'instrument. Les substances lubréfiantes employées en urologie
sont de deux sortes : les substances grasses et les substances solubles
dans l'eau, ces dernières étant destinées aux cas où la surface de la
muqueuse doit être traitée par des lavages. Une bonne substance
lubréfiante doit avant tout être *aseptique* et ne *pas irriter la muqueuse*. Nous n'attachons pas une grande importance à l'addition à
ces solutions de substances antiseptiques, car les instruments doivent
déjà au préalable être stérilisés : en outre les substances antiseptiques fortes brûlent et irritent la muqueuse, et nous avons déjà affaire
à des muqueuses irritables et malades. Si l'on veut absolument recourir à un mélange antiseptique, nous donnons la préférence à l'acide
borique qui n'est pas irritant.

Comme substance grasse lubréfiante, nous employons un mélange
de vaseline, glycérine, lanoline avec addition éventuelle d'acide
borique. On fond les composants de ce mélange au bain-marie. Kollmann, Alapy et d'autres emploient volontiers l'huile d'olive pure.
Comme substance soluble dans l'eau, nous employons la plupart du
temps la glycérine à laquelle on peut ajouter un peu d'acide borique.
La glycérine doit être de la meilleure qualité et épaisse. Pour obtenir
cette dernière consistance, Wolff conseille de la faire chauffer fortement et d'y ajouter 20 p. 100 de sucre. Mais la glycérine concentrée,
complètement anhydre, marquant 31°, possède déjà une consistance
sirupeuse et peut s'employer sans aucune addition comme un excellent lubréfiant.

Nous employons aussi fréquemment une solution lubréfiante indiquée par Casper.

Oxycyanure de mercure	0,246
Glycérine	20
Gomme adragante	3
Eau distillée stérilisée	100

Celle-ci n'irrite jamais l'urèthre, tandis que toutes les substances contenant du sublimé provoquent toujours des brûlures de la muqueuse.

On peut employer aussi le savon soluble indiqué par Guyon.

Savon pulvérisé. . . . . 50 grammes
Glycérine . . . . } àà 25 —
Eau . . . . }
Sublimé . . . . 0^{gr},02

Savon pulvérisé. . . . . }
Glycérine . . . . } àà 33 grammes
Eau . . . . }
Acide phénique pur . . . . 1 —

Les lubréfiants sont amenés de diverses manières sur les instruments. Si l'on emploie des substances liquides comme l'huile et la glycérine, le plus simple consiste à en verser une certaine quantité pour chaque malade dans un récipient stérile et de plonger l'extrémité de l'instrument dans la solution. Pendant l'introduction dans l'urèthre, le lubréfiant liquide se répartit de lui-même à la surface de l'instrument.

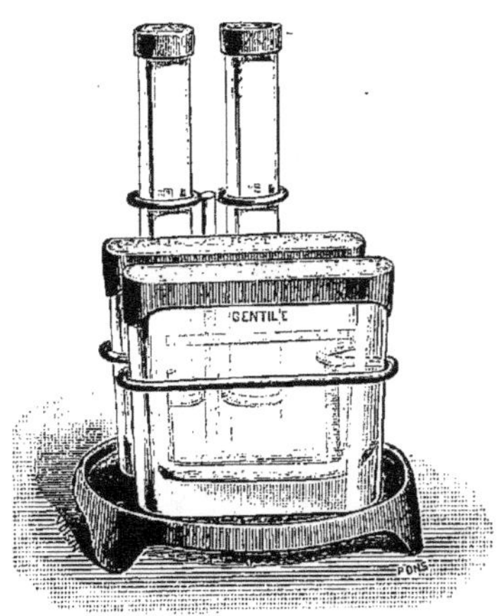

Fig. 120. — Récipient pour huile stérilisée.

Oberlaender remplit de lubréfiant des récipients en verre d'environ 6 centimètres de hauteur, longs et ovales, munis de couvercles fermant facilement ; il trempe dans ces récipients les instruments à employer.

Alapy, qui emploie de préférence l'huile d'olive simple, en remplit des verres à conserve dans lesquels les sondes peuvent être profondément plongées. Les verres sont stérilisés tout remplis d'huile et remplacés quotidiennement.

Dans toutes ces méthodes, on peut, en tenant l'instrument obliquement avec la pointe dirigée en bas, verser sur lui la solution lubréfiante qu'on laisse couler jusqu'à la pointe. Les lubréfiants solubles dans l'eau adhèrent cependant irrégulièrement à l'instrument, coulent trop rapidement et s'égouttent facilement ; aussi quand on les emploie doit-on plonger l'instrument dans la solution immédiatement avant l'introduction.

Avec les lubréfiants non liquides, on enduit l'instrument au moyen d'une spatule ou d'un morceau de gaze stérilisée, en s'efforçant d'en étaler une couche d'égale épaisseur sur un tiers environ de la surface.

On emploie quelquefois les doigts pour étaler le lubréfiant. On n'aurait pas d'objection à faire à cette manière d'agir, si dans tous les cas le médecin pouvait se désinfecter les mains d'une manière absolue immédiatemeut avant : mais comme, en général, celui-ci doit traiter successivement un grand nombre de malades, il ne peut le faire avec la sûreté désirable. Aussi conseillons-nous de renoncer à cette manière d'agir.

Quand on emploie des lubréfiants liquides comme l'huile ou la glycérine et qu'on veut les voir répartis à la surface de l'instrument avant l'introduction, on y arrive au moyen d'un petit appareil approprié composé d'une gouttière oblique, sur laquelle on place l'instrument. On verse le lubréfiant par en haut il s'écoule le long de la gouttière en baignant l'instrument et on le recueille à l'extrémité inférieure.

CHAPITRE VIII

INTRODUCTION DES INSTRUMENTS DANS L'URÈTHRE ET DANS LA VESSIE

Règles concernant l'introduction des *instruments métalliques*. — Introduction des instruments métalliques droits jusqu'à l'extrémité du bulbe. — Leur introduction dans l'urèthre postérieur et la vessie. — Importance d'une bonne table d'examen. — Introduction des instruments métalliques courbes. — Tour au-dessus du ventre. — Difficultés normales. — Le grand tour de Maitre ; le petit tour de Maitre ; le tour classique des Français ; le tour de Posner. — Caractéristique des différents tours. — Introduction des instruments métalliques à bec recourbé en angle (explorateur, etc.), sondes de Delfosse. — Mensuration de la partie postéricure de l'urèthre au moyen des instruments métalliques, — Introduction des instruments métalliques droits dans l'urèthre postérieur et la vessie. — Situation haute et basse de la vessie. — Introduction des instruments d'après la méthode de Caudmont et Delfosse. — Règles concernant l'introduction des *instruments élastiques*. — Instruments élastiques droits. — Introduction des sondes élastiques à courbure de Mercier simple ou double. — Les sondes élastiques avec mandrin et le tour de main de Hey. — Rupture des sondes élastiques. — Ecoulement d'urine dans le cathétérisme. — Hémorrhagies dans le cathétérisme : auto-cathétérisme d'après Marc.

Passons maintenant à la technique de l'emploi des instruments, et disons les règles générales de l'introduction des divers instruments dans l'urèthre normal et pathologique.

Dans le premier cathétérisme, alors qu'on n'est pas encore familiarisé avec l'urèthre, il est préférable de ne pas employer la cocaïne, car il est d'une certaine importance de connaître les endroits douloureux.

Instruments métalliques. — Parlons d'abord de l'*introduction des instruments métalliques*. En les employant, le médecin encourt une grande responsabilité, mais il en obtient aussi des résultats remarquables. Aussi doit-il avoir une grande expérience de l'usage de ces instruments. D'ailleurs, l'introduction des instruments métalliques courbes est un préliminaire indispensable à l'étude de l'introduction des autres instruments, et particulièrement des dilatateurs à vis et des cystoscopes.

I. Droits. — Les instruments métalliques destinés au traitement de l'urèthre antérieur s'introduisent toujours facilement, que le malade soit debout, assis ou couché. La position la plus favorable est la position assise ou couchée. Généralement on maintient l'instrument dans l'axe du corps. Si on se trouve du côté droit du malade, on tient le manche incliné vers le bas, c'est-à-dire l'instrument incliné vers la partie supérieure des cuisses. Cette méthode est la plus simple car il n'est pas nécessaire de modifier la direction de l'instrument pendant l'introduction. Si l'on se trouve du côté gauche, au contraire, on doit d'abord incliner la poignée vers le haut, c'est-à-dire vers la paroi abdominale, arriver ensuite à la verticale en étirant la verge et seulement alors incliner un peu la poignée vers la partie supérieure des cuisses (voir schéma fig. 121). Cette inclinaison de la poignée convient à tous les instruments droits, par lesquels on veut atteindre l'extrémité de l'urèthre antérieur. Quand le malade est étendu sur le dos, l'angle d'inclinaison est petit : il s'accroît lorsque le malade s'assied.

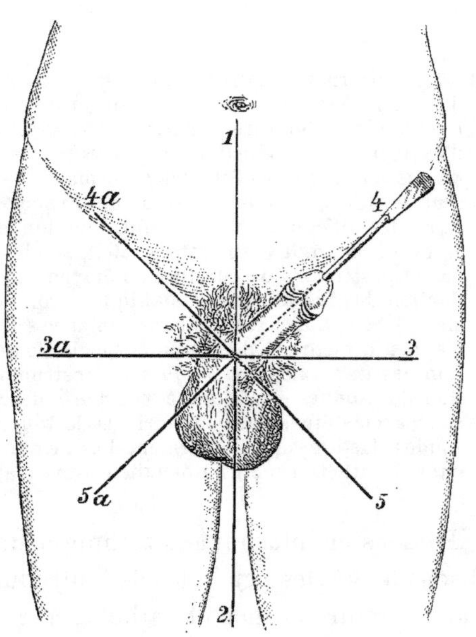

Fig. 121. — Schéma pour l'étude de l'introduction des instruments courbes dans l'urèthre.

Quand le malade est debout, l'instrument doit être tenu à peu près horizontal et tout d'abord introduit directement en avant. Si l'instrument est droit sur toute sa longueur, on arrive de cette façon jusqu'à l'extrémité du bulbe, mais avec les laveurs de Oberlaender, présentant un bec légèrement courbe, la verge doit être un peu élevée pour qu'on puisse pénétrer dans le bulbe.

II. Courbes. — Quand l'instrument métallique, ayant traversé le bulbe, est introduit dans l'urèthre postérieur et la vessie, les conditions se modifient. La meilleure position du malade est la position assise ou demi-couchée. L'introduction est particulièrement facile lorsque le malade est placé sur une table d'examen.

Une bonne table d'examen doit posséder un dossier mobile et sous le siège un bassin mobile avec tuyau de vidange destiné à recueillir les liquides. Le malade doit être assis commodément, les jambes écartées, le périnée ne doit pas être situé trop bas, ni comprimé; les jambes seront plutôt en demi-flexion pour éviter un tiraillement du périnée. Le malade ne doit non plus être assis de biais. Le thorax sera élevé, formant un angle d'environ 60°; si le sujet est un peu obèse, on l'incline un peu plus en arrière et on le fait s'avancer bien en avant, de façon que le périnée soit bien libre. La table d'examen doit être disposée de telle manière que les deux côtés soient facilement accessibles. Les personnes ayant une tendance à la syncope seront étendues horizontalement avec les jambes écartées.

L'introduction des sondes métalliques courbes et de la sonde métallique coudée dans l'urèthre et la vessie, peut se faire de diverses manières. On distingue d'après les anciens chirurgiens trois manières de faire. La méthode la plus facile et la plus simple est celle qu'on appelle : *Tour au-dessus du ventre.*

Tour au-dessus du ventre. — Le médecin se tient à gauche du malade, l'instrument tenu de la main droite, entre le pouce et l'index, comme une plume à écrire, est présenté parallèlement à la ligne blanche directement sur la paroi abdominale. La main gauche saisit la verge derrière le gland. La progression de l'instrument se fait alors exactement suivant la direction de la ligne blanche en allant vers le bas (Cf., schéma 121, direction n° 1). En enfilant la verge sur l'instrument métallique, comme l'amorce sur un hameçon, et en abandonnant l'instrument à son propre poids, on arrive facilement jusqu'à l'entrée du bulbe.

On imprime alors à la tige de la sonde un léger mouvement d'élévation qui lui fait décrire peu à peu un arc, et qui l'amène jusqu'à la position verticale. La main qui dirige ce mouvement doit se trouver exactement dans le plan médian et être toujours très légère. Pour assurer ce mouvement, la main gauche glisse vers le bas jusqu'à l'insertion de la verge; celle-ci est maintenue avec plusieurs doigts ou toute la main d'une manière souple mais sûre.

Pendant cette opération, le premier obstacle à la progression de l'instrument est le *cul-de-sac du bulbe.* Si l'instrument y est arrêté, on le retire un peu, on place la main sous le scrotum en exerçant

une légère pression vers le haut. La tige de l'instrument est abaissée
avec précaution et sa pointe s'élève dans la ligne médiane. Quand
la tige de l'instrument forme à peu près un angle de 45° avec l'hori-
tale, la pointe passant en dessous de la symphyse parvient dans
l'urèthre postérieur, elle est même parfois alors dans l'urèthre prostatique. On détermine la progression de l'instrument vers la vessie
par un abaissement prudent de la tige jusqu'à l'horizontale, accompagné d'une légère pression.

Nous avons eu plusieurs fois l'occasion de signaler la fréquence

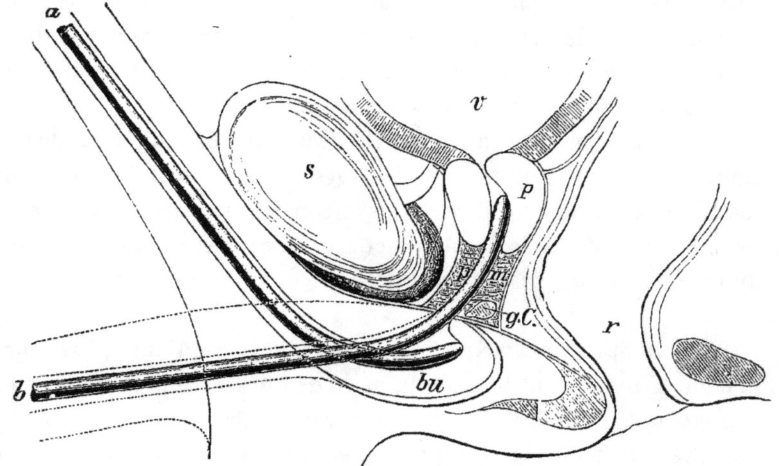

Fig. 122. — Coupe médiane de l'urèthre d'après Dittel.

s. Symphyse. — *v*. Vessie. — *p*. Prostate. — *pm*. Urèthre membraneux. — *gc*. Glandes de Cowper. — *bu*. Bulbe. — *r*. Rectum. — L'instrument *a* buté dans le cul-de-sac du bulbe : l'instrument *b* dans le sinus prostaticus de Dittel.

dans les urèthres postérieurs souples et lâches d'un *colliculus semi-*
nalis infiltré. Le bec de la sonde s'arrête fréquemment à cet obstacle,
le plus souvent au moment précis où l'on veut incliner la tige de
l'instrument à plus de 45°. Le moyen simple et certain d'éviter cet
obstacle est de diriger l'instrument de façon que le bec suive toujours
la paroi supérieure de l'urèthre.

Il faut employer exactement le même procédé pour éviter un troisième obstacle, surtout bien étudié par Dittel. Dans certains cas, la
paroi inférieure de l'urèthre prostatique est particulièrement creuse,
et en même temps le sphincter interne de la vessie est développé et
saillant. Si, dans ces circonstances, et elles peuvent se présenter
même chez des individus sains, l'on conduit l'extrémité de l'instru-

ment le long de la paroi inférieure, on va déprimer avec le bec le sphincter interne de bas en haut, comme l'instrument B le fait dans la figure 122. Dittel désigne la région large de l'urèthre prostatique dans laquelle, même à l'état normal, existe cette dépression, sous le nom de *sinus prostaticus*. Le sinus prostaticus de Dittel ne doit pas être confondu avec le cul-de-sac qu'on rencontre dans le veru montanum (utricule mâle, le sinus pocularis), que certains auteurs désignent du même nom de sinus prostaticus. Le colliculus séminalis entier ne forme qu'une partie de la paroi inférieure du sinus prostaticus de Dittel.

Un quatrième obstacle peut se présenter. Avant de pénétrer dans la grande cavité vésicale, la pointe de l'instrument peut s'arrêter contre la *paroi postérieure très développée du trigone de Lieutaud*. La main qui fait progresser l'instrument ne doit pas employer la violence, l'instrument doit plutôt de lui-même trouver son chemin. En le retirant en l'élevant légèrement, en le repoussant doucement en avant le long de la paroi supérieure de l'urèthre, on parvient d'habitude à pénétrer dans la vessie. Une fois là, on peut mobiliser facilement et sans douleur le bec de l'instrument, en avant, en arrière et latéralement, à condition que l'urèthre ne soit ni rétréci ni malade.

Notre description se rapporte aux instruments possédant la courbure courte de Dittel; leur pointe s'écarte de la tige prolongée de trente millimètres.

GRAND TOUR DE MAITRE. — Etudions maintenant ce que l'on appelle le *grand tour de maître*. On tient l'instrument dans l'axe du corps, entre les cuisses du patient, horizontalement ou même avec la poignée inclinée, de telle sorte que la convexité soit dirigée en haut (Cf., schéma 121, direction n° 2). Le médecin est placé du côté droit du malade ou entre les cuisses. L'on fait progresser l'instrument dans cette direction jusqu'au niveau du bulbe. Une fois là, on fait accomplir un mouvement de rotation au-dessus des cuisses, en général du côté gauche. On passe au-dessus de la paroi abdominale, pour finalement arriver à la même position, dans la ligne médiane, que dans le tour au-dessus du ventre (fig. 121, direction 1). Pendant cette opération, on doit veiller attentivement à ce que la pointe de l'instrument appuie doucement contre l'isthme. Si l'on suit de point en point nos prescriptions et qu'on accomplit le mouvement de rotation lentement, on emploiera ce tour de maître avec avantage. Si certains auteurs le déconseillent, c'est sans doute qu'on veut accomplir les mouvements avec trop de rapidité. Cette virtuosité, particulièrement familière aux lithotomistes du xviiie siècle, doit être rejetée et elle peut être très dangereuse. Nous avons remarqué que la rotation de l'instrument vers le haut doit suivre un léger mouvement en spirale. Si l'on veut accomplir cette rotation dans un plan horizontal, on amènera la tige contre la symphyse, ce qui conduit la pointe en dehors de la position favorable.

La suite de l'introduction dans le grand tour de maître est la même que dans le tour au-dessus du ventre.

Petit tour de maitre. — Le troisième mode d'introduction a été appelé le *petit tour de maître*. Le médecin se trouve à droite du malade ou entre les cuisses ; il prend l'instrument de la main droite, et le présente à angle droit par rapport à l'axe du corps, le long de la cuisse gauche (Cf., schéma 121, direction 3), la convexité de l'instrument étant tournée vers le haut, comme dans le grand tour de maître. La verge est saisie derrière le gland de la main gauche, et tenue aussi à angle droit par rapport à l'axe du corps, au-dessus de la cuisse gauche. Dans cette position, on la fait glisser sur l'instrument, lentement jusqu'à l'extrémité du bulbe. On imprime alors à la tige de l'instrument, comme dans le grand tour de maître, un mouvement spirale vers le haut, autour de la pointe, jusqu'à ce qu'on parvienne dans la ligne médiane (fig. 121, direction 1), tout en prenant garde que la pointe du bec soit toujours appliquée légèrement contre l'extrémité du bulbe. On termine comme dans le tour au-dessus du ventre.

Le petit tour de maitre peut aussi s'exécuter en partant de la cuisse droite (fig. 121 a).

Dans ces trois modes d'introduction, l'instrument est donc au premier temps, en trois positions différentes. Dans le premier, il est parallèle à l'axe du corps, avec poignée dirigée vers la tête du patient. Dans le second, il est parallèle à l'axe du corps, avec poignée dirigée vers les pieds. Dans le troisième, il est perpendiculaire à l'axe du corps, avec poignée dirigée soit vers la gauche, soit vers la droite.

Ces trois méthodes sont les principales. Il en existe encore toute une série qui mettent en œuvre des manœuvres intermédiaires. Nous devons signaler particulièrement la méthode la plus employée en

France. Dans le premier temps l'instrument est présenté parallèlement au pli inguinal, formant dans cette position avec la symphyse comme avec la ligne blanche un angle de 45°. On peut l'exécuter aussi bien du côté gauche que du côté droit (Cf., fig. 121, position 4 ou 4a).

Tour de Posner. — Dans une autre méthode, l'instrument est présenté dans une position intermédiaire entre la première position du grand tour de maître et la première des deux petits tours de maître. Il est donc tenu parallèlement au pli inguinal du côté opposé, formant un angle d'environ 45° avec l'axe du corps. La poignée n'est pas située comme dans la manœuvre précédente en haut, mais en bas (fig. 121, 5 et 5 a). Ce mode d'introduction particulièrement utilisé par Posner, présente l'avantage de faire ressortir très nettement la résistance de l'isthme. En l'employant, on se trompera rarement sur le moment exact où il faut tourner l'instrument vers le haut.

On pourrait se demander pourquoi nous décrivons de si nombreuses méthodes d'introduction des instruments métalliques, tandis que nous pourrions nous contenter d'en indiquer la plus pratique. Mais chacune d'elles présente un avantage qu'on peut utiliser dans un cathétérisme difficile, par exemple dans le cas de fausse route. C'est ce que Dittel a fait particulièrement remarquer. Dans le tour au-dessus du ventre, la pointe de l'instrument, dans le premier temps, est principalement en contact avec la paroi inférieure de l'urèthre. Dans le grand tour de maître, c'est la paroi supérieure ; et dans le petit tour de maître droit ou gauche, c'est la paroi droite de l'urèthre que l'on suit. Les régions suivies par la pointe de l'instrument dans les méthodes intermédiaires, sont également différentes. Quand le médecin sait qu'il existe une fausse route, en haut, en bas, à droite ou à gauche, il l'évite facilement par un choix judicieux du mode d'introduction. Il existe aussi d'autres circonstances qui font préférer l'une ou l'autre de ces méthodes, par exemple le tour au-dessus du ventre est très incommode chez les personnes grasses. En tous cas, le praticien habile doit posséder parfaitement ces modes d'introduction, car il n'est pas rare de rencontrer des cas où l'on doit essayer successivement chaque méthode avant de trouver la bonne.

Instruments coudés. — Les règles que nous venons d'indiquer valent pour tous les instruments métalliques à extrémité courbe. Mais les instruments dont le bec forme un angle plus ou moins accusé avec la tige, comme par exemple les lithotriteurs, les explorateurs à calculs et les instruments à courbure de Mercier, peuvent s'introduire aussi d'après ces règles. Si l'on a une difficulté au moment du passage de l'urèthre antérieur dans l'urèthre postérieur, on peut employer le tour de main recommandé par Guyon (fig. 123). On introduit l'instrument avec le bec placé transversalement, c'est-à-dire formant un angle droit avec l'axe du corps, jusqu'à ce qu'il s'arrête à la partie postérieure du bulbe. On tend alors le canal obliquement, de façon à élever sa paroi inférieure au niveau de l'orifice d'entrée de la portion membraneuse. On permet ainsi à l'instrument de tourner sur son axe longitudinal d'un quart de cercle, et il glisse presque de lui-même dans l'urèthre membraneux.

Nous avons signalé plus haut, parmi les difficultés du cathétérisme une conformation spéciale du sinus prostaticus de Dittel. Ce sont les cas de ce genre qui nous ont amené à mentionner dans ce chapitre non seulement les bougies métalliques ordinaires, mais encore celles qui possèdent un bec coudé et celles qui ont une courbure très marquée d'après les mesures de Dittel, Gely et d'autres. Un médecin utilisera

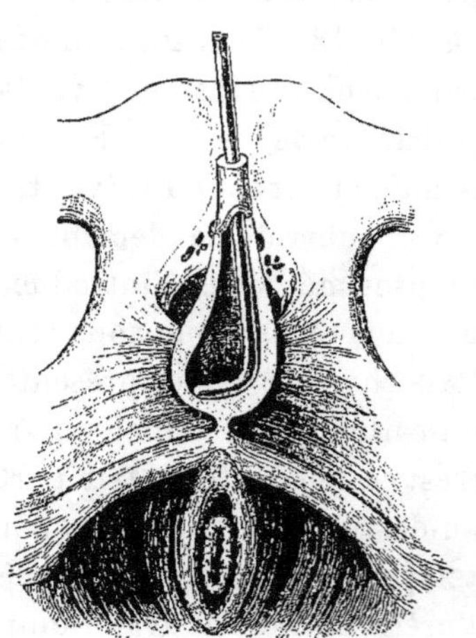

Fig. 123 (tirée de Pousson. *Voies urinaires*).

pendant longtemps les instruments à courbure ordinaire et pensera que les autres instruments sont inutiles, jusqu'au moment où, tout d'un coup, il se trouvera devant un cas où les instruments sur lesquels il se repose ne pourront lui rendre service. On peut croire alors qu'il existe un rétrécissement de la partie postérieure de l'urèthre s'il n'existe pas de symptômes d'hypertrophie prostatique, mais il y a lieu d'employer dans ces cas, en plus des instruments ordinaires, ceux que nous venons de mentionner, et aussi ceux que nous avons donnés au chapitre v, comme le dernier refuge dans les cas particulièrement difficiles. La figure 124 représente une sonde de ce genre.

On emploiera aussi les instruments métalliques que nous venons

de mentionner, lorsqu'il existe un mélange de blennorrhagie et d'hypertrophie prostatique fortement accusée. Cette coïncidence se rencontre assez rarement dans la pratique, mais on doit toujours être
prêt à traiter au dépourvu de tels malades.

Dans tout ce qui précède, nous avions principalement en vue
l'emploi thérapeutique des instruments; mais on les utilise aussi,
principalement les instruments à bec angulaire, au point de vue du
diagnostic. Ces instruments conviennent en effet particulièrement à
déterminer la longueur de la portion prostatique ou même de toute
la longueur de la partie postérieure de l'urèthre. La connaissance
exacte de ces mesures peut être utile dans le choix du dilatateur
approprié, et de la profondeur variable de l'introduction. Pour
mesurer la portion prostatique, on procède de la manière suivante :

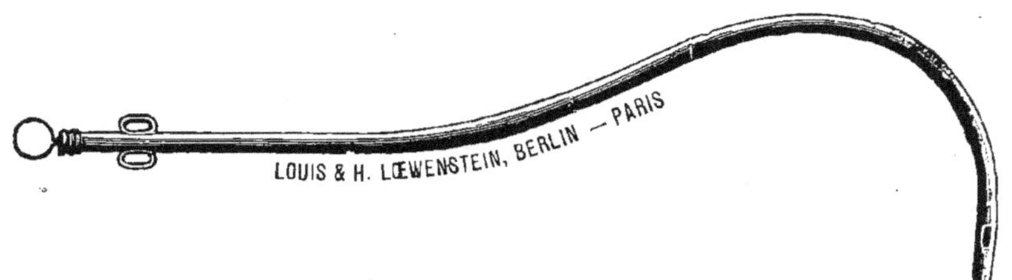

Fig. 124. — Sonde à très forte courbure.

(Güterbock) « Tandis que l'index gauche avec sa pulpe touche la
prostate par le rectum, on introduit un gros cathéter d'argent à courbure courte; on sent nettement la pointe franchir le bulbe de l'urèthre
et on la sent glisser pendant un court trajet, correspondant à la pars
nuda, immédiatement sur la pulpe du doigt; on sent enfin de nouveau la pointe de l'instrument de l'autre côté de la prostate, au
moment exact où elle entre dans la vessie; d'ailleurs à ce moment
l'urine s'échappe. Il suffit de faire des marques sur la tige de l'instrument à ces divers moments pour déterminer d'une manière assez
précise la longueur de l'urèthre prostatique[1] ». De plus, si l'on fait
une marque quand l'extrémité se trouve à la limite de l'urèthre antérieur et de l'urèthre postérieur, on obtient les dimensions de tout
l'urèthre postérieur. Pour ces recherches, les instruments qui présentent une poignée ronde ou polygonale, conviennent particulièrement; en effet, ils tournent facilement dans la vessie autour de leur

1. Guterbock. *Die Krankheiten der Harnröhre und der prostata.* 1890.

axe longitudinal et permettent par un léger retrait de déterminer exactement l'endroit où s'unissent l'urèthre et la vessie.

Disons quelques mots de l'introduction *des instruments métalliques droits* dans l'urèthre postérieur et la vessie. On fera son possible pour éviter de devoir introduire ces instruments. Mais si on doit forcément les employer, on cherchera à avoir la place suffisante pour abaisser le pavillon à la fin de l'introduction. Si le malade est couché on élève le bassin le plus possible au moyen d'un coussin.

Le médecin qui a cathétérisé et sondé attentivement, ou qui a employé l'endoscope dans l'urèthre postérieur, découvre bientôt qu'il existe une différence notable dans la largeur, la longueur et la direction de l'urèthre postérieur chez les différents individus. Ce facteur a naturellement de l'importance dans le cathétérisme. La situation plus ou moins haute de la vessie se règle sur la longueur plus ou moins grande de l'urèthre postérieur : mais les conditions locales jouent aussi un rôle : la plénitude de la vessie et du rectum surélève l'orifice interne de l'urèthre, tandis que leur vacuité l'abaisse. Plus l'orifice interne de l'urèthre est élevé et plus profondément on doit abaisser la poignée de l'instrument pour pouvoir pénétrer dans la vessie.

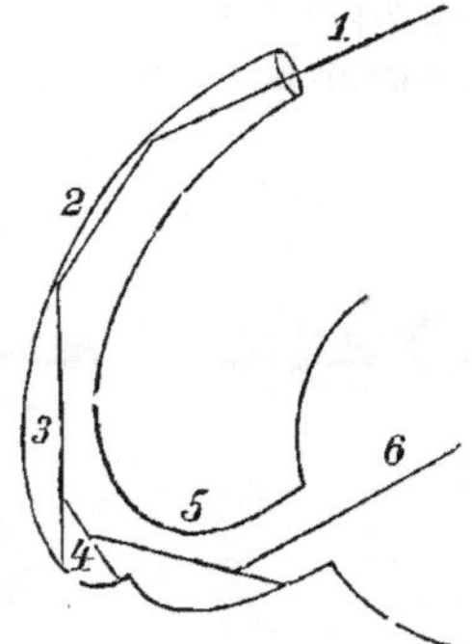

Fig. 125. — Schéma expliquant le cathétérisme par les instruments coudés (Delfosse. *Voies urinaires*).

Nous ne pouvons pas abandonner la question de l'introduction des instruments métalliques sans mentionner les recherches de Caudmont et Delfosse, qui aident beaucoup à comprendre le sujet.

D'après ces auteurs, on devrait toujours commencer l'étude du cathétérisme avec les instruments droits. Supposons que nous fassions parcourir l'urèthre par une sonde droite d'environ 2 ou 3 centimètres de longueur : cette sonde passe facilement partout sans modifier essentiellement la direction de l'urèthre, Comme dans la réalité, ce fait est impossible, on s'est efforcé, dans la construction des sondes courbes, à se rapprocher le plus possible de l'idéal. D'après Caudmont et Delfosse, une sonde courbe doit être comprise comme formée de deux parties droites : l'une, le bec, de 2 à 3 centimètres de longueur, et l'autre, la tige, de longueur indéterminée.

Ces deux parties droites sont reliées par une pièce intermédiaire courbe. La tige de l'instrument n'est en somme que le prolongement du doigt du médecin, permettant de faire progresser le bec jusque dans la vessie, suivant la supposition énoncée plus haut.

Caudmont et Delfosse[1] ont soumis le catétérisme à une analyse très exacte. Quand le malade se trouve étendu sur le dos, on peut, d'après eux, diviser l'urèthre de l'homme en six directions différentes représentées dans la figure schématique 125. Nous renvoyons à leur ouvrage, pour une foule de détails concernant l'introduction des instruments métalliques.

INSTRUMENTS ÉLASTIQUES. — Pour l'introduction des *instruments élastiques* le malade peut prendre la position debout, assise ou couchée. On les tient de la même manière que les instruments métalliques droits. La bougie élastique droite et la sonde élastique droite glissent facilement dans toutes les positions du malade, à condition qu'il n'existe pas de rétrécissement. A l'extrémité du bulbe, on rencontre très souvent un obstacle : on parvient presque toujours à mettre l'instrument en bonne position en élevant la verge dans la direction de la ligne blanche et en poussant avec précaution. Si l'on ne franchit pas facilement le bulbe, l'extrémité de l'instrument est prise dans le cul-de-sac du bulbe, comme dans la figure 122. Quand on a franchi cet endroit critique, et que l'on a pénétré dans la portion membraneuse, on ne rencontre à l'état normal pas d'autre obstacle et l'on pénètre facilement, même avec une région du colliculus fortement proéminente.

Ce que nous venons de dire est valable pour les instruments en gomme avec support tissué et pour les instruments en caoutchouc mou : on doit saisir les instruments en caoutchouc mou à peu de distance du gland, sous peine de les courber. Dans ce que nous avons dit jusqu'ici nous n'envisagions que les instruments élastiques à forme droite. Pour le cathétérisme, quand il n'existe pas de rétrécissement de calibre notoire, on emploie plutôt les instruments à courbure de Mercier car ils permettent de franchir plus facilement le passage du bulbe. On doit orienter le bec avec concavité tournée en haut, dès qu'on est arrivé au bulbe. Ces sondes à courbure de Mercier sont absolument indispensables quand il existe de l'hypertrophie prostatique, ou bien quand il existe un obstacle au cathétérisme de par

1. Delfosse. *Pratique de la chirurgie des v. urin.* Baillière, Paris, 1887.

une anomalie du sinus prostaticus de Dittel. Dans ces cas, on devra souvent essayer pour parvenir au but, outre les sondes à simple courbure, celles à double courbure. Si l'on utilise un instrument élastique avec le mandrin de Guyon, on emploiera le tour de main de Hey. On introduit l'instrument élastique jusqu'au moment où l'on bute contre l'obstacle ; on retire alors progressivement d'une main le mandrin, tandis que de l'autre on fait progresser la sonde : la pointe de l'instrument s'élève alors progressivement comme on le voit dans la figure 77 : l'on franchit ainsi l'obstacle et l'on parvient dans la vessie.

Disons un mot de la question de la rupture des instruments élastiques dans la vessie ou l'urètre. Cet accident ne peut se produire qu'avec une grossière inattention. Dans les instruments mal construits, il existe non seulement une fragilité du revêtement de laque, mais en même temps une fragilité du support de tissu. Ces sondes sont presque toujours dures et l'œil exercé les reconnait immédiatement : l'élasticité que doit présenter tout instrument souple leur fait défaut, leur surface est fendillée et cassante. Les sondes en caoutchouc mou anciennes et non utilisées depuis longtemps sont encore plus dangereuses : avec le temps elles durcissent et deviennent raides ; elles se brisent presque nécessairement au moment de l'emploi, surtout si on les a ramollies au préalable dans l'eau chaude. Il ne faut jamais les employer.

Quand on suit ces règles de prudence, il n'existe pour ainsi dire pas de danger de rupture des sondes. Le malade qui demeure loin du médecin et qui emploie la sonde lui-même se trouve bien plus exposé à cet accident. S'il joint à cela une intelligence un peu obtuse, les accidents de ce genre se produisent très facilement.

Nous devons terminer par quelques considérations se rapportant aussi bien aux sondes élastiques qu'aux métalliques. Quand la sonde est introduite dans la vessie, il faut naturellement que l'urine s'écoule. S'il existe ce que l'on appelle de l'urine résiduelle, on voit s'écouler une grande quantité d'urine, même si le malade vient d'uriner et pense avoir complètement vidé sa vessie. Mais, même dans les conditions normales, on voit toujours s'écouler au moins quelques gouttes. Si l'on veut vider complètement la vessie, on doit, une fois que le premier écoulement a cessé, retirer légèrement l'instrument : l'urine s'écoule généralement de nouveau. On continue ce retrait progressif de la sonde jusqu'à ce qu'il ne s'écoule plus rien.

Avant de retirer complètement l'instrument, on ferme son ouverture externe avec le pouce, de manière à empêcher l'urine contenue dans la sonde de tomber dans l'urèthre et d'y causer une nouvelle infection.

Si l'on voit sortir de la sonde du sang au lieu d'urine, il est probable que l'on a provoqué une lésion importante et que, au lieu de se trouver dans la vessie, l'instrument a pénétré dans une fausse route. On prendra garde aussi, si l'on voit s'écouler de l'urine plus ou moins mélangée de sang. Dans les lésions moins-importantes, les premières gouttes d'urine sont seules colorées tandis que l'urine qui vient après en présente à peine. Quand on retire la sonde de l'urèthre, on voit sortir de l'œil quelques nouvelles gouttes d'urine sanglante et l'on constate la présence de petits caillots sanglants dans la région de la pointe du bec. On rencontre souvent dans la blennorrhagie chronique de petites lésions de ce genre qui sont la plupart du temps sans importance.

Nous n'avons parlé jusqu'ici que des hémmorragies provenant de l'urèthre ; elles peuvent aussi être causées par des maladies du col de la vessie ou de la vessie elle-même. On trouve des ramollissements de l'entrée de la vessie dans l'hypertrophie de la prostate, les calculs, le catarrhe vésical principalement de nature tuberculeuse. Il est à peine besoin de dire que les tumeurs de la vessie surtout celles qui sont situées à l'orifice uréthral saignent facilement au moment du cathétérisme ; par conséquent, si au moment d'un cathétérisme on voit apparaître du sang, il ne faut pas songer uniquement aux lésions de l'urèthre mais aussi à toutes les éventualités que nous venons de signaler.

En terminant, disons quelques mots de l'auto-cathétérisme. Voici l'opinion sur ce sujet de Marc de Wildungen. « Depuis de longues années, nous cherchons quelle est la meilleure sonde élastique pour ceux de nos malades qui doivent se sonder eux-mêmes. Il va de soi que le calibre et la forme de l'instrument doivent être en rapport avec chaque cas particulier. Quand il n'existe pas de difficultés spéciales à l'introduction, je préfère toujours la sonde de Nélaton. S'il existe des rétrécissements, j'emploie une sonde un peu rigide, celle à bout olivaire avec support de tissu. Quand la prostate offre un obstacle spécial, l'instrument le plus convenable est une sonde à courbure de Mercier à support de tissu : dans les cas peu marqués, une sonde assez molle ; dans les cas plus difficiles, une sonde plus rigide. Outre la résistance du tissu on doit doit accorder une importance particulière à ce que la sonde soit bien lisse et d'élasticité durable. Dans l'auto-cathétérisme, c'est-à-dire quand les instruments sont employés toujours par le même malade et non tantôt par l'un, tantôt par l'autre, la résistance à l'ébullition ne vient, à mon avis qu'en seconde ligne. La stérilisation, même quand les instruments ne supportent pas l'ébullition, peut être obtenue avec sûreté par des procédés chimiques.

CHAPITRE IX

LES LAVAGES DE L'URÈTHRE ET DE LA VESSIE

But des lavages. — Médicaments antiseptiques, astringents, cautérisants. — Seringues à main ; seringues en verre à armature en caoutchouc dur : leur désinfection, leur conservation. — Les solutions utilisées pour les lavages : eau boriquée, permanganate de potasse, oxycyanure de mercure, sulfate de zinc ; alun, sulfate de zinc et tannin ; solutions de sel de cuisine, de bicarbonate de soude, de sublimé ; solutions d'albargine et de nitrate d'argent. — *Lavages de l'urèthre antérieur.* — Instruments élastiques et métalliques : propriétés de ces deux variétés d'instruments. — Technique du lavage antérieur. — Lavages *de l'urèthre postérieur.* — Technique ; instruments élastiques ; position du malade : augmentation de la capacité vésicale pendant le traitement. — Les instruments métalliques : particularités et technique. — Lavages vésicaux proprement dits : action des solutions faibles de nitrate d'argent que nous employons. — Instillations de l'urèthre antérieur, de l'urèthre postérieur et de la vessie, d'après Guyon : instrumentation nécessaire ; quantité et concentration de la solution de nitrate d'argent employée. — Instillations de solutions fortes de sublimé et de sulfate de cuivre. — Lavages de Janet au permanganate de potasse. — *Article original de Janet :* Instrumentation ; position du malade ; lavage de l'urèthre antérieur ; lavage de l'urèthre en totalité et de la vessie. — Fréquence des lavages et concentration des solutions employées. — Durée du traitement.

Bien que les lavages de l'urèthre et de la vessie soient des interventions excessivement simples, les conditions locales qui peuvent se présenter exigent toute une série de prescriptions spéciales.

Par le lavage, on poursuit divers buts. Il s'agit d'abord de débarrasser mécaniquement la surface de la muqueuse de la sécrétion. Mais aussi on désire la désinfecter à l'aide de substances antiseptiques : le plus souvent ces deux actions sont réunies.

On peut aussi faire agir sur les parties malades, préalablement nettoyées, des substances astringentes ou cautérisantes. Pour ces lavages, on emploie des instruments élastiques ou métalliques : il existe aussi une méthode de lavage de l'urèthre et de la vessie, particulièrement employée en France, qui n'exige pas l'introduction d'instruments : c'est la méthode de Janet.

Nous préférons de beaucoup les seringues de 80 à 100 centimètres cubes de contenance au bock à injection, sauf pour quelques cas exceptionnels que nous mentionnerons. On ne peut doser la concentration de la solution et la régularité de la pression, comme il convient en présence d'une vessie et d'un urèthre postérieur sensibles, qu'avec une bonne seringue. Nous recommandons particulièrement la seringue de Janet en verre avec armature métallique ; celle-ci peut se démonter en plusieurs parties pour le nettoyage. Par un mouvement de rotation, on peut retirer complètement le piston de la monture : le frottement plus ou moins dur du piston est réglé par la rotation d'une vis visible dans la figure.

Ce modèle de Janet ne peut malheureusement supporter longtemps l'ébullition. Pour rendre possible ce mode de stérilisation, Janet a fait construire une autre seringue. Extérieurement ce modèle ressemble complètement au premier : mais le cylindre, au lieu d'être en verre,

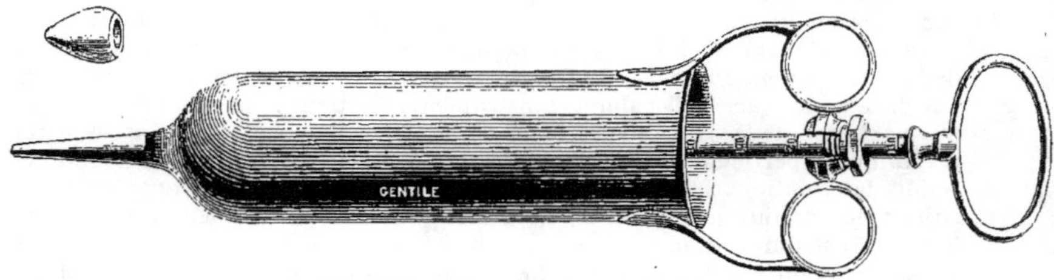

Fig. 126, 127. — Seringue de Janet.

est en métal. La substance employée, étant donné l'usage fréquent des solutions au nitrate d'argent, est le cuivre argenté [1]. On peut aussi employer des seringues en verre à armature en caoutchouc durci. Kollmann conserve ce genre de seringues dans des récipients en verre, hauts et étroits, remplis d'une solution de sublimé à 1 pour 1000 : l'intérieur de la seringue est rempli de la même solution. Un autre mode d'auto désinfection, si l'on peut ainsi dire, de la seringue, est constitué par ce fait que l'on emploie fréquemment des solutions de nitrate d'argent qui, même à un faible degré de concentration, possèdent des propriétés désinfectantes marquées.

Pour les voies urinaires, la *solution boriquée* concentrée, c'est-à-dire à 3 ou 4 p. 100, constitue un excellent antiseptique. Cette solution peut servir, comme d'ailleurs l'eau stérilisée chaude sans addition de médicament, au nettoyage fait non seulement dans un but de diagnostic comme dans l'épreuve des 5 verres, mais aussi dans un but

1. Janet. *Annales des maladies des organes génito-urinaires*, 1895.

thérapeutique. La solution boriquée ne possède aucune action astringente : elle ne possède aussi qu'une action très faible sur les gonocoques ; mais elle n'est pas du tout irritante et permet une injection consécutive avec les sels d'argent, spécialement avec le nitrate.

Le *permanganate de potasse* a une action antiseptique plus forte et possède aussi une grande influence sur la diminution des gono-

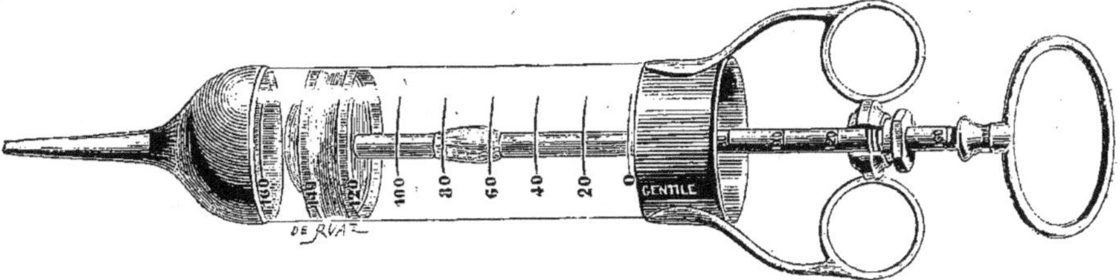

Fig. 128. — Autre modèle de la seringue de Janet.

coques. Il est aussi plus astringent et ne permet pas l'emploi consécutif du nitrate d'argent. Les concentrations les plus employées sont de 1 pour 6000 à 1 pour 3000 : en solution plus forte, il produit facilement des irritations.

Pour faire un lavage suffisant de l'urèthre et de la vessie, on doit employer au moins 500 gr. de solution chaude de permanganate ou d'eau boriquée. Ces deux médicaments sont les plus employés et suffisent à tous les cas. Ils n'irritent pas la muqueuse malade quand on

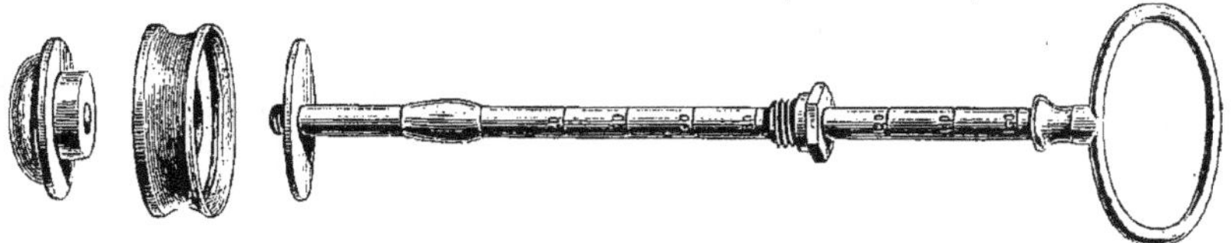
Fig. 129. — Piston de la seringue de Janet.

les emploie au degré de concentration indiqué et c'est une chose très importante.

Quand on emploie la solution de permanganate, on doit veiller particulièrement au nettoyage de la seringue. Si l'on néglige de le faire immédiatement après l'usage, il se forme rapidement un dépôt très difficile à enlever.

On emploie aussi fréquemment comme lavage antiseptique et astringent une solution *d'oxycyanure de mercure* à 1 pour 6000 ou à 1 pour 5000. Plusieurs auteurs ont particulièrement recommandé ces lavages. Pour nous, nous les avons abandonnés en raison de l'irrégularité de leur action. Ce corps est peu astringent et à la longue irrite la muqueuse. Contre son action antiseptique on n'a rien à objecter. On emploie 250 à 300 centimètres cubes de la solution que l'on injecte avec la seringue ou l'irrigateur.

Oberlaender emploie depuis longtemps avec succès comme astringent une solution de *sulfate de zinc et d'alun* de chaque 1/2 à 1 p. 100; ou bien *sulfate de zinc* de 1/2 à 1 p. 100 avec *acide taninque* à 0,1 p. 100. Comme le tannin se conserve mal en solution, nous ajoutons encore 2,5 p. 100 d'acide borique. Les solutions de zinc et d'alun se recommandent particulièrement comme très actives; nous employons 50 grammes des deux solutions que nous injectons avec l'instrument d'Ultzmann et la seringue; on les emploie spécialement pour les lavages de l'urèthre postérieur et de la vessie : le malade doit réuriner la solution après une ou deux minutes, et sous

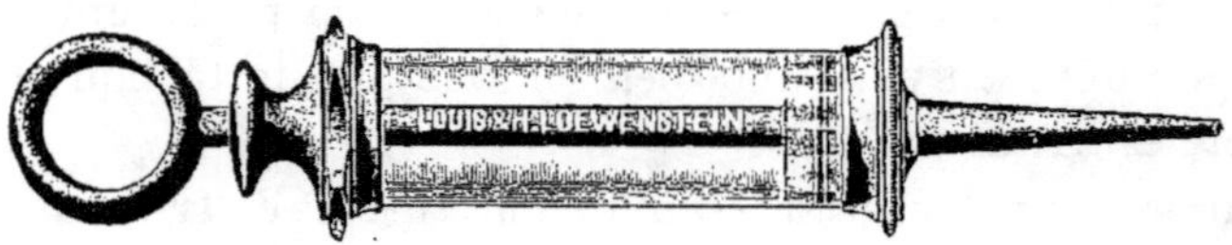

Fig. 130. — Seringue en caoutchouc durci.

l'influence des sels d'urine, celle-ci présente un aspect trouble laiteux. Dans certaines circonstances on emploie des solutions de zinc et d'alun un peu plus fortes que 1 p. 100 sans provoquer d'irritation de la muqueuse malade.

On a encore employé pour les lavages une série d'autres médicaments, mais ils sont selon nous rarement indiqués. En outre de l'eau stérilisée, on peut employer une solution de sérum physiologique, ou bien une solution de sel de cuisine plus forte jusque 5 p. 100, ou enfin des solutions de même concentration de sel de cuisine et de bicarbonate de soude à parties égales : pendant quelque temps les solutions de sublimé de 1 pour 20 000 à 1 pour 10 000 ont joui d'une certaine vogue.

Parmi les sels d'argent employés comme cautérisants, *le nitrate d'argent* a toujours eu les préférences des médecins. Il se distingue en effet par son effet très puissant : les essais que nous avons faits avec d'autres sels d'argent modernes (à part l'albargine que nous employons de 1/2 à 1 pour 1 000, 250 grammes pour un lavage) n'ont pas été assez encourageants pour que nous les employions couramment : D'autres auteurs en sont cependant satisfaits. Nous employons le nitrate, pour les lavages de l'urèthre antérieur, le plus souvent à la concentration de 1 pour 3000 à 1 pour 1000, à la quantité d'une grande seringue à main ordinaire et quelquefois jusqu'à 1/4 de litre. Cependant si nous poussons la concentration jusqu'à 1 pour 750 ou 1 pour 500, nous ne dépassons pas 80 centimètres cubes. Si l'on désire provoquer une action particulièrement intense du nitrate d'argent, on fait précéder l'injection d'un lavage à l'eau distillée.

Pour préparer les solutions de sel d'argent aux différentes concentrations indiquées, Kollmann emploie un verre gradué de dimensions appropriées et une solution mère à 2 pour 500 : on ajoute à cette solution la quantité d'eau distillée nécessaire pour arriver au degré de concentration voulue. Ce mode de préparation est particulièrement commode : il permet de prendre directement avec la seringue le mélange dans le verre et donne en même temps la quantité de liquide que nous employons en règle générale, c'est-à-dire celle de 1/4 de litre environ.

Si on veut faire simplement un lavage de l'urèthre antérieur, on choisit avec soin l'instrument suivant la largeur du méat : on pense aussi à la présence possible d'infiltrats dans l'urèthre antérieur ; dans ces cas, si l'on choisit un instrument de calibre trop élevé, l'eau de lavage a facilement une pression trop forte et s'écoule au moins en partie dans l'urèthre postérieur, fait qu'il faut éviter absolument.

Pour le lavage de l'urèthre antérieur, on emploie, parmi les instruments élastiques, soit la sonde cylindrique droite avec gros œil soit des laveurs perforés de petits trous. On préférera toujours les sondes et les laveurs à support de tissu aux instruments en caoutchouc vulcanisé de Nélaton : on peut plus facilement les diriger ; d'ailleurs les instruments de Nélaton ressortent très facilement de l'urèthre antérieur par contre coup au moment du lavage, si on n'a pas soin de mener son injection très lentement et avec une pression toujours basse. Les instruments les plus utiles pour les lavages antérieurs sont la sonde représentée figure 59, l'injecteur de Letzel et enfin les laveurs droits et courbes avec perforation en pomme d'arrosoir inventés récemment par Kollmann.

Parmi les instruments métalliques, on emploie principalement pour les lavages de l'urèthre antérieur l'injecteur légèrement courbé en avant et à extrémité changeable d'Oberlaender (fig. 56 et 57). Le premier des instruments est le plus commode, car l'on s'exagère facilement la largeur du méat et l'on choisit fréquemment un embout relativement trop fort : il faut alors le remplacer par un plus faible.

On peut aussi employer pour les lavages de l'urèthre antérieur les laveurs droits de Nothaft : le but thérapeutique particulièrement poursuivi par cet auteur dans la construction de son instrument a été indiqué au chapitre v.

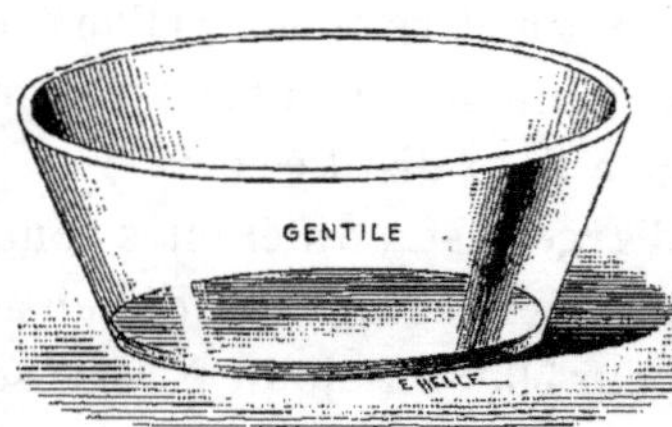

Fig. 131. — Cuvette ovale pour lavages.

Dans les cas où il s'agit d'éviter toute surpression et tout écoulement de liquide vers l'urèthre postérieur, le laveur de Kollmann représenté dans la figure 49 est particulièrement recommandable : Cet instrument donne en outre la possibilité de traiter de courtes portions de l'urèthre antérieur isolément, ce qui dans l'emploi des solutionsde nitrate d'argent peut être important.

Pour *les lavages de l'urèthre antérieur*, la main gauche maintient la verge tandis que la main droite introduit l'instrument tenu entre le pouce, l'index et le médius : la solution doit revenir en jet, ou au moins en gouttes se suivant rapidement, sous l'influence d'une légère pression.

Si le malade est debout devant le médecin, on lui met en main le récipient destiné à recevoir la solution qui s'écoule ; ou bien le malade se place devant une chaise sur laquelle on a disposé un large bassin, une cuvette, ou un récipient quelconque.

Si le malade est couché sur une table d'examen, on dispose un récipient sous le siège et la solution s'y écoule. Si l'on désire examiner

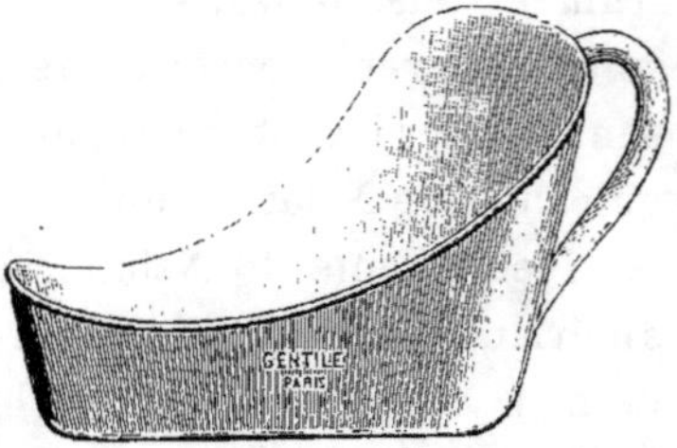

Fig. 132. — Cuvette pour les grands lavages.

ensuite l'eau de lavage, on la reçoit dans un verre placé dans la cuvette métallique.

Les lavages et les cautérisations de *l'urèthre postérieur* sont toujours unis à ceux de la vessie, simplement parce que toute solution qui passe dans l'urèthre postérieur pénètre nécessairement dans la vessie, si elle est quelque peu abondante.

Pour atteindre l'urèthre postérieur autant que possible dans toute sa longueur, on introduit l'extrémité de l'instrument jusque dans la portion membraneuse. Le jet s'ouvre alors de lui-même la route immédiatement, et pénètre sans interruption jusque dans la vessie. Il peut sans inconvénient revenir légèrement en arrière et laver aussi la partie la plus antérieure de l'urèthre membraneux.

On emploie pour les lavages postérieurs des instruments élastiques et des instruments métalliques. Si l'on emploie les instruments élastiques, on aura soin qu'ils ne soient pas trop mous. Nous avons vu que les instruments en caoutchouc mou ne sont pas déjà très commodes pour les lavages antérieurs : ils sont encore moins pratiques pour les lavages postérieurs. On ne se servira que des sondes à support de tissu, dont les plus recommandées sont l'injecteur de Letzel à multiples petits trous et surtout les sondes à gros yeux et parmi elles, celles qui sont munies de la coudure de Mercier (fig. 74 et 75.)

Avec les instruments élastiques, cette opération peut se pratiquer le malade étant debout. Elle est cependant plus facile et plus commode le malade étant assis, et dans ce cas le patient est assis sur la table d'examen, le siège fortement poussé en avant. La solution qui s'écoule est recueillie comme pour les lavages antérieurs. On enduit l'instrument d'un lubréfiant soluble dans l'eau ; on l'introduit à travers l'urèthre antérieur jusqu'à ce que l'extrémité se trouve au commencement de l'urèthre membraneux : on adapte alors la seringue remplie et on pousse l'injection avec une pression moyenne. A cette première injection, on en fait succéder une seconde et quelquefois une troisième, de sorte que la vessie contienne de 160 à 240 centimètres cubes : Cette quantité de solution correspond à l'état de replétion moyenne. Dans toute affection de l'urèthre postérieur le sphincter externe de la vessie est affaibli dans son fonctionnement : on aura donc soin de ne pousser l'injection qu'avec précaution et on l'arrêtera dès que le malade se plaint d'une sensation de tension. Sous l'influence de la disparition ou de la diminution de la maladie, le muscle devient plus fort et le malade qui quelques jours auparavant ne supportait qu'une demi seringue tolère après une semaine déjà près de deux seringues. Cette gradation ascendante de la capacité vesicale peut être considérée en partie comme un caractère de l'état pathologique. Un mode d'injection particulièrement recommandable, et qui ménage très bien l'urèthre, est d'injecter la dernière moitié de la seringue, ou même toute la seconde seringue, en même temps que l'on fàit progresser l'instrument élastique jusque dans la vessie à travers l'urèthre postérieur déjà entr'ouvert par le jet. Il est préférable alors de n'employer que des sondes à gros œil et non pas des laveurs présentant de multiples petits trous comme l'injecteur de Letzel ; ce dernier instrument est en effet trop court et ses trous sont trop petits : les filaments de secrétion n'arriveraient pas à les traverser. Une fois parvenu avec l'œil de la sonde jusque dans la vessie, on enlève la seringue, on laisse s'écouler l'eau de lavage et l'on peut en retirant la sonde jusqu'à l'extrémité du bulbe commencer la première moitié de la troisième seringue pour enfin injecter sa dernière moitié en repoussant de nouveau la sonde vers la vessie. S'il existe une maladie de la vessie, on injecte cette troisième seringue directement dans la vessie et on fait uriner le contenu par le malade.

Pour le lavage de l'urèthre postérieur avec instruments métalliques, l'instrument le meilleur, le plus commode et le plus employé est l'injecteur de Ultzmann. Nous l'employons le plus souvent dans la forme légèrement modifiée par Oberlaender.

Avant l'introduction, on adapte aux instruments métalliques un petit tube de caoutchouc de la longueur du doigt, destiné à servir de joint pour la seringue. Naturellement ces tubes de caoutchouc doivent être aseptisés.

Quand on emploie pour les lavages postérieurs les instruments élastiques, il est superflu de procéder à l'anesthésie locale à la cocaine ; mais si l'on emploie les instruments métalliques, nous conseillons au contraire de le faire.

On introduit l'instrument d'abord jusqu'au cul-de-sac du bulbe. On s'arrête alors ; on saisit la verge et l'instrument de la main gauche les deux premiers doigts maintenant fermement la partie supérieure de l'instrument et l'on fait un lavage de l'urèthre antérieur. Pour faire pénétrer facilement et sans douleur l'instrument dans la partie membraneuse, nous recommandons le tour de main suivant. La main gauche maintient d'abord l'instrument perpendiculaire ; puis, pendant qu'on pousse le piston, elle abaisse peu à peu l'instrument. On atteint de cette manière un double but : Le jet ouvre un chemin facile à l'instrument et d'autre part on ne l'introduitpas plus loin qu'il n'est nécessaire.

L'essentiel est de seringuer au moment même où l'on abaisse

l'instrument. Comme en pratique nous avons souvent affaire à des urèthres sensibles, le médecin et le malade ne peuvent que retirer des avantages de l'exécution précise et indolore de l'injection postérieure, étant donné qu'elle doit être souvent répétée.

Une fois la vessie remplie, on enlève l'injecteur et le malade urine le contenu de la vessie. Ce serait une faute que de vouloir pénétrer dans la vessie avec un injecteur métallique dans le but de la vider ; quand on veut évacuer la vessie, on ne doit employer que les sondes à gros œil. Les instruments à multiples petits trous ne parviendraient au résultat que d'une manière très insuffisante ; les instruments propres au lavage de la vessie sont uniquement les sondes munies de un ou deux yeux de grande dimension. La présence d'un rétrécissement, la difficulté plus ou moins grande de l'introduction, des obstacles prostatiques, font préférer soit la sonde de Nélaton, soit la sonde à support de tissu, soit la sonde métallique, avec leurs formes spéciales. Le lavage de la vessie sera continué jusqu'à ce que la solution redevienne claire ; en général nous n'employons pas plus d'un demi litre pour un lavage.

Si l'on désire dans un lavage de l'urèthre postérieur et de la vessie nettoyer aussi l'urèthre antérieur, on répartit les seringues tantôt en avant tantôt en arrière. Cette manœuvre sera utilisée dans les injections de nitrate d'argent après lavage à l'eau boriquée.

Les injections de nitrate d'argent et des autres sels d'argent s'emploient dans l'urèthre postérieur et la vessie au degré de concentration déjà indiqué pour l'urèthre antérieur.

Habituellement les solutions au nitrate d'argent sont maintenues une minute ou deux dans la vessie. La miction s'accompagne alors d'une sensation de brûlure et de ténesme, particulièrement chez les malades sensibles. Dans certains cas de forte inflammation, on observe aussi un besoin d'aller à la garde-robe. Le ténesme disparaît généralement après dix à vingt minutes, mais la sensation de brûlure réapparaît après chaque miction souvent pendant toute la journée. Plus l'irritation et l'inflammation sont fortes, plus aussi le ténesme et la douleur sont accusés. D'ailleurs les premières injections sont de beaucoup les plus pénibles ; mais l'urèthre postérieur malade supporte parfaitement sous tous les rapports ces lavages de solution faible de nitrate d'argent, lorsqu'ils sont bien faits et correctement gradués.

Oberlaender recommande de laisser reposer le malade de dix à vingt minutes après la première injection de ce genre ; il la supporte de la sorte beaucoup mieux, il n'est pas incommodé dès sa sortie par des besoins violents et douloureux d'uriner. Si l'on veut rendre aussi moins pénibles les suites de cette injection, on fait absorber au malade quelques verres d'eau minérale. L'urine est alors plus diluée et moins brûlante. On remarque enfin pendant un temps variable, de quelques heures à un jour et demi, un accroissement de la sécrétion ou même quelquefois l'émission d'une petite eschare.

Le choix de l'instrument n'est pas indifférent, si l'on veut obtenir l'action la plus heureuse du sel d'argent sur la muqueuse. Les sondes munies d'un œil unique produisent une action plus faible ; les laveurs à nombreuses petites ouvertures produisent l'action la plus intense ; ceux-ci étendent la solution sur tout leur pourtour et influencent la muqueuse d'une manière particulièrement énergique. On peut le remarquer d'ailleurs à ce fait que si pendant l'injection on tient le laveur immobile, lorsqu'on veut le mobiliser, il adhère fortement à la muqueuse et il est nécessaire de lui faire accomplir quelques mouvements légers de rotation pour l'en séparer. Plus la solution est forte et mieux la muqueuse est nettoyée de sa secrétion, plus l'adhérence est forte. Il existe aussi quelques variations dans l'action cautérisante ou astringente qui trouvent leur explication dans les caractères individuels de la muqueuse.

Parmi les instruments élastiques qui ont l'action la plus forte, mentionnons les sondes de Nélaton à nombreuses petites ouvertures et l'injecteur de Letzel. Parmi les instruments métalliques l'injecteur de Oberlaender à embout interchangeable, mais surtout l'injecteur légérement courbé en avant de cet auteur ; l'injecteur courbé de Ultzmann, et enfin le laveur de Kollmann représenté fig. 49. Comme, dans ce dernier instrument, les orifices de sortie de la solution ne se trouvent pas à l'extérieur, mais sur le côté opposé et tournés vers l'intérieur des quatre tubes, l'adhérence avec la muqueuse lorsqu'on emploie les sels d'argent n'est que peu marquée.

Pour l'urèthre antérieur, il est de règle de répartir également la solution de sels d'argent dans toute la partie atteinte en retirant lentement l'injecteur. Pour l'urèthre postérieur, l'instrument doit être tantôt poussé vers la vessie et tantôt retiré ; cette méthode permet d'éviter les adhérencees à la muqueuse.

L'utilité du traitement par les lavages aux sels d'argent n'est pas appréciable dans tous les cas. Il existe au contraire toute une série de faits où les injections ne produisent pas d'action antiphlogistique ; l'urine ne s'éclaircit pas, mais reste trouble comme auparavant. Il faut alors abandonner cette méthode de traitement. Dans la blennorraghie chronique, il est impossible de juger ces cas à l'avance. Ces symptômes apparaissent particulièrement lorsque les voies urinaires sont nettement tuberculeuses ou suspectes de tuberculose ; mais il serait exagéré de considérer cet échec du traitement par les sels d'argent comme un caractère pathognomonique de la tuberculose.

Instillations de Guyon. — Dans les affections de l'urèthre et de la vessie, nous employons des solutions faibles de nitrate d'argent à la quantité de 80 centimètres cubes à un quart de litre. Guyon et ses élèves emploient presque toujours une petite quantité d'une solution plus forte de nitrate d'argent, qu'ils appliquent au moyen d'un instillateur particulier. Depuis la dilatation des infiltrats et l'emploi des solutions plus faibles mais en plus grande quantité, ce mode de cautérisation est presque toujours superflu. Pour notre part nous ne l'employons que dans certains cas particuliers. L'instillateur élastique employé a été décrit au chapitre v. Son introduction dans l'urèthre antérieur, postérieur et dans la vessie a été décrite à propos de l'examen par les explorateurs à boule. L'instillateur une fois parvenu à l'endroit désiré, on fait pénétrer au moyen d'une seringue la solution, goutte à goutte, par l'ouverture centrale de l'instrument. Chaque demi rotation du piston donne une goutte. Pour obtenir une formation régulière de gouttes, la tige du piston est munie dans toute sa longueur d'un pas de vis mobile dans un écrou situé sur l'armature de la seringue. Si l'on dévisse complètement l'écrou, le piston devient alors libre comme dans toute autre seringue.

Avant d'introduire l'instillateur dans l'urèthre, on le remplit complètement de solution. On doit donc adapter la seringue avant l'introduction de l'instillateur et la laisser adaptée pendant tout le temps de cette introduction.

Pour une instillation de l'urèthre antérieur, 10 à 15 gouttes suffisent en général. Pour l'urèthre postérieur, une plus grande quantité de liquide est nécessaire : 20, 30 ou 40 gouttes, la solution ne restant pas là où elle est appliquée, mais s'écoulant bientôt dans la vessie.

La concentration habituelle des solutions de nitrate d'argent employées dans cette méthode va de 1 à 5 p. 100. Dans les affections chroniques et anciennes de l'urèthre postérieur, on peut encore employer des solutions plus fortes. Guyon conseille de ne jamais dépasser 7 à 8 p. 100 et de n'employer au plus que 3 à 6 gouttes de ces solutions très fortes.

Si l'on désire instiller les deux urèthres dans une même séance, il faut commencer par l'urèthre postérieur ; autrement la contraction du sphincter empêcherait l'introduction de l'instrument jusque dans l'urèthre postérieur. Quand on veut faire agir l'instillation sur la muqueuse vésicale, on utilise tout le contenu de la seringue soit 4 centimètres cubes. On recommande dans ce cas de ne pas injecter directement la solution dans la vessie mais de la faire traverser d'abord l'urèthre postérieur, la blennorraghie n'étant pas primitivement

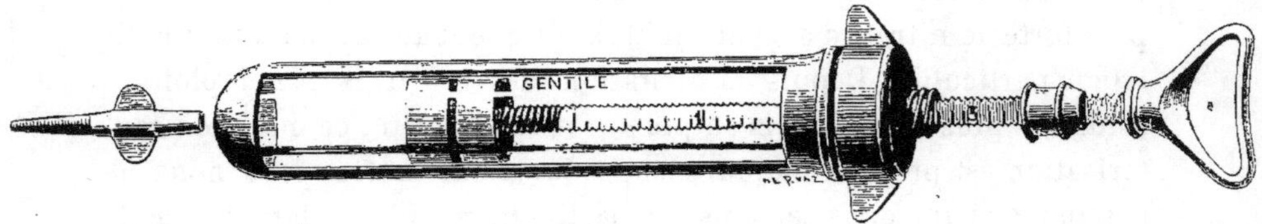

Fig. 133. — Seringue à instillations de Guyon.

vésicale, mais toujours consécutive à l'infection de l'urèthre posté-rieur. Il n'est pas absolument nécessaire dans ces cas de pousser l'ins-tillation par gouttes, et on peut vider directement la seringue tout en n'appuyant que lentement et avec précaution. Cependant, même dans ces cas, Guyon recommande l'application par gouttes de la solution.

Outre les instillations au nitrate d'argent on a utilisé une solution de sublimé de 1 pour 5.000 à 1 pour 3.000. Guyon dit aussi avoir obtenu de bons résultats par des instillations de sulfate de cuivre de 5 à 8 p. 100.

LES LAVAGES DE JANET AU PERMANGANATE DE POTASSE

C'est le grand mérite de Janet d'avoir étudié scientifiquement l'ac-tion du permanganate de potasse et d'avoir établi son mode d'emploi dans les lavages thérapeutiques. Nous possédons dans ces lavages un traitement presque toujours efficace des cas subaigus et chroniques. Disons de suite que ce sont principalement les cas où l'on n'obtient pas de bons résultats par un traitement aux sels d'argent qui sont le plus favorablement influencés par le permanganate de potasse.

Nous avons légèrement modifié la méthode de Janet.

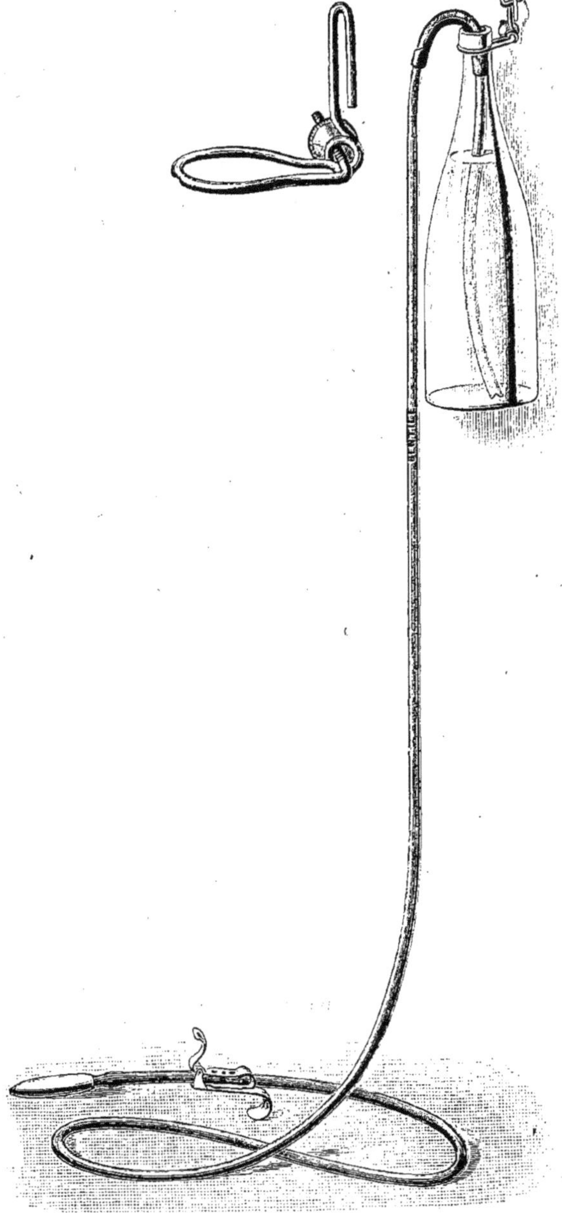

Fig. 134. — Siphon du Dr Janet pour grands lavages.

Après avoir uriné, le malade se couche sur la table d'examen, les jambes un peu écartées, l'irrigateur placé sur le côté. On emploie environ un litre d'une solution chaude de permanganate de 1 pour 6.000 à 1 pour 3.000. Après avoir soigneusement nettoyé le gland et le prépuce, le médecin introduit soit l'injecteur douche d'Oberlaender soit le laveur d'Ultzmann, suivant qu'il veut traiter l'urèthre antérieur seul ou l'urèthre entier. On peut aussi employer un des laveurs droits ou courbes que nous avons mentionnés plusieurs fois, une sonde droite élastique ou une sonde à courbure de Mercier.

On lave d'abord l'urèthre glandaire et peu à peu on fait progresser le laveur, de façon que, lorsqu'on a employé un demi litre de solution on soit arrivé à l'isthme. Là, on s'arrête et l'on continue le lavage pendant un certain temps. Pendant que le dernier quart de la solution s'écoule, nous ramenons peu à peu l'instrument vers la partie antérieure. Si l'on veut laver aussi *l'urèthre postérieur*, on suit la même méthode pour la première moitié du litre ; puis on fait progresser doucement l'instrument dans la portion membraneuse et on le pousse peu à peu jusqu'au moment où une diminution subite du niveau de la solution dans le bock indique un écoulement rapide dans la vessie. On remplit celle-ci jusqu'à sensation de plénitude : On retire peu à peu l'instrument tout en continuant le lavage ; enfin on fait uriner le malade. Les lavages exécutés de cette manière peuvent se répéter 2 fois par jour, tout comme les lavages originaux de Janet. Après une longue

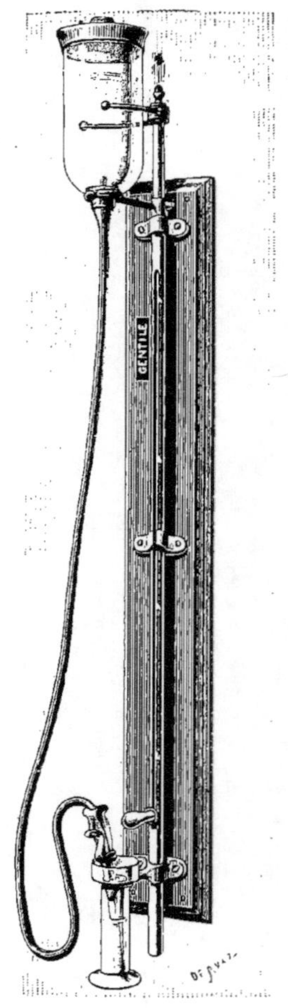

Fig. 135. — Appareil mural avec ascension pour lavages.

expérience, Oberlaender préconise cette méthode de traitement dans la blennorrhaghie aiguë; il croit comme Janet qu'il influence favorablement les cas aigus et empêche le passage au stade chronique.

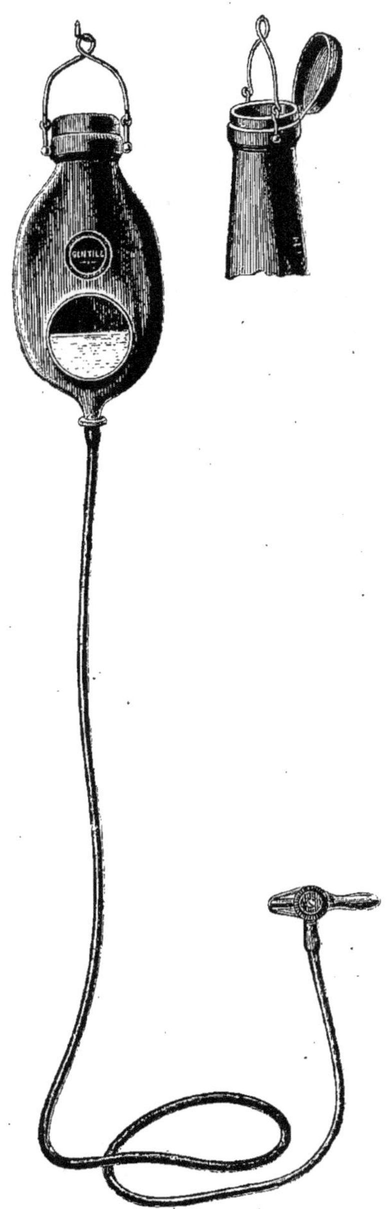

Fig. 136. — Appareil en caoutchouc
pour grands lavages (Duchastelet).

Donnons maintenant une contribution originale de Janet sur sa méthode [1].

« Les lavages de l'urèthre et de la vessie sans sonde ont été proposées autrefois par Dolbeau sous le nom de lavements vésicaux. Plus tard Van den Abeel a écrit une thèse sur ce sujet et Lavaux a aussi recommandé cette méthode. Mais c'est moi qui les ai le premier employés méthodiquement comme traitement de la blennorraghie. Une étude poursuivie pendant de nombreuses années et une grande expérience m'ont convaincu que cette méthode constitue une arme efficace contre les affections aiguës et chroniques de l'urèthre.

« Les avantages de cette méthode sont les suivants :

La muqueuse se trouve débarrassée très exactement de toute secrétion, et l'action antiseptique, du fait de la dilatation de l'urèthre, peut s'exercer sur toutes les parties de la muqueuse. Cette méthode constitue un traitement, tant de l'urèthre antérieur que de l'urèthre postérieur et de la vessie. La pénétration du liquide dans la vessie n'est jamais nuisible, et dans la majorité des cas elle présente au contraire de grands avantages.

« Il est préférable que le médecin procède lui-même à l'exécution des lavages, car c'est de cette façon seu-

1. M. le Dr Janet a bien voulu revoir cet article à propos de notre traduction. Nous l'en remercions très vivement.

lement que la méthode présente toutes les garanties d'antisepsie et d'innocuité dans l'exécution. Mais, comme en somme la méthode ne présente pas de grandes difficultés le malade pourra apprendre à appliquer lui-même le traitement. Réservons toutefois que le premier lavage ne pourra être fait que par le médecin, surtout quand il s'agira d'une affection aiguë.

L'INSTRUMENTATION. — Les instruments nécessaires à l'exécution des lavages sont : un bock à injection, un tube en caoutchouc muni d'une pince et d'une canule spéciale, une éprouvette graduée pour établir les solutions, et une seringue à cocaïne.

« Le tube aura au moins une longueur de trois mètres. Cette longueur variera avec la distance séparant le pénis du malade du bock à injection et on aura soin de mesurer largement cette distance, de

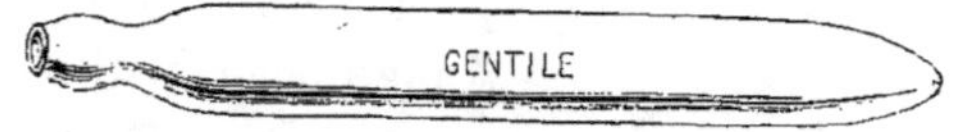

Fig. 137. — Canule de Janet.

façon que, pendant l'injection, le caoutchouc ne soit pas tendu, mais forme une anse au-dessous de la canule [1].

« Le tube en caoutchouc doit avoir cette longueur, non pas tant pour permettre une grande élévation du bock, que pour rendre facile l'écoulement du liquide. La canule qui donne issue à la solution est située plus haut que la boucle inférieure du tube; aussi le courant, ne fois établi, ne peut-il s'arrêter. Pour mettre l'injection en route, il suffit d'élever légèrement la boucle inférieure du tube. Le liquide qu'elle contient se vide alors et détermine l'écoulement du liquide du bock.

« Le tube doit être muni d'une monture recourbée permettant de l'introduire dans le bock sans le comprimer. Cette monture doit être métallique de façon à pouvoir être stérilisée. On peut la constituer d'une façon très peu dispendieuse, en tournant autour d'une tige rigide de même calibre que le tube, du fil de fer ordinaire. La spirale ainsi obtenue est recourbée en U et on y introduit le tube en caoutchouc. L'extrémité inférieure du tube sera munie d'une pince, non

---

1. Pour faciliter la compréhension de ce qui va suivre, rappelons que le bock primitif de Janet se vidait non par le bas — comme par exemple le bock représenté à la figure 136 — mais par le haut en faisant siphon (Fig. 134).

d'un robinet, et d'une canule en verre, analogue à celle qui a été construite sur mes indications. Cette canule doit avoir 6 centimètres de longueur et 1 centimètre et demi de largeur. L'extrémité destinée à se fixer au tube en caoutchouc se termine par une petite dilatation ampulliforme; l'autre extrémité se termine en une pointe mousse conique, construite de telle façon que lorsqu'elle est appliquée contre le méat, elle ne pénètre que très peu dans l'urèthre. L'ouverture antérieure de la canule a un diamètre de 1 millimètre et demi à 2 millimètres.

« Après usage, les canules sont stérilisées par l'ébullition puis conservées dans une solution de sublimé à 1 p. 1000.

« Le bock à injection doit contenir un litre.

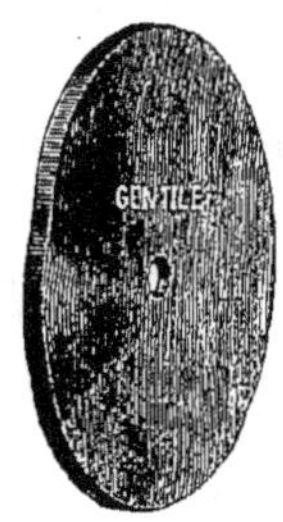

Fig. 138. — Disque en caoutchouc du Dr Motz pour rompre le jet de retour.

« Je me suis fait construire par Gentile un appareil qu'on peut élever jusqu'au plafond, et qui supporte trois bouteilles d'un litre. A l'aide d'un dispositif par traction, l'appareil peut être abaissé à la hauteur désirée. Une bouteille contient de l'eau boriquée, une autre du permanganate de potasse, et la troisième du nitrate d'argent.

« Position du malade. — La position que doit prendre le malade au moment de l'injection a son importance. Quand l'injection est donnée par le médecin, le malade doit être couché et la table opératoire doit être disposée de façon à être au même niveau que l'avant-bras du médecin.

« Divers auteurs ont proposé de faire les injections, le malade étant dans la position assise, le tronc élevé. Cette position est défectueuse, car il ne s'agit pas seulement de rechercher l'action thérapeutique d'une solution médicamenteuse. Il y a plus à faire et pour arriver à la guérison, il faut souvent faire précéder le lavage, de manœuvres préliminaires.

« Il est souvent nécessaire de faire un examen minutieux du méat et de la région voisine pour déceler les particularités qu'il peut présenter, telles que lacunes ou canaux para-uréthraux. Ces repaires microbiens devront être lavés avec une canule spéciale. Or, il est impossible que le médecin exécute ces différentes opérations sur un malade assis en face de lui.

« Il peut aussi être indiqué de faire avant l'injection un massage de la prostate, d'où nécessité de faire changer la position du malade assis. Tous ces changements constituent des pertes de temps qui n'existent pas si l'on a eu soin de mettre le malade dans la position que j'ai indiquée.

« Si le malade se donne lui-même son injection, on a alors le choix entre différentes positions : la position droite d'abord, le malade s'appuyant en arrière, contre un mur ou un meuble. La position assise, sur un bidet ou le bord d'une chaise, en prenant soin alors de ne pas comprimer le canal. Le malade peut aussi s'asseoir par terre, le dos appuyé contre un mur. Les malades exercés préfèrent le plus souvent la position debout.

« Lavage de l'urèthre antérieur. — Autrefois je faisais toujours suivre les lavages de l'urèthre antérieur d'un lavage postérieur, dans la crainte d'infecter l'urèthre postérieur en ne faisant qu'un lavage antérieur.

« Aujourd'hui je me borne à un simple lavage antérieur quand l'urèthre antérieur seul est malade ; ceci ne se présente évidemment que dans les cas de blennorrhagie aiguë, et dans les cas chroniques, on devra presque toujours laver simultanément les deux urèthres.

« Voici comme je procède pour le lavage de l'urèthre antérieur. Après avoir uriné, le malade se couche sur la table d'opération. La solution étant préparée, on élève le récipient de telle sorte que son bord inférieur se trouve à soixante centimètres au-dessus de la table.

« Autrefois, pour mes lavages antérieurs, j'employais une pression beaucoup moindre dans la crainte de voir une partie de la solution

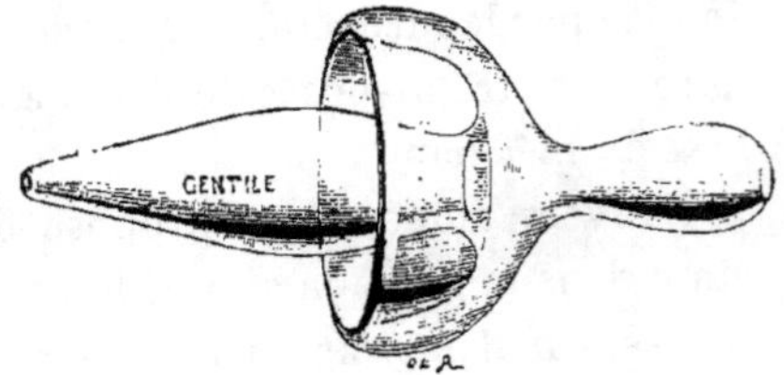

Fig. 139. — Canule de Tuffier.

refluer vers l'urèthre postérieur. J'ai pu me convaincre que cette crainte est injustifiée et la solution reflue au contraire bien plus facilement quand la pression est plus faible. En effet, le malade ne sentant aucune pression, n'exerce aucune contre-pression, et ne contracte pas son sphincter. Si, au contraire, il a la sensation de la distension, il contractera son sphincter chaque fois qu'il aura la sensation désagréable d'une pénétration dans l'urèthre postérieur En outre, un lavage fait sous une pression élevée est de beaucoup plus actif.

« Quand tout a été préparé comme nous venons de l'indiquer, le médecin se place à la droite du malade, saisit de la main gauche le pénis et de la droite le tube de caoutchouc immédiatement au-dessus de la canule de façon à pouvoir régulariser le jet par simple pression des doigts. Pour éliminer l'air qui pourrait se trouver dans la canule, éviter les variations de pression et éloigner les substances pouvant provenir d'un autre lavage, on laisse s'écouler d'abord un peu de la solution. Je laisse cependant toujours une grosse bulle d'air dans la canule. Cette bulle d'air remonte et se localise environ au tiers supérieur de la canule; elle fournit un contrôle de la vitesse du courant.

« On fait alors un lavage du gland et du méat sans amener la canule en contact avec la muqueuse. Puis, on introduit la canule dans le méat, on ouvre les doigts et on laisse l'urèthre antérieur se remplir. Cela fait, on retire légèrement la canule, sans cependant l'écarter du méat, et l'on comprime entre deux doigts le tube en caoutchouc. Par un mouvement réflexe l'urèthre se vide alors plus ou moins complètement. On répétera trois ou quatre fois ce lavage. La canule est alors écartée et des trois derniers doigts de la main droite on exerce sur le périnée une légère pression de bas en haut. Cette manœuvre a pour but de faire écouler le liquide qui s'est amassé dans le bulbe, et qui, sans cela, y reste pendant toute la durée du lavage. On reprend alors la canule et on continue de la même façon, jusqu'à ce que la bouteille soit vide.

« Ce lavage se fera avec précaution, ce qui n'exclue pas cependant une certaine force. A chaque nouvelle pénétration du liquide, l'urèthre doit être distendu d'une façon suffisante.

« On devra observer avec soin ce moment de la distension maxima de façon à pouvoir retirer immédiatement la canule sous peine de voir le liquide pénétrer dans la vessie. Pendant le lavage, tous les mouvements déterminant le va-et-vient du liquide devront être exécutés très rapidement, de façon à déterminer la formation d'un remous analogue à celui que Guyon a préconisé dans les lavages de la vessie à la sonde et à la seringue. Dans ce cas, ce remous est obtenu en faisant progresser par saccades le piston de la seringue.

« GRANDS LAVAGES DE L'URÈTHRE ET DE LA VESSIE. — Le grand lavage est indiqué quand l'urèthre postérieur est infecté et même simple-

ment quand on soupçonne la possibilité de cette infection. Son exécution présente si peu de difficultés que la plupart des médecins qui
partagent ma manière de voir, en font usage dans presque tous les
cas où l'urèthre antérieur seul est atteint.

« Les préliminaires sont les mêmes que pour les lavages antérieurs,
à part l'anesthésie de l'urèthre à la cocaïne. Je ne fais qu'une anesthésie incomplète pour éviter plus sûrement tout danger d'intoxication. J'emploie ordinairement une solution à 1 p. 400, dont j'injecte
5 centimètres cubes dans l'urèthre antérieur, en l'y retenant pendant
une minute. Je complète cette anesthésie insuffisante par une seconde
injection de cocaïne pratiquée selon une méthode spéciale au cours
du lavage au moment où la solution pénètre dans la vessie. Je repar-
lerai plus loin de cette méthode.

« Dès que j'ai laissé écouler la cocaïne contenue dans l'urèthre, je
commence le lavage.

« Le récipient utilisé pour le lavage doit être placé plus haut que
pour le lavage antérienr. D'ordinaire, $0^m,70$ à 1 mètre entre le fond
du récipient et la table sur laquelle repose le malade suffisent amplement. Très rarement on devra élever jusqu'à $1^m,10$ à $1^m,20$; et en tous
cas on ne dépassera jamais cette pression.

« La moitié du flacon — ils contiennent un litre comme je l'ai déjà
dit — est consacrée à un lavage antérieur tel qu'on l'a décrit plus haut,
et l'on conserve le reste pour le lavage de l'urèthre postérieur.

« J'injecte alors de nouveau 5 centimètres cubes de la solution de
cocaïne dans l'urèthre antérieur que je comprime de la main gauche.
Saisissant alors de la main droite la canule disposée d'avance à ma
portée, j'ouvre de la même main la pince qui ferme le tube en caoutchouc, et, sans laisser s'écouler la solution de cocaïne, j'applique la
canule au méat. En même temps, reportant un peu en arrière la
main gauche, je saisis le gland au sulcus coronarius. Le gland doit
toujours apparaître dans toute sa longueur au-dessus des doigts.

« Pendant ce temps, le pouce et l'index de la main droite compri-
ment le tube en caoutchouc au-dessus de la canule, empêchant ainsi
le liquide de s'écouler. Alors, desserrant à moitié les doigts qui main-
tiennent le tube, je remplis lentement l'urèthre antérieur en évitant
une pression trop forte, et je resserre le tuyau. Je prescris alors au
malade de relâcher ses muscles, de respirer tranquillement sans contracter sa paroi abdominale, d'éviter toute pression du côté de l'anus
et du périnée, et d'essayer d'uriner.

« Il arrive fréquemment que le malade ne comprend pas ce qu'on demande de lui, et qu'il contracte énergiquement ses muscles abdominaux. Dans ce cas, je ne commence pas encore le lavage, mais réitérant mes instructions au malade, je lui recommande de ne pousser qu'avec la vessie, tout comme quand on éprouve réellement le besoin d'uriner.

'« Ces conditions étant remplies, je commence le lavage en desserrant doucement les doigts de la main droite. La pression augmente alors ; la cocaïne de l'urèthre antérieur pénètre d'abord dans la vessie qu'elle anesthésie légèrement. Je reconnais la pénétration du liquide dans la vessie au mouvement de la bulle d'air dans la canule et à la diminution de la tension de l'urèthre. Très souvent cette pénétration s'arrête après un temps très court par suite de la contraction de la partie membraneuse ; ce fait se reconnaît immédiatement à l'immobilité de la bulle d'air. Quelquefois il se produit un léger reflux de liquide dans la canule, la bulle d'air diminue alors de volume.

« L'augmentation de tension uréthrale et l'apparition consécutive d'une légère douleur sont aussi des signes de l'arrêt du jet. Dans ce cas, je pince immédiatement le tube en caoutchouc et je retire légèrement la canule. Une partie du liquide s'écoule, ce qui diminue la pression dans l'urèthre. Je recommande de nouveau au malade de ne pas pousser et je fais un second essai qui réussit généralement. Je continue de la même façon jusqu'à ce que le malade éprouve le besoin d'uriner. Souvent, à partir de ce moment, le liquide pénètre facilement et rapidement dans la vessie. On règle alors l'entrée du liquide en ouvrant et fermant alternativement le tube de caoutchouc, ne faisant pénétrer ainsi que de petites quantités de liquide l'une après l'autre dans la vessie. J'agis de même dès le début de l'injection, quand le liquide pénètre immédiatement avec facilité dans la vessie.

« Si le lavage ne réussit pas, je réessaye de nouveau d'anesthésier l'urèthre de la même façon que la première fois, ce qui réussit quelquefois. Si, malgré tout, le malade continue à se contracter, je cesse provisoirement tout nouvel essai. Dans ces cas, qui sont rares, s'il n'existe aucun phénomène aigu, j'augmente la pression en élevant le bock à $1^m,10$ ou $1^m,20$, et j'essaye un second lavage, mais le plus souvent à un jour d'intervalle.

« A la suite du premier lavage, l'urèthre est devenu moins sensible, à condition qu'il ne se soit pas trouvé lésé ; il se contracte.

moins, et le lavage est facile la plupart du temps. Si ce second essai est encore infructueux, le troisième réussira sûrement. Je ne connais pas de malade chez lequel je n'ai pas réussi à employer ma méthode de lavage vésical après 3 ou 4 essais.

« De tout ceci il ressort que jamais je ne force le sphincter et qu'au contraire j'attends toujours que le muscle s'ouvre spontanément.

« Une fois la vessie remplie. je fais uriner le malade. Un certain nombre de malades peuvent uriner couchés sur la table. D'autres ne le peuvent que dans la position debout.

« En général, je me contente d'un seul lavage. Mais si la vessie ne contient que peu de liquide, et si le malade peut vider sa vessie dans la position couchée, je fais 2 ou 3 lavages successifs.

« On prendra garde à ce que, aussitôt le lavage. la vessie se vide complètement, car la conservation du liquide pourrait déterminer une irritation ou des hémorrhagies.

« FRÉQUENCE DES LAVAGES ET TITRE DES SOLUTIONS. — Dirigé par l'idée de perfectionner le plus possible la sûreté de ma méthode et d'abréger la durée du traitement, j'en ai modifié très souvent les détails. Ces modifications ont porté entre autres sur le titre de la solution ; tantôt en effet, je m'en tenais aux solutions très faibles, d'autres fois je n'utilisais que des solutions moyennes ou bien j'en arrivais aux fortes concentrations. Je préconise la méthode qui va suivre comme celle qui m'a donné les meilleurs résultats.

« Pendant les trois ou quatre premiers jours d'une blennorrhagie aiguë, on fait des lavages deux fois par jour. Je les espace ensuite peu à peu pour ne les faire que toutes les dix-huit, vingt-quatre, trente-six, puis quarante-huit heures. Je passe de dix-huit à vingt-quatre quand le trouble diffus du premier verre d'urine a disparu ; de trente-six à quarante-huit quand la sécrétion a cessé d'être purulente. S'il apparaît au cours du traitement une infection de l'urèthre postérieur, ce qui sera rare quand on sera arrivé à espacer les lavages de vingt-quatre heures ou plus, on commencera aussitôt les grands lavages de l'urèthre et on les répétera deux fois par jour, tout comme au début du traitement de l'urèthre antérieur seul. Au bout de quelques jours en général, l'urine redevient claire, et à partir de ce moment on pourra abandonner les grands lavages pour se contenter de lavages antérieurs.

« Si j'ai affaire à un début de blennorrhagie[1] sans phénomènes inflammatoires importants, j'utilise pour le premier lavage un demi litre d'une solution de permanganate de potasse à 2 p. 1.000, que je fais suivre immédiatement d'un nouveau lavage d'un demi litre d'eau boriquée. Les lavages suivants sont faits à doses moyennes de 0,25 à 0,35, plus rarement 0,35 à 0,50 p. 1000. Vers la fin du traitement, une fois que je_crois la guérison assurée, j'interromps les lavages trente-six ou quarante-huit heures. puis je descends à 0,35 ou 0,25 p. 1000 sans faire suivre mon lavage au permanganate de lavage boriqué. S'il apparaît au cours du traitement des symptômes de propagation à l'urèthre postérieur, ou si l'uréthrite postérieure existait déjà avant le début du traitement, je n'emploie que des solutions de concentration plus faible, de 0,10 à 0,25 p. 1000.

« Dans les cas rebelles, très habitués au permanganate, j'emploie des solutions de 0,50 à 1 p. 1000, mais alors le permanganate doit toujours être suivi d'un lavage boriqué.

« S'il m'arrive un malade avec des symptômes inflammatoires aigus, je n'emploie que des solutions très faibles, 0,1 à 0,25 p. 1000 et je ne fais que des lavages antérieurs, même quand l'urèthre postérieur est atteint en même temps. Je ne passe aux grands lavages que quand la tuméfaction inflammatoire aiguë a disparu de l'urèthre antérieur et que cette partie du canal est devenue moins sensible. En règle générale, après huit jours, on peut arriver aux concentrations ordinaires.

« Le stade aigu terminé, il suffit de continuer les lavages une fois par jour au titre moyen de 0,35 à 0,75 p. 1000.

« C'est le mode de traitement qui conduit le plus facilement et le plus rapidement à la guérison.

« Pour faire mes différentes solutions, je me sers d'une solution mère à 1 p. 100. Cette solution a l'avantage de permettre la mesure du centigramme par le centimètre cube au moyen d'une éprouvette graduée. Chaque centimètre cube de la solution mère contient un centigramme.

« La température du liquide pour les lavages de l'urèthre antérieur, les grands lavages ou les lavages vésicaux doivent être de 38° à 40° C.

---

1. Le Dr Janet a, depuis cette publication, abandonné cette forme de traitement abortif, pour le remplacer par son traitement abortif à l'argyrol. Il n'utilise presque plus jamais de doses de permanganate supérieures à 0,65 p. 1000.

Durée du traitement. — « La durée du traitement ainsi conduit est de douze jours à trois semaines pour les cas dans lesquels les lavages ont été institués dès le début de la maladie, et de un mois à six semaines quand le traitement a commencé en plein stade aigu. Les cas qui au bout de quinze jours à trois semaines ont déjà passé le stade aigu sous l'influence du traitement antiphlogistique ordinaire, ou qui se trouvent sur la voie de la guérison spontanée, se termineront en huit ou quinze jours sous l'influence des lavages. Malgré cela, je préfère le traitement précoce qui bien que plus long, présente une sécurité plus grande vis-à-vis de la propagation à l'urèthre postérieur et des complications. Les cas de foyers extra-uréthraux exigent naturellement un traitement beaucoup plus long que les moyennes qui ont été données plus haut. Enfin, il existe encore des cas plus rebelles que les autres, sans qu'on puisse découvrir la cause de cette ténacité de l'affection. »

tion, c'est-à-dire de la répartition de l'inflammation dans les diverses régions est aussi d'une grande importance : nous voulons encore en dire quelques mots.

Quand il existe encore une blennorrhagie notable, l'urèthre antérieur est toujours atteint, dans les cas qui n'ont pas encore été traités par les instruments. Même quand les autres méthodes d'examen ne constatent rien d'anormal dans cette région, on trouve par l'uréthroscope des modifications de la muqueuse présentant des caractères blennorrhagiques. Les cas dans lesquels l'urèthre antérieur a déjà été traité d'une manière régulière par notre méthode instrumentale, peuvent faire exception à cette règle et l'on peut constater alors à l'uréthroscope une muqueuse normale.

. On doit conclure de ce que nous venons de dire que *l'urèthre antérieur est toujours la région qui doit être soignée en premier lieu.* Nous avons fréquemment soutenu cette opinion dans nos publications : elle est contraire à celle qui était professée autrefois, alors qu'on rangeait sous le nom général d'uréthrite postérieure toute blennorrhagie chronique, alors qu'il serait bien plus juste de les appeler uréthrites antérieures. Un second principe est qu'il faut toujours guérir soigneusement l'uréthrite antérieure avant l'uréthrite postérieure, afin d'éviter les réinfections constantes d'avant en arrière. On doit donc traiter d'abord l'urèthre antérieur, puis l'urèthre postérieur ; on peut aussi les traiter simultanément, mais il n'est pas possible de guérir d'abord l'urèthre postérieur et ensuite l'urèthre antérieur.

A propos de la répartition des infiltrats dans l'urèthre antérieur, nous devons faire les remarques suivantes : le méat et la première moitié de l'urèthre antérieur peuvent être atteints simultanément, et dans ce cas ce sont les parties glandaires qui sont les plus fortement atteintes. Cette combinaison est relativement rare.

Une combinaison bien plus fréquente, peut-être la plus fréquente, est la suivante : les infiltrats commencent dans la première moitié de l'urèthre antérieur et s'étendent jusqu'à l'extrémité du bulbe : leur intensité la plus grande est alors au commencement du bulbe.

Enfin on rencontre assez fréquemment des infiltrats s'étendant de la partie moyenne de l'urèthre antérieur jusque au-delà de l'extrémité du bulbe, dans la portion membraneuse et même plus loin. Dans ces cas, l'intensité des infiltrats est extrêmement variable : les plus opiniâtres se trouvent d'habitude dans le bulbe lui-même. Cette forme se place au point de vue de la fréquence entre la première et la seconde combinaisons mentionnées.

On serait dans l'erreur en croyant que tous les cas rentrent nécessairement dans cette classification : mais on rencontre si souvent les dispositions que nous venons d'indiquer qu'il nous a semblé bon de les signaler.

Il est impossible de donner des indications aussi précises pour la répartition des infiltrats dans l'urèthre postérieur. Comme nous venons de le voir, on rencontre souvent dans la portion membraneuse des infiltrats qui ne sont que des propagations de ceux du bulbe. On constate aussi fréquemment des rétrécissements accusés, directement en avant de l'orifice interne, avec des lésions insignifiantes ou même imperceptibles de la portion membraneuse ; ces rétrécissements sont dus à des infiltrations récentes ou bien à des processus cicatriciels. Le colliculus seminalis et la région voisine sont très fréquemment infiltrés, surtout lorsque la prostate et les voies spermatiques sont atteintes.

La construction de multiples formes de dilatateurs fut nécessitée par le désir de répondre, autant que possible, aux indications des cas les plus fréquents. Pour le choix de l'instrument, il faudra se guider exactement sur les constatations uréthroscopiques : on doit en effet examiner son malade à l'uréthroscope avant toute nouvelle dilatation, pour que les parties les plus dilatantes de l'instrument se trouvent situés à l'endroit le plus malade.

Technique générale. — On recommande, surtout quand le malade est sensible, de cocaïniser l'urèthre avant l'introduction des dilatateurs. Dans nombre de cas, il est désirable d'anesthésier spécialement le méat, et on l'obtient sûrement de la manière suivante : la main gauche saisit la verge derrière le gland et la main droite exerce des pressions le long du canal, faisant progresser légèrement d'arrière en avant la cocaïne qui se trouve déjà dans l'urèthre, jusqu'à ce que celle-ci vienne sourdre entre les lèvres du méat où on la laisse quelques minutes.

Pour la cocaïnisation de l'urèthre postérieur, on peut employer l'instillateur de Ultzmann. L'instrument étant introduit jusque dans la portion membraneuse, on injecte la solution au moyen de la petite seringue appropriée.

Le procédé de Nitze est plus simple et ne nécessite pas d'autre instrument que la seringue ordinaire à injection. Quand on a injecté la première seringue dans l'urèthre antérieur, on ferme le méat et on injecte une seconde seringue. Pour rendre l'anesthésie parfaite, on peut injecter encore quelques autres seringues, mais on emploie alors une assez grande quantité de cocaïne et on augmente la possibilité d'accidents toxiques. Ajoutons que ces accidents peuvent apparaître subitement, sans que rien ne les fasse prévoir, et qu'ils peuvent ne pas toujours être faciles à combattre. Ils sont cependant des exceptions rares.

N'oublions pas de mentionner que l'emploi de la cocaïne dans la dilatation présente un autre inconvénient. La cocaïnisation rendant l'urèthre insensible, et souvent complètement, on peut être tenté de pousser la dilatation plus loin qu'il ne faudrait.

L'introduction du dilatateur est très facile, le malade étant couché sur une table d'examen. La position est la même que pour l'introduction d'une sonde ou d'une bougie. Les malades enclins à la syncope seront placés la tête basse, et on n'entreprendra jamais chez eux une dilatation lorsqu'ils sont à jeun. On entr'ouve le méat et on lubréfie sa partie interne, ce qui se fait très facilement au moyen de l'instrument lui-même au préalable abondamment graissé. La main droite tient fermement l'instrument à son extrémité supérieure : la main gauche saisit la verge en arrière du gland et l'étire légèrement.

L'introduction jusqu'à l'extrémité du bulbe des dilatateurs droits a lieu de la même façon que celle des instruments métalliques droits. A l'extrémité du bulbe on s'arrête et l'on s'assure par la palpation du périnée que l'extrémité se trouve bien à l'endroit voulu : toute autre progression de l'instrument doit être absolument évitée

Pour l'introduction des dilatateurs courbes, on se base sur les règles données au chapitre VIII pour l'introduction des sondes métalliques courbes : on choisira entre les différents tours. Si la progression de l'instrument est difficile, la première règle est de ne jamais employer la violence, si minime soit-elle. Les difficultés peuvent reconnaître les causes suivantes :

Si l'on a introduit l'instrument avec inattention, on peut invaginer les lèvres du méat qui sont ainsi comprimées dans l'urèthre. On évitera très simplement cet accident en retirant le prépuce, jusqu'à ce que les lèvres du méat soient amenées à bailler comme il convient sous l'influence de la pression du pouce et de l'index.

On peut aussi, comme dans l'introduction de tout instrument dans l'urèthre antérieur, s'arrêter dans le canal excréteur d'une grande lacune de Morgagni ; ou bien, si la verge n'a pas été suffisamment étirée, s'arrêter dans les plis du bulbe. On écarte facilement ces obstacles en retirant légèrement l'instrument, en élevant le pénis en haut et en l'étirant, pendant qu'on fait de nouveau progresser lentement l'instrument. Si on emploie un dilatateur à deux branches, il y a avantage à lui faire accomplir un mouvement de rotation à 180°, de façon à amener l'extrémité courbe et le tableau indicateur à regarder en bas ; la difficulté une fois surmontée, on retourne l'instrument et on le remet dans sa situation normale.

Enfin des infiltrats grossiers, diminuant le calibre du canal, peuvent rendre difficile l'introduction, surtout lorsqu'ils commencent brusquement. Dans le cas de verge longue et molle, cet obstacle est particulièrement net : l'extrémité de l'instrument s'arrête alors dans les plis situés au devant de l'infiltration. Cette difficulté se surmonte facilement par un léger retrait de l'instrument. suivi d'une nouvelle progression prudente ; dans certains cas par une légère rotation de l'instrument. Quand on emploie les dilatateurs à deux branches, on fait aussi accomplir la rotation de 180° déjà mentionnée.

. On a souvent été préparé à ces difficultés par l'uréthroscopie. Comme on l'a dit, l'introduction de l'instrument ne doit jamais se faire par la force ; le dilatateur doit toujours glisser commodément : si c'est impossible, ou bien l'on choisit un dilatateur plus étroit, ou bien on renonce complètement à son emploi : on fait alors provisoirement usage de bougies métalliques que l'on gradue peu à peu.

Les difficultés dont nous venons de parler sont particulièrement marquées quand on emploie les dilatateurs munis d'un revêtement de caoutchouc ; celui-ci, en effet, si bien lubréfié soit-il, forme toujours un obstacle à la progression commode de l'instrument. Avec les dilatateurs employés sans revêtement de caoutchouc et avec les dilatateurs-laveurs, on ne rencontre pas d'autres difficultés qu'avec les bougies métalliques de mêmes dimensions.

Pour faciliter l'introduction des dilatateurs avec revêtement de caoutchouc, Kollmann recommande de passer toujours au préalable une bougie métallique ordinaire ; pour les dilatations antérieures, on utilise les bougies droites et pour les dilatations postérieures, les bougies courbes. La courbure de ces bougies doit se rapprocher autant que possible de celle des dilatateurs que l'on emploiera ensuite : courbure de Dittel ou courbure de Guyon. Les bougies métalliques ne doivent pas avoir un calibre inférieur à celui du dilatateur ; au contraire, nous conseillons de choisir une bougie supérieure de quelques numéros. Si la bougie métallique est facilement introduite, il en sera de même du dilatateur ; si l'introduction de la bougie métallique est difficile, on doit renoncer pour le moment à introduire le dilatateur. Dans ces cas, si la technique est bonne, on se trouve en présence d'obstacles qu'il faut d'abord vaincre d'une autre façon.

Il est nécessaire de donner maintenant quelques indications sur la méthode à suivre lorsque le méat est étroit.

Nous ne conseillons la méatotomie que lorsqu'on est certain que le méat ne présente pas d'infiltrat blennorrhagique. Pour en juger, on prend les lèvres du méat entre le pouce et l'index et on les palpe entre ces deux doigts : si on sent des lèvres également molles, on peut être certain qu'il n'existe pas d'infiltration blennorrhagique notable. Au contraire, si l'on trouve les lèvres indurées, et qu'elles sont en même temps saillantes, tuméfiées et brillantes, ce serait une grosse faute que de vouloir l'élargir immédiatement par la section. En agissant ainsi, on rendrait la guérison de ces infiltrats extrêmement difficile, ou même impossible. En effet, pendant les dilatations, la section s'élargirait toujours et on ne parviendrait pas à agir comme il convient sur les infiltrats.

Si l'on rencontre un méat étroit, souple et mou, on peut commencer par l'incision ; encore faut-il se convaincre au préalable par l'uréthroscope qu'il n'existe pas d'infiltrats à l'intérieur du gland. Si les dimensions du méat ne permettent pas l'introduction même du petit tube uréthroscopique, on doit s'efforcer de l'élargir au préalable par les bougies métalliques.

L'instrument une fois introduit sans difficulté et sans douleur, on peut tourner la vis immédiatement. Si l'introduction a été douloureuse, on attend que la sensation ait complèiement disparu. Si la douleur continue il est probable qu'on a causé une lésion ; dans ce cas il vaut mieux retirer immédiatement l'instrument sans faire agir la vis.

C'est au moment du *vissage même du dilatateur* qu'on commet de grandes fautes, sinon les plus importantes. On trouve par exemple textuellement dans un manuel : « on tourne la vis du dilatateur jusqu'au moment où le malade ressent de la douleur ». Cette phrase représente dans cet ouvrage toute l'instruction donnée sur l'emploi de nos instruments. Si l'on se conforme uniquement à ce principe, on commettra souvent les fautes les plus grossières. La sensation douloureuse au moment du vissage est extrêmement variable. Elle est sous la dépendance d'une cocainisation plus ou moins réussie ; elle varie aussi avec la sensibilité subjective du malade, sensibilité qui peut dépendre de l'état actuel de l'inflammation, mais aussi être soumise à des variations individuelles journalières. Si l'anesthésie a été réussie, le malade ne ressent aucune douleur et l'on n'a alors aucune mesure du degré de vissage. La douleur peut être causée simplement par la dilatation du méat qui ne s'est pas anesthésié. Comme nous le verrons, il est permis dans certains cas de se régler sur la sensation douloureuse ; mais vouloir en faire le seul guide est une grosse faute et une preuve de peu d'expérience et d'une observation insuffisante :

Pour le *degré* de la dilatation, on suivra les règles suivantes :

La mesure dans les infiltrats durs est donnée par l'uréthroscope,

On ne doit employer pour l'examen que des tubes pouvant pénétrer facilement par le méat et traverser l'urèthre antérieur sans déterminer de lésion. En dilatant les infiltrats durs, on peut visser jusqu'à obtenir un calibre supérieur au plus de 1 ou 2 numéros à celui du tube choisi comme nous venons de le dire. Si le tube se trouve serré dans les infiltrations, ou si l'on a produit une solutiou de continuité, on diffère la dilatation de quatre à huit jours ; avant de recommencer une séance, on doit se fixer exactement le numéro à atteindre.

Si on a constaté à l'uréthroscope des infiltrations molles, le diamètre du tube indique encore le numéro du début de la dilatation. Cependant ici, il n'est pas toujours aussi nécessaire que la dilatation ne dépasse pas de plus de 1 ou 2 numéros le calibre du tube. Le débutant cependant se conformera toujours à cette règle s'il ne veut pas s'exposer à des surprises désagréables.

Pour ce que nous pourrions appeler le *rythme* du vissage, voici les principales règles :

Dans les dilatations de l'urèthre antérieur, s'il n'y a pas eu de douleur spéciale pendant l'introduction, on peut visser jusqu'au n° 25, naturellement avec lenteur. Si avant ce numéro, le malade ressent de la douleur, on s'arrête aussitôt. Il est indispensable de dire au malade qu'il doit prévenir immédiatement de toute sensation perçue. A ce moment on arrête le vissage et l'on attend quelques minutes jusqu'à ce que la sensation se soit dissipée. Après une ou deux minutes, on continue un vissage prudent jusqu'à ce que l'on ait atteint le numéro fixé au préalable. On laisse alors l'instrument en état pendant cinq minutes environ ; on dévisse en une fois et l'on retire l'instrument.

Les mêmes règles sont de mise pour les dilatations de l'urèthre postérieur. Dans beaucoup de cas, on va du premier coup jusqu'au numéro 25, en progressant toujours avec lenteur et précaution. Quand on arrive aux numéros plus élevés, il faut aller plus lentement encore dans l'urèthre postérieur que dans l'urèthre antérieur.

Lorsqu'on dilate l'urèthre postérieur, certains malades ont une tendance à la lipothymie principalement quand le rythme du vissage est trop rapide ; il faut donc placer en position horizontale les malades sensibles. Il n'est pas rare non plus, même avec les numéros faibles, de voir apparaitre des besoins intenses d'uriner. Ces sensations sont sous la dépendance de la maladie, mais aussi de la sensibilité individuelle, quelquefois de la réplétion vésicale. Ce fait désagréable pourra être évité par un vissage extrêmement lent, mais d'autres fois cette manière de faire ne rendra aucun service. Nous recommandons alors au malade de ne pas retenir son urine mais de la laisser s'écouler dans un tampon de ouate installé au préalable. On se voit rarement forcé d'abandonner la dilatation pour cette raison.

Kollmann recommande dans toutes les dilatations, mais surtout dans celles de l'urèthre postérieur, de laisser le malade agir lui-même sur la vis. Une fois l'instrument introduit. il explique exactement au malade comment il faut le maintenir et dans quelle direction on doit tourner la vis. Il l'instruit en même temps du numéro jusqu'auquel il peut aller et du temps qu'il doit mettre à atteindre ce numéro. L'avantage de cette méthode est que le rythme du vissage est encore beaucoup plus finement nuancé que lorsque le médecin pratique la dilatation lui-même. Le médecin alors n'est pas astreint à rester près du malade pendant toute la durée de la dilatation ; il vient le voir toutes les une à deux minutes.

Cette méthode se montre principalement utile lorsqu'on emploie les dilatateurs courbes, dans les dilatations du bulbe et de l'urèthre postérieur. Si le médecin actionne lui-même la vis, le malade est tenté de contracter les muscles du bassin et du périnée, ce qui peut amener une hémorragie lorsque cette contraction coïncide avec le vissage. Au contraire si le malade visse lui-même, il n'oppose pas de résistance musculaire car il ne craint pas l'apparition brusque de la douleur.

Dilatation avec les instruments a vis sans dispositif laveur. — Dans les affections de l'urèthre antérieur, localisées principalement dans la première moitié ou la partie moyenne, on utilise le plus souvent le plus long des dilatateurs à deux branches provoquant une dilatation parallèle (fig. 85). Quand la verge est courte et qu'on veut absolument ménager le méat, on emploie l'instrument plus court représenté figure 86. Si l'infiltration est particulièrement marquée au niveau du gland, on emploie indifféremment l'un ou l'autre de ces dilatateurs, mais l'instrument n'est pas introduit profondément.

Si l'on choisit pour la dilatation de l'urètre antérieur les instruments à 4 branches, on utilise suivant l'étendue des infiltrats et la longueur de l'urèthre l'une des formes figurées. La forme la plus fréquemment employée est celle représentée dans la figure 90.

Si l'infiltration est surtout localisée dans l'urèthre bulbaire, on peut dans les cas peu intenses employer aussi le dilatateur droit ; mais, pour les infiltrats particulièrement rebelles et récidivants de cette région, nous recommandons les dilatateurs courbes. On ne les introduit que jusqu'à ce que leur extrémité pénètre à peine dans la portion membraneuse ; on peut admettre la plupart du temps que l'instrument se trouve à l'endroit voulu quand la tige venant de la ligne blanche dépasse la verticale et s'incline légèrement en avant, si le malade est assis sur une table d'examen, le tronc légèrement incliné en arrière.

Le moyen indiqué par Kollmann donne une certitude beaucoup plus grande. Il importe surtout de déterminer à quel moment l'extrémité du dilatateur passe la limite de l'urèthre antérieur dans l'urèthre postérieur. On introduit d'abord une sonde métallique de courbure exactement semblable à celle du dilatateur ; l'œil se trouve exactement à l'endroit où, dans le dilatateur, commencent les branches. On introduit la sonde dans le bulbe et on injecte une solution quelconque antiseptique (eau boriquée) ; celle-ci ressort par le méat ; on abaisse légèrement la tige jusqu'à ce que malgré une injection répétée, le retour du liquide au méat ne se fasse plus ; l'œil de la sonde est alors dans l'urèthre postérieur et la solution s'écoule dans la vessie. On repère la position de la sonde d'une manière quelconque, en se basant par exemple sur sa situation par rapport aux cuisses du malade ; si l'on introduit ensuite le dilatateur de même courbure, qu'on le place exactement de la même manière et si entre temps le malade n'a pas bougé, on est certain que l'extrémité de l'instrument se trouve à l'entrée de la portion membraneuse et que ses branches dilateront convenablement le bulbe.

La palpation par le périnée et par l'anus est encore plus simple que toutes ces manipulations ; mais le toucher rectal est généralement désagréable au malade lorsqu'il existe un instrument dans l'urèthre et il provoque des sensations qui peuveut troubler la dilatation dès son début ; aussi faut-il souvent y renoncer et se contenter de la palpation par le périnée.

Si l'on a affaire à un urèthre antérieur suffisamment long, on peut employer pour la dilatation bulbaire un instrument à 2 ou 4 branches dilatant simultanément les deux urèthres (fig. 87, 93, 94 et 98). Quand l'urèthre antérieur est court, on doit se contenter des instruments qui dilatent seulement sur leur partie courbe (fig. 88, 91, 92, et 99) ; autrement au moment du vissage le méat pourra être lésé.

On a préconisé récemment pour ce genre de dilatation les dilatateurs à courbure de Guyon plutôt que ceux à courbure de Dittel. Selon nous, on obtient de bons résultats avec ces divers dilatateurs.

Dans la dilatation de l'urèthre postérieur, il faut envisager plusieurs points de vue. S'il s'agit d'un de ces cas rares d'affection siégeant exclusivement dans l'urèthre postérieur, on ne doit employer que les instruments à courte surface dilatante ; on peut obtenir par une introduction plus ou moins profonde de l'instrument une dilatation dans chacune des régions : portion membraneuse, portion prostatique, orifice interne de l'urèthre.

Pour pouvoir, lorsque le malade est dans la position assise, placer l'instrument pour une dilatation de l'urèthre prostatique et par conséquent du colliculus séminalis, on doit incliner la tige de l'instrument presque jusqu'à l'horizontale. Dans les dilatations de l'urèthre membraneux, la tige doit occuper une situation intermédiaire entre l'horizontale et la verticale.

Un moyen indiqué par Kollmann donne ici aussi une grande sécurité sur la bonne position de l'instrument. C'est une extension de la méthode déjà décrite à propos de la dilatation du bulbe. On introduit une sonde métallique et l'on remplit par son intermédiaire la vessie. On regarde ensuite à quel moment de l'élévation de la tige de la sonde l'écoulement s'arrête. On repère cette position ; si l'on dispose la tige du dilatateur dans une situation identique, on est certain que l'extrémité centrale de ses branches se trouve au même endroit. A partir de

ce point de repère on peut, en élevant ou en abaissant prudemment
la tige, faire agir à l'endroit voulu la partie la plus dilatante de l'instrument.

La palpation par le rectum est ici aussi plus simple ; mais, comme
on doit introduire le doigt assez profondément, cette manœuvre est
très désagréable au malade et on doit chercher à l'éviter, si possible.

Quand les infiltrations sont à peu près également réparties dans les
deux urèthres, antérieur et postérieur, nous employions toujours
autrefois des dilatateurs courbes à longue surface dilatante que nous
introduisions jusque dans la vessie. La dilatation se fait alors dans
tout l'urèthre postérieur et aussi sur une grande longueur de l'urèthre antérieur. Mais depuis que nous possédons des dilatateurs
agissant uniquement par leur partie courbe, Oberlaender a abandonné cette manière de faire et il dilate à part l'urèthre antérieur et
l'urèthre postérieur. Kollmann cependant a conservé sa préférence
pour les instruments dilatant simultanément par leur partie courbe
et leur partie droite ; il cherche de la sorte à abréger la durée du traitement, et de longues années d'expérience lui ont montré que, si l'on
emploie ces instruments avec précaution, on n'a pas plus d'ennuis
qu'avec les instruments dilatant uniquement l'urèthre postérieur.
Pour ces instruments dilatant sur leurs deux parties, l'on peut utiliser la courbure de Guyon ou celle de Dittel.

Le choix du dilatateur courbe ou droit a 2 ou 4 branches dépend
surtout des caractères individuels du cas particulier ; mais il ne faut
pas croire que les dilatateurs à 4 branches produisent une irritation
plus forte que ceux à 2 branches. Si l'on a affaire à un méat étroit et
infiltré, on préférera généralement les dilatateurs à 2 branches (mais
aujourd'hui, on construit les dilatateurs à 4 branches dans le diamètre 18 Charrière) ; et si l'on a affaire à une muqueuse non enflammée
et à un urèthre vigoureux et large, avec des infiltrats de faible intensité ou d'intensité moyenne, les dilatateurs à 4 branches sont en général indiqués.

Nous avons décrit plus haut les dilatateurs à 3 branches de Kollmann et de Franck. Leurs indications sont sensiblement les mêmes
que celles des dilatateurs à 4 branches. Les dilatateurs à 8 branches
utilisés dans ces derniers temps par Kollmann sont soumis aux mêmes
règles.

Nous avons déjà indiqué comment on pratique l'asepsie et la stérilisation des dilatateurs et des revêtements en caoutchouc. Autrefois

Kollmann laissait séjourner dans une solution de sublimé les dilatateurs revêtus de leur chemise de caoutchouc jusqu'au moment de leur emploi, et les rinçait dans l'eau boriquée avant l'introduction. La plupart du temps, nous soumettons à l'ébulition les dilatateurs revêtus de leur chemise de caoutchouc ; si l'on a soin de laisser le dilatateur fermé, le caoutchouc supporte très bien l'ébullition.

Pour faciliter l'introduction du revêtement de caoutchouc, nous employons depuis longtemps la poudre de talc, que nous insufflons dans l'intérieur à l'aide d'un petit pulvérisateur. Mais cette poudre a le grand désavantage de se loger dans toutes les anfractuosités et particulièrement dans les charnières de l'instrument, et l'on a beaucoup de peine ensuite à le nettoyer : cette poudre forme alors une masse retenant toutes les humidités et favorisant par conséquent la rouille et la rupture consécutive des articulations. Nous sommes revenus pour ce motif à l'emploi de la glycérine, dont une petite quantité suffit à faire glisser commodément l'instrument dans le revêtement de caoutchouc. Nous ne conseillons pas l'emploi des corps gras véritables, comme l'huile d'olive, la vaseline, la lanoline, car ils endommagent plus ou moins rapidement les revêtements de caoutchouc.

Dans les parties qui entrent en contact avec l'urèthre, la chemise de caoutchouc ne doit pas former de plis, mais au contraire être bien tendue. On doit les rejeter dès qu'elles deviennent trop larges, non élastiques, collantes et brillantes. Leur durée dépend de l'usage que l'on en fait et de la qualité de leur fabrication. Il arrive parfois, surtout quand la fabrication est mauvaise, qu'elles se déchirent à l'usage et fréquemment au moment où on les place sur l'instrument. Pour éviter ces ennuis, nous avons essayé des revêtements de caoutchouc particulièrement épais, mais nous y avons complètement renoncé, car ceux-ci détériorent rapidement les dilatateurs. Les revêtements extrêmement minces et sans couture, recommandés depuis quelque temps, ne conviennent pas non plus, car, étant donnée leur trop faible épaisseur, ils n'arrivent pas à empêcher le pincement de la muqueuse. Pour vérifier si le caoutchouc est en bon état, on en revêt le dilatateur, on visse et, sur l'instrument dilaté, on remarque très nettement les plus petites déchirures et les moindres défauts du revêtement.

Si l'instrument s'est montré parfait après cette revision, on l'introduit dans l'urèthre, en lubréfiant la partie extérieure : le débu-

tant n'utilisera en général que des corps gras véritables, qui rendent
le dilatateur suffisamment glissant pour passer facilement partout
sans produire de lésions. Quand ces substances n'entrent en contact
qu'avec l'extérieur du revêtement de caoutchouc, elles ne nuisent pas
à la conservation, si on nettoie l'instrument aussitôt après l'usage
avec de l'eau et du savon.

On aura soin, pendant l'introduction de l'instrument, de ne causer
aucune compression des lèvres du méat et, en un mot, aucune sensation douloureuse. Le revêtement de caoutchouc doit être tendu sans
aucun pli et on doit enduire très soigneusement de lubréfiant, non
seulement le revêtement de caoutchouc mais les lèvres du méat.

On voit par ce qui précède que la préparation du dilatateur avec
revêtement de caoutchouc est compliquée et demande du temps.
C'est ce qui nous a conduit à la construction d'un autre genre de dilatateur que l'on emploie sans revêtement de caoutchouc. Les premiers
instruments de cette forme ne pouvaient pas être soumis entièrement à l'ébullition : on ne pouvait faire bouillir que la partie dilata-
tante qu'il fallait séparer du dispositif visseur (fig. 95). Un grand
progrès a été accompli par la construction des dilatateurs qui peuvent être soumis entièrement à l'ébullition (fig. 99), leur préparation et leur stérilisation est extrêmement simple et commode.

De plus, l'introduction de ces instruments sans revêtement de
caoutchouc est extrêmement facile et l'on est rarement forcé d'employer un autre lubréfiant que la glycérine. Il existe encore un point
de ressemblance entre ces dilatateurs et les dilatateurs laveurs : on a
souvent l'impression que les malades sensibles supportent mieux,
au point de vue subjectif, la dilatation avec les instruments sans
revêtement de caoutchouc. Ces instruments sont aussi favorablement
accueillis par les médecins qui emploient rarement les dilatateurs,
car les revêtements de caoutchouc se détériorent rapidement.

La coupe de ces dilatateurs ressemblait complètement au début à
celle des dilatateurs laveurs (fig. 96). Mais comme ici il n'importe
pas de laisser le plus possible de muqueuse libre, nous avons fait
construire des branches plus larges et la forme actuelle tient à peu
près le milieu entre celle d'un dilatateur ordinaire à revêtement de
caoutchouc et celle d'un dilatateur-laveur. Comme les angles des
branches sont bien arrondis, il ne se produit pas de pincement de la
muqueuse; et, comme les branches sont plus larges, on a l'avantage
d'avoir une pression mieux répartie.

Dilatation avec les dilatateurs laveurs. — Les principes de la dilatation avec les dilatateurs laveurs sont les mêmes que ceux que nous avons signalés plus haut. Il faut donc se conformer aux mêmes règles. On débutera, dans les premières séances, par des numéros bas, et c'est progressivement, au cours du traitement, qu'on atteindra les numéros élevés. On fera également la différence entre les infiltrats mous et durs, et, pour ces derniers, le traitement sera également lent et prudent.

Si l'on a commencé le traitement par les dilatateurs ordinaires et qu'on veuille ensuite employer les dilatateurs-laveurs, on pourra évidemment commencer par le numéro déjà atteint.

Pour la longueur de la partie dilatante des branches, la courbure de l'extrémité, etc.,,, les dilatateurs laveurs à 4 branches de Kollmann sont semblables aux autres dilatateurs du même auteur. On peut donc aussi avec les laveurs tenir compte, le plus exactement possible, des conditions individuelles, et nous renvoyons à tout ce que nous avons dit concernant les dilatations antérieures, bulbaires ou postérieures.

Il existe aussi des instruments laveurs à 3 branches ; le dilatateur droit de Kollmann, le dilatateur de Franck. Ces instruments fermés ont un n° 23 Charrière ; on les introduit généralement de façon que le milieu de la paroi supérieure de l'urèthre, où viennent déboucher les glandes, soit libre le plus possible. Pour la partie postérieure, mentionnons le dilatateur à 3 branches de Franck.

Dans le cas de méat particulièrement étroit, on peut employer pour la partie antérieure le dilatateur-laveur à 2 branches de Lewin, dont le diamètre correspond au 20 Charrière. Si l'on introduit cet instrument de façon que le plan de dilatation soit horizontal, on est certain que la portion de l'urèthre où viennent déboucher les glandes est toujours bien atteinte par le jet laveur.

La stérilisation des dilatateurs-laveurs doit être particulièrement complète. Nous renvoyons à ce que nous avons dit des différentes méthodes de stérilisation. Pendant l'emploi de ces instruments, il s'écoule dans l'urèthre un courant de solution antiseptique : c'est une circonstance favorable et, si l'instrument portait quelques germes, ceux-ci seraient entraînés par la solution.

Comme lubréfiants, on ne doit jamais employer de substance grasse, mais des substances solubles dans l'eau et nous préconisons la glycérine.

L'avantage du lavage uni à la dilatation réside non seulement dans le nettoyage mécanique de la muqueuse, nettoyage qui détache les sécrétions adhérentes aux orifices glandulaires, mais aussi dans l'influence simultanée de la chaleur. Pour l'action purement médicamenteuse de la solution, nous ne pouvons pas espérer plus de l'emploi des dilatateurs que de l'emploi d'un instrument laveur quelconque. Aussi employons-nous toujours la simple solution boriquée et utilisons exceptionnellement les lavages conseillés par Lohnstein : permanganate de potasse 1 p. 10 000 à 1 p. 5 000, ichtyol 1 p. 500 à 1 p. 100, nitrate d'argent 1 p. 300 à 1 p. 1 000.

Oberlaender a utilisé, pendant un certain temps, des solutions de sulfate de zinc à 1 ou 2 p. 100, principalement dans les cas où, après une dilatation élevée, on pouvait encore déceler des groupes de glandes purulentes.

Lohnstein emploie, pour les dilatateurs laveurs, le bock à irrigation. Nous préférons l'emploi de la seringue à main. On a l'avantage, avec elle, de pouvoir exercer une pression beaucoup plus forte, ce qui facilite essentiellement le nettoyage mécanique de la surface et l'évacuation des bouchons dont sont bourrés les canaux excréteurs des glandes.

Kollmann recommande comme température pour la solution de lavage 30° R. Il est souvent utile d'employer une température plus élevée, aussi bien dans l'urèthre antérieur que dans le postérieur. Celle-ci ne favorise pas seulement la résorption, mais aussi diminue, d'une manière très notable, les sensations désagréables de la dilatation. On s'aperçoit souvent que des malades qui croyaient ne pas pouvoir supporter une élévation du degré de la dilatation, la supportent immédiatement dès que la muqueuse se trouve arrosée d'un nouveau jet de solution chaude. Avec les dilatateurs ordinaires sans dispositif laveur, il arrive, de temps en temps, qu'à certains jours on ne peut pas atteindre un degré de dilatation facilement atteint quelques séances auparavant à cause d'une sensibilité particulière du canal.

Nous devons encore parler de la possibilité du pincement de la muqueuse, au moment de la fermeture de l'instrument. Nous avons montré comment la construction de l'instrument préservait de cette éventualité, et l'expérience a montré que ces pincements ne surviennent ni dans l'urèthre antérieur, ni dans le postérieur, si l'on suit les règles que nous avons indiquées. Kollmann, dans ses instruments à 4 branches, s'est toujours préoccupé de rendre impossible cette éventualité. Après chaque dilatation, il passe les instruments dans l'eau, afin que rien ne lui échappe et quand par hasard il trouve quelque débris adhérant aux branches, ce qui ne survient d'ailleurs qu'avec les instruments courbes, il le soumet à un examen microscopique exact. Il peut donc savoir de la sorte s'il s'agit d'un petit caillot ou d'une masse importante d'épithélium. On peut observer le même fait après l'emploi de dilatateurs avec revêtement de caoutchouc, et dans les cas d'infiltration sèche on retrouve de grosses masses pachydermiques. On examine aussi attentivement au microscope ce qui flotte dans l'eau où l'on a lavé les instruments. On voit, en effet, souvent flotter de nombreuses pellicules, composées histologiquement par des mosaïques de cellules pavimenteuses. Dans les affections de l'urèthre, où la muqueuse n'est pas particulièrement sèche, il est impossible, la plupart du temps, de rien détacher de l'instrument par les lavages.

Tandis que dans les dilatations ordinaires la situation occupée par les branches de l'instrument par rapport à la muqueuse n'a pas grande importance, elle importe beaucoup dans l'emploi des dilatateurs-laveurs, principalement lorsque les glandes sont infiltrées. Celles-ci viennent déboucher dans l'urèthre antérieur, au milieu de la paroi supérieure (glandes de Littre et cryptes de Morgagni), et dans l'urèthre postérieur, au milieu de la paroi inférieure (canaux prostatiques, canaux éjaculateurs et glandes du sinus pocularis). On doit prendre ses précautions pour que ces portions de l'urèthre soient le plus possible libres pendant la dilatation. Dans l'urèthre antérieur, on y arrive facilement en faisant tourner l'instrument; mais pour l'urèthre postérieur, cette manœuvre est impossible. Aussi faut-il employer des dilatateurs-laveurs spécialement construits et nous renvoyons à ce que nous avons dit à ce sujet au chapitre VI.

Une fois le dilatateur-laveur introduit, on injecte avant tout vissage 100 à 200 grammes de la solution. On continue ensuite alternativement le vissage et l'injection jusqu'à ce que, suivant les règles de la dilatation ordinaire, on soit arrivé au degré fixé pour la séance. On laisse le dilatateur ouvert pendant quelques minutes, on injecte ensuite quelques seringues et l'on commence à dévisser. Pendant ce dernier temps, on n'oubliera pas encore de laver fréquemment et vigoureusement, surtout quand on est au-dessous du 30 Charrière.

Le but principal de ces seringuages est d'éviter sûrement le pincement de la muqueuse. En tout, pour une séance de dilatation, on
emploie de 2 à 3 litres de solution. Si l'on emploie un bock irrigateur, on peut dévisser soi-même le dilatateur; si l'on se sert d'une
seringue à main, on est obligé de faire procéder au dévissage par
un aide ou par le malade lui-même.

Nous devons encore dire un mot de la position à donner au malade pour une dilatation avec lavage, car, si l'on procède régulièrement, toute cette intervention est beaucoup plus agréable. Kollmann
conseille l'emploi d'une table d'examen ordinaire à dossier oblique.
On place sous le siège de cette table un bassin métallique qui préserve au mieux les vêtements du malade : en avant du bassin, on
dispose un récipient pour recevoir les résidus des lavages.

De quelques symptômes cliniques importants apparaissant pendant
ou après la dilatation. — Nous devons à peine mentionner les
hémorragies, qui ne surviennent pas quand on emploie correctement
le dilatateur. Elles reconnaissent la plupart du temps pour cause
une lésion produite par le médecin pendant l'introduction de l'instrument ou dans un vissage incorrect : on a vissé trop rapidement,
ou bien on a cherché à atteindre un numéro trop élevé.

Si l'hémorragie est causée par une introduction incorrecte de l'instrument, elle commence avant le vissage et l'on voit le sang sourdre
au méat; il faut alors retirer immédiatement l'instrument sans procéder au vissage.

La plupart des hémorragies peuvent être évitées par l'introduction préalable de bougies uréthrales appropriées, qui permettent en
particulier un élargissement du méat.

Si une solution de continuité se produit pendant le vissage, l'hémorragie n'est remarquée, en général, que lorsqu'on dévisse l'instrument. Si elle siège dans la partie antérieure, le sang s'écoule par
le méat, à côté de l'instrument, mais l'importance véritable de
l'hémorragie ne peut être appréciée que lorsqu'on retire l'instrument.

Les lésions peuvent aussi se produire dans la sous-muqueuse et
dans le corps spongieux ; après vingt-quatre heures, on observe des
ecchymoses à la partie correspondante de la peau de la verge,
descendant jusque dans le scrotum ; elles sont ensuite progressivement résorbées. Leur importance est à peu près nulle ; on doit les

considérer comme un symptôme de dilatation trop élevée, accomplie brutalement et sans mesure. Ces lésions ne s'accompagnent pas nécessairement d'hémorragie intra-uréthrale.

Si la solution de continuité siège dans l'urèthre postérieur, on ne remarque rien ou presque rien tant que l'instrument n'est pas enlevé. Même à ce moment on ne voit pas encore grand chose ; mais il faut exécuter le long de l'urèthre, à partir du bulbe, des mouvements de traction. On doit, après chaque dilatation postérieure, examiner avec attention la surface du revêtement de caoutchouc et, s'il s'est produit une hémorragie, on constate la présence de petits caillots de sang à l'endroit de l'instrument correspondant à la lésion.

Il est rare de voir apparaître après quelques jours des hémorragies abondantes. Elles ont particulièrement pour siège l'urèthre bulbaire et membraneux et leurs plis de passage. Leur cause immédiate est le plus souvent un mouvement violent et brusque, comme la danse, le saut, la gymnastique, la montée rapide d'un escalier, plusieurs marches à la fois. De plus la solution de continuité ne se produit que lorsqu'on a abusé imprudemment des hautes dilatations.

Dans nos premières publications, nous avons professé des opinions un peu différentes sur le degré de la dilatation, les solutions de continuité et les hémorragies qu'elles déterminent. Nous pensions alors qu'une hémorragie se produisant pendant le vissage du dilatateur, constituait jusqu'à un certain point un évènement indifférent ; notre opinion s'est modifiée depuis lors ; d'ailleurs l'hémorragie doit rester une exception.

Si l'hémorragie est peu importante et simplement formée de quelques gouttes, on place un tampon de ouate devant le méat. Si elle est plus marquée, on fait reposer le malade jusqu'à ce qu'elle cesse. Pendant ce temps, on fixe la verge en haut au moyen d'un bandage en T et on l'entoure d'une quantité suffisante de ouate.

Kollmann, dans tous les cas d'hémorragie se produisant au cours de la dilatation se contente de fermer le méat avec un pansement de ouate maintenu par une bande de gaze ; il laisse le pansement en place jusqu'à la première miction : si l'hémorragie a été importante, elle peut se reproduire à l'occasion des autres mictions une ou plusieurs fois. Mais elle doit s'arrêter complètement après vingt-quatre heures au maximum. Si après ce temps elle existait encore, et ce fait est très rare, il faudrait faire garder le lit au malade.

Il est toujours recommandé, mais surtout quand la dilatation a été douloureuse, que le malade ne prenne aucun liquide dans les heures qui suivent et attende autant que possible pour uriner cinq ou six heures.

Dans presque tous les cas de blennorrhagie chronique, on voit apparaître après la dilatation une modification de la sécrétion, la plupart du temps un accroissement. Cette réaction commence en général vingt-quatre ou trente-six heures après la dilatation. Quand la dilatation est trop basse pour avoir quelque influence sur les infiltrats, il n'existe pour ainsi dire pas de modification de la sécrétion. Il en est de même lorsque l'urèthre est sain ou les lésions de la muqueuse complètement guéries : on ne remarque alors qu'une sécrétion séreuse insignifiante, d'une durée de quelques heures.

Nous traiterons dans la troisième partie des accès de fièvre qu'on peut exceptionnellement observer à la suite de la dilatation.

LIVRE III

CHAPITRE PREMIER

LES PRINCIPES GÉNÉRAUX DU TRAITEMENT INSTRUMENTAL DE LA BLENNORRHAGIE CHRONIQUE DE L'URÈTHRE DE L'HOMME

Les progrès de la thérapeutique instrumentale dans les vingt dernières années. — Infiltration molle et infiltration dure. — Manière d'entreprendre l'examen. — Désirs du malade. — Adaptation du traitement aux différents cas. — Interdiction de l'alcool, de la bicyclette, du cheval: personnes mariées. — Rapports *sexuels pendant le traitement*. — Abus des dilatateurs. — Répétition d'un examen précis pendant le traitement. — Interruption complète périodique et systématique du traitement. — *La guérison de la gonorrhée chronique de l'urèthre.* — Age du malade. — Ancienneté de la maladie. — Dommages causés par le traitement instrumental forcé et prématuré. — Récidives. — Durée du traitement dans le cas d'infiltration molle et d'infiltration dure. — Incertitude du pronostic. — Les facteurs qui viennent troubler la guérison. — Contre-indications du traitement instrumental de la gonorrhée chronique. — Traitement des complications aiguës et chroniques.

Le traitement de la gonorrhée chronique, tel que nous allons le décrire, s'est constitué peu à peu dans ces vingt-cinq dernières années. Il est complètement différent du traitement usité antérieurement. Les injections à la seringue, l'introduction des bougies, le lavage de la vessie, voilà tout le traitement connu alors. Puis vint l'époque des instillations de Guyon et cette période où l'on donnait indifféremment à chaque blennorrhagie chronique le nom vague et indéfini d'uréthrite postérieure et où on la traitait comme telle. La découverte du gonocoque vint modifier cet état de choses ; en effet cette découverte donnait à la gonorrhée le caractère bien défini d'une infection dans le sens actuel du mot. Vinrent ensuite quelques travaux importants sur l'anatomie pathologique de la blennorrhagie aiguë. Grâce à la construction d'uréthroscopes appropriés, Oberlaender put donner des indications importantes et précises sur les processus anatomo-pathologiques de la gonorrhée chronique. Ces travaux amenèrent ceux de Neelsen, qui furent suivis de ceux de Finger, de Hallé et Wassermann. Après une nouvelle période de travail de dix à quinze ans, Oberlaender et ses élèves avaient construit tous les éléments nécessaires au traitement de la gonorrhée chronique, tels que nous les avons décrits dans la seconde partie. Il faut noter comme un fait de la première importance, l'introduction de l'asepsie dans l'usage des instruments. Avant l'asepsie, les résultats du traitement instrumental-étaient en moyenne peu satisfaisants. Au lieu de guérir, on irritait souvent la muqueuse chroniquement enflammée ; on provoquait des infections mixtes et des complications que les malades et les médecins appelèrent « Catarrhe vésical » dont la guérison exigeait un traitement tout aussi important que l'affection primitive.

Grâce à l'asepsie rigoureuse pour la plus petite intervention intrumentale, un traitement instrumental bien conduit est toujours aujourd'hui sans danger ; il est de plus le moyen le mieux approprié, le plus sûr et le plus rapide de faire disparaître complètement, ou presque, des affections considérées autrefois comme presque toujours incurables.

Dans la première partie, en traitant de l'uréthroscopie, nous avons déjà attiré l'attention sur les formes de la blennorrhagie chronique de l'urèthre, qu'il importe de différencier cliniquement. Le traitement de ces différentes formes sera également étudié séparément.

Les *infiltrations molles* se présentent cliniquement comme des cas subaigus ou sous la forme de cas aigus difficilement curables. Les malades ou bien n'ont jamais présenté d'écoulement important ni d'inflammation notoire, ou bien ont présenté au début une forte inflammation avec sécrétion abondante, suivie d'un stade chronique. Ces cas sont caractérisés, outre l'examen uréthroscopique, par leur durée qui en général, ne remonte qu'à quelques mois. On pourrait croire que ces formes sont peu aptes à être soignées par le traitement instrumental ; en réalité, l'on en obtient d'excellents résultats.

Dans le chapitre suivant on indiquera d'une façon plus détaillée l'époque à laquelle on doit commencer le traitement dans les infiltrations molles. Dans les cas nettement chroniques d'*infiltration dure*, existant déjà depuis des mois ou des années, on ne différera que s'il existait une inflammation aiguë intermittente. Si ce n'est pas le cas, on n'a aucun motif de différer le traitement instrumental. L'interrogatoire et l'examen objectif seront décisifs à ce point de vue.

Un principe que nous avons toujours suivi est de ne pas employer tous les instruments la première fois que nous examinons un malade, mais d'y aller au contraire avec précautions, utilisant plusieurs séances, s'il le faut, pour arriver à un diagnostic sûr. Nous usons de tout autant de précautions pour le début du traitement. On ne fera l'épreuve des cinq verres que quand le malade aura encore dans la vessie l'urine de toute la nuit ; on n'entreprendra jamais un premier examen uréthroscopique après un cathétérisme ou un lavage de l'urèthre, car ces manœuvres font toujours disparaître certains détails.

Faut-il commencer par palper la prostate et faire un examen microscopique de la sécrétion ; ou bien, faut-il pratiquer l'uréthroscopie de l'urèthre antérieur et le cathétérisme de la portion postérieure ; ou bien faut-il procéder à l'épreuve des cinq verres ? Cela importe peu au fond. Il serait également maladroit de vouloir sans idée bien arrêtée employer successivement les différents modes d'examen, uniquement pour s'assurer du diagnostic, ou suivre une marche toujours identique à elle-même. Les symptômes des différents cas indiqueront la voie exacte à suivre.

Il est préférable d'attendre la réaction causée par chaque intervention, réaction qu'on ne peut connaître de prime abord. On sera évidemment moins craintif avec un ancien malade, déjà traité antérieurement par la méthode instrumentale, qu'avec un autre pour lequel on entreprendra ce traitement pour la première fois. Cependant, même chez les premiers, on usera au début d'une certaine circonspection. On évitera — surtout dans les premiers temps, tant qu'il existera encore des incertitudes à propos du diagnostic, du traitement et de la réaction aux interventions — d'introduire trop rapidement les instruments, ce qui avec un peu d'habitude et de précaution sera toujours possible.

Très souvent, dès le début du traitement, les malades exposent au médecin des idées préconçues à ce sujet. Autant que possible, on prendra leurs désirs en considération.

Les uns veulent voir disparaître tout d'abord les symptômes qui les inquiètent du côté de la prostate ou de la vessie ; pour d'autres, c'est la disparition de l'écoulement et des filaments que le traitement doit apporter tout d'abord.

Le mode de traitement, et les intervalles qu'on mettra entre les interventions instrumentales seront naturellement différents avec les différents individus. On règlera sa ligne de conduite sur les considérations suivantes : On sera très prudent avec les neurasthéniques, les nerveux et les personnes déprimées par les excès. Cette catégorie de malades est celle qui supporte le moins longtemps un traitement suivi ou une intervention instrumentale énergique, tandis que d'autres individus d'apparence plutôt faible présenteront peu de réaction dans leur état général. On surveillera également de très près les malades atteints d'autres affections chroniques des muqueuses ; mais particulièrement ceux qui seraient suspects de tuberculose puisqu'il s'agit d'un traitement qui peut léser leur muqueuse.

On surveillera aussi les alcooliques.

Plus il se trouve dans l'urèthre malade de points de suppuration, plus la muqueuse uréthrale réagira à l'intervention instrumentale et plus complètement on interdira l'usage de l'alcool. S'il s'agit de processus chroniques légers, on pourra selon les circonstances être un peu plus tolérant dans cette interdiction, sans oublier cependant que cette boisson représente toujours un agent nuisible. Outre l'alcool, l'expérience montre que certaines boissons fermentées, telles que la bière jeune, les vins, passent dans les urines et que leur présence y détermine une irritation notoire. On donnera aussi quelques règles diététiques par rapport à un certain nombre de condiments tels que poivre, moutarde, vinaigre, oignons, les sauces anglaises, etc.

Certains coureurs de profession méritent aussi une mention spéciale et particulièrement parmi eux les cyclistes. Ceux-ci forment le gros contingent des inflammations opiniâtres de la prostate et de l'urèthre postérieur. On se verra souvent forcé d'interdire pour longtemps la bicyclette, et le malade observe d'autant mieux cette défense qu'il ressent lui-même l'influence fâcheuse de ce sport.

Les hommes mariés forment une classe spéciale dans la série de nos malades. Il s'agit de préserver l'épouse de l'infection ; s'il existe un écoulement purulent, les rapports conjugaux seront complètement interdits. Mais si un coït a déjà eu lieu après l'infection de l'homme et avant qu'il n'arrive entre les mains du médecin — ce qui est très souvent le cas — il faudra alors que la femme soit également soigneusement examinée (voyez plus loin).

Si l'on trouve chez elle des gonocoques ou des symptômes indubitables d'affection gonorrhéique de la muqueuse, il faudra entreprendre un traitement, et les rapports conjugaux seront complètement interdits pendant ce temps. Il est beaucoup plus difficile d'obtenir chez la femme une guérison complète de la gonorrhée chronique que chez l'homme; le traitement est aussi plus long chez elle. Aussi pourrait-elle être pour l'homme déjà guéri une nouvelle cause d'infection et de récidive si l'on permettait trop tôt les rapports conjugaux. Une grande prudence doit être recommandée à ce point de vue, avant de donner à la femme et au mari une liberté pleine et entière.

On a souvent observé le cas suivant; la femme a été déclarée saine par le gynécologue et cependant elle réinfecte visiblement son mari. Quand le gynécologue peut réellement exclure la gonorrhée, on doit admettre qu'il s'agit chez la femme d'une infection mixte (par association microbienne), ou d'une infection à poussées purulentes. Ces dernières affections sont difficiles à guérir dans les deux sexes; aussi rendent-elles les rapports sexuels impossibles pour longtemps. Ces infections qu'on ne peut pas appeler gonorrhéiques, que Oberlaender a appelé du nom de « catarrhe vénérien », sont souvent l'unique raison qui rend si tenaces certains cas de gonorrhée qui semblent ne pas vouloir rétrocéder. Dans ces cas, on interrogera minutieusement et l'on n'arrêtera ses recherches dans ce sens que lorsqu'on se sera formellement assuré que la femme est complètement saine. On exigera un nouvel examen gynécologique et un nouveau traitement, en ayant soin d'avertir son collègue le gynécologue, et de l'instruire de tous les détails. Une fois la femme guérie — les rapports sexuels ont naturellement été cessés complètement jusqu'à la parfaite guérison de l'homme, — les reliquats qui semblaient si tenaces disparaissent aussi définitivement chez l'homme. Ces infections matrimoniales sont une des circonstances les plus désagréables dans le traitement de la gonorrhée chez les gens mariés.

Les limites de la contagiosité de la sécrétion et des filaments ne sont pas encore nettement établies. Nous savons par exemple par Goldberg et Notthaft (Cf. 3e partie chap. v) que le nombre des gonocoques contenus dans la sécrétion d'une prostate infectée diminue déjà dans le second semestre. Comment les choses se passent-elles pour la secrétion de l'uréthrite gonococcique chronique ? Malgré sa grande importance, cette question n'est pas encore définitivement tranchée. Nous savons qu'une urethrite non traitée — surtout non traitée instrumentalement — présentant à l'uréthroscope les modifications décrites précédemment, est toujours infectante et transmet le gonocoque. Si l'on traite ce cas instrumentalement et d'une façon régulière, le tableau change, l'infectiosité diminue et finit par disparaître complètement. Mais ce n'est pas tout : il existe encore, semble-t-il, chez celui qui contracte une blennorrhagie une susceptibilité plus ou moins grande, dépendant des dispositions individuelles. On sait, en effet, que tous ceux qui visitent le même jour une prostituée n'emportent pas tous la même infection, ni tous le gonocoque. Il en va de même pour la transmission de l'homme à la femme. Chez celle-ci, un coït répété fréquemment avec un homme malade constitue évidemment un danger important d'apparition d'une infection intense.

On serait ass ez tenté d'admettre que la partie de l'urèthre ou de ses annexes d'où provient la sécrétion infectante est indifférente dans la transmission de la maladie. Cependant, il n'en va pas du tout ainsi ; l'expérience a complètement démontré depuis longtemps à Oberlaender que la secrétion provenant des infiltrations de l'orifice externe, du gland, et de la première moitié de l'urèthre antérieur est de beaucoup la plus dangereuse et la plus fortement infectante.

Terminons-en avec la question des rapports sexuels pendant le traitement.

L'autorisation des rapports sexuels pendant le traitement est une question dépendant absolument du cas particulier. Je sais bien qu'on a dit que, même dans le cas où on les interdit, cette défense n'est généralement pas observée. Or, le traitement en lui-même ne serait pas essentiellement troublé par des rapports sexuels modérés, à condition qu'il ne se produise pas dans l'urèthre ou ses annexes d'inflammation intermittente. On ordonnera en outre de ne pas s'exposer aux excitations sexuelles ordinaires.

En tous cas, on se conformera toujours au principe suivant : toutes les fois qu'on aura fait à un malade une dilatation, une injection de sel d'argent, ou qu'on aura employé chez lui un instrument quelconque, quand bien même ce malade serait depuis longtemps en traitement régulier, et ne présenterait aucune poussée aigüe intermittente, on devra toujours, au moins pendant vingt-quatre heures, lui faire observer une abstinence rigoureuse.

Après cette courte digression, revenons maintenant à notre sujet, à proprement parler.

Nous avons déjà fait ressortir que les bons résultats obtenus par l'emploi des instruments, sont dus aux progrès de l'asepsie moderne, qui a fait accomplir un grand pas au traitement des affections chroniques des voies urinaires. Nous ne pouvons pas, malheureusement, nous dissimuler qu'on fait quelquefois un certain abus de ces instruments. Nous affirmons ceci tout particulièrement, car les attaques qu'on a faites à notre méthode ont trouvé leur source, la plupart du temps, dans l'emploi défectueux des dilatateurs. On a prononcé aussi à tort et à raison à ce propos le mot de Polypragmasie. Nous nous consolons en pensant aux autres spécialistes qui ont obtenu des succès remarquables par notre méthode.

Le danger serait ici exactement comme dans toutes les spécialités, de vouloir user de trop d'instruments. Si notre nouvelle thérapeutique a un défaut, c'est bien celui-là et le but de ces lignes sera précisément de mettre en garde le médecin contre cette trop grande quantité d'instruments qu'il a à sa disposition.

Appliquée exactement selon nos indications, notre méthode ne pourra jamais nuire. Elle guérira au contraire sûrement une foule d'affections qui, sans elles, seraient restées incurables.

Chaque fois que le médecin voudra faire usage d'un instrument pour un malade, il devra se convaincre de l'absolue nécessité de cette intervention. Une cautérisation ou une dilatation faite sans but pourraient être une erreur aussi forte que la négation de l'absolue nécessité d'un traitement instrumental dans la gonorrhée chronique.

Avant d'employer un instrument, il faudra se poser les questions suivantes : Quel processus se déroule actuellement dans les tissus de l'urèthre malade ? La marche vers la guérison sera-t elle directement ou indirectement influencée par l'intervention ? Cette intervention ne pourra-t-elle pas être nuisible ?

Pour pouvoir répondre à ces questions il est absolument nécessaire à chaque visite d'examiner exactement les urines du malade.

On contrôlera de même par l'uréthroscope tous les dix ou vingt jours l'état de l'urèthre.

On fera des préparations microscopiques de la secrétion. On recherchera les gonocoques ou autres bactéries ; on notera la formule histologique.

Les filaments présents dans l'urine seront aussi l'objet d'une inspection minutieuse, comme tóus les symptômes pouvant être en relation avec les plaintes ou les douleurs du malade. Plus on restera de temps sans obtenir l'amélioration espérée, plus on sera fondé à soupçonner que, peut-être dès l'abord, une erreur de diagnostic s'est glissée dans *la localisation de l'affection.*

Dans ce cas, un nouvel examen du malade s'imposera souvent, tout aussi complet que celui qui a eu lieu au début du traitement ; on répétera l'uréthroscopie de préférence le matin ayant que le malade n'ait uriné en s'efforçant de déterminer aussi exactement que possible la part d'inflammation revenant à l'urèthre et à la vessie d'une part et aux annexes d'un autre côté.

On cherchera à évaluer l'importance réciproque de ces deux sièges inflammatoires. Cependant, on a appliqué un traitement méthodique et intelligent, on croit avoir épuisé tous les moyens et la guérison complète ne vient pas. Il est à recommander dans ce cas d'interrompre le traitement de un à trois mois. Cette conduite est la meilleure à tenir quand on a obtenu déjà une amélioration sensible et durable, mais que les symptômes tardent à s'effacer complètement.

Après cette interruption, le cas s'éclaire souvent. On se trouve en présence de nouvelles localisations très facilement accessibles à un traitement efficace et l'on peut prévoir rapidement la fin de la maladie.

En tous cas, *on doit abandonner l'idée de vouloir obtenir la guérison de tous les cas sans aucune interruption de traitement.*

La critique minutieuse de tous les incidents, et surtout l'expérience, enseigneront ce qu'il faut faire et ce qu'il faut omettre.

On procédera aussi par comparaison, en pensant aux autres organes du corps qui sont également revêtus de muqueuse : les yeux, les voies respiratoires supérieures, l'estomac, l'intestin ! Quel traitement long et ennuyeux pour le médecin n'amène pas un catarrhe infectieux ou non de ces organes, que de désagréments pour le malade et enfin que de dangers et de menaces ne contient-il pas ?

Comment voudrait-on qu'il en fût autrement dans une affection chronique de la muqueuse uréthrale, affection qui a eu pour origine une infection si purulente ? Ici du reste la disposition anatomique de l'urèthre est encore un facteur qui vient compliquer la situation. Que de difficultés cette disposition anatomique n'apporte-t-elle pas à la disparition des produits de l'inflammation chronique, et combien ces difficultés sont-elles encore augmentées par le danger de propagation de ce processus inflammatoire aux annexes !

Dans l'organisation du traitement, il faudra tenir compte des dispositions individuelles, suivant le résultat de l'examen. On organisera ses prescriptions exactement selon le but à atteindre ; on interprétera les progrès lents ou rapides vers la guérison ; on n'exigera rien d'impossible, mais on ne placera pas non plus ses ambitions trop bas.

Il est impossible sur ce terrain de donner des règles absolues et il faut qu'on laisse au médecin le champ libre, le laissant agir au mieux, selon sa conviction.

Le plus expérimenté obtiendra dans les cas difficiles des résultats qui seront toujours inaccessibles au moins habile. On pourra se demander à quoi cela tient. En effet, tous les médecins ont à leur disposition les mêmes instruments et tous peuvent se renseigner sur le traitement. A ce *propos répétons encore une fois que dans la plupart des cas c'est le manque d'habitude de l'uréthroscope et les connaissances insuffisantes qu'on possède sur ce point fondamental de l'examen qui sont la cause des fautes commises.*

Chaque fois qu'on aura découvert une nouvelle localisation de l'affection, on aura avancé d'un pas dans la voie de la guérison et trouvé matière au traitement instrumental.

Que peut-on dire de général sur la guérison de la gonorrhée chronique de l'homme ? La maladie se présente avec le tableau suivant. Il existe une inflammation chronique de la muqueuse de l'urèthre *encore actuellement contagieuse et qui provoque toujours chez la femme des inflammations gonorrhéiques.* A part quelques cas assez rares, cette affection est toujours curable. Le cas n'apparaît pas sous un jour favorable quand il y a des complications et surtout quand il existe de la prostatite et de la vésiculite. Si la gonorrhée est réellement la seule et unique cause des symptômes observés, on peut donner dans un grand nombre de cas un pronostic favorable.

Mais s'il s'agit d'une infection mixte avec association microbienne, s'il existe en outre des facteurs défavorables, soit d'origine externe. — comme malformations congénitales — soit d'origine interne acquise — masturbation, excès génitaux, alcoolisme — la guérison peut devenir beaucoup plus difficile.

Au point de vue guérison, *l'âge* du malade ne joue en général aucun rôle essentiel.

Pour faire le pronostic du cas, les principaux points à reconnaître sont les suivants :

L'infiltration existante est-elle forte ou de peu d'importance ? De quel genre sont les complications ?

Très importante est aussi la question du traitement antérieur. Une thérapeutique instrumentale mal conduite ou l'emploi d'instruments non aseptiques peuvent reculer pour longtemps la perspective d'une guérison complète.

La durée de l'affection ou plutôt l'époque de la première infection joue naturellement un rôle important, sinon le rôle capital. Comme nous l'avons déjà mentionné au Chapitre III de la seconde partie, dans un grand nombre de cas non traités, il s'est accompli peu à peu une transformation totale des tissus infiltrés en tissu conjonctif incapable d'aucune réaction.

Cette transformation lente a besoin, pour s'accomplir, d'un nombre d'années plus ou moins grand ; une blennorrhagie chronique, datant de trois à quatre ans, fournira, au point de vue de la guérison complète, un pronostic beaucoup plus certain qu'une affection vieille de dix ou vingt ans. Si l'on rencontrait l'un de ces cas anciens, il faudrait être particulièrement réservé quand on sera appelé à parler de la durée du traitement. La marche à suivre est la suivante :

Faire tout d'abord un diagnostic le plus exact possible ; répéter un examen minutieux d'après toutes les règles de l'art au moins tous les quinze jours ; et on ne se laissera aller à donner au malade quelque précision sur la durée du traitement que lorsqu'on aura pu constater des progrès satisfaisants et persistants.

D'un autre côté ce serait selon nous aussi une faute de poser à première vue un pronostic sombre pour une affection très ancienne sans en avoir bien pesé tous les éléments et sans avoir épuisé toutes les ressources de la thérapeutique. Cela, bien entendu, à condition que le cas, par des complications très sérieuses, n'interdise absolument toute tentative.

Comme nous l'avons déjà mentionné plus haut, un traitement instrumental mal appliqué a une grande influence, peut-être la plus grande. Le traitement s'est-il borné à des lavages, des injections et, de temps en temps, à l'introduction d'une sonde, l'influence néfaste n'est pas considérable.

Mais il n'y a rien de plus nuisible aux cas rebelles qu'un traitement long et maladroit par des dilatations forcées et excessives. Si ces interventions trop copieuses ont eu lieu, la première indication, si l'on veut arriver un jour à la guérison, est de cesser toute introduction d'instrument pour plusieurs mois (Cf. à ce propos le Chapitre III de cette partie). Le traitement immédiat consistera alors simplement dans la médication interne (Balsamiques, Urotropine et lavages bénins).

Avec aucun mode de traitement, on ne sera à l'abri des *récidives*, dont les causes sont les lésions anatomo-pathologiques de l'affection.

Notre mode de traitement a indubitablement l'avantage d'éviter ces complications beaucoup plus que n'importe quel autre.

Il est possible en effet, grâce au contrôle de l'uréthroscope, de pouvoir juger beaucoup plus sûrement s'il existe réellement une guérison complète et si la résorption de l'infiltration s'est, oui ou non, effectuée.

Si la muqueuse ne présentait pas à l'uréthroscope les signes caractéristiques de guérison tels que nous les avons décrits dans la première partie, on peut en toute certitude s'attendre à des récidives, quand bien même tous les symptômes auraient disparu.

En exécutant de point en point le traitement que nous indiquons, on arrivera à éviter un grand nombre de ces complications, sinon toutes.

Si une véritable rechute venait à se déclarer, c'est encore l'uréthroscope qui donnera les renseignements les plus précis sur le sujet et la configuration de cette nouvelle lésion.

Quelles règles générales peut-on donner à propos de la *durée du traitement ?*

Il n'est pas toujours facile de pouvoir répondre exactement à cette question. Il existe cependant certains principes d'après lesquels on peut se guider sans avoir chance de se tromper par trop.

L'uréthroscope est ici encore un argument décisif. Ce sont les *infiltrations molles*, telles qu'elles existent, dans les cas subaigus ou au moment de la guérison de la blennorrhagie aigue, qui permettent le pronostic le plus favorable.

On traiterait la question beaucoup trop schématiquement si l'on voulait fixer le nombre de séances de dilatation suffisantes à la guérison de ces cas bénins.

La réaction consécutive à chaque dilatation servira ici de règle.

Nous pensons cependant, d'après notre expérience, ne pas nous tromper beaucoup en affirmant que, s'il n'intervient aucune complication, la maladie sera le plus souvent enrayée après quatre à huit semaines.

Le pronostic est déjà moins favorable et moins certain pour les *infiltrations dures* de faible intensité.

La blennorrhagie chronique à ce stade exige un traitement de plus longue durée et laisse à sa suite des complications plus fréquentes. Tant que les infiltrations de la muqueuse ont un siège simplement superficiel, on peut établir le pronostic avec quelque certitude. Quand un malade nous interroge sur la durée probable du traitement, après avoir posé un diagnostic exact et après avoir reconnu que le traitement commence à avoir quelque influence nous avons coutume de lui répondre de la façon suivante :

Dans les cas favorables, la guérison des lésions de la muqueuse exige autant de semaines de traitement qu'il s'est écoulé de mois depuis l'infection.

Nous sommes à peu près par cette réponse dans les limites exactes. Mais le pronostic est souvent incertain pour différents motifs. En effet, la date de l'infection est souvent mal déterminée et il existe souvent un mélange d'infections et de récidives. De plus, il existe des facteurs individuels, que nous avons déjà signalés.

Dans les cas *d'infiltration dure plus forte*, ou *d'infiltration dure très forte*, on ne posera jamais un pronostic avant d'avoir pu constater par l'uréthroscopie que le traitement aboutit à des progrès nets et persistants. La cessation ou la diminution de la sécrétion et des filaments, la suppression des douleurs et des améliorations subjectives ne sont un signe de guérison que pour le médecin inexpérimenté et pour le public.

L'urologue ne se laissera jamais tromper par la signification de cette amélioration apparente. Si l'on veut cependant donner un avis s'approchant de la réalité, et ce renseignement approximatif est déjà très apprécié par les malades, on dira que pour parfaire la guérison il faut la moitié ou les trois quarts du temps écoulé depuis la dernière infection ; encore faut-il que les progrès constatés à l'uréthroscope soient satifaisants.

Il pourrait sembler superflu de faire des pronostics aussi incertains. Cependant devant le souci et l'inquiétude constante des malades faut-il leur donner quelques points de repère ; cette question est posée si fréquemment par le malade qu'il est presque impossible d'éviter d'y répondre ; enfin, nous pensions qu'il était bon d'indiquer à ce sujet le résultat de notre longue expérience. On pourra se régler d'après ces principes, avec la certitude de ne pas commettre d'erreur grossière, à condition cependant qu'on suive exactement notre méthode de traitement avec toute la vigilance et l'attention désirables.

Nous avons déjà indiqué les autres causes qui viennent troubler la guérison.

Ce sont d'abord : la susceptibilité particulière de la muqueuse, puis d'autres facteurs défavorables comme l'alcool, la bicyclette, les rapports sexuels, des complications et des infections par association avec d'autres variétés de microbes.

Comme nous l'avons dit, ce dernier mode d'infection peut rendre difficile un traitement instrumental et le faire durer fort longtemps.

Quelles seront les *contre-indications de l'emploi de nos instruments dans la blennorrhagie chronique?*

S'il existe un état pathologique quelconque ou une maladie mettant la vie en danger, il faut se régler sur tous les symptômes observés pour juger si l'on doit différer le traitement ou bien le commencer très doucement. Il en serait ainsi dans les maladies du cœur, dans la tuberculose en voie de progression, particulièrement dans la tuberculose des voies urinaires, dans les manifestations graves de la syphilis et surtout dans la syphilis du système nerveux central, dans les formes graves du diabète, dans les maladies nerveuses graves, comme la neurasthénie très accusée en exceptant la neurasthénie sexuelle ;

Enfin dans les affections rénales qui n'ont pas leur origine dans la blennorrhagie chronique.

Certaines maladies peuvent être dues à la blennorrhagie : la goutte, la sciatique, le lumbago et certaines formes d'arthrites. Le diagnostic pourra être vérifié par le résultat du traitement. Ces maladies débutent en général pendant la période aiguë et finissent avec elle, mais on peut encore les observer à la période chronique.

Nous traiterons dans le chapitre vi de ces maladies d'une manière plus complète, cependant nous voudrions dire quelques mots à propos de notre traitement. Les complications aiguës de la première période de la blennorrhagie s'aggravent si on procède à un traitement irritant et il faut chercher à éviter ces aggravations : mais, d'autre part, on ne voit survenir aucune amélioration des complications tant que l'affection causale n'est pas améliorée ou effacée. Il faudra donc étudier dans chaque cas en particulier quelle est la voie à suivre et dans quel sens on doit diriger son traitement. Différer le traitement de la blennorrhagie à cause des complications peut constituer une grosse faute, mais ce traitement devra toujours être modéré. De même dans la période chronique, s'il survient des complications, le traitement sera aussi prudent et non irritant. Si les lavages au permanganate de potasse et aux sels d'argent réussissent sans amener de récidive de la complication, on peut, en contrôlant toujours avec prudence le résultat, en arriver au traitement par la dilatation.

En général, on aura la satisfaction de constater une amélioration considérable et finalement une disparition complète de la complication.

CHAPITRE II

TRAITEMENT DE L'INFILTRATION MOLLE

Notre traitement de la blennorrhagie chronique aiguë. — Médicaments internes :
Le Santal et ses nouvelles combinaisons, extrait de Pichi américain. — Traitement local au moyen des injections uréthrales (permanganate de potasse, sulfate de zinc, teinture de Cachou). — Injections de Janet modifiées : quand et
comment on doit les entreprendre. — Emploi des sels d'argent. — Contre-
indications des lavages instrumentaux. — *Infiltrations molles.* — Désaccord
entre les symptômes cliniques et les constatations de l'anatomie pathologique.
— Importance du diagnostic uréthroscopique. — Importance de l'examen par
les explorateurs à boule et les bougies. — *Commencement du traitement par la
dilatation.* — Choix de l'instrument. — Degré de la dilatation. — Réaction de la
muqueuse. — Son traitement. — Indications particulières des différents lavages.
— Répétition de la dilatation. — Degré de cette dilatation. — Caractères de
l'urine suivant les différents écoulements. — Durée du traitement. — Symptômes cliniques, quand l'urèthre postérieur et la prostate sont également
atteints. — Leur traitement. — Trouble de l'urine d'origine microbienne. —
Son importance et son traitement. — L'uréthrite chronique non gonococcique.
— Observations cliniques. — *Traitement de la gonorrhée chronique de l'urèthre
féminin :* rareté de l'uréthrite gonococcique chronique chez la femme. — Biblio-
graphie. — Constatations uréthroscopiques et cystoscopiques. — Rétrécissements : opinions des auteurs à ce sujet. — Cystite gonococcique et autres affections chroniques de la muqueuse de l'urèthre et de la vessie. — Notre opinion
sur ce point. — Symptômes cliniques et pronostic. — Déplacements de l'utérus.
— Propagation aux uretères et au bassinet. — Résumé de notre manière de
voir. — Dilatation et traitement des réactions. — Récidives. — Mode de traitement quand la vessie, les uretères et les bassinets prennent part au processus
inflammatoire. — Tuberculose.

Avant de commencer la question du traitement de la gonorrhée
chronique, nous indiquerons, tout d'abord, brièvement le traitement
que nous employons avec succès depuis nombre d'années dans le cas
de blennorrhagie aiguë et subaiguë. Chaque nouveauté intéressante,
apparue dans cette voie depuis quelque dix ans, a été étudiée et expé-
rimentée minutieusement par nous ; et nous ne contesterons jamais
les résultats satisfaisants qu'un autre aurait pu obtenir par des
méthodes différentes de celles que nous indiquons ici.

Notre livre a été écrit principalement pour donner les résultats de notre expérience personnelle, et nous n'avons eu nullement l'intention d'en faire un manuel décrivant à fond toutes les méthodes ; aussi croyons-nous bien faire de nous en tenir à une seule bien déterminée, celle-là même qui nous a donné les meilleurs résultats. Notre expérience nous a montré que les cas aigus guérissent plus vite par son emploi, qu'ils dégénèrent très rarement en cas chroniques. Enfin les cas traités de cette façon qui deviennent chroniques sont admirablement préparés à bénéficier de notre traitement instrumental.

MÉDICATION INTERNE. — Nous estimons raisonnable, dans les cas où il existe une forte secrétion purulente, d'user pendant quelque temps du traitement interne à titre d'adjuvant.

Les médicaments en question irritent indubitablement la muqueuse stomacale et on ne les administrera que lorsque le malade pourra bien les supporter. Le médicament le plus efficace est encore toujours l'essence de Santal des Indes Orientales, et ses différents composés. Nous préférons la forme suivante :

Prescrire :

Essence de Santal 0,25 à 0,50 en capsules.

en prendre une ou deux, trois fois par jour au moment des repas.

L'efficacité du Santal ne sera pas amoindrie parce qu'on le prendra aux repas, et le médicament sera mieux supporté. Si le patient perd l'appétit et se plaint d'éructations, il faut interrompre l'emploi des pilules, un ou deux jours, et même tout à fait si les accidents se prolongent. Même conduite à tenir s'il apparaît des douleurs de reins, qu'on pourrait interpréter comme les premiers symptômes d'une néphrite.

Outre l'essence de Santal à l'état pur, on trouve encore dans le commerce des combinaisons d'essence de Santal avec le salol (salo santal) et avec l'extrait de Kawa-Kawa (gonosan) ; il existe aussi un produit de distillation alcoolique du Santal, c'est le gonorol. Ces trois médicaments se prescrivent aux mêmes doses que le Santal pur. Ils ne sont pas plus mal supportés et leur action n'est pas plus nocive. Mentionnons encore le Santyl et le Blénal.

Oberlaender a, pendant un certain temps, prescrit volontiers un mélange d'extrait de Pichi américain et de Santal, qu'il donnait aux doses suivantes :

Pr.   Essence de Santal . . . . \
      Extrait sec de Pichi américain . . . . . } àà 0,5
      Excipient . . . . /

une pilule trois fois par jour.

Nous n'avons pas constaté que ce mélange donnât de meilleurs résultats que l'huile de Santal seule ; il serait cependant mieux supporté par les estomacs délicats.

Cette médication interne pourra être continuée de dix à vingt jours ; on constatera une diminution notable des phénomènes inflammatoires et de la secrétion. Si les symptômes ne rétrocèdent pas, il faut admettre que la médication interne est sans influence dans le cas particulier, et il vaut mieux la suspendre complètement. D'ailleurs les médicaments internes constituent selon nous la partie du traitement dont on peut le plus facilement se passer.

Injections. — Le traitement local se divise en deux parties : ce que le malade peut exécuter lui-même ; ce qui exige l'intervention du médecin ou de ses aides. Le traitement local que le malade fera lui-même est constitué par les injections avec la seringue. L'instrument employé ne sera ni trop petit, ni trop grand. En aucun cas le contenu de la seringue ne devra forcer le sphincter, ce qui pourrait favoriser une propagation à l'urèthre postérieur. Pour éviter le plus possible cet accident, nous prescrivons au malade de faire les injections, assis sur un objet résistant (chaise ou fauteuil) les jambes serrées l'une contre l'autre : cette posture favorise en effet l'occlusion de l'urèthre postérieur. Avant de prendre l'injection, le malade doit uriner. Si la secrétion est abondante, le sujet dans la position indiquée plus haut injectera une ou deux seringues d'eau ou d'eau boriquée pour nettoyer la muqueuse, ce liquide sera rejeté immédiatement.

On injecte ensuite la solution médicamenteuse, qui doit être conservée de une à trois minutes, et l'on a soin de vider complètement la seringue. La solution que nous employons convient pour les cas aigus, bénins et graves. Elle présente l'avantage de ne pas causer d'irritation, tout en possédant une efficacité suffisante. Nous prescrivons par jour trois ou quatre injections de permanganate de potasse au 0,10 p. 1000 en augmentant jusque 0,50 ; et, le soir une injection au sulfate de zinc en débutant avec des solutions à 1/2 p. 100 et en augmentant peu à peu jusqu'à 1 1/2. Ces injections sont continuées jusqu'au moment où le gonocoque a disparu, ou presque, de la secrétion. Quand cette disparition est complète, nous remplaçons le permanganate de potasse par une solution fortement astringente que nous employons depuis longtemps. En voici la formule :

Sulfate de zinc . .	āā 0,5 à 2,5	En augmentant progres-
Acétate de plomb .		sivement le degré de
Teinture de cachou. .	5,0 à 10,0	la solution.
Eau distillée	150	

Si ces injections ne parviennent pas, au bout de six semaines à deux mois, à enrayer définitivement l'écoulement, le cas est alors mûr pour la dilatation-instrumentale à condition qu'il réunisse en outre les autres conditions que nous décrirons plus loin.

Grands lavages. — Nous employons aussi dès que les circonstances le permettent les lavages de Janet modifiés par nous tels qu'ils ont été décrits au chapitre ix de la deuxième partie.

L'intensité de l'inflammation ne constitue pas selon nous une contre-indication. Nous faisons usage dans ce cas de solutions faibles de permanganate de potasse, généralement 1/6 p. 1000, et nous opérons le lavage sous une faible pression. Dans les états inflammatoires très aigus, nous employons pour l'urèthre antérieur, au lieu des injecteurs en argent, des sondes flexibles, plus rarement celles en gomme; nous préférons alors la sonde de Tiemann avec la courbure de Mercier (cf. Deuxième partie, chap. v et chap. viii).

Dans quelques cas où le permanganate de potasse est lent à produire l'amélioration désirée, ou bien, ce qui arrive quelquefois, est mal supporté, nous injectons de l'eau boriquée chaude, ou bien la solution de sérum physiologique.

Si on a des motifs de croire que la blennorrhagie s'est propagée à l'urèthre postérieur, on pousse les lavages de permanganate ou d'eau boriquée jusque dans cette région ; notre principe est de commencer le lavage de cette région à la moindre crainte d'uréthrite postérieure.

Il existe différentes opinions au sujet de l'époque à laquelle on doit commencer le traitement par les injections. Dans différents pays (par exemple en France, en Belgique), on laissait des semaines et même des mois se passer, avant d'entreprendre un traitement local quelconque. Janet a complètement abandonné cette manière de faire. En général nous n'avons constaté que de bons résultats d'un traitement local commencé le plus tôt possible, et nous nous rallions à cette manière d'agir. S'il existe au méat un gonflement vitreux on emploie pour le lavage de Janet un cathéter particulièrement mou et l'on applique sur la tuméfaction des compresses humides avec de l'acétate d'alumine à 1 p. 100, ou une solution antiseptique quelconque.

On fait un ou deux lavages par jour ; mais nous ne recommandons pas de pénétrer deux fois par jour dans l'urèthre postérieur. Nous faisons généralement un lavage de l'urèthre antérieur, puis un lavage complet.

Après trois ou quatre semaines de ce traitement, quelquefois plus tôt, l'écoulement diminue et devient plus visqueux ; il peut même disparaître complètement On retirera alors le plus grand avantage des lavages au zinc aluné (sulfate de zinc et alun, ââ 1/2 à 1 p. 100 dans 500 centimètres cubes d'eau) pratiqués tous les deux ou trois jours, ou plus souvent suivant les circonstances. On lavera l'urèthre antérieur seul, ou l'urèthre complet et la vessie suivant le cas, Quand on aura injecté une solution dans la vessie, il faudra la faire uriner immédiatement par le malade. Les solutions au tannate de zinc conviennent surtout pour les cas subaigus et chroniques, elles réussissent moins bien dans les cas aigus. Si à la suite de leur emploi on observait une augmentation de l'écoulement, on cesserait immédiatement pour revenir au permanganate.

Après quinze jours de ce nouveau traitement, qu'on ait ou non fait des lavages préalables à l'eau boriquée, on commence le traitement aux sels d'argent (albargine ou nitrate d'argent, 1/2 à 1 p. 1 000), pour l'urèthre antérieur et postérieur. Les injections aux sels d'argent se font toutes les quarante-huit ou soixante-douze heures. Dans l'intervalle des injections, on continue les lavages ci-dessus indiqués, ou si l'écoulement a disparu, on cesse toute intervention. Quand il existe une secrétion abondante, outre les lavages chauds pratiqués par le médecin, le malade se fera chez lui des injections à la seringue.

La funiculite, l'épididymite et la prostatite aigues, constituent selon nous des contre-indications aux lavages instrumentaux. Nous connaissons cependant des urologistes prudents et expérimentés qui entreprennent les lavages, malgré une atteinte légère du cordon ou de l'épididyme. D'après eux, ces interventions, loin de nuire à ces affections, les influenceraient favorablement, surtout quand le malade peut être mis au repos. Le débutant ou le spécialiste non expérimenté feront mieux de ne pas intervenir dans ces cas. On n'a cependant pas à craindre, si les lavages sont exécutés exactement, de provoquer l'apparition de ces inflammations par continuité. Nous savons au contraire avec certitude qu'ils constituent plutôt un moyen prophylactique contre ces accidents désagréables.

Les prescriptions qui viennent d'être indiquées pour le traitement de la blennorrhagie aiguë et subaiguë, ne suffisent pas naturellement pour tous les cas. Mais, comme dans ce chapitre et le chapitre suivant, on trouvera encore un grand nombre d'indications thérapeutiques pour les cas spéciaux, nous nous contenterons de cette courte indication des prescriptions que nous avons expérimentées depuis nombre d'années.

INFILTRATION MOLLE. — Déterminons maintenant les cas dans lesquels on peut s'attendre à rencontrer les modifications uréthroscopiques de la muqueuse, que nous avons désignées sous le nom d'*infiltration molle*.

Tout d'abord, posons en principe que *la symptomatologie clinique ne constitue jamais un signe infaillible de la forme réelle des modifications anatomo-pathologiques de la muqueuse. On ne peut, sur ce point, établir de règle fixe.* Il n'est pas toujours possible de trouver une cause plausible expliquant cette discordance entre les symptômes cliniques et les modifications anatomo-pathologiques. Il est aussi assez difficile d'indiquer exactement le pourcentage de l'infiltration molle par rapport à l'infiltration dure. On peut admettre pourtant, sans commettre une trop grosse erreur, qu'un quart ou un tiers environ des cas de blennorrhagie chronique, rencontrés par les urologistes, ressortissent à l'infiltration molle.

On ne peut pas non plus, comme on serait tenté de le croire, tirer des conclusions certaines de l'existence d'un écoulement abondant ou discret. La durée de l'affection, depuis des semaines ou des mois, n'a rien non plus de significatif. En un mot, *il est impossible de porter un jugement sur le caractère d'une infection uréthrale, tant qu'on n'aura pas employé l'uréthroscope pour faire le diagnostic, ou le confirmer.*

Si pendant la première période du traitement, le malade a bien supporté les lavages à la sonde, il supportera très bien l'uréthroscope. S'il n'y a pas eu de lavages, l'épreuve des cinq verres pourra donner provisoirement certaines indications sur l'état de l'urèthre. Pour plus de détails sur l'emploi de l'uréthroscope et les lésions dans l'infiltration molle, on se reportera à la première partie.

Pour que l'examen soit complet et régulier, il faut faire un *cathétérisme de l'urèthre*, et l'on y procèdera, sinon la première fois, au moins lors d'une des premières visites du malade.

Puis on pourra faire un examen de l'urèthre postérieur à l'uréthroscope de Goldschmidt, excepté dans le cas où il existe des phénomènes inflammatoires très marqués de l'urèthre postérieur ; on évitera ainsi des surprises désagréables.

Cet examen permettra de diagnostiquer les modifications grossières de la muqueuse à la limite du bulbe et de l'urèthre membraneux, ou bien dans l'urèthre postérieur jusque dans la cavité vésicale. Lorsqu'il existe des infiltrations molles de l'urèthre antérieur, on ne trouve généralement aussi que des infiltrations molles dans l'urèthre postérieur, sauf quand il existe des reliquats d'une maladie antérieure.

Les infiltrations molles provoquent une sensation douloureuse au passage de la sonde et dans certains cas un léger saignement. Il ne faut pas confondre les rétrécissements proprement dits avec les infiltrats mous, ni considérer comme blennorrhagique l'hypertrophie du veru montanum (Cf. 1re partie).

Quand on aura posé avec certitude le diagnostic d'infiltration molle, par l'uréthroscopie, l'épreuve des 5 verres, l'examen de la prostate, le cathétérisme de l'urèthre, on attendra un ou deux jours avant de commencer le traitement proprement dit.

D'ailleurs, après le deuxième examen, on voit généralement apparaître, pendant un jour environ, une sensation de brûlure de la muqueuse et un léger accroissement de la sécrétion. Si cette sécrétion ne se tarit pas d'elle-même en quelque temps, on la combattra par des lavages journaliers au permanganate de potasse ou à l'eau boriquée ou avec quelques injections astringentes.

Quand le calibre du méat le permet, nous employons dès le début dans le traitement des infiltrations molles de l'urèthre antérieur, *les dilatateurs droits à quatre branches*. Il est à peine nécessaire dans ces cas de préparer l'urèthre par une introduction de bougies droites sauf quand il existe des foyers inflammatoires au méat ou à l'intérieur du gland. Nous avons décrit la manière d'introduire régulièrement ce dilatateur. Le vissage se fait lentement dans les cas d'infiltrations molles. On prendra bien garde de ne pas blesser le méat et on adaptera la longueur du dilatateur à celle de l'urèthre (Cf. 2e Partie, chapitre VI). Il existe en effet des dilatateurs de 15 centimètres, de 12 centimètres et même de 10 centimètres de longueur. Si les infiltrations n'existent que sur une très petite étendue et si l'on veut ménager les autres parties, on emploiera le dilatateur, dont la surface dilatante a une longueur d'environ 5 centimètres.

Les *dilatateurs-laveurs* influencent aussi favorablement les infiltrats mous de l'urèthre antérieur, mais ils sont particulièrement utiles quand, à l'uréthroscope, on a constaté que les canaux excréteurs des glandes sont tuméfiés ou remplis d'une secrétion épaisse.

C'est une règle absolue que dans la première dilatation on doit dépasser à peine de un ou deux numéros le calibre du tube uréthroscopique employé. On évitera de la sorte des réactions intenses après la dilatation. Les réactions faibles sont inévitables et font d'ailleurs partie du but poursuivi.

Le secret de la réussite du traitement instrumental de la blennorrhagie chronique se trouve *dans une graduation exacte de la dilatation,* qu'il faut modifier suivant les individus, *dans le traitement judicieux des phénomènes réactionnels* qui apparaissent après la dilatation, *dans l'appréciation exacte de la répétition des séances et de l'augmentation du degré de la dilatation.* On ne peut posséder ce traitement qu'après une longue expérience, mais il existe certaines règles déterminées, auxquelles il faut se conformer et qui permettent d'éviter, si on les observe strictement, tout insuccès.

On ne doit observer, après l'uréthroscopie ou après la dilatation, aucune hémorragie notoire ; le traitement des lésions produites par une faute de technique a déjà été indiqué au chapitre x de la deuxième partie. Après la dilatation, la sécrétion se modifie d'une manière très variable suivant les cas ; il est impossible de donner à *priori* des règles sur ce sujet.

Un cas, dans lequel on ne trouvait que des filaments, peut fournir après la première dilatation un écoulement abondant ; un écoulement léger peut s'accentuer ; au contraire, on peut voir diminuer une sécrétion abondante, on peut même voir cesser l'écoulement dès la première dilatation, que cet écoulement ait été au préalable marqué ou peu abondant. On ne peut toujours donner une explication plausible de la variabilité de ces symptômes ; on peut en rechercher la cause dans les propriétés individuelles de la muqueuse et le caractère propre de l'affection.

Après toute dilatation, il peut apparaître des douleurs plus ou moins importantes pendant la miction et l'érection.

Celles-ci disparaissent d'ordinaire, dans les cas d'infiltration molle, dans les vingt-quatre heures, car l'irritation déterminée par l'intervention reste très superficielle.

Si les douleurs se prolongeaient, il faudrait supposer que les lésions ont été plus importantes qu'on ne l'a voulu et qu'on a commis une faute de technique.

TRAITEMENT CONSÉCUTIF A LA DILATATION. — Le traitement consécutif sera conduit, suivant que la secrétion a été plus ou moins accrue par les dilatations, d'une façon plus ou moins énergique. Si le malade ne peut facilement rendre visite au médecin, il se traitera lui-même, dans l'intervalle, par des injections astringentes répétées trois fois par jour.

Il est cependant préférable (et jusqu'à un certain point indispensable) pour que la guérison se produise complète et rapide, que le médecin fasse lui-même des lavages quotidiens au permanganate de potasse ou des lavages tous les deux ou trois jours au nitrate d'argent. Au lieu de nitrate d'argent on pourra employer l'albargine au même degré de concentration. S'il existe une propagation à l'urèthre postérieur ou bien si l'inflammation de l'urèthre antérieur est assez importante, l'intervention du médecin devient indispensable pour les lavages. Il faut rechercher dans tous les cas l'influence active des lavages au sels d'argent, à moins que la muqueuse du malade ne les supporte pas. Si le malade peut facilement rencontrer le médecin et qu'il désire une terminaison la plus rapide possible, on agira de la façon suivante. Le lendemain de la dilatation, on fera un lavage au permanganate de potasse ou à l'eau boriquée ; le surlendemain, un lavage au nitrate d'argent ou à l'albargine ; le troisième jour, on cesse tout lavage ou bien on emploie encore l'eau boriquée et le permanganate de potasse ; le quatrième jour ou le cinquième jour on emploie de nouveau le nitrate d'argent. De douze à vingt-quatre heures après une injection de nitrate d'argent, ou au minimum en un ou deux jours, la secrétion doit avoir notablement diminué et l'urine s'être éclaircie.

Si cela ne se produisait pas, si l'on observait au contraire une augmentation de la sécrétion avec urine trouble, il faut cesser le traitement par les sels d'argent et employer simplement l'eau boriquée et le permanganate de potasse.

Si le traitement dure encore un certain temps, on renouvellera de temps à autre, une tentative de traitement par le nitrate d'argent ou l'albargine.

Entre le permanganate de potasse et l'eau boriquée d'une part, et les sels d'argent d'autre part, on peut placer au point de vue de l'action thérapeutique, les injections de sulfate de zinc et de tannate de zinc : ces solutions se bornent à diminuer la sécrétion mais elles ne sont pas cautérisantes comme les sels d'argent ; cette action cautérisante est, dans certains cas, indispensable dans les suites de la dilatation.

Si par exemple on veut traiter une infiltration molle, à sécrétion assez abondante, qui ne réagit plus promptement à la dilatation et aux sels d'argent, on emploiera une à deux fois par jour le sulfate ou le tannate de zinc ; il est indifférent de faire agir le traitement sur l'urèthre entier ou simplement sur l'urèthre antérieur.

Il n'est pas indispensable de traiter tous les jours et pendant des semaines, par les sondes ou les instruments laveurs les cas bénins. Dès que la secrétion diminue, on n'introduira plus ces instruments que de temps en temps, tous les deux jours, puis tous les trois ou quatre jours. Il peut arriver en effet que par l'introduction d'un trop grand nombre d'instruments on entretienne l'inflammation.

DILATATIONS CONSÉCUTIVES. — Dans les infiltrations molles, la réaction qui apparaît après la dilatation est relativement peu intense ; s'il survient une augmentation importante de la secrétion, on la voit généralement rétrocéder en huit jours au maximum. Si la première dilatation n'a pas donné de résultats appréciables, on peut être certain de ne pas l'attendre en vain après la seconde ou la troisième séance. Les dilatations suivantes seront répétées à huit ou dix jours d'intervalle, on les graduera en augmentant simplement de un ou deux numéros. Si les premières dilatations ont été supportées sans augmentation de la secrétion et sans inflammation, si à l'uréthroscope on ne constate rien ou presque rien d'anormal et qu'il n'existe en somme que des filaments peu importants, on peut exceptionnellement, mais seulement quand toutes ces conditions sont réunies, augmenter de trois à cinq numéros dans une dilatation sans crainte de compromettre la guérison.

L'augmentation permise se règle sur *les symptômes inflammatoires et l'augmentation de la sécrétion qui ont été la suite de la dilatation précédente*. Si ces symptômes ont été très accusés et ont nécessité plus d'une semaine pour rétrocéder, on n'augmente pas de plus d'un numéro ; on doit même, le cas échéant, en rester au numéro de la dilatation précédente. Mais, s'il n'a existé que peu ou pas de réaction, on peut sans crainte augmenter de deux numéros.

Dans certain cas on pourra négliger les règles que nous venons d'indiquer sans que le malade en éprouve d'inconvénients. On fera bien cependant de s'en tenir à ces préceptes, car notre méthode n'admet pas un emploi inconsidéré des instruments et nous ne pouvons que déplorer qu'il n'existe dans certains Manuels et Traités que des instructions insuffisantes à cé sujet.

La *répétition de la dilatation* sera réglée sur l'abondance plus ou moins grande du catarrhe. Si celui-ci diminue très rapidement, on prolongera les temps de repos entre les séances. On cessera les dilatations quand la sécrétion aura disparu et qu'il n'existera plus de filaments. Pour confirmer le résultat obtenu, on a l'habitude de faire encore quelques injections de nitrate d'argent à 1 ou 2 pour 1000. Il faudra d'ailleurs surveiller le cas encore quelque temps.

RÉCIDIVES. — Les *récidives* sont rares dans l'infiltration molle mais elles existent cependant. Quand la sécrétion est tarie, on procède à une inspection uréthroscopique attentive, à l'épreuve des cinq verres faite le matin, et à l'expression de la prostate. Si ces épreuves donnent un résultat négatif on les renouvelle après quelques semaines.

Quand, après résorption des infiltrats mous, la muqueuse revient à son état normal, c'est tout au plus si une ou plusieurs cryptes de Morgagni encore tuméfiées constituent à l'uréthroscope les derniers restes de l'affection. Ces traces disparaissent en général très rapidement.

DEGRÉ DE LA DILATATION. — Quel sera le *degré de la dilatation* ? On ne peut donner de règle schématique à ce sujet ; tout dépend des dimensions normales de l'uréthre, dimensions que le médecin devra toujours étudier avec précision.

Les sensations du malade au moment de la dilatation, la tension marquée du canal, facile à constater par le médecin, enfin et surtout les réactions consécutives, permettent de reconnaître si on a été trop loin. D'autre part si la secrétion persiste, et qu'on ne constate pas de changement à l'uréthroscope, on pourra en conclure que la dilatation n'a pas été suffisante, à condition qu'on n'ait pas fait d'erreur de diagnostic.

On appréciera les progrès de la guérison principalement par l'aspect des urines ; le malade gardera les urines le plus longtemps possible avant l'examen, au minimum cinq à six heures. Nous renvoyons au Chapitre v de la première partie pour ce qui concerne le caractère de la secrétion et l'apparition ou la disparition des gonocoques.

Rappelons encore qu'on ne doit pas se laisser aller à admettre la guérison, quand on ne parvient plus à déceler les gonocoques dans la sécrétion. On ne doit pas se fonder non plus exclusivement sur les caractères histologiques des filaments ; il importe peu, en somme, que ceux-ci contiennent des leucocytes ou seulement des cellules épithéliales.

L'examen microscopique de la secrétion ne doit jamais être considéré comme le critérium unique ou certain de la guérison. La sécrétion, comme les constatations microscopiques, ne sont que des signes inconstants et variables. On peut examiner tous les jours et pendant des semaines une secrétion et des filaments sans y trouver de gonocoques, alors que le cas est toujours contagieux. Il est d'ailleurs absolument impossible d'examiner toute la secrétion et l'on ne pourrait donner de règle, si l'on voulait trancher cette question importante uniquement par le microscope. Il faut donc déterminer exactement et fréquemment par l'uréthroscopie, l'épreuve des verres, le massage de la prostate, etc..., l'origine de la secrétion. Par ces divers examens, on arrivera toujours à déterminer le siège du mal et l'on obtiendra la disparition de la secrétion et des filaments.

Faisons quelques remarques à propos de *l'aspect macroscopique* de l'urine pendant le stade de l'infiltration molle :

Une sécrétion fortement purulente détermine une urine trouble avec des filaments ou bien une urine claire avec de nombreux filaments. Une sécrétion peu purulente, muco-purulente ou simplement muqueuse ne donnera que des filaments. S'il existe une uréthrite postérieure avec production de pus, on aura de l'urine trouble dans tous les verres. L'épreuve des cinq verres est celle qui permettra le mieux d'établir s'il existe réellement une uréthrite postérieure. Il faut évidemment prendre en considération comme symptômes accessoires du diagnostic les sensations subjectives, telles que les envies fréquentes d'uriner. On ne posera avec certitude le diagnostic de prostatite que par le massage et l'examen de la sécrétion exprimée. Les affections de la prostate sont rares dans l'infiltration molle.

DURÉE DU TRAITEMENT. — Les cas dont nous venons de parler sont ceux qui permettent le mieux de pronostiquer la *durée du traitement*. S'il s'agit d'un catarrhe léger muco-purulent, deux ou trois dilatations, cinq à six lavages aux sels d'argent ou au sulfate de zinc amèneront la guérison en quatre à sept semaines. Mais, même lorsque la sécrétion est fortement purulente et l'infiltration étendue, le traitement demandera rarement deux fois plus de temps, du moins si le malade peut se rendre à volonté chez le médecin. Dans certains cas, la tuméfaction molle existant depuis longtemps cache des noyaux d'infiltration dure. Si la guérison se fait attendre on répétera tous les examens uréthroscopiques et microscopiques et l'on pourra constater qu'il ne s'agissait pas d'un cas simple et bénin.

URÈTHRE POSTÉRIEUR. — L'infiltration molle est rarement plus développée dans l'*urèthre postérieur* que dans l'urèthre antérieur. On peut admettre que, si la blennorrhagie n'a pu s'implanter dans la muqueuse de l'urèthre antérieur qui constitue pour elle un sol plus favorable, elle ne pourra non plus s'attaquer plus violemment à l'urèthre postérieur. Le pronostic est tout autre quand la prostate et les vésicules séminales sont atteintes par propagation. Quand le gonocoque ou les microbes du pus s'y sont implantés, il est impossible de prévoir la durée et le résultat de leur présence. L'expérience cependant montre que les cas longs et désagréables sont moins fréquents pendant l'infiltration molle qu'à la période d'infiltration dure.

L'uréthrite postérieure à ce stade peu avancé ne cause pour ainsi dire pas de douleur. On observe quelques envies d'uriner et une sensation de chatouillement ou de tension au périnée. Mais, il ne faudrait pas croire que les inflammations plus fortes et bien purulentes doivent nécessairement se traduire par des symptômes désagréables marqués. Quand l'inflammation atteint une certaine profondeur et lorsqu'elle s'attaque particulièrement au sphincter interne, on observe des besoins d'uriner plus fréquents et un accroissement des douleurs.

Le traitement des cas légers consiste en lavages au permanganate de potasse, quotidiens autant que possible. Dans les cas les plus graves on emploiera deux ou trois fois par semaine des solutions de sulfate de zinc ou de sels d'argent à 1/2 à 1 p. 1.000 précédées d'un lavage à l'eau boriquée.

L'urèthrite postérieure peut survenir à la fin de la blennorrhagie, mais elle n'amène pas non plus à ce moment de processus longs ou pénétrant en profondeur. Il est rare qu'on doive pratiquer des dilatations fréquentes de l'urèthre postérieur. Si le traitement par les lavages ne provoque pas une diminution rapide de l'inflammation, c'est qu'il existe un processus pathologique plus grave de la muqueuse c'est-à-dire des infiltrations dures.

L'inflammation, nous l'avons vu, ne s'arrête pas exactement devant le sphincter interne de la vessie. Elle progresse au contraire et peut même s'étendre jusqu'au trigone de Lieutaud (uréthro cystite). On peut constater au cystoscope cette propagation de la maladie, sous la forme d'une vive rougeur à la surface de la muqueuse. On emploiera dans ces cas un traitement adjuvant par les balsamiques. On n'observe pas en général de troubles marqués de la miction.

Quand il existe un *trouble bactérien de l'urine* avec transformation alcaline, on donnera des désinfectants urinaires, l'urotropine en tablettes de 50 centigrammes, deux ou trois fois par jour. Ce médicament est complètement inoffensif et, sur des centaines de cas, nous en connaissons à peine quelques-uns où il a causé une légère sensation de brûlure passagère pendant la miction ; d'autre part, il possède une action presque certaine et arrête le développement des bactéries. Si l'urine ne s'éclaircit pas après deux ou trois jours, il ne s'agit plus seulement d'un trouble provenant de la vessie ou de la prostate mais d'un processus purulent trouvant son origine plus haut. On employait autrefois dans ces cas le salol, le salicylate de soude ou l'acide salicylique, mais ces médicaments présentent tous de grands inconvénients. Ils sont mal supportés par le tube digestif ou par le cœur et leur action est tout a fait incertaine. Au lieu de l'urotropine, on peut employer ses succédanés, qui ont la même valeur thérapeutique, Helmitol, borovertine, etc.

Dans tous les cas d'uréthrite postérieure avec urine trouble, on provoquera des selles abondantes ; car la constipation habituelle peut causer à elle seule une infection persistante à coli bacilles et une alcalinité de l'urine. Nous n'accordons pas grande confiance à l'usage de l'eau minérale qui multiplie beaucoup les besoins d'uriner et révèle au malade ce symptôme inaperçu jusqu'alors. Nous en dirons autant des tisanes si employées dans ces dernières années. Les lavages au permanganate de potasse rendront à eux seuls plus de services dans la guérison de ces affections. Mais ils doivent être accomplis suivant une technique rigoureuse. Les fautes de technique, l'emploi d'instruments mal appropriés, peuvent compromettre le résultat, mais les mécomptes qui·résultent de cette manière de faire ne doivent pas faire déprécier la méthode.

Au point de vue du régime, dans les catarrhes légers, muqueux et muco-purulents, nous interdisons les épices comme le poivre, la moutarde, le vinaigre, nous interdisons l'usage de l'alcool et les rapports sexuels.

Uréthrite non blennorrhagique. — Nous voudrions dire encore quelques mots de l'uréthrite chronique non blennorrhagique qui, par ses symptômes ressemble beaucoup au stade d'infiltration molle de la blennorrhaghie.

Il existe un certain nombre de bons travaux qui ont mis au point le tableau clinique de cette affection.

Waelsch [1] les caractérise par leur longue incubation, la chronicité d'emblée, l'insignifiance des douleurs provoquées et l'absence constante des gonocoques à l'examen microscopique. Enfin, la guérison est problématique malgré l'emploi des méthodes actuelles de traitement.

Galewsky [2] en a observé quatorze cas et aboutit aux mêmes conclusions. On a peu étudié l'uréthroscopie de ces affections. Reischmann [3] trouve à l'endoscope une hypérémie de la muqueuse avec des granulations, particulièrement dans la partie postérieure. La secrétion s'arrêta après destruction de ces granulations au galvano-cautère ; il persistait cependant des filaments formés de mucus et de cellules épithéliales. Reischmann n'a donc pas plus que les autres obtenu une guérison complète.

Bien que nos prescriptions aient été aussi détaillées que possible, nous n'avons pu, vu la variété des cas, mentionner toutes les particularités. Nous croyons utile, pour éviter autant que possible la schématisation forcée de ce chapitre, de présenter quelques observations de malades, choisis dans la collection de la clinique d'Oberlaender dans ces dix dernières années.

1. Wälsch. *Prag. med. Wochenschrift*, 1901.

2. Galewsky. *Nitze-Oberlaendersche Centralblatt*, 1903.

3. Reichmann. *Prag. med. Wochenschr.*, 1902.

OBSERVATIONS

I. *12 juin* 1899. — M. 32 ans. Depuis un mois légère sécrétion : filaments purulents. Urines cependant claires. Gonocoques, positifs ; capsules de Santal : chaque jour, lavages de permanganate de potasse à 1 p. 6 000, jusqu'au 25 juin.

25 juin. — Sécrétion disparue depuis le 3ᵉ lavage. Gonocoques négatifs. Encore des filaments.

30 juin. — Idem. Uréthroscopie tube 25. Urèthre antérieur normal à part une longueur de 4 centimètres sur la partie supérieure, où se trouvent des cryptes de Morgagni enflammées, avec muqueuse environnante tuméfiée. En général brillant plus accentué. Humidité faible, non colorée, nullement visible dans l'entonnoir. Dilatateur droit à quatre branches nᵒ 32.

1ᵉʳ juillet. — Un peu de sécrétion : Gonocoques nuls. Prostate normale. Urèthre postérieur facilement franchi par la sonde conique 21. Peu de douleurs.

3 juillet. — Sécrétion de nouveau disparue. Lavage nitrate d'argent 1/2 p. 1 000, avec l'injecteur douche d'Oberlaender.

6 juillet. — Encore méat collé le matin ; peu de filaments, surtout épithéliaux. Gonocoques nuls. Lavage nitrate d'argent 1 p. 1000.

10 juillet. — Urèthre sec : dilatateur à quatre branches droit nᵒ 32.

13 et 16 juillet. — Après environ six heures, pas de filaments dans l'urine. Lavage au nitrate d'argent à 1 p. 1000 avec l'injecteur de Ultzmann.

20 juillet. — Urine du matin : épreuve des cinq verres négative.

23 juillet. — Uréthroscopie tube 25 ; sans que l'urine de la nuit ait été émise. Plus de tuméfaction, ni de rougeur : cryptes visibles comme de petites élevures. Dilatateur à quatre branches droit nᵒ 25.

26 juillet. — Urine du matin : pas de réaction à la dilatation. Lavage au nitrate d'argent 1 p. 1000.

1ᵉʳ aout — Urines du matin : même état. Prostate normale. Lavage nitrate d'argent 2 p. 1000.

15 aout. — Urine du matin : Tout est normal. Lavage nitrate d'argent à 2 p. 1000.

II. *11 mai* 1902. — B. 29 ans. Infection datant de huit jours. Sécrétion fortement purulente. Gonocoques : positif. Salosantal en capsules. Lavages de l'urèthre antérieur à l'injecteur douche avec permanganate de potasse 1 p. 6000. Même traitement chaque jour jusque 25 mai.

25 mai. — Sécrétion diminuée. Gonocoques : négatifs.

25 mai au 5 juin. — Sécrétion le matin seulement. Urines filamenteuses. Gonocoques négatifs. Lavages permanganate de potasse 1 p. 6 000 seulement tous les deux jours.

6 au 19 juin. — Plus de sécrétion, ni filaments purulents, ni gonocoques. Injections par le malade chez lui d'une solution de sulfate de zinc, trois fois par jour à 1 p. 100.

20 juin. — État stationnaire. Uréthroscopie tube 25. Surface muqueuse

rouge intense, brillante, tuméfiée, cryptes de Morgagni profondément encochées. Dilatateur droit à deux branches 28.

22 *juin*. — Beaucoup de sécrétion : Gonocoques positifs. Lavages permanganate 1 p. 6000, jusqu'au 27 juin.

27 *juin*. — Sécrétion presque complètement disparue. Gonocoque négatif.
Prostate et urèthre postérieur normaux. Lavage albargine 1 p. 1000.

28 *juin au 7 juillet*. — Lavages pendant deux jours au permanganate de
potasse à 1 p. 6000 et le 3° jour albargine à 1 p. 1000.

8 *juillet*. — Encore quelques filaments dans l'urine du matin, surtout
épithéliaux. Gonocoques négatifs. Uréthroscopie tube 25. Muqueuse pâle plutôt un peu sèche. Quelques cryptes à pourtour presque pas enflammé à canaux
excréteurs teinte rouge sang. Dilatateur droit à deux branches 32.

10 *juillet*. — Urines du matin filaments épithéliaux petits, courts. Lavage
au nitrate d'argent à 0,5, 1 et plus tard 2 p. 1000. tous les trois ou quatre
jours jusqu'au 28 août.

28 *août*. — Urines du matin claires. Prostate saine. Uréthroscopie normale.

III. 13 *janvier* 1898. — L. commerçant 36 ans. Infecté depuis huit semaines.
Actuellement, encore un peu de sécrétion et de filaments dans une urine
claire. Gonocoques positifs. Uréthroscopie 23. Goutte de sécrétion gris blanchâtre dans l'entonnoir, rencontrée sur toute la longueur de l'urèthre.
Muqueuse en partie très rouge, luisante, tuméfiée, saignant en différents
endroits. Plis effacés en un endroit et à d'autres places diminués de nombre.
Injections faites à domicile avec permanganate de zinc trois fois par jour à
1 p. 3000.

15 *janvier*. — Réaction peu importante. Prostate et urèthre postérieur
normaux. Cathétérisme un peu douloureux. Caillots minces comme un fil.
adhérents à l'œil de la sonde. Dilatateur droit à 2 branches 25.

17 *janvier*. — Urines et sécrétion : même état. Gonocoques nuls. Lavages
urèthre antérieur nitrate d'argent à 0,5 p. 1 000 avec l'injecteur courbe.

23 *janvier*. — Plus de sécrétion. Nombreux filaments épithéliaux et leucocytaires. Uréthroscope tube 23. Dans le bulbe, encore sécrétion dans l'entonnoir. Muqueuse pâle, non tuméfiée, nulle part saignante. Brillant encore
trop intense. Pourtour des cryptes de Morgagni encore très infiltré : dilatateur à quatre branches 29.

25 *et* 27 *janvier*. — Sécrétion un peu plus abondante : gonocoques nuls.
Lavage de tout l'urèthre avec sulfate de zinc 1 p. 100.

30 *janvier*. — Pas de sécrétion, peu de filaments. Dilatateur droit à
quatre branches 33.

5 *février*. — Après la dilatation, vu un peu de sécrétion. Deux lavages
avec sulfate de zinc, un lavage avec nitrate d'argent 1 p. 1.000.

8, 12 *et* 25 *février*. — Lavages à 1 p. 1 000, puis 2 p. 1 000 de nitrate d'argent. Massage de la prostate. Rien d'anormal.

20 *février*. — Urines de la nuit claire. Lavage au nitrate d'argent 2 p.
1 000.

15 *mars*. — Urines de la nuit complètement claires. Uréthroscopie : rien
d'anormal.

IV. 21 *mars* 1899. — B. 22 ans. Infection datant de quatre semaines : beaucoup de sécrétion. Depuis huit à dix jours symptômes d'uréthrite postérieure. Depuis vingt-quatre heures forte hématurie. Urines fortement hématiques et colorées, avec dépôt purulent. Evacuation continue de caillots vermiculaires. Entrée à la clinique. Repos au lit : cessation de la médication jusque là employée. Pilules de Pichi américain et essence de Santal.

22 *mars à* 1ᵉʳ *avril*. — Le sang disparaît peu à peu des urines, d'abord le jour, puis la nuit. Comme il apparaissait du ténesme et une obstruction par les caillots, lavages de l'urèthre et de la vessie quotidiens malgré l'hémorrhagie, à l'injecteur d'Ultzmann avec eau boriquée chaude.

2 *à* 13 *avril*. — Lavages quotidiens avec eau boriquée. En outre, tous les deux ou trois jours, injection de nitrate d'argent d'abord à 1 p. 2 000, puis à 1 p. 1 000. L'urine s'éclaircit complètement, ne laisse plus déposer de sédiment purulent ni hématique.

13 *avril*. — Plus de sécrétion. Filaments leucocytaires et épithéliaux. Uréthroscopie : muqueuse rouge foncé sombre. Cryptes de Morgagni profondément encochées : sécrétion gris blanchâtre dans l'entonnoir, au niveau du bulbe.

15 *avril*. — Sécrétion un peu purulente. Gonocoques. Dilatateur court à deux branches 27.

16 *à* 18 *avril*. — Plus que lavages boriqués quotidiens.

20 *à* 27 *avril*. — Sécrétion disparaît complètement. Il n'existe plus que de petits filaments épithéliaux. Lavages boriqués journaliers suivis tous les trois jours d'injection au nitrate d'argent à 1 p. 1 000.

29 *avril*. — Urines du matin presque sans filaments. Uréthroscopie : tube 25. Muqueuse pâle. Plus de tuméfaction. Cryptes de Morgagni presque normales. Dilatateur court à deux branches 35.

30 *avril*. — Presque pas de réaction à la dilatation. Urèthre postérieur bien perméable, non spécialement douloureux.

A *partir du* 2 *au* 17 *mai*, tous les trois ou quatre jours, lavage au nitrate d'argent 1 p. 1 000.

5 *juin*. — Urines du matin absolument nettes. Uréthroscope tube 25. Plus rien d'anormal.

APPENDICE

TRAITEMENT DE LA BLENNORRHAGIE CHRONIQUE DE L'URÈTHRE CHEZ LA FEMME

Ce sujet est à vrai dire hors de notre cadre ; des raisons importantes nous permettent cependant de le placer ici. L'urologue a souvent à examiner des femmes, portant une affection vésicale indéterminée. Dans un grand nombre de cas, il ressort d'un examen attentif qu'il s'agit simplement d'une blennorrhagie chronique. qu'on n'avait pas décelée jusqu'alors. Il est souhaitable qu'on soit préparé à cette éventualité, et ces cas sont susceptibles d'un traitement efficace.

Sans donner un tableau complet de cette affection, nous voudrions indiquer notre méthode de traitement et sa raison d'être. Nous nous croyons justifiés à indiquer ici le résultat de notre expérience sur ce sujet ; notre technique et l'efficacité de notre traitement par la dilatation sont encore en effet peu connus des gynécologues. En parcourant la littérature, nous n'avons trouvé que dans le traité de Veit, au chapitre des affections blennorrhagiques des organes génitaux-urinaires par E. Bumm, un exposé détaillé de nos idées.

Il est certain que la blennorrhagie chronique de l'urèthre se présente beaucoup plus rarement chez la femme que chez l'homme. On en trouve la raison dans la constitution anatomique et dans le mode de propagation de la blennorrhagie. Autant qu'il nous a été possible de le déterminer, en nous basant sur un nombre de malades trop petit à notre avis (80 à 100 cas) il s'agit toujours, dans l'uréthrite chronique blennorrhagique de la femme, *d'infiltrations molles* ou bien d'*infiltrations dures très bénignes*. Suivant notre expérience, on ne rencontre que très rarement des infiltrations dures, analogues au rétrécissement de l'urèthre masculin. Il paraît même impossible, au fond, que ces infiltrations se produisent, étant données les conditions anatomiques différentes.

Cette question a été bien traitée par différents auteurs français qui ont la même opinion que nous à ce sujet.

Voici ce que dit Bumm : « Poursuivant son cours, l'affection peut provoquer une rétraction cicatricielle du tissu proliféré et par suite un rétrécissement dur sur toute la longueur ou bien des rétrécissements annulaires, qui provoquent des douleurs au moment de la miction et des catarrhes muco-purulents à récidives. »

Ces rétrécissements sont évidemment des cas très rares. Oberlaender en a observé quelques-uns avec des images endoscopiques analogues à celles des rétrécissements annulaires.

On a publié un certain nombre de travaux sur la cystite du trigone chez la femme. (Heymann de Dusseldorf et Stoeckel ; La cytoscopie du gynécologue). « Il s'agit probablement d'une complication de l'uré-
« thrite aiguë ou chronique. L'infection chronique de l'urèthre peut,
« par elle-même, les déterminer et on ne doit pas leur rechercher
« d'autre origine comme le cathétérisme, la puerpéralité, les opéra-
« tions sgynécologiques. »

Dans les cas chroniques, on observe sur la muqueuse de l'urèthre, à *l'uréthroscope*, des foyers arrondis ou allongés, satinés, tuméfiés sur une longueur d'environ 1 centimètre. Ces foyers sont recouverts de granulations, de petites excroissances papilliformes et saignent souvent au passage du tube. Le méat présente souvent des lèvres gonflées et vitreuses, laissant reconnaître des follicules tuméfiés et pouvant s'abcéder. Il n'est pas toujours possible d'exprimer une secrétion quelconque, même quand la malade a retenu longtemps l'urine. Dans certains cas, on observe au voisinage du méat et sur les lèvres, des masses hypertrophiées. Si on rencontre ces formations chez les prostituées infectées par la blennorrhagie, on ne les rencontre pas exclusivement chez elles. En tous cas, nous sommes convaincus que lorsqu'on trouve ces formations, il ne peut y avoir de doute sur l'existence de la blennorrhagie. La présence de ces tuméfactions caronculaires, vitreuses et hypertrophiées, est très importante, et notre expérience nous prouve qu'elles persistent dans le même état un temps presque illimité. Elles existent encore quand il n'est plus possible de trouver de gonocoques dans la secrétion. C'est aussi l'avis de Bumm. L'inflammation se propage fréquemment jusqu'à l'orifice interne de l'urèthre qui apparaît, au cystoscope, rouge et tuméfié. La muqueuse du trigone, et même de la vessie, peut présenter les mêmes caractères.

Wertheim a pu constater la présence de gonocoques typiques dans les tissus d'une vessie enflammée, à la suite d'une blennorrhagie.

Pour procéder à l'uréthroscopie, il faut évacuer soigneusement la vessie et la nettoyer soigneusement avec des tampons.

L'uréthrite chronique de la femme peut être causée aussi par d'autres microbes que le gonocoque : l'accouchement, par exemple, peut en être la cause occasionnelle. La tuberculose de l'urèthre et de la véssie ne sont pas rares chez la femme. Les symptômes inflammatoires, causés par les infections d'origine puerpérale, ne sont pas d'habitude aussi étendus et l'image uréthroscopique et cystoscopique fait défaut. Il n'en est pas de même dans la tuberculose, qui n'est pas toujours facile à diagnostiquer du premier coup d'une lésion blennorrhagique chez la femme.

L'urine peut renfermer du pus et du mucus dans des proportions très variables. Ce que nous avons dit de la présence du gonocoque dans l'urèthre masculin est également vrai ici ; elle serait même, d'après la plupart des auteurs, plus irrégulière et plus dépourvue de signification. Pour nous, nous croyons que toutes les infections de l'urèthre féminin, qui ont leur source dans une blennorrhagie aiguë ou chronique, doivent être considérées comme blennorrhagiques, que l'on trouve ou non des gonocoques à l'examen. Cette façon de voir élargit le champ de l'uréthrite blennorrhagique chronique chez la femme, mais nous croyons que, en pratique cette opinion est la plus exacte ; en tous cas, nous la considérons comme telle au point de vue thérapeutique. Cette notion élargie explique la différence que l'on peut rencontrer entre nos descriptions et celles de nombreux gynécologues.

Les symptômes cliniques de cette affection sont : un besoin fréquent d'uriner, des douleurs pendant la miction, une sensation de brûlure au méat et surtout une grande irritabilité du sphincter de la vessie, irritabilité persistante, très désagréable pour la malade et causant des sensations douloureuses dans la région de la vessie, etc.

L'intensité des douleurs n'est pas toujours en rapport avec celle de l'inflammation : des fautes de régime, les règles, la constipation ont une grande influence sur ces symptômes.

Le *pronostic* est très favorable, quand l'origine est blennorrhagique. Il l'est moins dans les inflammations acquises à l'occasion des couches ou d'un cathétérisme septique. Cette anomalie apparente est à rapprocher de ce que nous avons dit de la difficulté de la guérison de l'uréthrite non blennorrhaghique chez l'homme. Ces affections présentent la même marche irrégulière.

On observe fréquemment chez la femme des *douleurs vésicales,* ayant pour origine les *déviations de l'utérus.* Les urologues les attribuent souvent, et à tort, à la blennorrhagie. On ne trouve pas, dans ces cas, les modifications uréthroscopiques et cystoscopiques caractéristiques, mais il peut exister un léger catarrhe inflammatoire. Le cystoscope montre une tuméfaction, pouvant aller jusqu'à l'œdème bulleux, au niveau de la région du sphincter et une coloration rouge foncé du trigone.

Le diagnostic différentiel n'est pas toujours facile : il peut nécessiter des examens attentifs et répétés. On doit aussi se souvenir que *les affections blennorrhagiques de l'urèthre ou du moins celles qui sont soupçonnées telles, se propagent beaucoup plus facilement et plus fréquemment aux uretères, au bassinet et même aux reins chez la femme que chez l'homme.* C'est pourquoi outre l'uréthroscopie, faudra-t-il pratiquer la cystoscopie et examiner attentivement s'il n'existe pas un trouble de l'éjaculation urétérale. Si on découvre ce trouble, on cherchera à faire un diagnostic exact et complet au moyen de la séparation des urines par l'appareil de Luys ou bien par le cathétérisme des uretères.

Il est important de savoir que les symptômes de l'urétérite et de la pyélite peuvent passer au second plan et que l'attention peut seulement être attirée par les sensations douloureuses de la vessie, bien que, à l'examen cystoscopique on trouve un urèthre et une vessie relativement sains. Cliniquement, les exacerbations de l'urétérite et de la pyélite se reconnaissent à l'apparition plus ou moins soudaine d'une urine trouble et même fortement purulente.

Pour nous résumer, la blennorrhagie joue un rôle capital dans l'étiologie de l'uréthrite chez la femme. *Il est très difficile, même peu de temps après l'infection, de déceler la présence des gonocoques.* On peut faire des préparations fréquentes de la secrétion, ou des filaments, ou du trouble de l'urine, ou des produits de grattage des surfaces ulcérées, ou des caroncules et cela sans rencontrer de gonocoques, jusqu'à ce que, un jour, par hasard, on le découvre à l'occasion d'une rechute. Il faut tenir compte aussi de l'infection mixte qui apparaît bientôt et met obstacle au développement du gonocoque. Les micro-organismes d'infection secondaire dominent le champ microscopique. On se servira avec avantage pour ces examens de la curette de Neisser : on l'introduit dans l'uréthre, on racle légèrement la surface et l'on examine la secrétion ainsi obtenue.

Si l'on considérait autrefois que la cystite blennorrhagique était fréquente, d'autres admettent plus fréquemment aujourd'hui qu'elle est rare. Il serait erroné de ne vouloir poser ce diagnostic que lorsqu'on trouve les gonocoques. Selon nous on doit, pour faire ce diagnostic, étudier le résultat du traitement : c'est ainsi que l'urotropine n'a que peu d'action dans les affections purement blennorrhagiques tandis qu'elle rend de grands services dans les affections mixtes : au contraire, les lavages aux sels d'argent et en particulier au nitrate, influencent très favorablement les infections blennorrhagiques, surtout quand on emploie en même temps le traitement par la dilatation.

Dans les affections blennorrhagiques et celles qui sont suspectes de blennorrhagie, le *traitement par la dilatation* est indiqué : les résultats sont toujours favorables, même lorsqu'il s'agit d'affection intense de la muqueuse, constatée à l'endoscope.

Le mode d'application du traitement ne diffère pas, dans ses grandes lignes, de celui que nous avons indiqué au chapitre x de la IIᵉ Partie. En général on peut employer un dilatateur à quatre branches, à moins que l'existence d'une tuméfaction importante du méat ne nécessite l'emploi d'instrument d'un diamètre plus faible, ou une préparation préalable avec les bougies uréthrales. Il est souvent utile de cocaïniser. On commencera en général la dilatation au numéro 25, mais dans la première séance on dilatera jusqu'à l'apparition des sensations douloureuses. Dans les suivantes, on augmentera avec prudence et lenteur. On examinera toujours avec soin les réactions consécutives. A ce sujet, on observera les règles indiquées aux chapitres i-ii et iii de cette même partie. L'orifice interne malade supporte très bien des dilatations croissantes jusqu'au numéro 40. Il est rare qu'on doive aller plus loin. Les injections des sels d'argent sont aussi généralement bien supportées, à la concentration et avec la fréquence que nous avons indiquées.

Si les sels d'argent n'étaient pas bien supportés, on peut employer les crayons au beurre de cacao de Stoeckel ou mieux, faire des injections d'une émulsion d'iodoforme ; nous avons donné la préférence à ces injections dans ces derniers temps.

On continuera le traitement jusqu'à ce que l'urine soit complètement claire, ce qui peut se faire attendre un certain temps. (Pour obtenir l'urine sans mélange de secrétions vaginales, on doit procéder à un lavage vaginal avant de faire uriner la malade). On peut voir apparaître, comme complication, une infection par le bactérium coli. On donnera alors un traitement par l'urotropine et l'on s'occupera de régulariser les selles.

On observe *des récidives* tout comme dans les affections de l'urèthre masculin. Il faut naturellement cesser le traitement au moment des règles, et cela peut prolonger parfois l'affection. Il est indiqué de le suspendre également quand on n'est pas satisfait des progrès de la guérison. Enfin quelque fois cette guérison se fait attendre sans qu'on puisse en trouver la raison et c'est d'autant plus curieux que les symptômes objectifs s'améliorent tandis que les symptomes subjectifs ne diminuent pas dans le même rapport. Il faudra rechercher alors les influences psychiques et hystériques.

Dans les affections non blennorrhagiques de la muqueuse, notre traitement par la dilatation est encore celui qui donne relativement les meilleurs résultats.

Si l'inflammation *s'étend à la vessie, aux uretères et au bassinet,* on suivra dans le traitement les règles suivantes. Comme nous l'avons dit, la vessie est dans la blennorrhagie toujours plus ou moins atteinte, particulièrement au niveau du bas fond et du trigone. Tout lavage de l'urèthre et toute dilatation influencent nécessairement l'orifice interne. Cependant, si l'on voulait agir plus particulièrement sur cet orifice, nous recommandons l'emploi d'un dilatateur court à quatre branches. Quand la vessie se montre particulièrement atteinte à l'examen cystoscopique, il faudra en tenir compte pour établir le traitement, pratiquer des lavages particulièrement abondants et éventuellement donner les balsamiques à l'intérieur. Dans l'urétérite et la pyélite blennorrhagiques, il ne faudra pas cesser le traitement des lésions de l'uréthre et la vessie qui sont les lésions causales. C'est de cette façon seulement qu'on obtiendra l'arrêt du processus inflammatoire et qu'on peut obtenir la guérison des lésions des voies urinaires supérieures.

On conduira le traitement local de la vessie et de l'urèthre avec une douceur particulière en évitant toute intervention violente, soit dilatation trop rapide, soit lavages trop répétés ou trop concentrés aux sels d'argent. Il est de règle en effet que toute irritation des voies urinaires inférieures se transporte immédiatement aux voies urinaires supérieures déjà atteintes ; aussi suivra-t-on avec beaucoup de soin la réaction de ces voies urinaires supérieures. Dans certains cas, leur irritabilité ne permet aucune intervention instrumentale, pas même un lavage boriqué. On n'emploiera alors que des traitements adjuvants, administration d'urotropine, de santal, de salo-santal. L'eau minérale, les tisanes, peuvent rendre de bons services (feuille d'Ursi, racines d'altæa : 50 grammes ; racines de sené 25 grammes, laisser infuser pendant 10 minutes, prendre une cuillerée à bouche dans une tasse d'eau 3 à 4 fois par jour). Sont indiqués encore les bains chauds complets, les bains de siège chauds à 30° avec une infusion de camomille pendant trente minutes et même plus, un régime calmant bien réglé, des selles régulières et le repos. Dans le cas de gonflement des caroncules, chroniquement enflammées, avec douleurs fortes, cuisantes et persistantes, nous faisons appliquer tous les jours sur l'endroit malade et pendant quelques heures des tampons imbibés d'une infusion de camomille : ce traitement nous a toujours donné de bons résultats.

S'il existe de la tuberculose, il faut éviter tout traitement instrumental ou cautérisant. Par le simple traitement général, seul de mise, les douleurs ne diminuent que temporairement ; elles peuvent même augmenter. Les lavages à l'eau boriquée, l'absorption de tisane, d'urotropine, d'helmitol, les préparations gaïacolées rendront provisoirement des services. Nous sommes d'avis que la tuberculose vésicale chez la femme comme chez l'homme est justiciable comme la tuberculose pulmonaire d'un séjour dans une station climatérique appropriée et particulièrement dans les pays chauds. La suralimentation sera également employée et on ne considérera le traitement local que comme accessoire.

CHAPITRE III

TRAITEMENT DES INFILTRATS DURS D'INTENSITÉ FAIBLE
ET MOYENNE

Durée et contagiosité des infiltrats durs. — Siège des gonocoques, détails sur la sécrétion et les filaments, uréthroscopie, examen microscopique, épreuve des verres. — Traitement des cas aigus et subaigus avant la dilatation. — Bougies droites. — Se défier des dilatations fortes prématurées. — Effet des dilatations, traitement des réactions par les lavages. — Régression des infiltrats. — Répétition des dilatations. — Dilatateurs à deux et quatre branches — Progression lente ; emploi alternatif des dilatateurs ; traitement avec les dilatateurs ordinaires, sans revêtement de caoutchouc. — Durée du traitement par la dilatation. — Conduite à tenir quand la guérison ne survient pas : erreurs de diagnostic, infection mixte. —Les récidives, symptômes cliniques et diagnostic; traitement par les dilatateurs laveurs. Contrôle de la guérison, caractères microscopiques des filaments au moment où l'on abandonne le malade. — *Hémorrhagies spontanées et provoquées dans la blennorrhagie chronique.* — Hémorrhagies de l'urèthre antérieur, de l'urèthre postérieur, des glandes accessoires, de la vessie et des voies urinaires supérieures. — Remarques particulières sur les hémorragies spontanées de l'urèthre antérieur et postérieur. — Hémorrhagies dans la tuberculose. — Traitement des hémorragies. — *Remarques thérapeutiques spéciales à l'urèthre antérieur.* — Traitement avec les bougies droites, les dilatateurs droits à deux et quatre branches, à trois et huit branches : les différents dilatateurs droits. — Les instruments courbes ordinaires à deux et quatre branches, à surface dilatante courte ou longue pour le bulbe. — Dilatateurs laveurs courbes pour le bulbe. — Degré de la dilatation. — Fautes commises dans la dilatation de l'urèthre antérieur. — Les inflammations des cryptes de Morgagni, traitement électrolytique et instruments nécessaires. — Électrodes pour galvanisation intra-urétrale ; incisions, cautérisations, etc., des cryptes de Morgagni. — Importance particulière de la guérison complète de l'urèthre antérieur. — Traitement des récidives. — *Remarques particulières à l'urèthre postérieur.* — Extension de la maladie ; symptômes cliniques de l'uréthrite blennorrhagique postérieure, diagnostic. — Lavages ; indications et contre-indications. — Instruments courbes ordinaires avec surface dilatante courte pour la dilatation de l'urèthre postérieur, degré de la dilatation dans la première séance et graduation ultérieure. — Dilatation simultanée de l'urèthre antérieur et de l'urèthre postérieur à l'aide des instruments courbes à longue surface dilatante. — Du choix entre les instruments à deux et quatre branches. — Degré maximum de la dilatation : éviter un traitement forcé. — Dilatateurs laveurs destinés à l'urèthre postérieur. — Spermatorrhée et prostatorrhée. — Symptômes de la cystite. — Observations. —*Appendice : Traitement de l'uréthrite papillomateuse.* — Écrasement des groupes de papillomes les plus importants au moyen de tampons de ouate. — Destruction des papillomes isolés ou en petits groupes par la dilatation et les lavages. — Leur écrasement au moyen du bord du tube uréthroscopique ou de la curette uréthrale. — Traitement endoscopique des papillomes au moyen de l'anse froide, de la pince endo-uréthrale et du galvano-cautère.

Nous avons distingué dans la première partie trois degrés uréthros-copiques de l'infiltration dure : les formes d'intensité faible, moyenne et forte, cette dernière correspondant au rétrécissement proprement dit de l'urèthre. Si nous avions traité en même temps au point de vue du diagnostic et de l'anatomie pathologique les deux premières for-mes, la description eut manqué essentiellement de grandes lignes ; mais considérée au point de vue thérapeutique, la question se pré-sente tout autrement. Les infiltrations dures de faible et de moyenne intensité présentent à ce point de vue si peu de différences qu'il est plus simple de les traiter en même temps.

Au point de vue clinique elles n'offrent en somme que peu de diffé-rences : on s'attendait, par exemple, de par la symptomatologie, à ren-contrer une infiltration forte et profonde et on a la surprise de ne constater à l'uréthroscope que des modifications superficielles : il est vrai qu'elles peuvent être très rebelles à la thérapeutique.

Les cas dont nous devons traiter maintenant sont de beaucoup les plus nombreux et les plus fréquents. Nous avons traité dans la pre-mière partie de leur anatomie pathologique et de leur symptomato-logie.

Cette forme de blennorrhagie chronique est constituée, en général, trois à quatre mois après l'infection ; elle peut, principalement quand le cas a été traité d'une façon irrationnelle ou bien quand il n'a pas été traité, durer dix, vingt ans, et même plus, sans perdre son caractère contagieux. La date de l'infection n'a pas d'importance au point de vue du traitement : il faut bien plutôt se baser sur les constatations uré-throscopiques et sur la propagation de l'affection à la prostate et aux glandes annexes.

Au point de vue de la contagiosité et du siège des gonocoques, nous devons encore faire quelques remarques. On prétend parfois qu'une uréthrite blennorrhagique chronique ancienne ne peut pro-voquer par contagion que des gonorrhées légères et à marche béni-gne. Ce fait ne doit pas être considéré comme la règle et l'on peut observer au contraire aussi fréquemment des blennorrhagies sérieu-ses. La question du terrain, sur lequel le gonocoque est amené, est à ce point de vue primordiale ; une muqueuse sensible et facilement congestionnée pourra réagir d'une manière intense devant un microbe relativement affaibli.

Suivant un grand nombre d'auteurs, les gonocoques, dans la blennorrhagie chronique, siègent dans les glandes de Littre et les lacunes de Morgagni. Cette opinion est la plus probable mais elle est jusqu'ici insuffisamment prouvée.

Pourquoi les régions de la surface épithéliale atteintes de pachydermie étendue et les parties de la muqueuse qui sont le siège d'infiltrations parvi cellulaires ne pourraient-elles pas tout aussi bien donner asile à ces microbes (voir IIe partie, chap. iv)? En tous cas il est établi que toute secrétion si peu importante soit-elle, émanant d'une région qui présente à l'uréthroscope les caractères propres à la blennorrhagie, doit non seulement être suspecte mais bien être considérée d'une manière ferme comme réellement contagieuse. Une opinion contraire doit être considérée comme une erreur, et pourrait avoir des résultats lamentables.

Nous ne pouvons abandonner ce sujet sans mentionner le travail suivant « Paul Asch de Strasbourg : Contribution uréthroscopique « au diagnostic, au traitement et au pronostic de la blennorrhagie et « de ses suites ». *Zeitschrift für Urologie*. Bd. I.

L'auteur étudie en détail notre opinion et l'admet. Il a pu à plusieurs reprises obtenir des cultures positives de gonocoques dans les cas ou les lésions uréthroscopiques présentaient un caractère blennorrhagique. Il a obtenu une culture avec une membrane blanchâtre et diphtéroïde, provenant de la partie bulbaire, avec de petits débris d'abcès spongieux, et enfin régulièrement, avec les produits provenant des régions présentant une surface satinée, rouge framboise, finement granulée. Ces derniers points sont pour l'auteur caractéristiques de la présence des gonocoques. Oberlaender considère également ces lésions comme caractéristiques de la blennorrhagie.

On a déjà indiqué l'aspect de l'urine dans ces cas, aspect d'après lequel on peut se faire une opinion provisoire sur l'état de la maladie.

Il est impossible de donner des règles absolues sur les caractères de la sécrétion dans la blennorrhagie chronique. Que le cas existe depuis peu de temps ou depuis longtemps, qu'il soit localisé dans la partie antérieure ou postérieure de l'urèthre spongieux, qu'il présente des infiltrations dures superficielles ou profondes, cela importe peu au point de vue des caractères macroscopiques ou microscopiques de la secrétion, apparaissant plus ou moins spontanément au méat. *La secrétion de la blennorrhagie chronique est toujours variable ;* s'il se produit des réinfections, elle s'accroît et redevient purulente.

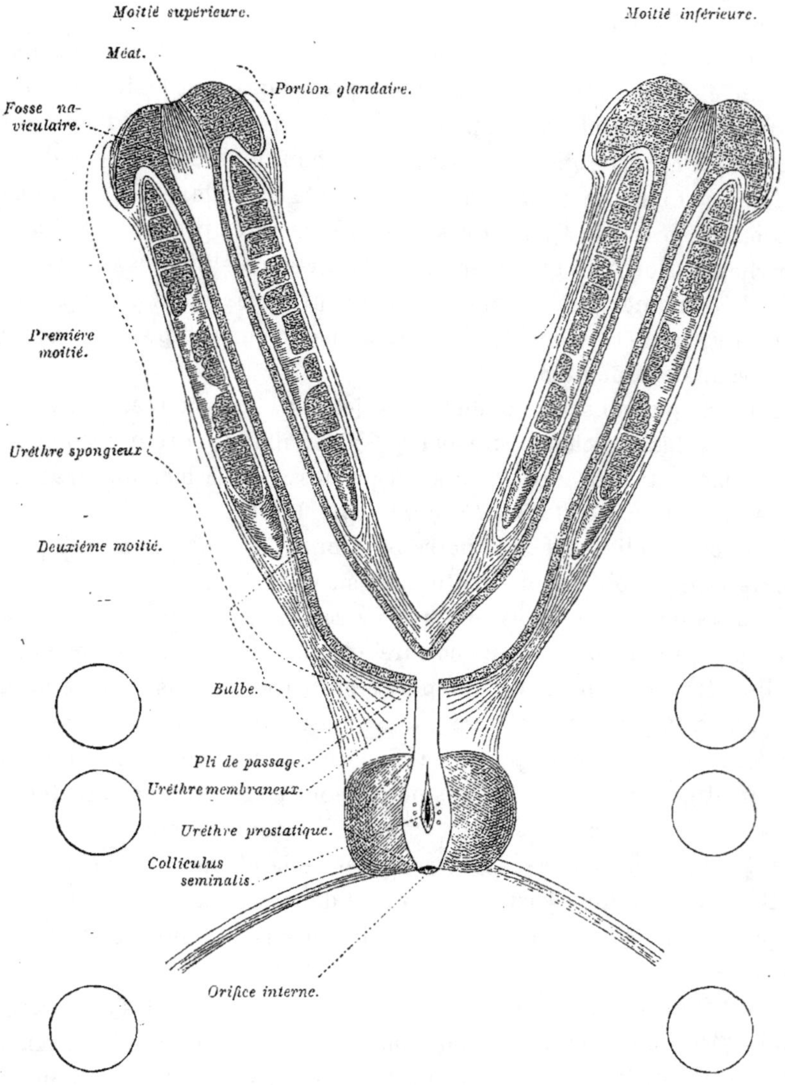

Fig. 140.

ll y a diverses raisons qui font que l'on voit apparaître tantôt une goutte, tantôt de simples filaments. Cela dépend d'abord de la région où la secrétion prend naissance ; par exemple celle qui provient de l'urèthre glandaire et de la première portion de l'urèthre spongieux apparaît presque toujours au méat. D'autre part, la disposition de la verge est plus ou moins favorable au glissement de la goutte jusqu'au méat ; enfin, la muqueuse est plus ou moins sèche, plus ou moins humide naturellement et alors le glissement en est plus ou moins facilité. La secrétion reste volontiers adhérente aux plis longitudinaux de la muqueuse et on la constate fréquemment à l'uréthroscope. On doit aussi considérer si le malade demeure au repos ou bien est en mouvement. Il peut arriver que le matin, au lever, il n'y ait pas de secrétion et que celle-ci apparaisse après quelques heures. La nature fluide ou visqueuse de la secrétion a aussi une influence dans sa progression jusqu'au méat. Quand la secrétion provient de l'urèthre postérieur ou de la prostate, l'état du muscle sphincter de l'urèthre qui se trouve serré ou relâché est de la première importance. Un muscle relâché permettra à une secrétion fluide de passer facilement dans l'urèthre antérieur et dans certains cas d'arriver jusqu'au méat.

Nous avons donné les raisons principales qui expliquent la présence ou l'absence de la secrétion au méat. *On pourra en conclure que cet écoulement n'a qu'une importance bien relative et ne peut être considéré comme un phénomène capital, surtout au point de vue de la contagiosité.*

Il importe donc peu au point de vue du diagnostic que la secrétion ne parvienne pas au méat ; la seule question importante est de savoir d'où provient la secrétion, de quelle nature elle est et si elle contient des gonocoques.

A propos de la localisation de l'infection, rappelons encore que l'uréthrite postérieure et la prostatite peuvent se développer sans aucun symptôme perceptible par le malade. Il n'est pas nécessaire de faire dès le début un examen uréthroscopique de l'urèthre postérieur, mais on doit toujours y procéder quand les symptômes d'uréthrite postérieure ne s'améliorent pas rapidement.

On doit, dans l'infiltration dure, procéder à l'uréthroscopie dans le début du traitement. Cet examen sera répété plusieurs fois pendant la durée du traitement et autant que possible avant chaque dilatation c'est-à-dire tous les huit ou quinze jours.

Il est souvent utile de faire un schéma des constatations uréthroscopiques. Pour en faciliter l'exécution nous avons fait faire des schémas de l'urèthre sur lesquels on peut dessiner les lésions. Ces sché-

mas seront conservés avec l'observation du malade et sont particulièrement intéressants quand il s'agit d'adresser un malade à un confrère. Un simple coup d'œil sur les figures 140 et 141 nous permet
d'éviter toute description.

Nous avons aussi l'habitude de rechercher systématiquement les
gonocoques dans la secrétion de l'urèthre et dans celle que l'on
exprime de la prostate. Nous examinons aussi les filaments, dans les
cas où la secrétion est si minime qu'elle n'apparaît pas au méat. Ces

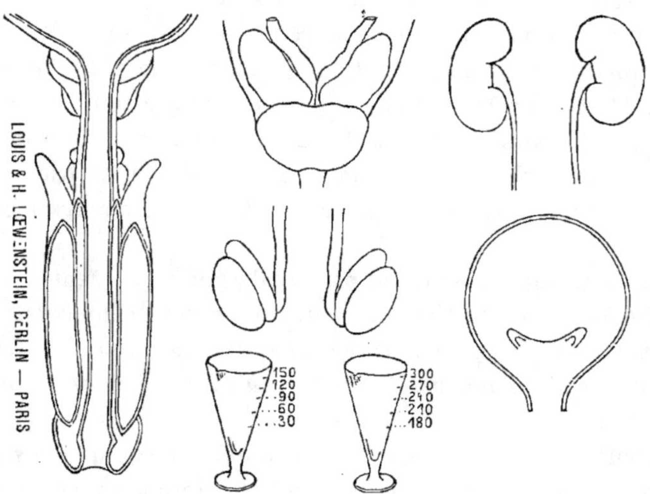

Infl.: rouge. - Infilt. : bleu. - Tum. bén. : vert. - Tum. mal. : brun. - Sang : jaune.
Urètre. — Prostate. — Test., Vés. sém. — Vessie. — Reins.

Fig. 141. — Schéma de Janet.

examens sont particulièrement importants lorsqu'il s'agit de cesser le
traitement, de permettre le mariage, etc.

Le *lieu d'origine* de la secrétion est toujours difficile à établir exactement car elle ne reste pas à son lieu d'origine mais s'étale çà et là.
On doit toujours y parvenir par des examens répétés et en s'aidant de
tous les moyens du diagnostic.

Le *traitement de la muqueuse* n'est pas très susceptible de variations : les prescriptions que nous donnons sont bien déterminées et
on n'aura pas souvent l'occasion de devoir s'en écarter. Si l'on suit
exactement les règles que nous indiquons, il ne pourra exister de
faute dans le traitement que si on a fait une erreur de diagnostic
dans la localisation de l'affection. Aussi ne pouvons-nous trop con-

seiller aux spécialistes de s'aider de toutes les méthodes d'examen, et particulièrement de l'uréthroscopie et de l'épreuve des verres. Il faudra répéter ces examens tant qu'on ne sera pas satisfait des progrès de la guérison. Si l'on veut faire une détermination précise de l'origine de la secrétion, il faudra procéder à l'uréthroscopie le matin avant l'évacuation de l'urine de la nuit.

Au début du traitement on cherchera particulièrement à savoir à quelle période de la maladie se trouve le cas en question.

Si on a visiblement affaire à un cas chronique et torpide, on peut immédiatement après l'examen commencer de suite la dilatation. Mais si l'on a affaire à un cas aigu ou subaigu il faudra pratiquer au préalable des lavages au permanganate de potasse, à l'eau boriquée ou aux sels d'argent. Enfin, on utilisera, si c'est utile, la médication interne comme les balsamiques ou les antiseptiques urinaires. Plus l'exacerbation de l'état chronique a été intense, plus il faudra patienter avant de commencer par la dilatation le traitement proprement dit de l'affection. Il vaut mieux en tous cas attendre au moins dix à quinze jours pour éviter des suprises graves.

Il faudra aussi dans ces cas, suivant le eonseil de Kollmann, employer des bougies métalliques avant d'utiliser les dilatateurs à vis.

Au début les régions atteintes d'infiltration parvi cellulaire seront seules influencées par la dilatation. Les foyers pathologiques mixtes et ceux qui sont formés de tissu conjonctif hyperplasié ne sont influencés que par une dilatatation plus forte. *Mais une dilatation forte immédiate n'aboutirait qu'à léser la muqueuse malade et non à la soigner rationnellement.*

La dilatation ne doit pas être considérée comme une simple dilatation mécanique, mais bien plutôt comme une dilatation dynamique, qui provoque une modification des propriétés vitales du tissu pathologique. Aussi faudra-t-il éviter des déchirures violentes des infiltrats : ce moyen n'a jamais déterminé la résorption lente et la régression des produits pathologiques.

La réaction à la première dilatation sera soigneusement surveillée et elle disparaîtra sous l'influence des lavages appropriés au permanganate de potasse ou aux solutions faibles de sels d'argent. Avant de procéder à une nouvelle dilatation, il faut attendre que la secrétion soit sinon complètement disparue du moins pas plus abondante qu'avant la première dilatation. Si la première dilatation a déterminé une douleur continue à la miction, ce qui ne doit pas être recherché, on ne procédera à une nouvelle séance que lorsque la douleur aura disparu depuis environ une semaine. Les filaments augmentent en général de nombre après la dilatation pendant deux ou trois jours. L'urine se trouble quelquefois un peu et l'on pourra remarquer une secrétion là où il n'en existait pas auparavant. Mais sous l'influence des lavages et principalement des lavages aux sels d'argent, les filaments deviennent petits ou diminuent de nombre.

C'est ainsi que suivant l'extension du processus et la gravité plus ou moins grande du cas, le temps qu'on laissera entre deux dilatations devra varier.

Dans un travail paru en 1887, Oberlaender recommandait de faire, soit immédiatement après la dilatation, soit au plus tard le lendemain des lavages à 1 ou 2 p. 1000 de solution de nitrate d'argent. Nous sommes peu à peu revenus de cette façon d'agir et nous croyons aujourd'hui qu'il est préférable d'attendre au moins quarante-huit heures avant d'employer le nitrate d'argent. Quand il se produit une forte hémorrhagie, il vaut même mieux remettre plus longtemps le premier lavage aux sels d'argent. Il faut éviter aussi l'emploi quotidien du nitrate d'argent. Un badigeonnage de l'urèthre à travers le tube avec des solutions fortes comme celles qui sont employées dans les instillations de Guyon sera employé plus rarement encore et principalement dans les affections non blennorrhagiques.

Dans le cours de la guérison, là où il existait des modifications épithéliales importantes, l'effet de la dilatation se traduit par l'apparition dans l'urine d'une grande abondance de squames épithéliales. Celles-ci disparaissent, comme les autres filaments, en quelques jours sous l'influence d'un traitement modéré.

Si la réaction à la dilatation tardait à disparaître, c'est que la dilatation a été relativement trop forte. On sera particulièrement prudent dans les dilatations suivantes. On doublera l'intervalle entre les dilatations et surtout on ne l'augmentera pas à chaque emploi d'instrument. Parfois on restera au même numéro jusqu'à ce qu'il n'existe plus qu'une réaction insignifiante après la séance, et on ne recommencera qu'ensuite à augmenter lentement.

Ces incidents peuvent sembler parfois ralentir la guérison mais on est certain de l'obtenir.

On ne se départira pas du principe de la gradation lente dans la dilatation et de la surveillance exacte de la réaction surtout pendant les premières périodes du traitement et particulièrement tant qu'on ne s'est pas fait une idée exacte des caractères particuliers du cas en traitement. Les réactions inattendues engageront à une plus grande prudence pendant toute la durée du traitement.

Il va de soi que dans les cas bénins, lorsque les infiltrats sont superficiels, il ne sera pas nécessaire d'user d'une prudence aussi considérable : la première dilatation ne sera suivie que d'une réaction peu intense et l'on pourra probablement à chaque séance augmenter d'un numéro. On pourra répéter les séances tous les six à dix jours et, chaque fois, on verra diminuer la secrétion et les filaments.

Alors qu'au début on n'utilisera que des bougies droites et d'un calibre peu élevé, ou bien les dilatateurs à deux branches, on pourra, sans crainte, avec les progrès de la guérison, employer des instruments plus forts à quatre branches.

Tant qu'il existera des traces d'écoulement ou de sécrétion forte, qu'elles proviennent de l'urèthre antérieur ou de l'urèthre postérieur, on évitera avec soin les sauts brusques de dilatation.

Il faut de plus se convaincre par la vue, au moyen de l'uréthroscope, de la régression favorable des infiltrations. Ceci est absolument nécessaire et on trouve souvent dans cet examen des indications au point de vue du choix des instruments à employer.

Dans un traitement de longue durée, nous ne conseillons pas d'introduire tous les jours des instruments dans l'urèthre. Lorsqu'on a introduit un instrument métallique, il est bon de faire suivre cette intervention d'un repos de deux ou trois jours. Ceci est absolument indispensable quand on a affaire à des cas sujets aux exacerbations ou dont la sécrétion est abondante. Pendant les jours de repos, on prescrira des injections astringentes avec la seringue uréthrale, en évitant l'emploi des sels d'argent, ou bien on s'occupera de la prostate, si elle est malade.

Pendant combien de temps faut-il continuer méthodiquement la dilatation progressive des infiltrats durs, il n'est pas toujours possible de le déterminer dès l'abord. Dans les infiltrats durs d'intensité faible, ce pronostic peut être fait. Mais dans le cas d'intensité forte, on se trompe si fréquemment que nous renonçons à donner une règle quelconque. Les propriétés individuelles de la muqueuse et de l'organisme, et la présence possible d'une affection annexielle, sont très importantes à considérer. Au contraire, la prévision de la durée du traitement dans les infiltrats mous peut se faire avec une approximation exacte (voir au chapitre précédent). Le traitement sera continué aussi longtemps que l'urèthre n'aura pas cessé de secréter et jusqu'à ce que, à l'examen uréthroscopique, on n'arrive plus à trouver les lésions caractéristiques de la blennorrhagie.

Si l'on n'était pas satisfait des résultats obtenus, il faudrait bien se garder d'abandonner la méthode. On modifiera le mode de son application ; on choisira un autre instrument, on espacera plus ou moins les séances ; on dilatera plus souvent jusqu'au même numéro ; on choisira une forme de dilatateur mieux appropriée à la répartition des infiltrats ; on variera la concentration des solutions de sels d'argent ; on emploiera des substances autres que celles qu'on avait utilisées jusqu'alors, et on pourra essayer le sulfate de zinc ou le tannate de zinc. Donc, si les résultats se font attendre, il ne faut pas *a priori* incriminer la méthode, mais bien la façon dont elle est appliquée. Comme pour toute méthode, il faut une grande expérience pour pouvoir l'employer d'une façon convenable dans chaque cas. Cette méthode n'est, en effet, ni plus facile, ni plus commode pour le médecin que les autres, elle est seulement plus rationnelle et plus certaine dans ses résultats.

Dans les cas où le médecin traitant n'arrive pas au résultat souhaité par l'emploi de notre méthode de traitement, il devra toujours penser à la possibilité d'une erreur dans le diagnostic de la localisation des processus morbides. On avait admis par exemple la provenance antérieure de la sécrétion, alors qu'elle était fournie uniquement par la partie postérieure ou les annexes. Nous avons souvent donné le moyen d'éviter ces erreurs.

Rappelons encore que les réinfections et les contre-infections qui se produisent fréquemment chez les gens mariés constituent un des obstacles les plus importants à la guérison. Si l'on veut bien faire des recherches précises, on sera étonné de voir avec quelle fréquence on trouvera là la clef de l'insuffisance du résultat obtenu.

Le traitement est aussi particulièrement difficile, comme nous l'avons mentionné au chapitre x de la deuxième partie, quand les infiltrats durs renferment en même temps les microbes du pus : streptocoques, staphylocoques, etc., ou quand l'urine est infectée par ces microbes. On doit alors user d'une grande patience avant d'obtenir des progrès réels. Quand on est parvenu enfin à dilater, sans observer comme conséquence des accès de fièvre ou des frissons, des sensations générales de malaise, des douleurs musculaires ou articulaires, il n'en faut pas moins surveiller le malade d'une manière toute particulière. Plus on attendra, avant d'entreprendre le traitement par la dilatation et plus facilement on arrivera au but, et jamais il ne faudra forcer. Heureusement ces cas qui désespèrent le malade et le médecin sont extrêmement rares.

Disons, à propos des *récidives*, qu'il n'existe pour ainsi dire pas de malades qui guérissent sans en avoir présenté. Les symptômes cliniques en sont très variables dans leur intensité et ils peuvent être plus ou moins marqués que dans l'affection primitive. Dans le premier cas, il est probable qu'il s'agit d'une réinfection. Cette opinion est rendue plus vraisemblable encore, quand l'uréthroscope montre une grande recrudescence de l'inflammation dans la région infectée et surtout quand on trouve une grande quantité de gonocoques dans la sécrétion purulente.

On n'a le droit de parler de récidives que quand il s'est écoulé un temps assez considérable de bien-être relatif, avec un mieux persistant, et que les progrès ont pu être constatés non seulement cliniquement, mais même à l'uréthroscope. Nous attachons une grande importance aux caractères uréthroscopiques de l'amélioration, car une simple diminution de la secrétion ou même l'absence de filaments dans l'urine pendant des semaines sont loin d'être des preuves d'une guérison définitive. Dans sa forme typique, la récidive est précédée de plus ou moins loin par des signes uréthroscopiques et elle débute par la réapparition progressive des filaments. La durée en est indéterminée, mais elle est plus facilement influencée par le traitement que l'affection primitive. Le nombre des récidives est variable; on en observe en général deux ou trois.

Rappelons aussi le traitement *par les dilatateurs-laveurs*. Leur avantage essentiel est d'influencer en même temps les infiltrats profonds par la dilatation et les lésions superficielles par le lavage. Dans le traitement des infiltrats mous, qui sont rarement profonds, les dilatateurs-laveurs n'ont qu'une utilité relative; on les emploie surtout pour obtenir un déplissement marqué de la muqueuse et pour pouvoir vider les canaux glandulaires engorgés. Les cas d'infiltrats durs de faible et moyenne intensité sont les formes qui conviennent le mieux aux dilatateurs-laveurs, avec lesquels on peut presque toujours atteindre en même temps les lésions profondes et superficielles. Nous en recommandons particulièrement l'emploi, quand on n'a pas atteint le résultat souhaité avec les dilatateurs ordinaires. Il faut

aussi se souvenir que les dilatations effectuées au moyen des dilatateurs-laveurs sont toujours mieux supportées et ces instruments
se recommandent particulièrement chez les malades sensibles. L'eau
de lavage sera toujours aussi chaude que possible. Oberlaender
n'emploie plus aussi fréquemment qu'autrefois ces instruments
laveurs.

En ce qui concerne le vissage, le degré des dilatations et les intervalles entre les différentes séances, on observera les règles déjà indiquées à propos des dilatateurs ordinaires.

Avant de cesser le traitement et de considérer le malade comme
définitivement guéri, on procèdera plusieurs fois au contrôle de la
guérison par l'uréthroscopie, par l'épreuve des verres et par l'examen de la prostate. Plus la guérison aura nécessité de temps et
d'efforts, plus on devra répéter ces examens et plus aussi il faudra
mettre d'intervalle entre eux. Nous avons traité en détail dans la
première partie de l'aspect que doit présenter à l'uréthroscope un
urèthre guéri.

S'il existe encore des *filaments, ceux-ci ne doivent plus contenir
de leucocytes en nombre appréciable et évidemment, il ne doit plus
exister ni gonocoques, ni microbes de la suppuration.* Les petits
filaments passagers, constitués uniquement par les éléments épithéliaux, peuvent, à juste titre être considérés comme inoffensifs. D'ailleurs, ces filaments seront soumis à la culture afin qu'on soit fixé sur
la nature des microbes qu'ils renferment.

On peut observer dans la blennorrhagie chronique, soit spontanément, soit à la suite de manœuvres instrumentales, des hémorrhagies.
Vu l'importance de la question, nous voudrions donner ici un tableau
résumant leurs origines possibles.

a) Hémorrhagies provenant de *l'urèthre antérieur,* dans lesquelles
le sang colle les lèvres du méat ou bien coule goutte à goutte avec
l'urine après la miction.

b) Hémorrhagies de *l'urèthre postérieur.* Le sang peut aussi couler par gouttes au méat à la fin de la miction, ou bien, s'il existe en
petite quantité, il peut simplement colorer les dernières gouttes
d'urine. Enfin, il peut aussi s'écouler en plus ou moins grande quantité dans la vessie où il se mélange à l'urine. On le retrouve alors
dans celle-ci, sous forme de petits caillots courts et allongés.

c) Hémorrhagies des *glandes génitales.* Elles se présentent presque toujours sous la même forme que les précédentes. Le sang tombe dans la vessie et est ensuite évacué avec l'urine. Les hémorrhagies qui se produisent à l'intérieur des vésicules séminales ou des voies spermatiques, se caractérisent par des éjaculations teintées en brun café; celles qui proviennent de la portion périphérique des voies séminales, c'est-à-dire des canaux éjaculateurs, déterminent la plupart du temps un mélange de sang frais au sperme.

d) Les hémorrhagies provenant *de la vessie* et *des voies urinaires supérieures* ont rarement pour cause la blennorrhagie chronique et éveillent toujours l'idée de l'existence d'une autre maladie : tuberculose, tumeur, calcul.

Le *diagnostic de l'origine de l'hémorrhagie* n'est pas toujours commode, particulièrement lorsqu'il s'agit de savoir si elle provient de l'urèthre postérieur ou de la vessie. Quand on observe une hémorrhagie de l'urèthre antérieur ou de l'urèthre postérieur, il faut résoudre deux questions : cette hémorrhagie est-elle spontanée, et déterminée uniquement par la maladie ; ou bien est-elle une conséquence du traitement, par exemple de l'introduction d'instruments ou de l'emploi de lavages ou d'injections irritantes ?

Les *hémorrhagies spontanées de l'urèthre antérieur* apparaissent, dans la blennorrhagie chronique, à la suite des irritations génitales ou des coïts forcés. Des hémorragies spontanées plus abondantes peuvent être déterminées aussi par des lésions épithéliales granuleuses ou par des formations papillomateuses. Dans le doute sur la localisation ou la cause de l'hémorrhagie, on pourra pratiquer avec prudence l'uréthroscopie, ce qui permettra d'arriver à un diagnostic certain. Oberlaender a observé deux cas dans lesquels un rétrécissement de moyenne intensité du bulbe provoquait des hémorrhagies de l'urèthre antérieur après le coït. Dans un cas, l'hémorragie durait depuis trois semaines et le malade était en état d'anémie aiguë; dans l'autre, elle durait depuis huit jours. Il est intéressant de remarquer que ces hémorrhagies cessèrent par la dilatation du rétrécissement.

Les hémorrhagies spontanées de l'urèthre antérieur dans la blennorrhagie chronique sont cependant assez rares si on les compare avec les *hémorrhagies spontanées de l'urèthre postérieur*. On le comprendra facilement en considérant que la muqueuse de l'urèthre postérieur est plus délicate, que l'on y trouve plus fréquemment des lésions enclintes à l'hémorrhagie, et qu'enfin le tissu sous-muqueux n'y est pas élastique et que par conséquent la muqueuse est de ce fait plus exposée aux lésions. Les hémorrhagies de l'urèthre postérieur se présentent en général sous la forme d'hémorragies terminales; elles peuvent durer des jours ou des semaines avec ou sans interruption et avec une abondance plus ou moins grande. Dans certaines circonstances, le sang coule dans la vessie et peut en imposer pour une hémorrhagie vésicale. Dans les cas difficiles, la cystoscopie ou l'uréthroscopie postérieure permettent d'éclaircir le diagnostic. Il est étonnant de voir avec quelle fréquence on trouve l'origine de ces hémorrhagies dans les papillomes ou dans des petites excroissances de la muqueuse.

Si le malade nie toute blennorrhagie, s'il est d'autre part impossible de constater les traces de cette affection, que les hémorrhagies terminales sont continues, qu'elles s'accompagnent de légères douleurs et de besoins pressants d'uriner particulièrement pendant la nuit, on devra toujours penser à la *tuberculose de l'urèthre postérieur*. Il faudra absolument éclaircir ce diagnostic par tous les moyens en usage avant de commencer tout traitement.

Quand les hémorrhagies de l'urèthre ont été déterminées par l'introduction d'un *instrument*, ou par l'emploi de *lavages irritants* comme les lavages aux sels d'argent, le traitement est celui qui est employé généralement dans les traumatismes de l'urèthre. Il consiste en repos, glace, compression, et éventuellement sonde à demeure. Les régions epithéliales molles et couvertes de granulations sont naturellement les plus facilement lésées; mais les traitements indiqués, s'ils n'ont pas été employés avec toute la prudence désirable, ont pu aussi léser la muqueuse saine. Cet incident ne devra pas faire craindre de revenir ultérieurement à un traitement rationnel, mais plus prudent, si l'on est absolument certain de son diagnostic.

Remarques thérapeutiques spéciales a l'urèthre antérieur

Kollmann conseille de toujours commencer le traitement des infiltrats durs par la dilatation avec les sondes métalliques droites. On commencera par l'introduction du numéro 15 environ, et s'il n'y a pas de région particulièrement étroite et douloureuse, on montera dans la première séance jusqu'au numéro 20. Si la réaction consécutive est peu marquée, on pourra répéter les séances quatre ou cinq fois en quinze jours, en commençant à chaque fois par les deux derniers numéros de la séance précédente, et en terminant par un ou deux

numéros plus élevés. Il ne faudra pas s'effrayer de ce qu'il est nécessaire dans cette méthode d'introduire plusieurs instruments dans
l'urèthre en une seule séance. Comme ceux-ci ne pénètrent que jusqu'au bulbe, il n'y a pas lieu de craindre les réactions intenses de la
prostate et de l'épididyme.

Le degré de dilatation qu'on pourra atteindre avec les bougies
droites dépendra surtout des dimensions du méat : on pourra arriver
souvent au numéro 30 Charrière. A ce moment on fera bien en général d'abandonner les sondes pour employer les dilatateurs à vis..

A ce moment il faut, pour le choix du dilatateur, prendre en considération les caractères spéciaux du cas à traiter. La dilatation
sera particulièrement prudente dans la première séance et ne dépassera que de un à deux numéros le calibre des bougies employées
précédemment sans réaction inflammatoire. S'il y a eu une réaction
on s'arrêtera au numéro correspondant à ce calibre. On devra même
quelquefois rester en dessous. Si l'on ne se conformait pas à ces
règles, dans la première séance où l'on emploie le dilatateur, on
troublerait souvent la marche du traitement normal par cet instrument.

Dans les premières dilatations et aussi longtemps que l'on constatera à l'uréthroscope une répartition à peu près régulière des infiltrats dans tout l'urèthre antérieur, on emploiera des instruments
droits, dilatant sur une longue étendue. On obtiendra de cette façon
la résorption en gros des infiltrats. Dans les urèthres de calibre moins
développé et avec des infiltrats plus forts obstruant la lumière du
canal, on emploiera les dilatateurs à deux branches, pour passer aux
dilatateurs à quatre branches, quand la guérison aura fait quelques
progrès.

Dans les cas d'intensité plus faible, et dans les urèthres ayant normalement un fort calibre, les instruments à quatre branches pourront être employés dès le début.

Les dilatateurs à trois branches ou à huit branches pourront être
employés aussi, en se conformant à ces mêmes indications.

Les dilatateurs antérieurs droits ne conviennent pas cependant à
toutes les répartitions des infiltrats, pas plus qu'à tous les stades de
la régression des foyers inflammatoirs. Après quelque temps en effet,
parmi les infiltrats disséminés d'une manière à peu près régulière, la
résorption se produit à la partie moyenne et antérieure tandis que
l'infiltration persiste au niveau du bulbe ; celui-ci, en effet, à cause de

sa grande largeur, est peu influencé par la dilatation avec les instruments droits.

On constate donc dans cette région la persistance d'une surface épithéliale sèche et on trouve encore de la sécrétion dans l'entonnoir. Il faudra alors employer un dilatateur à courbure de Dittel ou de Guyon, dont on poussera l'extrémité jusque dans la portion membraneuse. Dans certains cas, particulièrement lorsque l'urèthre antérieur est long, on emploiera les dilatateurs à deux ou quatre branches qui dilatent à la fois par leur partie droite et par leur partie courbe.

On devra aussi, dans certains cas, employer pour le traitement du bulbe les dilatateurs courbes laveurs.

Nous avons déjà dit, dans le chapitre précédent, ce qu'on peut attendre de la dilatation de l'urèthre antérieur. Il faut considérer les dimensions naturelles de l'urèthre et la nature des infiltrations existantes. Evidemment, on poussera la dilatation moins loin dans les urèthres dont le calibre normal est peu élevé. Il faudra alors user d'une grande prudence, lorsque la dilatation dépassera le numéro 30 et surtout le numéro 35. Cependant, en moyenne, l'urèthre supporte facilement la dilatation jusqu'au 40 Charrière et un urèthre large, atteint d'infiltration peu intense, sera facilement dilaté plus loin encore, à condition que cette dilatation ne soit pas brusque, mais bien progressive.

Voici *les fautes* que l'on commet le plus fréquemment dans la dilatation de l'urèthre antérieur, fautes qui viennent entraver la guérison normale :

Les dilatations peuvent être soit trop peu fréquentes, soit au contraire trop fréquentes ; l'instrument peut être mal adapté au cas particulier. Le nombre des dilatations importe en somme assez peu, mais la faute principale consiste le plus souvent en des dilatations trop élevées et trop brusquement ascendantes. Le cas ne peut pas alors regresser peu à peu dans toute l'étendue de la région malade ; en certains points en effet, il se produit des déchirures allant jusqu'à la surface, ou des traumatismes sous-muqueux, et le processus de regression s'en trouve considérablement retardé.

On peut à l'uréthroscope reconnaître ces processus particuliers ; l'on rencontre de nombreux plis hypertrophiés, au milieu d'infitrats glandulaires et périglandulaires ; on constate l'existence de cicatrices, de déchirures importantes. Dans ces cas, il faut cesser la dilatation pendant un ou deux mois et cette période de repos se règlera sur l'intensité relative du traitement. Dans cet intervalle on ne pratiquera que des lavages non irritants, ou des injections avec la seringue uré-thrale. On pourra en profiter pour traiter les annexes malades. Avant de recommencer un nouveau traitement par la dilatation, on procé-dera à un nouvel examen uréthroscopique extrêmement précis, loca-lisant très soigneusement les zones malades. On graduera alors très lentement les dilatations en restant s'il le faut pendant longtemps au même numéro.

La guérison de l'urèthre antérieur peut être encore empêchée parce que le *processus inflammatoire s'est réfugié dans quelques cryptes de Morgagni ou dans leur voisinage*. Ces cryptes sont quelquefois si profondément enfoncées dans les tissus, que la dilatation ne parvient que difficilement à les influencer. Dans les cas de ce genre, il arrive que, même après un traitement de longue durée, on aperçoive encore des secrétions à l'orifice des cryptes ou dans leur voisinage direct. Oberlaender, emploie pour combattre cet état et avec des résultats satisfaisants un traitement par le dilatateur-laveur deux fois par semaine, avec des solutions de sulfate de zinc (1 à 2 p. 100) ; ou bien des solutions de sels d'argent, et en cherchant à atteindre les plus hauts numéros de dilatation. Si ce traitement ne suffit pas on pourra procéder à l'électrolyse dont nous parlerons plus loin.

L'électrolyse permet la destruction individuelle des glandes et des divers foyers d'infiltration. On emploie les stylets courbes de Koll-mann, en forme de baïonnette. ou les aiguilles à deux pôles d'Ober-laender. Pour les glandes à canal excréteur fortement béant, on emploie les aiguilles de platine à extrémité mousse ; pour celles dont le canal excréteur est étroit, on emploie les aiguilles à extrémité pointue.

Kollmann emploie encore un instrument constitué par un tube métallique très mince, ouvert en avant et en arrière ; ce tube porte un contact électrique et, à son intérieur, on introduit un fil de platine long et mince destiné à être poussé dans les canaux glandulaires. On fait sortir ce fil plus ou moins du tube métallique, suivant qu'on a affaire à un canal excréteur long ou court. On peut aussi facilement donner soi-même au fil la forme en baïonnette ; quand son extrémité s'est détériorée par l'usage, il suffit de faire progresser le fil un peu plus loin et de lui donner de nouveau la courbure désirée. La minceur du fil de platine employé le rend particulièrement utile dans le traite-ment des glandes à canal excréteur étroit.

Voici comment on utilise le stylet électrolytique de Kollmann. On repère d'une manière précise à l'uréthroscope l'embouchure des cryptes, et on introduit le stylet dans la glande aussi loin qu'il est possible de le faire sans violence. Le contact de l'électrolyseur est alors relié au pôle négatif d'une pile, tandis que le pôle positif est relié à une électrode plate, placée au voisinage de la symphyse. On enlève le porte-lumière ou plus simplement on éteint la lampe et on amène lentement le courant jusqu'à atteindre un ou deux milli-ampères. Quand l'électrolyse fonctionne il se forme au pôle négatif des bulles d'hydrogène avec apparition d'un petit grésillement, que l'on entend nettement en approchant l'oreille de l'orifice du tube. Les bulles forment aussi autour de l'aiguille un petit revêtement de mousse et l'on peut constater à l'uréthroscope si l'électrolyse est bien en route.

La première séance d'électrolyse ne durera pas plus que une à deux minutes ; si, après un repos de plusieurs semaines, l'amélioration désirée ne se produit pas, on recommencera une séance d'électrolyse plus longue. Kollmann cependant se contente toujours, tant dans la première séance que dans les séances consécutives, d'une minute du passage du courant. Depuis quelque temps Oberlaender ne se tient pas aussi exactement à cette règle. Quand l'intervention est réussie, le voisinage de la région électrolysée est nettement ecchymotique et le demeure pendant quatre à six jours. La résorption des lésions d'électrolyse commence alors, et suivant les dimensions de la région détruite dure de quatre à six semaines. Cette longue durée nécessaire à la guérison est le grand désavantage de la méthode. La guérison est cependant obtenue plus rapidement, quand on peut la parachever par la dilatation ; on a rarement de mauvais résultats avec l'électrolyse.

On peut naturellement traiter en une seule séance *plusieurs glandes et infiltrats* à condition qu'ils ne soient pas trop rapprochés l'un de l'autre ; en effet la tuméfaction qui apparaît immédiatement, viendrait troubler la vue et rendrait impossible tout bon travail. La tuméfaction disparaît en huit jours environ et on peut alors, si c'est utile, traiter commodément les cryptes voisines.

S'il s'agit de cryptes qui sont peu éloignées l'une de l'autre, on peut utiliser l'aiguille à deux pôles d'Oberlaender ; une pointe est reliée au pôle négatif, l'autre au pôle positif. Il faut rester, avec cet instrument au-dessous de l'intensité que l'on utilise avec les instruments précédemment décrits. On peut aussi employer l'instrument d'Oberlaender d'une autre façon. On relie les deux pointes au pôle négatif et le pôle positif est en communication avec une électrode plate placée dans la région pubienne. On emploie alors la même intensité qu'avec les sondes électrolytiques simples de Kollmann. Pour augmenter encore l'action électrolytique, on peut employer une électrode positive de la dimension d'une pièce de un franc que l'on applique à l'extérieur sur l'urèthre.

S'il ne s'agit pas d'affections localisées de glandes déterminées, mais de lésions étendues en surface, on peut aussi avoir recours pour l'électrolyse à un autre instrument de Kollmann (fig. 142). Cet instrument consiste en une sonde creuse, en caoutchouc dur, d'environ 10 centimètres de longueur, perforée de multiples petites ouvertures placées suivant des lignes longitudinales. A l'extrémité centrale, la sonde porte un petit embout olivaire en caoutchouc dur semblable à celui du laveur d'Oberlaender. A l'extrémité périphérique se trouvent une tige métallique reliée à un contact électrique et un robinet. Cette extrémité s'élargit en forme de cône pour pouvoir s'adapter exactement au méat.

L'instrument étant introduit dans l'urèthre, on injecte par le robinet autant d'eau distillée qu'il est nécessaire pour dilater complètement le canal ; on ferme le robinet et l'instrument est introduit à fond dans le méat de façon à empêcher le liquide de ressortir. Le contact est relié au pôle négatif, l'électrode positive étant placée dans la région pubienne ou à l'extérieur de l'urèthre. On ferme alors le courant et l'on fait passer 1 1/2 à 2 milli-ampères tout comme pour l'électrolyse avec les électrolyseurs déjà décrits. La durée de l'opération est de cinq minutes environ. L'action électrolytique s'exerce à travers les trous de l'instrument, par la solution environnante, d'une façon beaucoup moins brutale qu'avec les pointes électrolytiques. A l'uréthroscope on aperçoit les foyers d'action de l'électrolyse sous forme de taches rougeâtres arrondies, escharrifiées, correspondant aux trous de l'instrument.

Cet instrument de Kollmann n'avait pas été construit, au début, uniquement dans un but d'électrolyse : il était encore destiné à servir d'électrode indifférente pour la galvanisation intra-uréthrale dans certains cas particuliers (nerveux). Dans cet emploi de l'instrument, il faudra particulièrement dilater l'urèthre par le liquide et maintenir cette dilatation jusqu'à la fin de l'action du courant. D'autre part, on ne devra pas constater à l'uréthroscope les modifications de la muqueuse que nous venons de décrire. Pour la galvanisation, c'est le positif qui est relié à l'instrument tandis que l'électrode négative est placée sur une autre région du corps comme la région pubienne. La durée de la séance ne dépassera pas deux minutes.

L'incision des cryptes de Morgagni chroniquement enflammées à l'aide du petit couteau endoscopique, suivie d'une cautérisation au nitrate d'argent ou à l'acide chromique ne nous a pas donné de résultats particulièrement encourageants. Nous en dirons autant du traitement de ces glandes par le *galvano-cautère*. Nous avons presque complètement abandonné ces méthodes. Quoi qu'il en soit, l'incision des *follicules* qui se présentent sous forme de grosses vésicules fortement saillantes reste pour nous une intervention recommandable.

Notre expérience nous a conduit à ce principe que nous considérons comme très important dans le traitement de la blennorrhagie

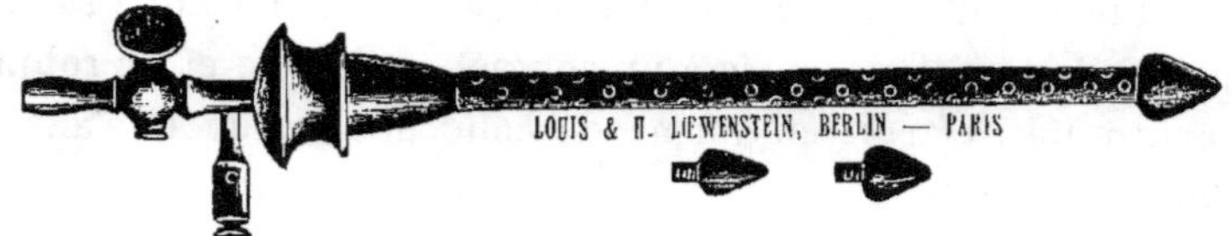

Fig. 142. — Sonde pour électrolyse, de Kollmann.

chronique. *L'on doit toujours avoir obtenu la guérison de l'urèthre antérieur avant de pouvoir s'attendre à une guérison des lésions de l'urèthre postérieur et des annexes.* Il est en effet toujours possible que la persistance de la blennorrhagie dans l'urèthre antérieur provoque une infection de l'urèthre postérieur. De plus l'affection récidive très facilement dans l'urèthre antérieur riche en glandes.

Le *traitement des récidives* ne diffère pas dans ses grandes lignes de celui de l'affection primitive. Naturellement on tiendra compte, au cours de ce traitement, de l'expérience particulière qu'on aura pu acquérir du cas, pendant la première période.

Pour traiter la récidive, la dilatation ne commencera pas au degré qui avait été atteint à la fin du traitement précédent, mais on commencera par des numéros plus bas. On évitera aussi des ascensions trop brusques ; enfin on se préoccupera des rétrécissements qui auraient pu survenir dans l'intervalle. On traitera en même temps l'urèthre postérieur et les annexes.

REMARQUES PARTICULIÈRES AU TRAITEMENT DE L'URÈTHRE POSTÉRIEUR

Résumons d'abord en quelques lignes les processus anatomo-pathologiques, décrits dans la première partie. On observe dans l'urèthre postérieur des infiltrats durs de différentes formes et de différentes intensités, mais avec moins de variété cependant que dans l'urèthre antérieur.

Quand il s'agit de processus existant déjà depuis longtemps, l'affection est rarement localisée à la muqueuse délicate de l'urèthre. *Elle pénètre bientôt dans la profondeur, atteint d'abord les canaux excréteurs des glandes génitales, puis la prostate, les vésicules séminales, les canaux déférents et l'épididyme.* Les affections de la prostate sont les plus fréquentes. Donc, lorsqu'on voudra traiter l'urèthre postérieur, il faudra se préoccuper, dans la plupart des cas, des glandes génitales et de leurs canaux excréteurs, de la prostate et des vésicules séminales, L'infiltration parvi-cellulaire peut exister au veru montanum, ainsi que dans les canaux éjaculateurs et les canaux prostatiques, sous la forme d'un processus purement localisé dans la muqueuse ; ou bien elle peut s'étendre jusque dans les couches sous-muqueuses. Les masses conjonctives qui prennent naissance dans la suite peuvent déterminer une rigidité des parois et une rétraction cicatricielle des canaux, ou bien une défaillance complète de la couche musculaire avec prostatorrhée ou spermatorrhée.

La blennorrhagie chronique ne s'arrête pas devant le sphincter interne de la vessie. Elle franchit souvent cette barrière et s'étend sur une partie de la muqueuse vésicale, le plus souvent dans la région du trigone. Il est rare que la muqueuse vésicale soit envahie en son entier, et les lésions sont toujours plus accusées au niveau de l'orifice uréthral. Au cystoscope, la muqueuse présente un aspect rougeâtre ou taché de rouge ; en certaines régions elle est tuméfiée et peut présenter des excroissances folliculaires ; dans d'autres, le réseau vasculaire est dilaté ; deci, delà, et principalement chez la femme, on constate des lésions qui rappellent l'œdème bulleux de la vessie. La muqueuse rouge et tuméfiée est quelquefois recouverte de débris épithéliaux de desquamation.

On devra faire, de la manière la plus précise, le diagnostic des lésions de l'urèthre postérieur et de leur extension. Il faudra commencer par un cathétérisme prudent, avec évacuation da la vessie ; on pourra remarquer que certaines régions de l'urèthre postérieur sont particulièrement douloureuses ; d'autres fois, on observera une hémorrhagie, ce qui fera conclure à une inflammation superficielle, avec ramollissement de la muqueuse ; enfin, l'urine pourra être trouble, ce qui pourra faire penser à une propagation à la vessie ou à la prostate. Il faudra aussi confirmer le diagnostic au moyen de l'épreuve des verres, de l'examen de la prostate et parfois de l'uréthroscopie avec le Goldschmidt. Il n'est pas toujours à conseiller de procéder immédiatement à l'endoscopie de l'urèthre postérieur : il est souvent préférable de traiter au préalable l'affection pendant un certain temps par les lavages ou la dilatatation. On sera ensuite moins gêné par l'hémorrhagie dans l'examen et on aura du premier coup une image nette. Il n'est pas non plus à conseiller de faire à ce moment une cystoscopie.

Remarquons aussi que, bien que nous étudiions successivement le traitement de l'urèthre antérieur et le traitement de l'urèthre postérieur, ces deux traitements doivent être poursuivis en même temps, dans des conditions déterminées. Donc, si l'on soupçonne une propagation à l'urèthre postérieur, on lavera immédiatement l'urèthre entier et la vessie.

Comme *contre-indication* à cette manière de faire nous devons citer les affections aiguës des annexes; prostatite, épididymite, funiculite ; mais, quand ces complications sont guéries, il n'existe aucun motif de ne pas traiter, en même temps que l'urèthre antérieur, l'urèthre postérieur par les lavages et les dilatations.

Pour *dilater l'urèthre postérieur* on emploie la plupart du temps des instruments qui dilatent uniquement par leur partie courbe. Oberlaender emploie volontiers, dans les cas d'infiltrations dures, les dilatateurs à courbure de Guyon. Il pense en effet que cette courbure est celle qui correspond le mieux à la topographie normale de l'urèthre, qui permet de s'adapter le plus facilement à la disposition des infiltrats et par conséquent qui possède l'action la plus énergique. Kollmann emploie aussi les dilatateurs à courbure de Dittel, qui, selon lui, peuvent rendre les mêmes services dans la plupart des cas. Si l'on craint d'introduire ces dilatateurs, on peut au début employer les cathéters courbes, de dimensions correspondantes.

Si avec les dilatateurs courbes, on veut atteindre l'urèthre prostatique en particulier, par exemple le veru montanum, il faut abaisser la tige de l'instrument jusqu'à ce qu'elle se rapproche de l'horizontale. Au contraire, si on veut dilater la portion membraneuse, on relève l'instrument jusqu'à ce que sa tige forme avec l'horizontale un angle de 45°. Pour s'assurer de la situation exacte de l'instrument dans ces diverses positions, on maintient le dilatateur d'une main et on repère l'extrémité de l'instrument par l'index de l'autre main, introduit dans le rectum.

Le *vissage du dilatateur* se fera toujours très prudemment dans les premières séances, notamment lorsqu'il a existé au préalable une inflammation aiguë ou bien quand l'introduction a été douloureuse. On devra observer soigneusement toute manifestation de sensibilité un peu vive du patient et en tenir compte, en arrêtant immédiatement la dilatation. La cocaïnisation de l'urèthre postérieur n'est pas très efficace et nous ne la recommandons pas. Dans les premières dilatations, et nous y faisons rentrer celles où l'on emploie les bougies métalliques, on ne devra jamais dépasser le 25 Charrière; on devra même souvent s'arrêter en dessous. Si l'introduction de l'instrument a été pénible pour le malade, on ne touchera pas à la vis et on laissera l'instrument fermé cinq minutes dans l'urèthre.

Le médecin qui, pour un motif quelconque, appréhenderait d'introduire au début des dilatateurs, peut commencer par une cure avec les bougies graduées. On n'oubliera pas cependant que, dans les numéros élevés, les bougies métalliques sont relativement plus brutales pour la muqueuse malade et par conséquent rendent moins de services. D'autre part, une introduction de bougies molles a trop peu d'influence sur la résorption des infiltrats durs pour pouvoir être prise en considération dans l'étude du traitement de cette affection.

La *graduation* des dilatations sera très lente dans le traitement de l'urèthre postérieur. Il n'est pas nécessaire de monter d'un degré à chaque séance; au contraire, il suffit parfaitement au début de progresser de un degré toutes les deux ou trois séances. Dans l'intervalle, on traitera soigneusement la réaction, comme dans l'urèthre antérieur. L'augmentation des filaments et de la sécrétion, ou même l'augmentation du trouble de l'urine, seront traitées suivant les règles que nous avons données à propos de l'urèthre antérieur. Suivant les cas, on intercalera les dilatations de l'urèthre postérieur entre les dilatations de l'urèthre antérieur. La meilleure marche à suivre est de dilater l'urèthre quatre ou cinq jours après une séance consacrée à l'urèthre antérieur. Dans le but d'abréger la méthode Kollmann utilise, même dans le cas d'infiltration dure, les dilatateurs à quatre branches à courbures de Dittel ou de Guyon dilatant à la fois. en avant et en arrière. Il n'est pas arrêté par la crainte du rétrécissement de l'isthme; car, en employant correctement et avec précautions les instruments, il n'a pas observé d'incidents inattendus. On ne suit naturellement cette méthode que dans les cas où il existe en même temps des infiltrations dans les deux urèthres.

Suivant les caractères du cas particulier, on s'adressera pour la dilatation de l'urèthre postérieur aux dilatateurs à deux branches ou aux dilatateurs à quatre branches. Il ne faudrait pas croire cependant que les dilatateurs à quatre branches déterminent des réactions plus fréquentes ou plus fortes que ceux à deux branches. Ces derniers sont surtout recommandables dans les urèthres qui ont normalement un calibre étroit.

En ce qui concerne *le degré de la dilatation*, on suivra les mêmes règles que pour l'urèthre antérieur. On aura égard d'abord aux dimensions naturelles de l'urèthre : dans un urèthre particulièrement étroit, à muqueuse délicate, les dilatations modérées sont seules indiquées. Il va de soi que l'instrument qui va dilater l'urèthre postérieur doit passer facilement et sans obstacle dans l'urèthre antérieur. Les sensations douloureuses du patient seront également un bon guide pour le degré de la dilatation.

Il serait mauvais de vouloir atteindre un numéro élevé en forçant tandis qu'on pourra obtenir la plupart du temps le même résultat thérapeutique en restant à un numéro inférieur. On n'atteindra que rarement et dans des cas exceptionnels le n° 40. Rappelons encore qu'à certains jours, les malades semblent plus sensibles aux dilatations.

Enfin, on répartira convenablement les séances de dilatations élevées, de manière à éviter pendant le traitement la production d'une grosse réaction inflammatoire.

Comme *dilatateurs laveurs de l'urèthre postérieur*, on peut employer le dilatateur courbe à trois branches de Franck et les différents instruments courbes à quatre branches de Kollmann. Ceux-ci sont particulièrement recommandables quand, en plus des infiltrats de l'urèthre postérieur, il existe une inflammation de la prostate, des vésicules séminales et de leurs canaux excréteurs.

Les affections de la muqueuse de l'urèthre postérieur guérissent en général rapidement. Il en est autrement de la *prostatorrhée* et de la *spermatorrhée* qui ont leur origine dans l'inflammation des canaux excréteurs des glandes génitales. Dans ces cas, la longue durée et les récidives fréquentes sont la règle; et on doit continuer un traitement modéré longtemps après la disparition des symptômes.

Les signes de cystite sont ceux qui doivent disparaître les premiers. S'il en était autrement, il faudrait rechercher par des examens appropriés la raison de cette tenacité anormale. On la trouverait dans d'autres affections de la vessie, telles que : calculs, tuberculose, tumeurs, ou bien dans des affections des uretères et du bassinet.

Le *traitement de la prostatite chronique* sera en général le plus long (voir plus loin, chapitre v).

Quand il s'agira de traiter une *récidive*, il faudra de nouveau en étudier très exactement la localisation. Plus cette récidive sera tardive, plus il faudra commencer par une dilatation basse, plus il faudra être prudent dans l'augmentation de cette dilatation. Rappelons encore que les affections de l'urèthre antérieur, qui peuvent encore exister, ont une influence capitale sur l'apparition des récidives de l'urèthre postérieur et des annexes.

Nous avons indiqué dans la première partie les signes uréthroscopiques de la guérison de l'urèthre postérieur.

OBSERVATIONS

I. 18 *mars* 1899. — B. 31 ans. Infection datant de trois mois. Sécrétion et filaments uniquement purulents. Gonocoques positifs. Uréthroscopie tube 23 : Extrémité du bulbe normale. Plus en avant léger rétrécissement : muqueuse unie, sèche. Vient ensuite une région avec glandes à pourtour rougeâtre, organisées en groupes, avec infiltrats abondants. Pas de secretion dans l'entonnoir. Dilatateur court à 2 branches n° 29.

22-24-28 *mars*. — Après la dilatation, beaucoup de sécrétion qui disparaît à la suite de lavages, au moyen de l'injecteur d'Ultzmann, de nitrate d'argent à 1 p. 1000. Le malade se fait en outre chez lui, des injections trois fois par jour au sulfate de zinc à 1 p. 150.

30 *mars*. — Pas de sécrétion le matin, mais encore beaucoup de filaments. Uréthroscopie tube 23. Le rétrécissement, dans la seconde moitié est nettement marqué par un entonnoir allongé et figure centrale ouverte ; encore maintenant, on constate en cet endroit de la secrétion dans l'entonnoir. Plus loin en avant, glandes disparues et début de plication normale. Dilatateur à quatre branches droit : n° 30.

2 *avril*. — Peu de réaction. Gonocoques : négatifs. Urèthre postérieur bien perméable, mais douloureux, un peu saignant. Prostate moyennement grosse, bosselée, dure, très douloureuse. Sécrétion d'expression purement purulente : massage de la prostate, lavements chauds ; bains de siège d'infusion de camomille ; lavages au nitrate d'argent à 0,50 p. 1000 avec l'injecteur d'Ultzmann.

4-10-15-20 *mai*. — La sécrétion disparait peu à peu. Les filaments deviennent plus petits et contiennent en général des débris d'épithélium pavimenteux. Prostate un peu moins douloureuse. Sécrétion d'expression un peu moins abondante. Massage de la prostate ; lavage avec injecteur d'Ultzmann avec solution de nitrate d'argent 1 p. 1 000.

23 *mai*. — Même état ; filaments allongés ; en partie minces comme un fil. Contiennent beaucoup de mucine et de cellules étirées. Uréthroscopie n° 25. En arrière, entonnoir encore allongé ; devenant normal en avant. Dilatateur droit à quatre branches n° 32.

25 *mai*. — Dilatateurs à quatre branches, de la courbure Guyon : n° 25.

27-30 *mai*. — Les filaments sont plus petits et diminuent de nombre. Prostate moins douloureuse, sécrétion presque normale. Massage de la prostate et lavage au nitrate d'argent à 1 et 2 p. 1 000.

3 *et* 4 *juin*. — Peu de réaction. Filaments améliorés. Dilatateur droit à 4 branches n° 34.

5 *juin*. — Dilatateur postérieur à courbure de Guyon n° 27.

7-10-12 *juin*. — Urines du matin presque complètement claires ; pendant le jour, filaments prostatiques minces. Massage de la prostate moins douloureux ; sécrétion moins purulente.

15 *juin*. — Uréthroscopie tube 27. Dans le bulbe surface brillante : plication commençante ; en avant s'approche de la normale ; il n'existe nulle part de sécrétion dans l'entonnoir. Dilatateur postérieur à 4 branches de Guyon n° 29.

17, 21, 25, 28 *juin*. — Urines presque complètement claires ; quelques filaments épithéliaux. Massage de la prostate et lavage avec solution de nitrate d'argent à 1 et 2 p. 1000.

6 *juillet*. — Filaments plus gros et plus floconneux. Uréthroscopie tube 27. Muqueuse normale. Dilatateur droit à 4 branches n° 37.

8 *juillet*. — Pas de réaction dans l'urèthre antérieur. Dilatateur de Guyon postérieur à 4 branches.

10, 12, 15 *juillet*. — Pas de filaments dans l'urine du matin. Pendant le jour quelques filaments longs, filiformes, ou courts, composés de mucine et de cellules allongées. Massage de la prostate et lavage au nitrate d'argent.

10 *août*. — Urines du matin claires. Massage de la prostate qui n'est plus douloureuse ; la sécrétion d'expression ne contient plus que des leucocytes.

23, 24 *septembre*. — Urines du matin sans filaments. Uréthroscope tube 29. Muqueuse normale. Dilatateur droit à 4 branches 38. Sans réaction. Prostate n'est plus douloureuse ; quelques leucocytes dans la sécrétion exprimée. guéri.

II. 4 *avril* 1899. — B. 38 ans. Infection datant de huit mois ; traité par le Santal et les injections. Très peu de sécrétion et de filaments. Gonocoques positifs. Uréthroscopie tube 25 : dans la pars pendula et dans le bulbe, surface sans plis, sèche, pâle, légèrement saignante en quelques endroits. Dilatateur droit à 4 branches 28.

5 *avril*. — Peu de réaction. Prostate et urèthre postérieur normaux.

7, 10, 14 *avril*. — Lavages de l'urèthre antérieur au nitrate d'argent à 1/2, 3/4 et 1 p. 1000.

17, 21, 25 *avril*. — Plus de sécrétion : Filaments composés de cellules épi-

théliales et de leucocytes : Dilatateur droit à 4 branches : dilatations jusqu'au 31.

27 *avril*. — Uréthroscopie tube 27. Muqueuse modérément sèche. Coloration un peu plus vive : deux courtes régions nettement rétrécies dans le
bulbe. Dilatateur ordinaire courbe à 2 branches : 32 (dilatateur de la figure
89, muni de la courbure de Dittel, dilatant à la fin sur la partie courbe et la
partie droite.)

29 *avril*, 2, 6 et 9 *mai*. — La minime réaction qui apparait est traitée par
des lavages au nitrate d'argent à 1 p. 1000. Ensuite très peu de filaments,
uniquement épithéliaux.

12 *mai*. — Uréthroscope : tube 27. Surface de la muqueuse rouge vif, plissée, brillante. Pas de sécrétion, quelques glandes. Dilatateur courbe ordinaire à 2 branches 35.

16, 22, 28 *mai*. — Pas de réaction : urines claires. Lavages au nitrate d'argent.

15 *juillet*. — Pas de sécrétion : quelques filaments. Uréthroscope tube 27
Aux deux endroits susmentionnés dans le bulbe, entonnoir encore un peu
allongé : en cet endroit, surface un peu mate. Dilatateur ordinaire courbe
à 2 branches 33.

18, 20 *juillet*. — Urines du matin claires. Les filaments ont disparu. Lavages au nitrate d'argent à 2 p. 1000.

26 *octobre et* 30 *décembre*. — Deux examens avec résultat normal.

III. 16 *mars* 1899, — J. 46 ans. infection il y a neuf mois. Sécretion : Gonocoques : positif. Filaments dans une urine cependant claire. Uréthroscopé
tube 25. Muqueuse partout sèche et rouge pâle. Pas de plis ; sécrétions dans
le bulbe. Urèthre postérieur normal. Prostate de dimensions moyennes, unie,
élastique et tendue, douloureuse ; la sécrétion contient beaucoup de leucocytes. Dilatateur droit à 4 branches 28.

18, 20, 23. 26 *mars*. — Apparition d'une forte réaction avec beaucoup de
sécrétion. Gonocoques positifs. Injections faites par le malade avec : Sulfate
de zinc à 1 p. 1000. Chez le médecin, lavages de permanganate à 1 p. 6000
puis lavages au nitrate d'argent à 1/2 puis à 1 p. 1000. L'urine s'éclaircit
alors. Massage de la prostate. Lavements chauds.

28 *mars*. — Sécrétion seulement le matin. Gonocoques absents. Dilatateur
droit à 4 branches 35.

30 *mars*. — Peu de réaction. Massage de la prostate. Lavage au permanganate de potasse.

3, 6, 9, 12 *avril*. — Dans une urine un peu trouble, apparaissent subitement
des flocons nettement purulents provenant de la prostate. Massage de la prostate Bains de siège de camomille et lavage au nitrate d'argent à 1 p. 1000.

15 *avril*. — L'urine est redevenue claire. Il n'existe plus de sécrétion Uréthroscope tube 27 : Surface moins mate. Plication commençante. Glandes
visibles dans le bulbe, et dans cette région sécrétion dans l'entonnoir. Dilatation avec dilatateur ordinaire courbe à 2 branches, introduit jusque dans
la partie membraneuse n° 30.

18, 22. 26, 30 *mai*. — La sécrétion a disparu. Quelques petits filaments épithéliaux et leucocytaires. Sécrétion prostatique maintenant normale. Lavages à l'eau boriquée et au nitrate d'argent à 1 et 2 p. 1 000.

2 *juin*. — Dilatateur ordinaire courbe à deux branches n° 32.

6 *juin*. — Presque pas de réaction. Lavages au nitrate d'argent à 0,5 p. 1 000.

10, 11, 22 *juin*. — Urines claires. Prostate normale : même traitement.

30 *juillet*. — Sécrétion de la nuit sans gonocoques. Prostate normale. Uréthroscope tube 27. Sécrétion dans le bulbe. Surface mate. Glandes à pourtour rougeâtre. Dilatation avec dilatateur à deux branches, courbe ordinaire, introduit jusque dans la partie membraneuse, n° 32.

2 *août*. — Sécrétion en même état. Urines un peu troubles. Lavages au permanganate de potasse.

6, 10, 12 *août*. — Sécrétion disparue. Urines claires. Lavages au nitrate d'argent.

15 *août*. — Dilatation jusque dans la partie membraneuse avec le dilatateur courbe ordinaire n° 35.

17, 25 *août*. — Deux lavages nitrate d'argent à 2 p. 1 000.

30 *septembre*. — Le malade est resté sain. A l'uréthroscope, constatations normales.

IV. 25 *avril* 1900. — W. 33 ans. Infection il y a dix-huit mois. Sécrétion et filaments. Gonocoques présents. A l'uréthroscope, tube 29, surface tachée de rouge, brillant mat, infiltrats périglandulaires nombreux. Glandes de Littre en groupes visibles sous forme de points rouge sang. Léger rétrécissement à la portion moyenne de la pars pendula ; en certains endroits, sécrétion un peu gris blanchâtre dans l'entonnoir. Dilatateur droit à quatre branches n° 32. Le malade se fait des injections chez lui avec acétate de plomb, sulfate de zinc ââ 0,75, teinture de cachou 1,5, eau distillée 150.

28 *avril*. — Pas de réaction. Urèthre postérieur et prostate normaux. Lavage nitrate d'argent à 0,5 p. 1 000.

2 *mai*. — Sécrétion disparue : peu de filaments. Lavage au nitrate d'argent à 1 p. 1 000.

5 *mai*. — Etat stationnaire. A l'uréthroscope, surface brillante et rouge vif. Glandes depuis le bulbe jusqu'à la partie moyenne de la pars pendula disparues. L'infiltration est maintenant localisée dans la partie antérieure. On y trouve de nouveau la sécrétion dans l'entonnoir. Dilatateur droit à quatre branches 35.

10 *et* 13 *mai*. — Peu de réaction. Lavage avec nitrate d'argent à 1 p. 1 000.

27 *mai*. — Sécrétion disparue, le matin et pendant la journée : très peu de filaments uniquement épithéliaux. A l'uréthroscope tube 29 : portion moyenne de la pars pendula toujours un peu étroite ; en cet endroit petite cicatrice nette. Dilatateur droit à quatre branches n° 37. Le malade habitant au dehors, il lui est impossible de revenir. Pendant quatre semaines il se fait chez lui deux fois par jour les injections prescrites le 25 avril.

1er *juillet*. — Sécrétion disparue. Urines du matin claires. Pas de filaments. A l'uréthroscope, tube 27, encore un peu d'infiltration à l'ancienne place. Dilatateur droit à quatre branches n° 35.

20 *juillet*. — Urines claires. Uréthroscope tube 28, caractères presque normaux. Encore quelques traces de cicatrices. Bonne plication. Dilatateur droit à quatre branches n° 38.

25 *août et* 20 *septembre*. — Dernier examen. Tout est normal.

V. 10 *mai* 1900. — L. 28 ans. Infection il y a deux ans et demi ou trois ans. Sécrétion grise, peu abondante. Quelques filaments longs. Pas de gonocoques. Uréthroscope, tube 25 : première moitié de la pars pendula normale ; seconde un peu rétrécie. Le tube est modérément serré : surface sèche, unie, rouge pâle. Pas de glandes visibles, pas de sécrétion dans l'entonnoir. Dilatateur court à deux branches 29.

12 *mai*. — Pas de réaction. Urèthre postérieur normalement perméable ; mais, à cause de la saillie du verü montanum, un peu douloureux et légèrement saignant. Prostate très grosse, élastique, dure, indurée, surtout à la portion moyenne, très douloureuse. La sécrétion d'expression se compose de pus.

17 *mai*. — Très peu de sécrétion. Gonocoques néant. Filaments rares, uniquement épithéliaux. A l'uréthroscope tube 25, caractères un peu meilleurs et petite cicatrice. Apparition de groupes glandulaires.

20, 24 *mai*. — Massages de prostate et nitrate d'argent à 1 p. 1 000.

31 *mai*. — Dilatation avec instrument courbe ordinaire à deux branches jusque dans la portion membraneuse, n° 27.

3, 7, 10 *juin*. — Plus de sécrétion. Encore quelques petits filaments dans l'urine du matin. Ils sont surtout épithéliaux. Massage de la prostate et lavage au nitrate d'argent à 1 p. 1 000.

14 *juin*. — Pas de sécrétion. Petits filaments courts. Uréthroscope tube 27 : A la portion muqueuse, quelques glandes ; bulbe presque normal. Dilatateur à quatre branches droit n° 35.

17 *juin*. — Pas de réaction. La prostate n'est plus particulièrement douloureuse. Impossible d'en exprimer la sécrétion.

22, 28 *juin*. — Filaments courts, filiformes, assez rares dans l'urine du matin. Massage de la prostate et lavage à albargine 1 p. 1 000.

2 *juillet*. — Pour les filaments, même état. Uréthroscope tube 25 : à la partie moyenne, encore des glandes infiltrées. Pour le reste, état normal. Dilatateur à quatre branches droit, introduit seulement jusqu'à la moitié, n° 35.

13, 20, 28 *juillet*. — Filaments dans le même état, uniquement épithéliaux. Massage de la prostate et albargine à 1 p. 1 000.

19 *octobre*. — Toujours des filaments. A l'uréthroscope, tube 25, bulbe sec, étroit, uni, pas de sécrétion. Les autres caractères sont demeurés bons. Dilatateur ordinaire courbe à deux branches n° 33.

26 *octobre*. — Pas de sécrétion : quelques gros filaments épithéliaux et leucocytaires. Lavements chauds.

8, 12 *novembre*. — Massage de la prostate et albargine à 1 p. 1 000.

20 *novembre*. — Dilatateur courbure Guyon à quatre branches n° 30.

22 *novembre*. — Nombreux filaments longs provenant de la prostate. Massage et albargine à 1 p. 1 000.

26 *novembre*. — Sécrétion dans le même état. A l'uréthroscope, tube 25 : plis normaux. Pas de sécrétion dans l'entonnoir. Dilatateur postérieur à quatre branches à courbure de Guyon n° 30.

30 *novembre*, 5 *et* 12 *décembre*. — Massage de la prostate et lavages à l'albargine à 1 p. 1000.

2 *janvier* 1901. — Encore toujours des filaments prostatiques. A l'uréthroscope, tube 25, caractères normaux. Dilatateur postérieur à quatre branches et à courbure de Guyon n° 32.

7, 10, 14, 17 *janvier*. — Les filaments diminuent ; la prostate est moins douloureuse. Massage de la prostate. Lavements chauds. Lavages à albargine à 1 p. 1 000.

20, 28 *janvier*. — Filaments disparus. Dilatateur postérieur à quatre branches, courbure de Guyon n° 33.

3 *février et* 15 *mars*. — Pas de filaments dans l'urine du matin. et celle du jour. A l'uréthroscope, caractères normaux. Prostate indolore. Considéré comme guéri.

VI. 24 *octobre* 1895. — W. Docteur en médecine. 33 ans. La dernière infection date de huit à dix ans. Deux fortes attaques de rhumatisme blennorrhagique, la dernière terminée il y a quatre semaines. Le malade remarque de temps en temps l'existence d'une sécrétion. Actuellement, il est impossible d'en obtenir. Uréthroscope, tube 23 : moitié antérieure de la pars pendula un peu sèche, étroite, unie, surface pâle; normal pour le reste. Urèthre postérieur normal. Prostate petite indolore. Pas de sécrétion expressible. Dilatateur court à deux branches 28. Le malade demeure au dehors et se traite lui-même. Il n'est pas nécessaire d'instituer un traitement de l'urèthre postérieur.

5 *novembre*. — Peu de réaction. Le malade se fait lui-même deux fois par semaine, avec un cathéter élastique des lavages de l'urèthre antérieur au nitrate d'argent à 2 p. 1 000. Dilatateur droit à deux branches n° 30.

26 *novembre*. — Sécrétion disparue. Peu de filaments épithéliaux et leucocytaires.

10 *décembre*. — Urines presque complètement claires. Uréthroscope tube 23. En avant quelques groupes de glandes infiltrées. Dilatateur droit à quatre branches n° 33.

21 *janvier* 1896. — La sécrétion a réapparu. Pas de filament dans l'urine. Comme l'affection a son siège tout à fait en avant, la sécrétion s'écoule complètement au méat. Dilatateur droit à quatre branches n° 35.

5 *février*. — Sécrétion toujours existante. Uréthroscope tube 23. En avant, dans la partie supérieure, encore quelques glandes infiltrées. Dilatateur droit à quatre branches n° 35. On prescrit des lavages tous les deux jours pendant quatre semaines avec 500 grammes d'une solution de permanganate de zinc à 1 p. 1 000.

27 *février*. — Toujours des traces de sécrétion. Uréthroscope, tube 23. A un endroit, en avant, encore un foyer d'infiltration ; le reste est normal. Continuation des lavages au permanganate de zinc.

11 *avril*. — Etat satisfaisant. La sécrétion a complètement disparu. Urines claires.

21 *avril*. — Epreuve des cinq verres négative. Dans le premier verre de lavage, quelques squames épithéliales.

29 *juillet*. — On n'a pas encore revu de sécrétion. Urines claires. Uréthroscope, tube 25 ; à la portion moyenne de la pars pendula, sur la paroi supérieure, quelques glandes infiltrées sur une faible longueur. Plus en avant, les infiltrats n'ont pas encore complètement disparu, ou plutôt réapparaissent. Le malade refuse la dilatation.

16 *octobre*. — Récidive régulière depuis environ quatre semaines. A l'uréthroscope, tube 27, beaucoup d'infiltration, plus étendue en arrière, cette fois-ci. Dilatateur droit à quatre branches 35.

30 *octobre*. — Mieux. Dilatateur droit à quatre branches 38.

20 *novembre*, 2 *et* 15 *décembre*. — Ni sécrétion ni filaments. Dilatation progressive jusqu'à 40 avec dilatateur droit à quatre branches.

19 *janvier*, 25 *février* 1897. — Deux examens font trouver le patient complètement sain.

Dans ces cinq dernières années, on a construit un certain nombre d'uréthroscopes destinés à l'examen et au traitement de l'urèthre. Nous avons eu déjà l'occasion de les mentionner. Mais nous croyons cependant être utile à nos lecteurs en ajoutant des détails plus abondants sur ces instruments. Les auteurs ont bien voulu, sur notre demande, donner eux-mêmes la description de leurs instruments.

INSTRUMENTS OPÉRATOIRES CONSTRUITS POUR L'URÉTHROSCOPE A IRRIGATION,
PAR LE Dr H. GOLDSCHMIDT (DE BERLIN)

Le mode d'action de l'uréthroscopie par irrigation peut se définir à peu près de la façon suivante.

Quand l'instrument est introduit, la partie supérieure de l'urèthre est maintenue écartée comme par des érignes : les bords de la fenêtre endoscopique entr'ouvrent l'urèthre, et la partie du canal, qui correspond à la lumière de cette fenêtre, est encore déplissée et écartée par la forte pression de l'eau[1]. La région est, en quelque sorte, présentée comme pour une intervention chirurgicale. Quel est le chirurgien, en effet, qui négligerait l'emploi des écarteurs et de tous les moyens destinés à bien exposer son champ opératoire.

Un système de lentilles appropriées permet alors d'examiner la cavité ainsi formée et de prendre des notions nettes sur l'aspect et la

---

1. L'expression d' « uréthroscopie par pression d'eau » désignerait la méthode d'une façon plus juste.

configuration d'une portion importante de l'urèthre. Cette méthode est particulièrement utile et importante dans le cas de modifications causées par les maladies de la prostate. Je me bornerai, dans la description de mes interventions, au traitement de l'hypertrophie prostatique. La technique des autres interventions : ablation de granulations et de polypes, grattage de lacunes enflammées, cautérisation du véru montanum, curetage, seringuage, etc., se comprendra alors facilement.

Dans la construction de mes instruments, je me suis toujours inspiré de ce principe qu'on doit procéder à l'intervention, même la plus minime, sous le contrôle de la vue, avec toute la sécurité et la délicatesse voulues.

Je souhaite que celui qui ne connaît pas à fond l'uréthroscopie par irrigation se laisse épouvanter par la complexité apparente des instruments opératoires et qu'il veuille bien ne pas s'en servir. Il ne viendrait en effet à l'idée de personne de vouloir intervenir dans la vessie avec l'anse ou le cautère, sans posséder à fond la technique de la cystoscopie.

Je vais donner ici la description la plus exacte possible des instruments et de leur emploi. Je résumerai aussi le fruit de mon expérience personnelle. Je terminerai par l'étude des indications et contre indications.

Description des instruments. — Nous employons comme tube endoscopique l'instrument déjà décrit plus haut, possédant une grande fenêtre, avec source lumineuse à la partie antérieure de la

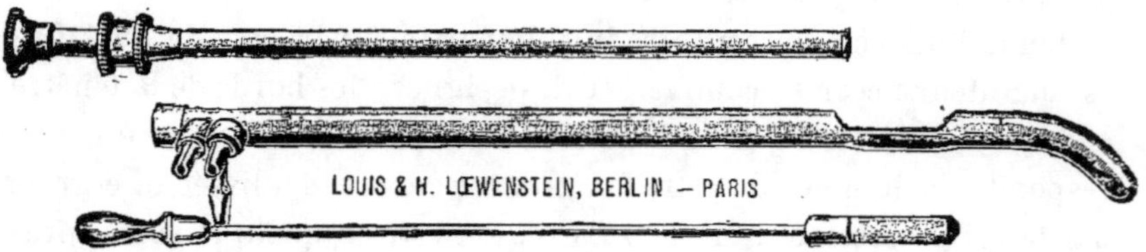

Fig. 143. — Uréthroscope de Goldschmidt avec lampe située au-dessus de la fenêtre.

fenêtre. Nous avons décrit diverses modifications à la construction de cet instrument dans *Folia Urologia*, 1908.

Selon moi, cet instrument est encore aujourd'hui le meilleur, mais il est difficile a fabriquer, car les questions de conduction du courant sont très compliquées et les réparations en sont très malaisées. Aussi

employons-nous de préférence l'instrument représenté figure 143,
avec cette différence que l'échancrure n'est pas située en haut, mais

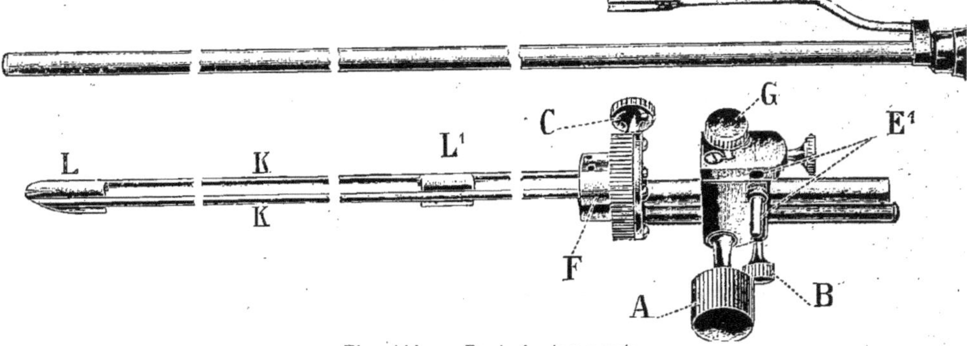

Fig. 144. — Porte-instruments.

latéralement. Dans cette échancrure, on introduit très facilement la
lampe et avec l'éclairage latéral, les ombres que les instruments opératoires portent sur la muqueuse sont moins gênantes.

Dans ce tube endoscopique, on introduit deux sortes de porte-instruments.

A) Le premier porte-instruments sert à appliquer les courant élec-

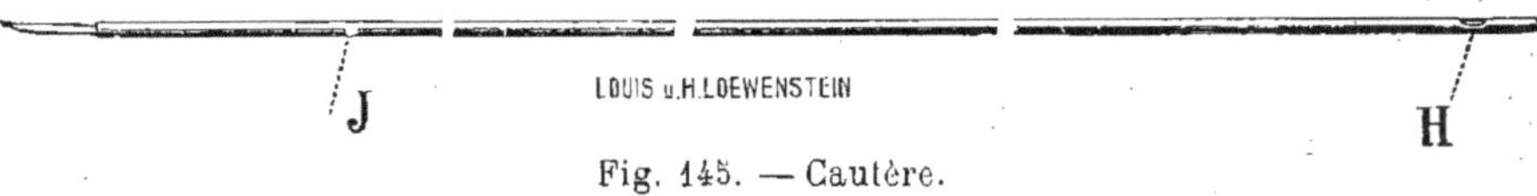

Fig. 145. — Cautère.

trolytique et l'ignipuncture galvano-caustique. L'examen des figures
permet de comprendre comment on dispose les instruments.

En mobilisant la vis A, on amène toute la partie mobile de l'instrument qui glisse sur une crémaillère, jusqu'à l'extrémité de la
calotte de fermeture F. On fixe cette position de la partie mobile au
moyen de la vis B. Puis l'instrument opé-
ratoire choisi, celui de la figure 145 par
exemple, est poussé le long des tiges con-
ductrices KK, à travers les tubes L L',
assez loin pour que la marque J soit au
niveau de la glissière L. Dans cette posi-

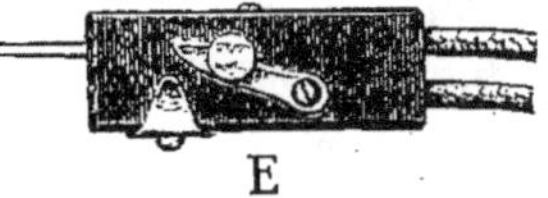

Fig. 146. — Contact électrique.

tion, le manche de l'aiguille a pénétré suffisamment loin pour que la
dépression non isolée H corresponde exactement à l'extrémité de la
vis G. On fixe l'aiguille au moyen de cette vis. Si maintenant nous

dévissons B, le mécanisme glisseur dirigé par la vis A, mobilise l'aiguille à volonté en avant ou en arrière. Le contact est établi par l'extrémité de la vis G qui pénètre dans l'échancrure non isolée H de l'aiguille. On établit le circuit en reliant le cable E au contact E'. On doit toujours se convaincre avant l'opération que le couteau galvano-caustique peut être amené à incandescence.

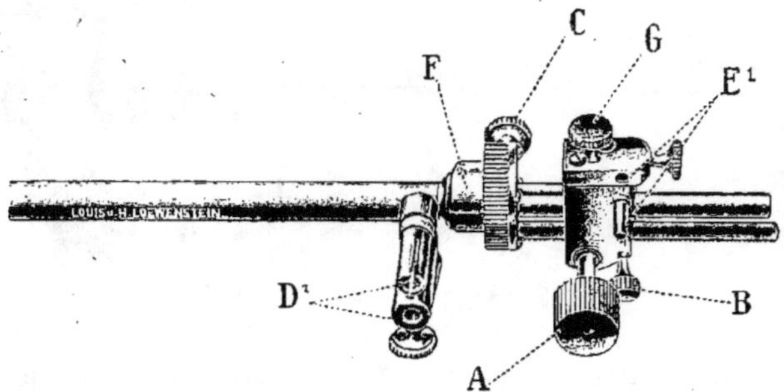

Fig. 147. — Instrument vu de côté.

La figure 147 représente l'extrémité externe de l'instrument. S est l'embout pour la conduite d'eau; E' sont les contacts pour la lumière. On voit comment la pièce isolée glisse sur la règle dentée entrainée par la vis A. La vis C soutient la fourchette de l'appareil optique.

Comme il n'est pas facile de construire un mandrin fermant abso-

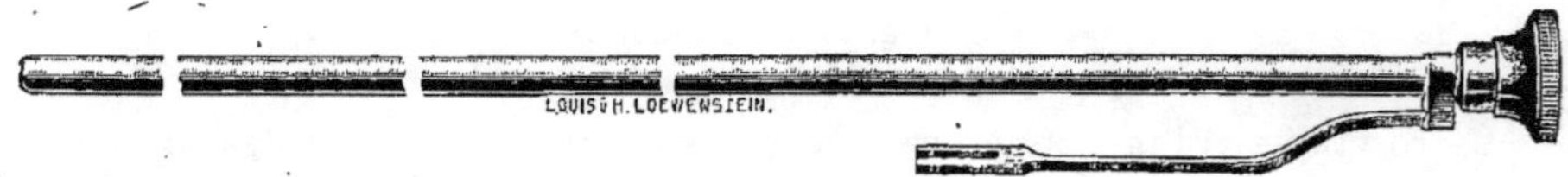

Fig. 148. — Appareil optique et sa fourche.

lument cette pièce opératoire, nous introduisons d'abord dans l'urèthre l'uréthroscope muni de son mandrin. C'est seulement alors qu'on retire le mandrin et qu'on introduit à sa place, dans le tube endoscopique, la pièce opératoire que l'on fixe en adaptant en même temps la fermeture étanche.

Il va de soi qu'on aura soin de fixer l'aiguille opératoire le plus en arrière possible, de façon que sa pointe reste cachée dans le tube du cathéter. On introduit ensuite l'appareil optique jusqu'à ce que la fourchette qui le surplombe puisse être fixée au niveau de la vis C. L'objectif se trouve alors automatiquement exactement à l'entrée de la grosse fenêtre et permet d'examiner la partie correspondante de la muqueuse.

B) Le second porte-instrument sert à recevoir les instruments de

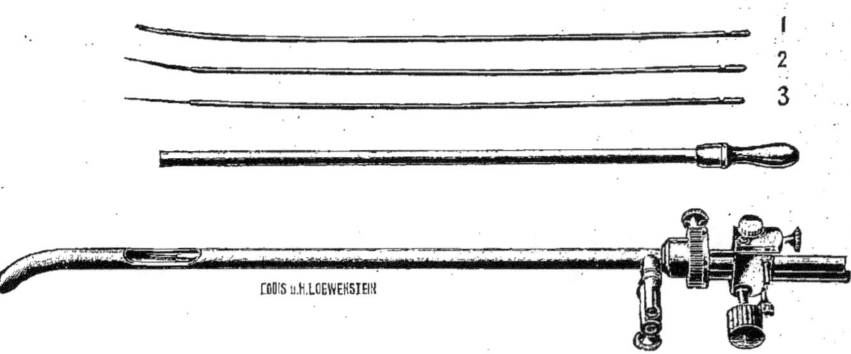

Fig. 149. — Uréthroscope de Goldschmidt pour électrolyse de l'urèthre postérieur.

traitement, qui doivent, au moment de l'usage, être relevés hors du plan de la fenêtre. Admettons que nous voulions employer l'inciseur de la figure 151.

Nous l'introduisons dans la chemise conductrice M, assez loin pour

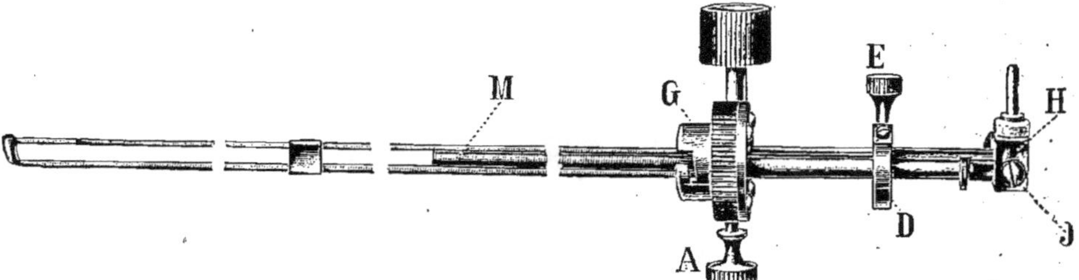

Fig. 150. — Porte-instruments.

que le renflement L dépasse le bord du tube conducteur M. Dans cette position, l'extrémité non isolée de l'inciseur se trouve exactement au niveau de la vis d'ivoire J, que l'on serre pour fixer l'instrument. L'inciseur est dès lors relié au circuit galvano-caustique. La vis F

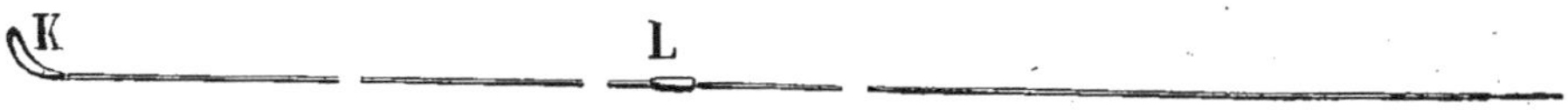

Fig. 151. — Couteau endoscopique.

sert à le mobiliser dans la direction horizontale. Nous pouvons alors faire avancer le rail conducteur *Sch* au moyen du levier D, indépendamment de l'inciseur. De ce fait, la petite surélévation qui se trouve à l'extrémité du rail conducteur se trouve amenée en dessous de l'inciseur et le porte en haut, à peu près à la façon d'un onglet d'Albarran, de façon que le couteau sorte de la fenêtre (fig. 156).

On peut adapter au même porte-instrument des curettes, des pinces, etc.

Si nous relions le cable C de la figure 153 avec le contact C¹ de la figure 154, le circuit galvano-caustique est établi.

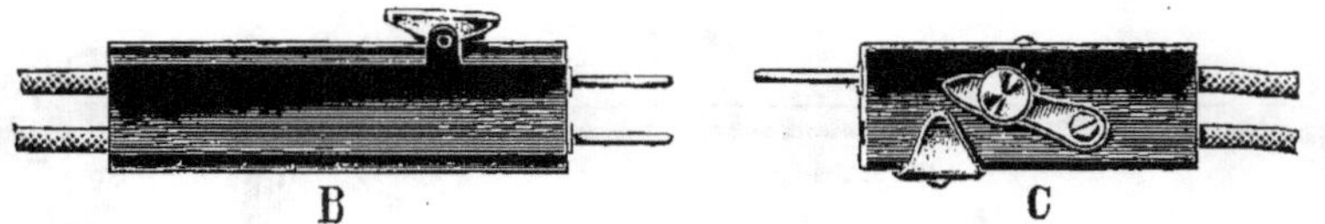

Fig. 152, 153. — Contacts électriques.

Ce porte-instrument est introduit dans le tube endoscopique avant l'introduction de ce dernier dans l'urèthre. On adapte intimement l'un à l'autre l'uréthroscope et le porte-instrument au moyen de la pièce intermédiaire ; le bord surélevé de l'extrémité du rail conducteur est poussé autant que possible vers l'arrière, au moyen du levier D, jusqu'à disparaître dans la loge disposée à cet effet ; sous l'influence de la vis, l'inciseur lui-même pénétrera et disparaîtra dans

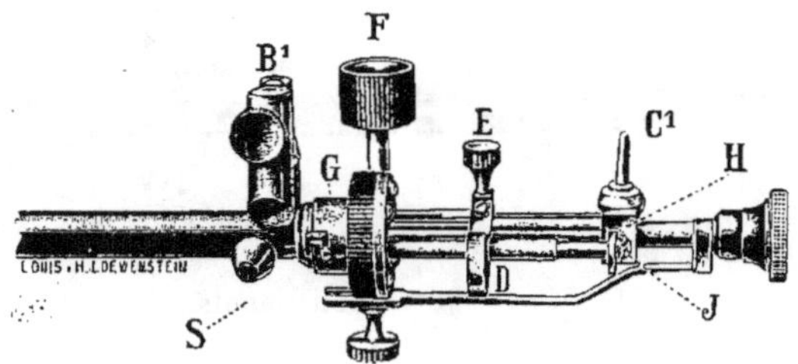

Fig. 154. — Instrument vu d'en haut.

cette loge. On introduit alors le mandrin qui recouvre complètement ces parties et arrondit la fenêtre.

L'inciseur se trouve donc au moment de l'introduction de l'instrument logé sous l'extrémité vésicale de la fenêtre, tandis que dans le porte-instrument A, la pointe de l'aiguille repose avant le début de la fenêtre.

La figure 154 représente l'instrument complètement monté et vu d'en haut ; là figure 155 le représente dans la position inverse : S est l'embout pour la conduite d'eau et en B se trouvent les contacts pour la lumière ; F est la vis qui mobilise le mécanisme sur la règle dentée, en avant et en arrière ; A est la vis qui le ramène à sa première position ; en D nous apercevons le petit levier de traction qui mobi-

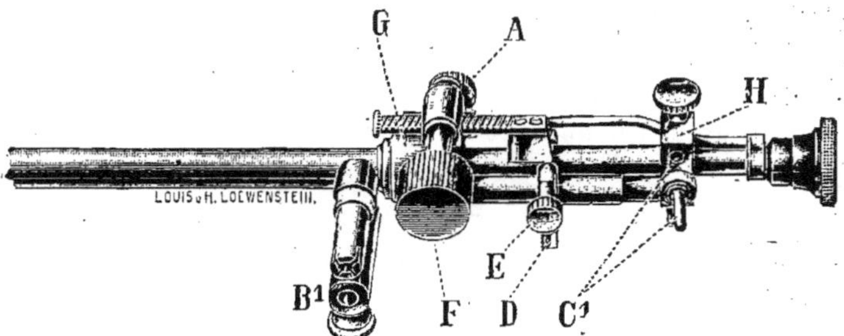

Fig. 155. — Instrument vu d'en bas.

lise l'onglet destiné à lever le couteau ; au moyen de la petite vis E, on peut à chaque instant fixer cet onglet dans une position quelconque et déterminer à volonté la hauteur dont le couteau dépasse la fenêtre, ce qui règle la profondeur de l'incision ; en C se trouve le contact pour le cable du circuit caustique. La fourchette chevauche sur la vis A, fixée sur l'appareil optique de façon à permettre de se rendre compte de la place exacte de l'objectif au niveau de la fenêtre ; G enfin représente l'obturateur au moyen duquel le porte instruments est relié au tube du cathéter d'une façon étanche, par une fer-

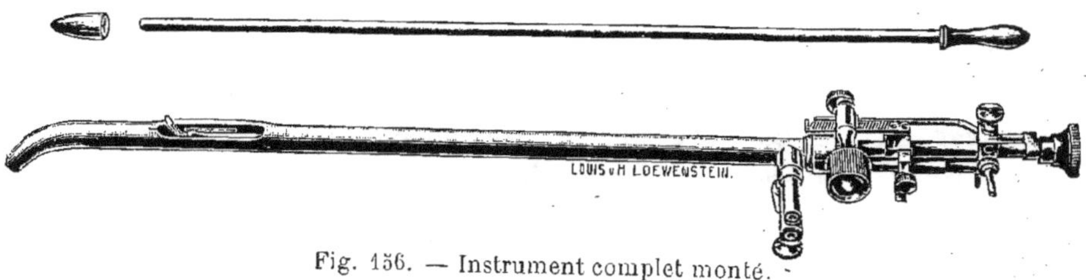

Fig. 156. — Instrument complet monté.

meture en baïonnette. L'instrument complet est représenté dans la figure 156, le mandrin est représenté au-dessus.

Disons maintenant quelques mots du démontage et du nettoyage des instruments.

Le galvano-cautère, auquel adhèrent encore des restes de tissus à moitié carbonisés, sera porté à l'incandescence jusqu'à ce que tout ait été brûlé et qu'il soit redevenu complètement net et éblouissant. On nettoie l'optique avec de l'alcool savonneux, du lysol ou un liquide analogue. On le sèche ensuite avec un tissu fin.

Le porte-instruments est débarrassé de ses instruments opératoires et ceux-ci sont eux-mêmes nettoyés avec une solution antiseptique. Les petits tubes conducteurs, qui servent à recevoir les instruments, sont seringués à l'alcool absolu. Les tubes endoscopiques et les mandrins sont soumis à l'ébullition.

II. — L'INTERVENTION. — *a*). **Préparation du malade**. — Après un nettoyage minutieux des organes génitaux externes, on lave la vessie à l'eau boriquée. Quand il ne s'agit pas de faire l'incision galvanocaustique, la vessie doit être à peine remplie.

Le malade est placé sur la table d'opération dans la position de la taille, les jambes soutenues par des porte-cuisses. Le champ opératoire est protégé par des compresses ; le gland est entouré

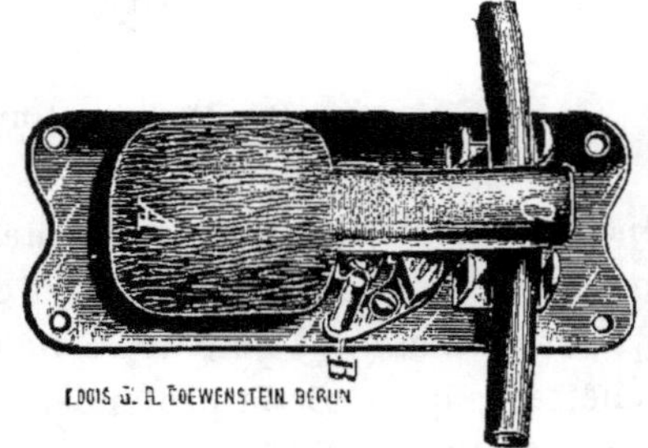

Fig. 157. — Pédale de Goldschmidt.

de plusieurs couches de gaze ou de ouate, qui le préserveront de la compression par les instruments. On injecte dans l'urèthre une solution d'eucaïne à 1 à 2 pour 100. L'anesthésie est peu importante et la simple intervention au galvano-cautère est à peine ressentie : il est cependant préférable de calmer de la sorte les malades pusillanimes. Pendant l'intervention, on détournera l'attention du patient et on peut arriver ainsi à ce que l'incision par incandescence ne soit même pas remarquée. La distension de la vessie est beaucoup plus péniblement ressentie ; aussi évitera-t-on le plus possible un écoulement d'eau abondant. Il faudra de temps en temps retirer provisoirement le tube optique, afin de permettre à la vessie de se vider.

Pour l'électrolyse, on placera sur l'abdomen préalablement lavé une grande électrode imbibée d'eau salée, qu'on reliera au pôle positif : l'aiguille de l'instrument sera reliée au pôle négatif.

b). **Préparation des instruments**. — Nous avons déjà indiqué comment on prépare l'appareil et les porte-instruments A et B.

Il faut surtout vérifier au début si tout est en ordre, si le galvano-cautère peut être porté à l'incandescence, afin de ne pas avoir de surprise au cours de l'intervention soit pour l'écoulement d'eau, soit pour le passage du courant.

L'irrigation d'eau sera réglée au moyen de notre appareil figure en 157 et 158 : le bock sera placé à 1 mètre, 1ᵐ,50 au-dessus du plan du lit.

c) **L'opération.** — On introduit avec précaution·dans l'urèthre l'instrument ainsi préparé. Il entre très facilement, grâce à son poids, et le bec court et aplati glisse bien dans l'urèthre prostatique jusque dans la vessie. Nous commençons alors l'irrigation et en même temps nous retirons le mandrin. L'eau se précipite dans le tube endoscopique : on introduit l'appareil optique, ce qui fait cesser l'écoulement. Rappelons qu'il faut pendant ces manœuvres tenir l'instrument avec fermeté, de manière à éviter au patient toute secousse inutile. Le mieux est de le tenir de la main gauche au niveau de la pièce pour la conduite d'eau. On peut alors allumer la lampe.

La plupart du temps on voit du premier coup quelle région de l'urèthre on a devant les yeux. En cas de doute, on pousse un peu l'instrument, de manière à le faire pénétrer plus profondément, jusqu'à ce que l'on pénètre dans la vessie. L'on voit alors le bord du sphincter très fortement éclairé et absolument caractéristique. Il existe des cas où l'urèthre est allongé et où le lobe moyen est tellement gros qu'il est impossible de pénétrer de l'autre côté de l'obstacle avec l'instrument ordinaire. Il faut alors employer un instrument plus long.

Je n'utilise pas mon appareil dans les cas de grosse rétention. On

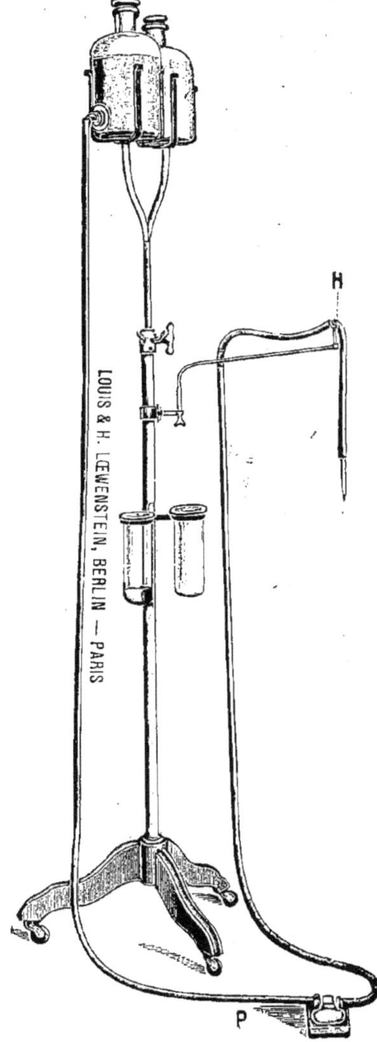

Fig. 158. — Irrigateur monté.

les reconnaît à ce que les malades ont des besoins continuels d'uriner, à ce que les lobes latéraux saillent plus fortement dans la lumière tandis que le lobe moyen est peu marqué. Rappelons encore que, avant toute séance opératoire, il faut au préalable s'orienter complètement[1]. Comme instruments de diagnostic, je recommande particulièrement l'urèthro-cystoscope dont j'ai publié la description, qui permet de déterminer exactement les modifications produites par les parties hypertrophiées de la prostate, aussi bien dans la vessie que dans l'urèthre. On ne négligera jamais d'examiner particulièrement le fonctionnement du sphincter vésical.

Nous disposons alors l'instrument de façon qu'un lobe vienne se présenter devant la fenêtre, soit à droite, soit à gauche, soit des deux côtés : Nous faisons alors accomplir à l'instrument un mouvement de rotation sur son axe longitudinal et nous agissons sur la vis à crémaillère, jusqu'à ce que la pointe incandescente de l'aiguille apparaisse dans le champ visuel. Quelquefois, la pointe de l'aiguille glisse sur la muqueuse sans pénétrer : Il faut alors, avant de commencer ce mouvement, tourner l'instrument de côté de façon que le lobe latéral se place dans la fenêtre et vienne s'offrir pour ainsi dire de lui-même à la pointe[1].

En tournant rapidement la vis à crémaillère, et en poussant légèrement tout l'instrument, on fait pénétrer la pointe dans les tissus : On évite la piqûre des veines superficielles. On aperçoit alors dans l'endoscope une saillie prostatique, avec à sa partie inférieure une longue tige métallique brillante, qui représente le manche de l'aiguille : l'aiguille elle-même se trouvant dans les tissus est naturellement invisible.

On introduit alors dans le circuit les éléments l'un après l'autre, en faisant observer par un assistant le moment où le courant atteint une intensité de 5 milli-ampères. Nous laissons agir l'aiguille de cinq à dix minutes ; nous voyons des bulles d'air se former autour de l'extrémité de l'aiguille et une matière finement spumeuse qui s'y fixe ; nous ouvrons le circuit et retirons l'aiguille. On peut répéter à volonté la même manœuvre sur une autre partie saillante du même lobe ou sur

---

1. Goldschmidt. *Berliner klin. Woch.*, 1909, et Études sur le traitement de l'hypertrophie de la prostate au moyen de l'uréthroscopie par l'irrigation. *Annales des maladies des organes génito-urinaires*, 1909.

2. Les aiguilles sont un peu recourbées de façon à ce que en glissant en avant elles arrivent à dépasser le niveau de la fenètre.

un autre lobe. Une fois l'aiguille fixée convenablement, et quand le courant agit avec l'intensité voulue, on peut éteindre la lampe en toute sécurité et l'on emploie un support pour maintenir l'instrument dans la même position.

Si au lieu d'électrolyse nous voulons employer l'ignipuncture gal-vano-caustique, nous employons la pince spéciale déjà décrite. Nous enfonçons l'anse de platine, courbée fortement comme nous l'avons dit, dans la substance du lobe latéral et nous fermons le circuit caustique. La réaction est ici beaucoup plus forte et plus visible et l'image se trouble souvent par l'apparition du sang. Quelques irrigations vigoureuses suffisent à nettoyer le champ visuel pour la suite de l'intervention, qui peut durer en toute sécurité une minute. On répète cette manœuvre deux ou trois fois sur le même lobe ou sur le lobe opposé. Après ces opérations on aperçoit nettement dans la suite une rétraction des lobes prostatiques, et la lumière de l'urèthre se trouve élargie.

Une grande expérience peut seule nous apprendre s'il faut inciser la saillie du lobe moyen ou bien si l'on doit inciser aussi le reste du sphincter.

Nous introduisons l'instrument assez loin pour voir une transition brusque entre une zone claire et la zone vésicale sombre. Alors seulement, à l'aide du levier D, nous élevons l'inciseur pour le faire sortir de la fenêtre et nous le fixons dans cette position par la vis E. Nous tirons tout l'instrument un peu en avant jusqu'à ce que nous voyions et sentions que l'inciseur entre en contact avec le bord postérieur du lobe moyen et du sphincter. Nous fermons le courant caustique et la meilleure manière de faire est alors de retirer lentement tout l'instrument en avant : on peut juger exactement de la position du couteau par celle de son manche. Nous interrompons enfin le courant caustique et nous ramenons l'inciseur en avant en agissant sur la vis à crémaillère, jusqu'à ce que l'on voye l'inciseur ressauter brusquement hors du lobe incisé. Si l'incision a été trop superficielle on peut réintroduire l'inciseur et en faire une plus profonde, mais cette fois d'avant en arrière. Après avoir ouvert le courant nous repoussons le levier de traction en arrière : la rentrée de l'inciseur se produit et il disparaît sous la fenêtre. Nous retirons lentement l'instrument en continuant toujours l'irrigation. Dans certains cas, on incise aussi un lobe latéral dans toute sa longueur, la fenêtre étant tournée à droite ou à gauche. Nous pouvons toujours voir l'inciseur ressortir des tissus et nous sommes en état de n'étendre notre incision que jusqu'au pli pré-prostatique qui dans l'hypertrophie de la prostate marque l'entrée dans cette partie de l'urèthre : on épargne ainsi l'urèthre membraneux. Après des semaines et des mois, l'effet de l'incision est encore nettement visible et l'ancienne coupure présente souvent l'aspect d'un sillon. Il est probable que les fibres du sphincter écartent les bords et ne permettent plus à ceux-ci de se resouder, en les séparant à chaque miction.

Instruments opératoires uréthroscopiques pour curetage et galvano-caustique, par M. le docteur H. Lohnstein

Il existe un grand nombre de cas de blennorrhagie chronique de l'urèthre, dans lesquels on ne constate que quelques infiltrations circonscrites de quelques millimètres, localisées le plus souvent dans le bulbe. Il est impossible de dilater ces infiltrats avec aucun des dilatateurs en usage, pas même avec mon dilatateur-laveur, malgré le peu

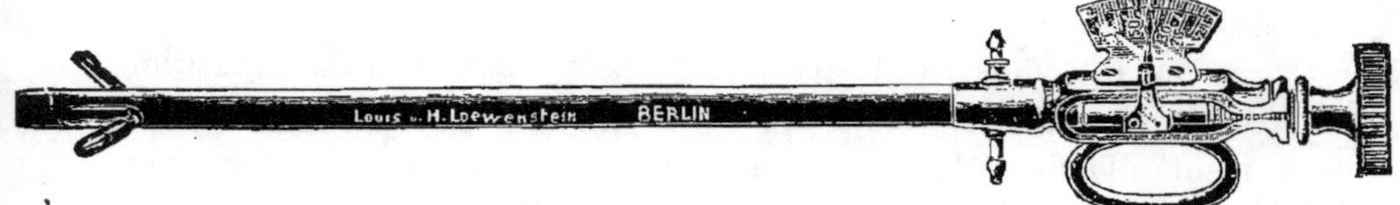

Fig. 160. — Dilatateur de Lohnstein.

de longueur de sa partie dilatante. C'est pour la dilatation de ces infiltrats qu'a été construite ma curette double représentée figure 160. Le dispositif est le suivant. Dans la fenêtre d'un tube courbe, en forme de sonde, se trouvent dos à dos deux curettes mousses en forme d'étriers. Par l'action d'un levier, au moyen d'une transmission par vis d'Archimède, ces curettes peuvent s'écarter à volonté dans les directions opposées, jusqu'à former un angle droit avec la tige de l'instrument. Suivant l'ouverture de cet angle le pourtour d'un plan passant par leur base varie de 24 à 30 Charrière. Le numéro est donné par un indicateur disposé sur la poignée de l'instrument. La technique de l'emploi se comprend sans explication. Il est nécessaire d'user d'une grande prudence pour éviter toute lésion de la muqueuse. Les becs pouvant se diriger de différents côtés, on peut à volonté dilater progressivement l'urèthre dans tous ses diamètres, et, en employant un support court et droit, ne dilater que l'urèthre antérieur. L'utilité de cet instrument est que : 1°, il permet une dilatation isolée et maxima de toute portion de l'urèthre, de millimètre à millimètre, et suivant n'importe quel diamètre ; 2°, on peut avec lui exprimer simultanément les canaux excréteurs des glandes obturées et les lacunes ; 3°, il permet encore le traitement par grattage des proliférations épithéliales diffuses et l'ablation des excroissances polypeuses.

Pour pouvoir extirper les lésions de la muqueuse, surtout dans la portion postérieure sous le contrôle de la vue, j'ai fait construire une

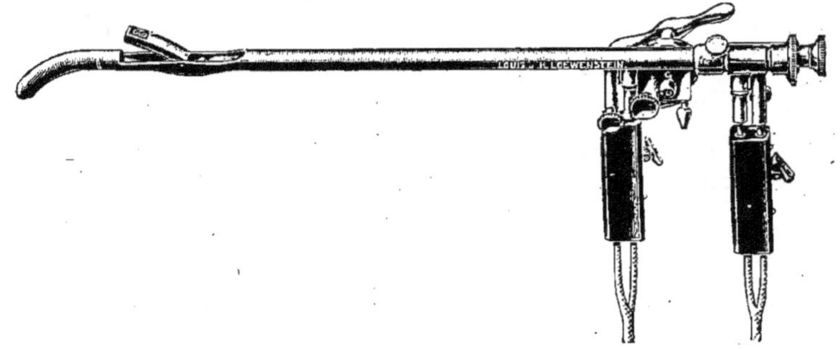

Fig. 161. — Cautère de Lohnstein.

combinaison de l'endoscope de Goldschmidt avec une curette particulière. Cet instrument rénd les mêmes services que celui que nous venons de décrire, mais il est muni d'une lampe permettant de contrôler les résultats. Un troisième uréthroscope opératoire construit sur mes indications répond aux mêmes usages. Dans la curette de cet instrument se trouve un cautère plat permettant de brûler les excroissances polypeuses (fig. 161).

LE TRAITEMENT DE L'URÉTHRITE PAPILLOMATEUSE

Nous avons étudié à la fin de la première partie les différentes sortes de papillomes de l'urèthre, leur étiologie, leur image endoscopique, les symptômescliniques et leurs complications.

Les progrès accomplis dans ces dernières années dans la thérapeutique de la blennorrhagie en général ont pour conséquence une plus grande rareté des papillomes de l'urèthre et particulièrement des conglomérats étendus. Mais les groupes de cinq ou six petits papillomes se rencontrent encore assez fréquemment.

Les grands agglomérats se présentent sous forme d'excroissances serrées en chou-fleur, et quelquefois entourent toute la circonférence du canal qui devient presque imperméable. On les traite avec succès de la manière suivante : on prend deux tiges armées de tampons de ouate, telles que celles qu'on emploie en général dans l'uréthroscopie ; ces tampons sont mesurés de telle façon qu'ils parviennent tout juste à traverser le tube employé ; le tube lui-même sera du plus haut calibre possible. Après avoir exposé dans le champ de l'uréthroscope les masses papillomateuses qu'on veut atteindre, on introduit les deux porte-tampons et on retire légèrement le tube. Les tampons sont alors appliqués l'un contre l'autre au niveau de l'endroit malade, et, la verge étant bien tendue pour qu'il ne se produise pas de plis de la muqueuse, on fait accomplir aux tampons au niveau des papillomes un mouvement de va et vient combiné à un mouvement de spirale ; les tampons sont maintenus, pendant cette opération, le plus possible l'un contre l'autre. Sous l'influence de ces manœuvres, les masses papillomateuses sont détruites complètement à leur partie superficielle, et ramollies au niveau de leur insertion. On répétera plusieurs fois ce mouvement d'écrasement sans cependant arriver à léser l'urèthre. On pourra remarquer, soit immédiatement, soit les jours suivants, l'élimination d'un grand nombre de papillomes. De quatre à huit jours après, on peut recommencer cette intervention et on la répétera jusqu'à ce que les papillomes aient complètement disparu. On s'aidera dans cette destruction des papillomes par des cautérisations à la résorcine, mêlée avec un dixième de poudre de gomme. Il apparaît après la destruction des papillomes une infiltration dure assez tenace. On la traitera d'après les règles indiquées précédemment.

L'ablation des papillomes isolés et des petits groupes de papillomes pourra se faire très utilement au cours du traitement même de la blennorrhagie. Sous l'influence des lavages et de la dilatation les papillomes sont peu à peu privés du terrain favorable à leur développement ; ils s'affaissent et tombent souvent spontanément. Dans le cas contraire, nous recommandons la méthode suivante : on dispose le bord du tube endoscopique tout contre le papillome, et on l'incline vers le point d'insertion qu'on fait saillir légèrement ; on pousse alors un peu vivement le tube de manière à sectionner pour ainsi dire cette insertion. On réussit la plupart du temps en une seule séance à enlever les petits exemplaires. Les papillomes plus importants ne résistent pas à deux ou trois séances de ce genre. Il va de soi, qu'il faut éviter toute lésion de la muqueuse elle-même. Les papillomes qui repoussent avec persistance seront cautérisés au galvano-cautère sous le contrôle de la vue à travers le tube endoscopique, mais on sera rarement forcé de recourir à ce moyen.

Les différents procédés opératoires que nous venons de décrire sont principalement employés dans l'urèthre antérieur. Pour les papillomes de l'urèthre postérieur on utilisera les instruments de Goldschmidt ou de Lohnstein qui ont été décrits plus haut par leurs auteurs. Si ces formations sont localisées au voisinage des canaux excréteurs des glandes génitales, on évitera avec soin une propagation du processus inflammatoire. Si on peut arriver à les atteindre par l'uréthroscopie ordinaire, on les détruira au ciseau ou au galvano-cautère, mais on arrive rarement à les détruire de cette façon.

CHAPITRE IV

LE TRAITEMENT DES INFILTRATS DURS DE FORTE INTENSITÉ

(RÉTRÉCISSEMENTS.)

Notre définition des rétrécissements de l'urèthre. — Symptômes cliniques. — Conduite de l'examen du malade. — Explorateurs à boules. — Cathéters métalliques et bougies, uréthromètres, endoscopes. — Epreuve des cinq verres et des deux verres. — Réaction fébrile. — Traitement des catarrhes concomitants. — Introduction des bougies élastiques : emploi des numéros élevés. — Traitement par les bougies métalliques et les bougies coniques : leur passage à travers les rétrécissements étroits. — Hémorrhagies consecutives. — Spasme du sphincter et son traitement. — Tuméfaction réactionnelle après le cathétérisme. — Répétition du cathétérisme. — Conduite à tenir dans le cas de rétrécissement dit infranchissable. — Quand peut-on employer les bougies de calibre élevé? — Danger des séances trop fréquentes de dilatation. — Traitement des réactions consécutives à la dilatation. — Les instruments rigides doivent passer facilement dans l'urèthre. — Elasticité variable des instruments dilatateurs. — Quel genre de dilatateur faut-il employer dans les rétrécissements et quand faut-il les employer? — Répétition et gradation des dilatations. — Résultats de la dilatation avec les dilatateurs à vis. — Le maximum de dilatation. — Danger des accès de fièvre et des frissons consécutifs. — Les hémorrhagies consécutives à la dilatation des rétrécissements. — Règles particulières aux rétrécissements fibreux : leur traitement par l'uréthrotome interne de Kollmann. — Emploi de l'uréthrotome de Kollmann dans les rétrécissements larges. — Rétrécissements infranchissables du sphincter interne et leur traitement. — Uréthrotomie externe dans les callosités fibreuses des rétrécissements. — Récidive des rétrécissements. — Vérification de la guérison par l'uréthroscope. — Les avantages de notre méthode de traitement. — Comment se préserve-t-on des récidives? — Observations.

Comme nous l'avons dit dans la première partie, nous rangeons parmi les infiltrats d'intensité forte tous les cas de blennorrhagie chronique dans lesquels après quelques dilatations, l'urèthre ne peut pas être franchi par le tube 23 Charrière ; il ne faut pas qu'il s'agisse simplement d'un infiltrat court et facile à faire disparaître, mais bien d'un rétrécissement de calibre plus étendu, avec infiltrat profond et épais, opposant une résistance tenace aux essais de dilatation. Ce n'est que dans ces variétés d'infiltrats que l'on pourra rencontrer les images uréthroscopiques caractéristiques signalées dans la première partie, et c'est à eux qu'il faut réserver le nom de rétrécissement.

Il nous est impossible d'étudier à fond le traitement des rétrécissements et de leurs complications. Cela dépasserait le cadre de notre travail. Nous ne traiterons que des cas curables par nos procédés et non de ceux qui relèvent uniquement de la chirurgie. Nous étudierons principalement notre traitement par les dilatateurs à vis, passant rapidement sur les interventions chirurgicales qui peuvent être nécessaires dans certains cas.

La *symptomatologie* des infiltrats durs de forte intensité est extrêmement variable. Certains rétrécissements très développés ne causent pas plus de troubles qu'une blennorrhagie chronique de forme bénigne. Mais on en trouve d'autres qui s'accompagnent de sécrétions continues, de symptômes de neurasthénie sexuelle, de vives douleurs vésicales et de modifications importantes de l'urine avec toutes leurs conséquences. Les rétrécissements forts et étendus de l'urèthre ne s'accompagnent pas nécessairement d'affections annexielles, d'inflammations de la vessie, ni de propagation aux uretères ou au bassinet.

L'*examen* sera conduit d'après le schéma que nous avons plusieurs fois indiqué. Il sera bon de faire uriner le malade avant les examens par les instruments et l'on pourra juger ainsi des caractères du jet et de l'urine. Le jet est souvent caractéristique ; dans les infiltrations très développées, il est mince et en forme de vrille ; l'évacuation se produit d'une façon intermittente : ces troubles sont particulièrement marqués dans les infiltrats de l'urèthre antérieur. Autrefois, on croyait pouvoir conclure des modifications du jet à l'extension et au siège du rétrécissement, mais ces caractères sont souvent trompeurs.

Si les modifications du jet semblent indiquer une infiltration très développée, on commencera l'examen par l'introduction d'un explorateur à boule. Ces explorateurs ont en général à une extrémité un bout olivaire et à l'autre un bout cônique. Nous employons plus volontiers l'extrémité cônique, qui se laisse introduire très facilement et qui donne, au moment du retrait, un ressaut très caractéristique au niveau des régions rétrécies. On pourra être obligé d'introduire plusieurs explorateurs avant de pouvoir franchir tous les rétrécissements. C'est avec ces explorateurs à boule que l'on détermine le moins de lésions de la muqueuse ; mais on ne peut obtenir avec eux qu'une idée superficielle sur la répartition des infiltrats, et encore des plus marqués seulement. L'introduction d'une bougie métallique renseignera plus exactement sur la résistance des parties rétrécies. On pourra très bien se passer des uréthromètres, car avec les explorateurs à boule on obtient les mêmes renseignements et en moins de temps. De plus, l'uréthromètre ne peut être employé que dans l'urèthre antérieur. La répartition des infiltrats et les caractères exacts des lésions ne pourront être déterminés d'une manière précise que par l'endoscope.

L'*épreuve des cinq verres* n'est généralement pas possible dans le cas de rétrécissement très développé, qui empêche les lavages précis de l'urèthre antérieur, sans écoulement d'eau dans la vessie.

L'*épreuve des deux verres* indiquera si la vessie est atteinte. Il faudra examiner la sécrétion au point de vue bactériologique (gonocoques), histologique, etc. On pratiquera en outre l'examen de la prostate ; mais la sortie de la sécrétion d'expression sera souvent empêchée par les rétrécissements : il faudra souvent remettre à plus tard cet examen et attendre que l'urèthre soit devenu un peu plus perméable.

Si le malade réagit par de la fièvre aux explorations, il faudra établir par la culture la variété de micro-organisme à laquelle on a affaire ; cet incident peut modifier complètement le plan du traitement.

S'il existe un *catarrhe important* de la vessie et de l'urèthre, je recommande, avant de commencer le traitement instrumental, de pratiquer des lavages astringents de l'urèthre et de la vessie, et même des lavages aux sels d'argent. Si l'on soupçonne une *infection nouvelle*, greffée sur un rétrécissement, il faut d'abord la traiter sérieusement. Si les rétrécissements de l'urèthre sont un obstacle au lavage, on s'efforcera de réduire le plus possible le catarrhe par une médication interne (Santal, Salosantal, etc.).

Quand il n'existe pas de catarrhe, ou si celui-ci est peu marqué, on peut commencer immédiatement la dilatation. Si l'on craint le gonflement des rétrécissements ou des accès de fièvre, accidents qu'on ne peut pas toujours prévoir même après la première dilatation, on commence par introduire des bougies élastiques côniques tous les trois ou quatre jours ou seulement tous les huit jours. On laisse la bougie en place de cinq à quinze minutes. Nous employons de préférence les bougies élastiques remplies de fine grenaille ou de limaille de plomb. Ces instruments ne conviennent cependant que dans les cas où le rétrécissement n'est pas trop accusé, et il est impossible de les construire dans les plus petits numéros (en dessous du 8 Charrière). Pour les rétrécissements très étroits, il faudra renoncer à l'emploi de ces bougies. L'armature des bougies filiformes est constituée par du crin de Florence.

Avant l'introduction des instruments, le malade devra toujours uriner ; et s'il existe un catarrhe marqué, il faut toujours faire au préalable un lavage de l'urèthre et de la vessie à l'eau boriquée tiède. Les bougies sont enduites d'un lubréfiant gras insoluble dans l'eau.

On ne devra jamais employer une bougie d'un degré plus élevé si on n'a pas constaté, au moment du retrait du numéro précédent que le rétrécissement ne le serrait plus. En tout cas nous ne dépassons jamais le n° 20 Charrière avec les bougies élastiques.

Quand ces interventions ont été bien supportées, on peut sans crainte passer à l'emploi des instruments métalliques. Le médecin exercé y aura recours beaucoup plus tôt, car avec eux on peut aller plus rapidement. Mais on n'oubliera pas que les instruments métalliques sont plus irritants pour l'urèthre et provoquent facilement des poussées catarrhales.

Avant d'employer les dilatateurs à vis, on ne négligera pas d'utiliser pendant un certain temps des bougies métalliques dont on réglera la graduation d'après les principes que nous venons de donner.

Si l'on introduit des instruments métalliques dans un rétrécissement, on suivra les règles suivantes : On lubréfie la bougie avec de la glycérine lanolinée-boriquée, car le lubréfiant le plus consistant est le mieux approprié pour cette intervention. On pratique alors l'introduction suivant la méthode qu'on possède le mieux. Oberlaender emploie généralement le demi-tour de maître. Kollmann emploie suivant la position du malade et les caractères particuliers du cas, l'un des tours décrits au chapitre VIII de la deuxième partie. Le tour de Posner est utile dans certains rétrécissements. Il faut toujours faire progresser l'extrémité de l'instrument exactement sur la ligne médiane et avoir toujours présente à l'esprit, au moment du cathétérisme, la direction normale de l'urèthre. On peut exercer une légère pression, mais il ne faut jamais employer de violence. Une hémorrhagie doit faire renoncer momentanément à l'emploi des instruments. Plus l'instrument est mince et plus il est nécessaire d'être habile pour le diriger convenablement.

S'il existe une rétention d'urine, mettant la vie en danger, on se rappellera que, tout récemment encore, l'urine a pu franchir le rétrécissement et qu'il est impossible que la route se soit obstruée complètement d'un coup. Fréquemment il faut chercher l'origine de ces rétentions dans un spasme du sphincter de la vessie ; ce spasme disparaît souvent après un bain de siège chaud prolongé pendant trente à cinquante minutes, ou après une injection de 1 à 2 centigrammes de morphine. Si ce moyen échoue, il faudra se résoudre à ponctionner la vessie. Mais on ne devra que rarement recourir à cette extrémité. Cette ponction se fera seulement quand on se trouve en présence d'une vessie haute et distendue. On n'y aura pas recours chez les obèses chez qui on préféra plutôt l'uréthrotomie externe.

Suivant que la dilatation été plus ou moins élevée, on pourra la répéter de quatre à huit jours après. Pour étudier la réaction du malade, on le reverra le lendemain du premier essai de cathétérisme. S'il s'agit d'un rétrécissement dur, étroit et ancien, on s'arrangera de manière à ce que le malade ne s'éloigne pas trop car on voit apparaître presque régulièrement dans ces cas des gonflements au niveau des zones rétrécies, gonflements qui peuvent provoquer une rétention.

Ce gonflement disparaît d'ordinaire après vingt-quatre heures au plus ; s'il persiste, on peut être obligé de recourir à l'uréthrotomie externe.

Quand les séances de cathétérisme sont couronnées de succès, il faudra, dans chaque séance, commencer par introduire les instruments qui ont passé facilement dans la séance précédente.

Les essais ultérieurs seront répétés avec des instruments métalliques de faible diamètre, en suivant toujours sur la ligne médiane les courbures naturelles de l'urèthre et en évitant toute violence. On parvient généralement à introduire l'extrémité de l'instrument dans la région rétrécie. Le cathéter « prend » le rétrécissement. On laisse l'instrument environ dix minutes avec son extrémité dans le rétrécissement ; le malade doit le maintenir lui-même dans cette position, en exerçant une légère pression. On répétera cette séance de quatre à huit jours après, et toujours avec le même instrument, jusqu'à ce qu'on ait réussi à franchir complètement le rétrécissement et à pénétrer dans la vessie. On doit toujours se contenter de résultats progressifs ; plus on ira lentement, plus sûrement on atteindra un résultat et moins on aura à craindre de complications catarrhales ou inflammatoires. Si les circonstances demandent un résultat rapide, on devra penser à une intervention chirurgicale ou à l'uréthrotomie interne.

Il ne doit pas survenir pendant cette opération d'hémorrhagie abondante, mais il est impossible qu'il ne se produise jamais de solution de continuité ni de saignement. Après chaque intervention le malade se reposera un quart d'heure à une demi-heure et il faut, tant qu'on ne sait pas comment le malade supporte la dilatation, interdire pendant toute la journée les mouvements exagérés.

Si après plusieurs essais, dont on ne peut préciser le nombre, on ne parvient pas à franchir le rétrécissement, il est bon de remettre à quelques semaines les essais de cathétérisme. Si le cas est pressant on interviendra chirurgicalement ou par l'uréthrotomie interne. Pendant cette période de repos, le malade prendra plusieurs fois par jour des bains de siège chauds d'une durée de quarante-cinq à soixante minutes. Ce procédé semble parfois influencer favorablement la dureté des infiltrats. On emploiera aussi des enveloppements humides chauds autour du périnée et de la région sacrée.

Quand on a pénétré une fois dans la vessie, la plus grande difficulté est surmontée. La bougie est laissée dans le canal pendant une vingtaine de minutes, puis on la retire en repoussant le plus loin possible le pénis et en tirant l'instrument avec précaution. S'il existe du catarrhe, on profite de cette introduction du cathéter dans la vessie pour pratiquer un lavage.

Dès qu'un rétrécissement est perméable jusqu'à mi route, on doit pratiquer le lavage à travers l'urèthre. Pour ce lavage, on n'emploie que la solution boriquée. Avant de procéder à un nouveau cathétérisme, on examinera l'état des réactions causées par le cathétérisme précédent ; il faut quelquefois attendre une ou deux semaines. Pour la graduation, on suivra avec les bougies métalliques les règles que nous avons indiquées pour les bougies élastiques : on emploiera donc toujours le même numéro jusqu'à ce que l'instrument qui franchit le rétrécissement pénètre facilement et se laisse facilement retirer.

Il existe une *autre méthode rapide de dilatation* très recommandable à condition que le malade soit à la disposition continuelle du médecin. On introduit dans la vessie une bougie fine : de cinq à quinze minutes après, on en introduit une plus forte, puis ou bien l'on remplace la bougie par une sonde fine à demeure, ou bien on laisse la dernière bougie elle-même à demeure et le malade urine sans difficulté le long de la bougie. Six ou huit heures après, on pourra déjà introduire une sonde d'un calibre plus élevé, qui pourvoiera à l'évacuation de la vessie. Le lendemain, on pourra la plupart du temps dilater avec des bougies métalliques et remettre la sonde à demeure. On parvient ainsi, en l'espace d'une semaine, à obtenir une bonne perméabilité de l'urèthre. Dans cette méthode, on doit laver plusieurs fois par jour l'urèthre et la vessie. S'il survient de l'uréthrite, on interrompt pendant un jour la sonde à demeure.

Ces quelques remarques n'épuisent pas naturellement la question des règles du cathétérisme et du traitement des rétrécissements étroits. Pour obtenir de bons résultats dans tous les cas, il faut beaucoup de routine et une longue expérience.

On évitera de provoquer, par des séances trop fréquentes de dilatation, une augmentation du catarrhe ou bien l'apparition d'affections aiguës des annexes, telles que prostatite, funiculite, épididymite. S'il existe une sécrétion au méat, on fera pratiquer des injections astringentes faibles. Comme moyen accessoire pour diminuer la secrétion et dans le cas de catarrhe vésical, nous prescrivons avec succès les balsamiques. Nous employons aussi volontiers la tisane que nous avons déjà mentionnée, mais seulement quand il n'existe pas de modifications importantes de la miction. S'il existe un trouble de l'urine d'origine microbienne, il faut prescrire l'urotropine, l'helmitol, l'hétraline et la borovertine. Ces médicaments ont toujours une action heureuse.

Les *réactions*, apparaissant au cours du traitement des rétrécissements par la dilatation, ont généralement une marche un peu différente de celles qui surviennent dans le traitement des infiltrats durs moins développés. Alors que, dans ces derniers cas, une tuméfaction notable ne survient pas d'une manière régulière, mais doit, au contraire, être considérée comme un signe de dilatation trop brusque, elle doit être considérée comme la règle dans les infiltrats stricturants, ne fut-ce que pendant un temps court. On trouvera dans la mesure de cette réaction, une indication utile pour un traitement rationnel et correct. Les régions qui sont le plus susceptibles de tuméfaction sont le méat, la partie du bulbe voisine du pli de passage, la partie membraneuse, en somme les régions de l'urèthre naturellement les plus étroites. On sera donc particulièrement prudent dans le traitement des rétrécissements de ces régions. Il n'est pas indispensable que la dilatation ait provoqué de solution de continuité d'aucune sorte ; la pression de l'instrument et les modifications du tissu conjonctif dur suffisent à provoquer des troubles circulatoires locaux passagers et un gonflement léger, que parfois une vessie affaiblie ne peut vaincre et qui peuvent avoir comme conséquence une rétention d'urine.

Plus l'instrument introduit dans le rétrécissement est rigide, plus il devra s'y mouvoir à l'aise et moins il faudra exercer par son intermédiaire une pression forte.

L'instrument le plus souple est la bougie élastique creuse ; la bougie pleine a déjà une action plus énergique ; viennent ensuite les bougies métalliques ; les plus puissants instruments sont les dilatateurs à vis.

Quand l'emploi de nos dilatateurs est-il indiqué dans le traitement des rétrécissements et comment agissent ces instruments ?

Nous préférons toujours, au début du traitement des rétrécissements étroits, les dilatateurs à deux branches, réservant pour la fin les dilatateurs à quatre branches. Ceux-ci peuvent cependant être employés immédiatement dans les urèthres dont le calibre est naturellement élevé.

L'introduction de ces instruments n'est permise que lorsqu'elle peut se faire sans aucune violence, même la plus minime. Quand le dilatateur est introduit à travers le rétrécissement, il doit pouvoir être mobilisé facilement, Nous employons dans ces cas, des revêtements de caoutchouc adhérant d'une manière particulièrement ferme à l'instrument, ou bien nous avons recours aux dilatateurs sans revêtement de caoutchouc ; nous faisons toujours un emploi abondant de lubréfiant. S'il existe de la sécrétion ou un catarrhe vésical, on doit faire précéder l'introduction d'un lavage boriqué.

Les dernières bougies ou instruments métalliques introduits avant l'emploi des dilatateurs doivent avoir au moins le calibre de 20 à 22 Charrière. Dans la première séance, on introduira simplement le dilatateur sans agir sur la vis ; et dans les séances suivantes, on se contentera de dilater de un ou deux numéros. On observera avec une très grande attention les réactions consécutives et on les enrayera par des lavages appropriés. La dilatation n'aura lieu qu'une fois par semaine, au maximum. Plus la réaction aura été vive, plus on espacera les dilatations et moins on laissera de temps l'instrument ouvert dans l'urèthre. Le gonflement post-opératoire devra durer au plus quarante-huit heures ; le catarrhe ne doit pas augmenter de façon notable; enfin il faut qu'après un temps assez court, on constate une amélioration persistante du jet de l'urine.

De cette façon on parvient généralement à détruire des infiltrats qui s'étaient présentés comme des plus durs. Il est vrai qu'il s'écoulera souvent plusieurs trimestres et quelquefois plus longtemps avant qu'on n'arrive au résultat. Mais ce traitement est le seul qui puisse donner la garantie d'une guérison complète. Le traitement est toujours supportable pour le malade et le contraire serait généralement imputable à une augmentation trop brusque de dilatation. Il existe cependant des malades nerveux et irritables qui demandent un arrêt du traitement, et il apparaît chez eux cette répugnance des instruments que nous avons déjà signalée. On interrompt alors le traitement pendant un mois environ, si la chose est possible, pour le reprendre ensuite avec une très grande douceur.

L'examen *uréthroscopique* sera entrepris le plus tôt possible (Cf. 1re partie). Les constatations faites au moyen de cet instrument sont très instructives et de la première importance pour la détermination de la guérison.

Il est impossible de donner des règles fixes au sujet du *degré maximum de dilatation* qu'on doit atteindre au cours du traitement, pas plus ici qu'à propos des infiltrats de moindre intensité. On se maintiendra dans de faibles calibres dans les urèthres délicats et naturellement étroits, réservant les plus fortes dilatations aux urèthres naturellement larges.

On devra continuer les dilatations jusqu'à ce que l'on puisse constater à l'uréthroscope une muqueuse saine, présentant les caractères indiqués au chapitre premier. Ce résultat sera atteint dans les urèthres étroits avec des dilatations de 25 à 28 Charrière ; dans les urèthres de fort calibre, on devra dilater progressivement jusque 35 ou 40 Charrière pour aboutir à la guérison.

Nous avons déjà indiqué en détail, au chapitre précédent, *le rythme* à suivre dans la dilatation ; ces règles sont aussi d'une grande importance dans les infiltrats stricturants, chez lesquels il existe beaucoup d'autres obstacles à vaincre avant que la résorption ne commence et que la régression ne soit en bonne voie. On devra donc n'employer que des numéros peu élevés jusqu'à ce que le gonflement réactionnel soit devenu insignifiant. Alors seulement on pourra augmenter d'un numéro. Ce n'est que de cette façon qu'on arrivera à retirer de l'emploi des dilatateurs les avantages qu'on peut et qu'on doit en attendre dans le traitement et la guérison des rétrécissements.

Disons encore un mot des *hémorrhagies* qui peuvent se produire à l'occasion de la dilatation d'un rétrécissement. Nous avons déjà vu qu'on arrive rarement à dilater sans provoquer aucun saignement, et que les hémorragies peu importantes n'ont aucune gravité. Ceci ne se rapporte cependant qu'aux cas simples. Dès qu'il s'agit en effet de cystite, rétention urinaire totale ou partielle, urétérite et pyélite, avec urine infectée et alcaline, la plus grande prudence est de rigueur. Dans ces cas, en effet, la moindre solution de continuité peut devenir une porte d'entrée pour les micro-organismes pyogènes et provoquer de graves désordres dans un organisme affaibli.

Il peut arriver qu'après l'emploi des dilatateurs, on voit apparaître des frissons avec ou sans fièvre. Bien que ces incidents soient très rares et n'arrivent que dans des cas déjà infectés au préalable, ou à la suite de fautes de technique, nous devons cependant en parler pour être complets et dire quelques mots de leur prophylaxie et de leur traitement. Remarquons d'abord que l'apparition de ces symptômes ne peut pas être imputée à l'emploi du dilatateur, mais qu'ils seraient apparus tout aussi bien à la suite de l'introduction de n'importe quel autre instrument. On peut l'observer en effet après l'emploi des bougies élastiques, des sondes métalliques, etc,... et on a donné à ces phénomènes le nom de fièvre uréthrale.

Le frisson peut avoir deux causes. Ou bien le malade peut y être prédisposé, ce qu'on apprend par l'interrogatoire ; ou bien il peut exister une infection de la muqueuse de l'urèthre, de la vessie ou du liquide urinaire par des bactéries pyogènes (bacterium coli, streptocoques, staphylocoques, etc...) Dans ce cas, il s'agit de ce qu'on appelle le frisson de résorption. Il est impossible de définir en quelques mots jusqu'à quel point ces deux facteurs sont distincts l'un de l'autre et peuvent agir pour leur propre compte. Le plus souvent les deux causes viennent en même temps favoriser l'apparition du frisson.

Il faut prendre en grande considération l'existence de la constipation, principalement quand les urines sont infectées par le bacterium coli [1]. Mais il peut aussi arriver que l'urine ne contenait pas de bacterium coli avant l'intervention et qu'elle s'en trouve cependant abondamment pourvue au moment du frisson et de la fièvre.

Avec une urine infectée, on peut ne pas observer de frissons,

---

1. Voir à ce sujet les travaux de Posner, A. Lewin, Rovsing, Melchior et autres.

mais au contraire une élévation plus ou moins forte de la température.

La rareté actuelle de ces accidents montre jusqu'à quel point sont
importantes la propreté des instruments, l'antisepsie et l'asepsie de
l'intervention. A l'époque préaseptique, ces accidents étaient beaucoup plus fréquents, on les croyait même inévitables. La fièvre et ses
complications sont toujours liées à des lésions causées par les instruments : moins il existe de lésion, moins on doit s'attendre à une
fièvre consécutive. Lorsqu'on a affaire à des micro-organismes de
virulence particulièrement intense, on doit s'attendre, après l'intervention la plus bénigne, parfois même après un simple massage de
prostate, à un frisson et même à des manifestations fébriles.

En général, le frisson commence à la première miction qui suit l'intervention instrumentale, au moment de la résorption par la lésion
de l'urine infectée. En général, on ne craindra plus après vingt-quatre
heures de le voir apparaître. Il existe cependant des exceptions à cette
dernière règle, et dans certains cas on pourra voir encore apparaître
fièvre et frissons après plusieurs jours. Les urines qui contiennent le
bacterium coli déterminent généralement des complications moins
importantes que celles qui contiennent le staphylocoque et le streptocoque. Si l'on a affaire à des sécrétions à gonocoques, le danger est
moindre et plus facile à éviter.

Les frissons ont une durée qui varie de quelques minutes à plusieurs heures ; l'ascension consécutive de la température varie aussi
dans son intensité et dans sa durée. Généralement, le thermomètre
monte à 38°5, 40° et même au delà. La fièvre retombe après une heure
ou deux. Elle a rarement un type déterminé. Les frissons et les accès
de fièvre se répètent le plus souvent une ou plusieurs fois en peu de
temps après la même intervention, la plupart du temps après chaque miction. Chez les malades âgés et déprimés et chez ceux qui ont
de la néphrite, les complications fébriles peuvent conduire à la mort,
mais cette terminaison est rare.

Quand un frisson ou de la fièvre apparaissent, le malade doit se
coucher, se couvrir chaudement et boire chaud (thé au cognac, limo-
nade chaude, etc...). On administre en même temps du sulfate ou
du chlorhydrate de quinine 0,25 à 0,50, ou une dose correspondante
d'antipyrine, de pyramidon, ou de leurs succédanés. On arrive souvent de cette façon à raccourcir la durée du frisson et à abaisser la
température. On surveillera avec soin le cœur. Le traitement local

sera naturellement laissé de côté jusqu'à disparition de ces symptômes, à moins que diverses circonstances, comme une rétention d'urine par exemple, ne nécessitent une intervention chirurgicale rapide.

Naturellement, on doit chercher soigneusement à reconnaître dans chaque cas particulier la cause de la fièvre, quand ce ne serait que pour chercher à l'éviter dans la prochaine intervention.

Quand il s'agit d'urine chargée de microbes, on doit, dès que la fièvre est tombée, procéder à des lavages antiseptiques non seulement avant toute nouvelle intervention instrumentale, mais même au moment de chaque intervention. A l'intérieur, on donnera 50 centigrammes d'urotropine trois fois par jour. Des recherches de Wannier, il résulte que l'urotropine est parmi tous les médicaments aujourd'hui en usage celui qui parvient le mieux à empêcher la pullulation des micro-organismes dans l'urine. Si l'on ne doit pas s'attendre à voir, par ce moyen, disparaître pour toujours les bactéries de l'urine, on est certain d'enrayer toute augmentation de la flore microbienne. Dans l'urine, l'urotropine et ses succédanés n'ont aucune influence inhibitrice sur la pullulation des gonocoques, et dans ce cas on devra se contenter de lavages antiseptiques et d'administration de santal.

On fera disparaître la constipation, surtout quand l'urine est infectée par le bacterium coli ; le jour qui précède l'intervention, on prescrira un purgatif et immédiatement avant l'intervention un lavement. Si la présence des staphylocoques et des streptocoques dans l'urine était prouvée, cette dernière mesure serait vraisemblablement moins utile.

Enfin, nous ne négligeons jamais dans les cas de ce genre de faire prendre au malade, immédiatement avant l'intervention uréthrale, une dose de quinine ou d'antipyrine. Nous avons obtenu par ce moyen des résultats satisfaisants.

Si les frissons et les ascensions thermiques se répétaient fréquemment, on chercherait à faire par les cultures un diagnostic bactériologique exact. Si on a la certitude de la présence des streptocoques et des staphylocoques, on abandonnera provisoirement la dilatation pour ne faire qu'un traitement antiseptique. Si après quelques semaines, un nouvel examen bactériologique permet de constater la disparition des organismes pyogènes, on pourra recommencer les dilatations avec un meilleur résultat ; si cependant le résultat n'est pas encore satisfaisant, on en restera encore pendant un certain temps à un traitement uniquement antiseptique et non irritant. Dans certains cas de forte infiltration avec production facile de frissons, on peut se voir forcé à renoncer complètement à la dilatation, d'une manière provisoire cependant, en n'employant que des lavages antiseptiques et les antiseptiques urinaires. Ces cas sont rares, mais peuvent se présenter.

Si ces symptômes n'existent pas, et qu'on a une urine claire, un bon état général et pas d'affection annexielle, on peut dilater en s'attendant cependant à voir apparaître quelques gouttes de sang au moment de la dilatation. Vouloir l'éviter d'une manière absolue et dans tous les cas serait s'obliger à renoncer aux dilatations instrumentales, sans lesquelles il est impossible de penser à la guérison de certains rétrécissements. Nous n'avons pas besoin de rappeler qu'une condition indispensable de l'emploi de nos instruments est l'asepsie la plus stricte des instruments et des mains de l'opérateur.

S'il s'agit d'infiltrats composés uniquement de tissus fibreux calleux, il n'est pas toujours possible d'améliorer le cas par l'emploi de dilatateurs à vis. Les branches du dilatateur peuvent en effet ou bien pénétrer dans les callosités, ou bien simplement les comprimer latéralement, les nodosités venant s'intercaler entre les branches. La dilatation agit alors uniquement aux dépens des parties voisines élastiques du canal. Ce fait se produit facilement à l'extrémité du bulbe. Mais si les infiltrats fibreux de la plus forte intensité sont annulaires, ils ne peuvent pas échapper à la dilatation. On le remarque immédiatement pendant l'intervention par ce fait que l'instrument ne glisse que très difficilement. Si on voulait forcer, il pourrait se produire, à un certain degré de la dilatation, la rupture d'une ou de plusieurs des petites tiges qui soutiennent les branches. Nous n'avons jamais vu dans ces cas se produire au lieu d'un bris de l'instrument une lésion importante de la muqueuse ou des callosités. Il est évident qu'avec un instrument bien construit et convenablement manœuvré, on n'a jamais à redouter de pareils incidents.

A l'uréthroscope on reconnaît ces nodosités particulièrement résistantes à ce que le tube franchit difficilement la région atteinte et qu'il se trouve en quelque sorte expulsé quand on examine le canal d'arrière en avant.

Il existe un certain nombre de rétrécissements dans lesquels on n'atteint pas le but avec le traitement que nous venons de décrire. On arrive bien à un certain degré de dilatation, mais il est impossible de

le dépasser même avec la plus grande patience. Quand ces rétrécissements siègent dans l'urèthre antérieur et que leur calibre n'est pas
trop étroit, on aura recours aux différents procédés *d'uréthrotomie*

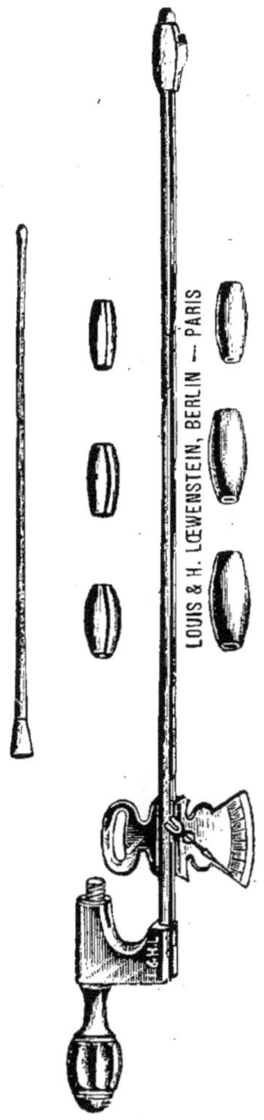

Fig. 162.—Uréthrotome
de Kollmann.

interne. Oberlaender n'emploie pas volontiers cette dernière intervention pour les rétrécissements de l'urèthre postérieur. Signalons d'abord le vieil uréthrotome à vis et à deux branches de Otis (Cf. 2e Partie, fig. 87). Cet instrument a le désavantage de nécessiter des mensurations préalables, pour déterminer le lieu de l'incision, et la variabilité de la longueur du pénis a souvent provoqué de mauvaises incisions.

Kollmann préfère l'emploi d'instruments qui permettent de repérer le rétrécissement par la palpation. Il a fait construire dans ce but divers instruments. La fig. 162 représente le plus ancien d'entre eux qui convient à l'incision des rétrécissements d'un calibre d'environ 18 Charrière. C'est une bougie métallique terminée par une boule que l'on peut employer dans diverses dimensions (K. et K1.) On introduit cet instrument avec le couteau couvert au delà du rétrécissement, après avoir tâtonné pour trouver la boule qui franchit exactement le rétrécissement. Au moyen d'un dispositif placé au niveau de la poignée on fait saillir le couteauM au niveau de la boule et l'on incise le rétrécissement par un court retrait de tout l'instrument d'arrière en avant. En règle générale l'incision se fait au milieu de la paroi supérieure car les incisions pratiquées dans d'autres endroits déterminent fréquemment de fortes hémorrhagies. Pour pouvoir introduire facilement l'instrument même dans le cas de rétrécissements plus étroits, on peut lui adapter une petite bougie élastique conductrice B.

Cet instrument ressemble à un autre instrument de Otis, mais moins connu. Celui-ci diffère de celui de Kollmann en ce que le couteau seul est attiré en avant tandis que la boule reste derrière le

rétrécissement. Il est facile de comprendre que l'incision ne peut pas
être aussi efficace par ce procédé.

Une modification de l'uréthrotome interne de Kollmann, adoptée
par L. et H. Lœwenstein, permet de pratiquer
cette incision avec éclairage. Avec cet instrument, il faut recommander une très grande
prudence, car il possède un dispositif permettant de faire sortir énormément le couteau ce
qui conduit le débutant à faire facilement des
incisions trop profondes.

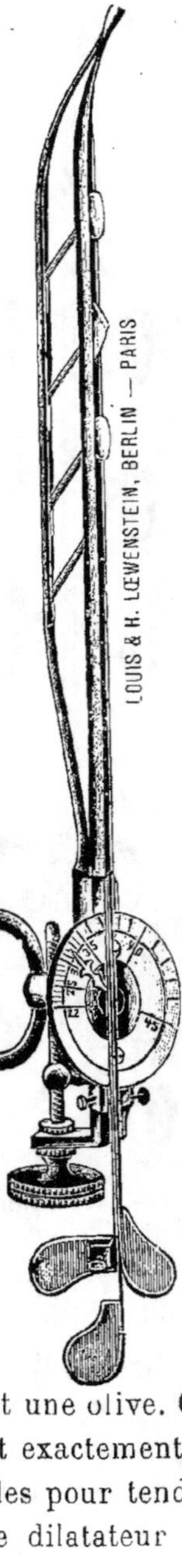

L'instrument de Kollmann représenté à la
figure 163 n'est destiné qu'à des rétrécissements
plus larges, à partir du 25 Charrière. Son but
est de délimiter les rétrécissements non plus
seulement par l'intérieur du canal comme les
précédents, mais aussi par l'extérieur, pour
éviter d'une façon complète les trop longues
incisions involontaires d'arrière en avant. Il
est construit d'après le principe du dilatateur
droit à deux branches, ordinaire, et peut même
très bien être employé comme tel après fermeture de la gouttière supérieure. Le plus bas
numéro correspond au calibre 22. Pour délimiter le rétrécissement à la fois par l'intérieur
ou par l'extérieur, l'instrument porte sur sa
branche dorsale deux olives K et K^2 ; chacune
d'elles est mobile indépendamment de l'autre,
et peut être fixée dans n'importe quelle position
au moyen de vis disposées sur la poignée.
Quand on a introduit l'instrument fermé sans
rencontrer d'obstacle, on actionne un peu la
vis et l'on manœuvre prudemment l'une des
olives d'avant en arrière. Si l'on ne rencontre
pas de résistance on revisse de nouveau de
1 ou 2 numéros jusqu'à ce que finalement on
reconnaisse nettement le rétrécissement en mobilisant une olive. On
dispose alors les olives de telle façon qu'elles limitent exactement le
rétrécissement et on les fixe au moyen de vis spéciales pour tendre
complètement le rétrécissement. On visse encore le dilatateur de

Fig. 163. — Uréthrotome de Fessenden-Otis modifié par Kollmann.

LOUIS & H. LŒWENSTEIN, BERLIN — PARIS

quelques numéros, on libère le couteau et on le retire en avant en incisant le rétrécissement. Avec cet instrument l'incision doit être faite exactement sur le milieu de la paroi supérieure.

Otis, Nall et Tilden-Brown avaient déjà employé des uréthrotomes analogues à deux branches, mais ces appareils ne permettaient de délimiter le rétrécissement que par l'intérieur.

Une autre uréthrotome interne à vis à trois branches a été décrit dans la deuxième partie, chapitre vi. Il peut être employé aussi comme dilatateur avec ou sans revêtement de caoutchouc et comme dilatateur-laveur. A part quelques détails, son maniement est le même que celui des instruments à deux branches que nous venons de décrire.

Dans l'emploi des uréthrotomes internes à vis, il est de règle d'inciser d'abord les infiltrats les plus étroits : les infiltrats blennorrhagiques sont, on le sait, presque toujours multiples. Leur dispositif visseur peut amener à s'écarter de cette règle. En employant l'instrument représenté figure 162 il est impossible de tomber dans cette faute.

Les uréthrotomes internes de Kollmann sont complètement métalliques et facilement démontables. On les stérilise par l'ébullition.

La stérilisation du champ opératoire se fait de la façon suivante : Avant et après l'incision, on fait un lavage sérieux à l'eau boriquée chaude et l'on termine l'opération par un lavage de un quart à un demi-litre d'une solution au nitrate d'argent à 1 p. 1000.

Pour terminer, donnons quelques details sur les circonstances accessoires de l'opération.

Quand on a retiré l'instrument de l'urèthre, avec le couteau caché, c'est à peine si l'on constate un peu d'hémorrhagie, à condition que l'olive de la figure 162 n'ait pas été choisie trop forte ou que en employant l'instrument de la fig. 163 on n'ait pas vissé jusqu'à un degré trop élevé. On place alors un bandage compressif autour de la verge et l'on peut laisser partir le malade. Le bandage sera enlevé par le malade lui-même au moment de la première miction ; et si, l'hémorrhagie ne cesse pas complètement d'elle-même, le bandage sera renouvelé par le malade. Kollmann a toujours pu appliquer ce traitement ambulatoire sans inconvénient. Il n'a observé aucune complication et particulièrement pas d'hémorrhagie importante. Les douleurs ont été à peine marquées, sinon quelquefois aux premiers jours, à l'occasion d'une érection. Kollmann introduit plusieurs fois pendant la semaine des bougies, puis il laisse écouler quelque temps sans nouveau cathétérisme. Si le calibre ne paraît pas suffisant on peut répéter plus tard une ou deux fois cette intervention. Il est évident qu'il faut maintenir le résultat atteint par des introductions de bougies ou d'instruments à vis pendant un certain temps, comme dans toute autre méthode Mais sans l'uréthrotomie interne le succès ne pourrait être obtenu dans ces cas.

Dans Centralblatt Nitze-Oberlaender 1905, page 57, on trouve un article de Selhorst (de la Haye) où cet auteur décrit une méthode de destruction électrolytique des rétrécissements au moyen d'une aiguille de platine longue et pointue.

Si l'on était forcé de s'ouvrir rapidement un large passage, dans un

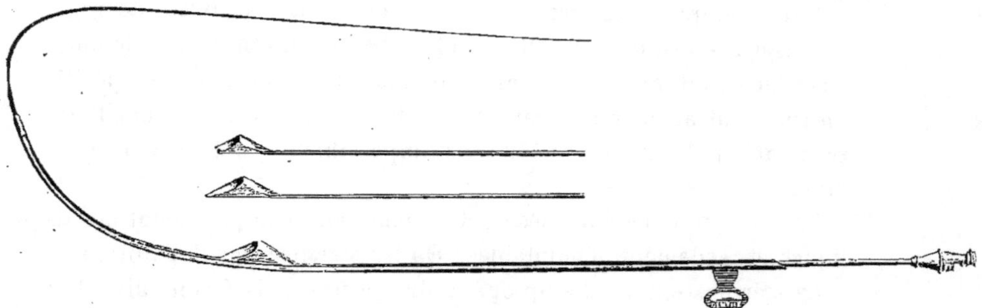

Fig. 164. — Uréthrotome de Maisonneuve.

cas de rétrécissement perméable seulement à une bougie filiforme, on se servira avantageusement de l'uréthrotome interne de Maisonneuve. Cet instrument présente un calibre de 10 Charrière et s'emploie dès la première ou la seconde séance, après l'introduction d'une bougie filiforme. On emploie toujours un instrument avec couteau introduit dans la concavité ; on a ainsi une section de la paroi supérieure de l'urèthre et l'expérience montre qu'on évite de cette façon toute hémorrhagie grave. Il faut employer un couteau de calibre peu élevé et faire sur la paroi supérieure deux incisions légèrement latérales, l'une à gauche l'autre à droite. Après l'opération, on introduit une sonde à demeure n° 16 à 19, pendant deux ou trois jours. Après un intervalle de quinze jours ou de trois semaines de repos, on commence le traitement consécutif, d'abord avec des bougies métalliques, puis quatre ou cinq semaines après, avec nos dilatateurs.

L'avantage de l'uréthrotomie de Maisonneuve est que cette opération permet d'arriver immédiatement aux numéros moyens. Cette méthode peut avoir l'inconvénient que le malade, satisfait du passage des numéros moyens, croit pouvoir se dispenser du reste du traitement ; aussi le médecin doit-il instruire son malade des avantages et des désavantages de l'opération. Si l'intervention et le traitement consécutif ont été bien conduits, les dangers d'hémorrhagie sont réduits au minimum.

Certains rétrécissements sont particulièrement tenaces et résistent à l'uréthrotomie interne aussi bien qu'aux dilatateurs à vis. On doit alors recourir à l'*uréthrotomie externe* avec excision de toutes les callosités dures. Cette intervention a cependant deux inconvénients. Même quand l'excision paraît avoir été la plus complète possible; les dilatations n'en sont pas moins nécessaires dans la suite ; bien plus, ces dilatations redeviennent quelquefois nécessaires après quelques semaines seulement, tout comme auparavant. Enfin les cicatrices peuvent déterminer dans la suite des troubles de l'érection, venant troubler les rapports sexuels, les rendant même quelquefois impossibles. Cette circonstance est extrêmement importante pour les malades jeunes, et il faudra les prévenir de ces conséquences inattendues. Une description détaillée de cette intervention chirurgicale sortirait du cadre de notre livre.

En ce qui concerne *les récidives*, nous devons mentionner les faits suivants : Si notre méthode de traitement est rationnelle et complète elle doit permettre la guérison des rétrécissements blennorrhagiques d'une manière définitive sans récidives et ceci doit pouvoir être établi par l'uréthroscope et les autres moyens de diagnostic que nous avons préconisés. Nous supposons naturellement que le rétrécissement contient encore assez de tissus résorbables et n'est pas complètement transformé en nodosités fibreuses. Cette supposition correspond d'ailleurs à la plus grande majorité des cas. Tout comme les infiltrats durs et mous dont nous avons déjà parlé, le rétrécissement ne guérit pas sans récidives. Mais l'avantage de notre méthode est qu'elle permet d'établir à chaque moment du traitement par l'uréthroscopie l'état de régression et finalement de guérison des lésions. Il est naturel que cette guérison se fasse attendre plus longtemps dans les cas les plus accusés que dans les cas plus faibles. Nous pouvons cependant diminuer le nombre des fameuses récidives, car nous dilatons plus longtemps et nous arrivons à un degré de dilatation beaucoup plus élevé que dans n'importe quelle autre méthode. De plus, nous employons toujours le dilatateur qui convient le mieux à la situation et aux caractères particuliers du rétrécissement. Il serait superflu de rappeler encore combien il est plus avantageux d'employer pour les dilatations fortes les dilatateurs à vis, que de vouloir arriver au même numéro avec les bougies métalliques ordinaires. Le traitement avec nos dilatateurs représente presque une manière idéale d'arriver à une graduation lente de la dilatation.

Pour éviter autant que possible les récidives, on dilatera le plus longtemps possible et le plus haut possible, en suivant toutefois les règles de prudence que nous avons déjà indiquées et en espaçant de plus en plus les séances. On traitera le malade jusqu'à ce qu'il présente les caractères uréthroscopiques exigés (Première Partie). Nous avons déjà dit dans quelles régions les récidives se montrent de préférence. Le traitement des localisations voisines de la blennorrhagie aura lieu comme pour les autres cas le plus tôt possible, et en même temps que la cure de dilatation. On apportera une attention spéciale aux affections de la vessie, des uretères et du bassinet. La dilatation sera prudente et on évitera les exacerbations de ces affections qui pourraient se produire à la suite de dilatations imprudentes. Mais, en traitant la cause, nous traitons en même temps ses effets et permettons leur guérison. Dans la plupart des cas, on arrivera à faire disparaître ces affections ou au moins à les améliorer, si toutefois il ne s'agit pas d'affections organiques avancées des reins. On rencontre encore, en même temps que les rétrécissements, de la spermatorrhée, de la prostatorrhée, de la prostatite, des épididymites. On traite ces affections de la même façon que lorsqu'on les rencontre, accompagnant des infiltrats de moindre intensité.

OBSERVATIONS

I. 2 *mai* 1899. — H. 30 ans. Infections il y a 8 ans et il y a 1 an et demi. Beaucoup de sécrétion. Gonocoques positifs. Premier et second verres d'urines troubles. Signes de catarrhe vésical. Uréthroscope : tube 20. A la portion moyenne de la pars pendula, un fort rétrécissement cicatriciel, légèrement déchiré ; groupe de glandes de Littre saignantes et tachées de rouge. Cicatrices rougeâtres nombreuses dans leur voisinage ; partout sécrétion dans l'entonnoir. Urèthre postérieur imperméable au mandrin à charnière. Les cathéters métalliques au-dessus de 10 Charrière ne parviennent pas non plus dans la vessie. Le malade se fait chez lui des injections de sulfate de zinc à 1 p. 100 et prend des capsules de santal.

7 *mai*. — Pas de réaction. Peu de sécrétion, Gonocoques positifs. Urines un peu plus claires. On essaie de passer des cathéters faibles sans résultat.

8 mai. — Même état. Dilatateur droit à deux branches 25.

9 et 10 mai. — L'urine est redevenue un peu trouble. Lavages boriqués avec l'injecteur d'Ultzmann.

11 mai. — Lavage boriqué et nitrate d'argent à 1 p. 1 000 avec l'injecteur d'Ultzmann.

14 mai. — Gonocoques absents. Urines un peu améliorées. Lavage boriqué.

15 mai. — Lavage boriqué. Dilatateur courbe à deux branches jusque dans l'urèthre membraneux, n° 25.

16 mai. — Pas de réaction : lavage boriqué.

21 mai. — Bougie conique n° 12 arrive nettement jusque dans la vessie.

22 mai. — Urine un peu trouble et filamenteuse. Lavage boriqué.

3 juin. — Depuis le dernier cathétérisme douleurs sous le pubis. Sécrétion disparue. Urine claire mais très filamenteuse. Lavage boriqué, puis dilatateur courbe à deux branches introduit jusque dans la partie membraneuse n° 26.

10 juin. — Pas de sécrétion : urines claires, beaucoup de filaments. Dilatateur postérieur à quatre branches à courbure de Guyon, introduit jusque dans la vessie, n° 25.

11 juin. — Lavage boriqué suivi de nitrate d'argent à 1 p. 1 000 avec injecteur d'Ultzmann.

12 juin. — Dilatation avec dilatateur courbe à deux branches introduit jusque dans la vessie, n° 28.

17 juin. — Urines claires, filamenteuses ; le rétrécissement du sphincter est légèrement douloureux. Uréthroscope tube 24. Cicatrices et glandes très améliorées. Pas de sécrétion dans l'entonnoir. Le dilatateur ne peut être introduit. Lavage boriqué suivi de nitrate d'argent à 1 p. 1 000.

19 juin. — Lavage boriqué suivi de dilatation avec dilatateur courbe à deux branches introduit par la portion membraneuse, n° 29.

24 juin. — Urines claires avec filaments composés encore surtout de leucocytes. Dilatateur à quatre branches à courbure de Guyon, introduit jusque dans la vessie, n° 27.

25 juin, 2 et 7 juillet. — Lavages boriqués suivis de nitrate d'argent à 1 p. 1 000.

9, 10, 11, 25 août. — Urines très filamenteuses. Prostate tendue, élastique, non douloureuse. Sécrétion d'expression contient beaucoup de pus. Le rétrécissement est légèrement douloureux. Introduction de sondes de Mercier 20 à 23.

15 août à 15 septembre. — Traitement de la prostate par massages et lavages. Le rétrécissement est laissé au repos.

16 à 25 septembre. — Essai d'introduction de bougies à grenaille qui déterminent une irritation plus forte du rétrécissement. Prostate en meilleur état. La sécrétion d'expression contient moins de leucocytes.

29 janvier 1900. — Depuis un mois nouvelles douleurs irradiées dans l'urèthre et de nouveau augmentation des filaments. Le malade résidant au dehors devra se faire masser deux fois par semaine par un confrère et lavages au nitrate d'argent à 1 p. 1 000.

10 juin. — Massage de la prostate indolore. Sécrétion d'expression presque normale. Dilatateur postérieur à quatre branches à courbure de Guyon impossible à introduire. Sonde élastique de Mercier, n° 20 passe facilement.

16 juillet. — Urines du matin claires sans filament. La sécrétion d'expression de la prostate ne contient que quelques leucocytes. Uréthroscope tube 23 : caractères normaux.

Cette première observation ne donne pas le tableau d'un rétrécissement typique. Elle tient le milieu entre les infiltrats durs d'intensité forte et le rétrécissement typique.

II. *27 juin* 1899. — W. 33 ans. Infection datant de 6 ans. Gonocoques présents dans la sécrétion. Un tube ne peut être introduit. Explorateur à boule n° 15 ne traversant l'urèthre qu'avec une pression forte, montre la première moitié de la pars pendula rétrécie et bosselée. Le reste paraît de largeur normale. Bougies métalliques droites 14 à 19. Injection d'une solution de sulfate de zinc à 1 p. 100. Capsules de Santal.

5, 12, 16, 23 et 30 juillet. — Gonocoques présents dans la sécrétion. Urine généralement trouble. Bougies métalliques droites jusque 21.

6, 13, 20, 27 août. — Gonocoques présents dans la sécrétion le matin seulement. Les bougies métalliques droites n° 23 passent exactement le rétrécissement.

3, 14, 24 septembre. — Sécrétion totalement disparue. Peu de filaments. Court dilatateur à deux branches 25, 28, 30.

4, 11, 18, 22 octobre. — Uréthroscope (tube 23). Infiltration dure commençant à l'intérieur du gland et dépassant le milieu de la pars pendula. Surface cicatricielle gris blanchâtre et glandes. Dilatateur court à deux branches conduit progressivement jusqu'au 33.

5, 15, 22, 26 novembre. — De nouveau sécrétion purulente faible. Beaucoup de cellules épithéliales, peu de leucocytes, pas de gonocoques. Dilatation avec dilatateur à deux branches courbe, introduit jusque dans la partie membraneuse et conduit progressivement jusqu'au 33.

3 décembre. — Uréthroscope (tube 23). Plus de sécrétion dans l'entonnoir. Muqueuse encore un peu sèche. Sur la paroi supérieure, glandes infiltrées. Prostate fortement infiltrée et très douloureuse. Sécrétion d'expression abondante, nombreux leucocytes. Lavements chauds (Cf. chap. suivant).

10, 17, 22, 31 décembre. — Traitement alternatif au nitrate d'argent et au dilatateur court à deux branches 35 à 37.

7, 14, 21, 31 janvier 1900. — Méat encore collé, mais plus de sécrétion exprimable. Peu de filaments. Sécrétion de la prostate améliorée, mais massage encore très douloureux.

11-18 février. — Quelques filaments dans le premier verre, deuxième et troisième verres sans filaments. Sécrétion de la prostate normale.

11 mars. — De nouveau existence de sécrétion composée seulement de cellules épithéliales, sans gonocoques. Dilatation avec dilatateur courbe à deux branches introduit jusque dans la partie membraneuse jusqu'au 32.

22 mars. — Lavage boriqué et nitrate d'argent.

2 mai. — Uréthroscope tube 23. Entre le gland encore étroit et la première moitié de la pars pendula, muqueuse un peu sèche, pas de sécrétion dans l'entonnoir. Pendant ce temps pas de sécrétion sortant de l'urèthre. Un filament se compose de cellules épithéliales, de leucocytes et de spermatozoïdes. Dilatateur droit à quatre branches 32.

9 *et* 24 *mai*. — Dilatateur droit à quatre branches 33 et 34.

15 *juillet*. — Depuis deux semaines douleurs et tiraillements dans l'urèthre, en outre de nouveau un peu de sécrétion de temps en temps. Lavage boriqué et dilatateur droit à quatre branches 35.

22 *et* 31 *juillet*. — Dilatateur droit à quatre branches 35 et 36. Préalablement, lavage boriqué.

8-15 *août*. — Pas de sécrétion ni filaments, prostate saine. Dilatateur droit à quatre branches 35 et 36.

30 *août*. — Sécrétion dans le même état, prostate saine. Uréthroscope tube 23. Caractères normaux.

31 *octobre et* 23 *décembre*. — Uréthroscope tube 23. Caractères normaux.

III. 8 *août* 1890. — G. 38 ans. La dernière infection remonte environ à huit ans. Sécrétion : leucocytes, cellules épithéliales, gonocoques ? Urine trouble et filamenteuse. Fréquentes envies d'uriner. Faiblesse du jet. Impuissance. Uréthroscope : le tube 23 ne parvient, même avec une légère pression, qu'au milieu de lapars pendula. A cause de l'hémorrhagie rien de net. Capsules de Santal.

11 *août*. — Bougies métalliques droites jusqu'au 24.

23 *août*. — Bougie métallique droite bute dans le bulbe et la partie membraneuse contre un obstacle, qui est cependant franchi avec une légère pression. Hémorrhagie. Un seul frisson d'une durée de deux heures. Température 39°5. Quinine 1 gramme et trois fois par semaine lavage boriqué.

4 *octobre et* 10 *novembre*. — Urine trouble et filamenteuse. Préalablement lavement et 1 gramme de quinine. Bougies métalliques jusqu'au 22 introduites à travers le rétrécissement jusque dans la vessie non sans une légère hémorrhagie. Pas de frisson. Tisane de feuilles d'Uva ursi, racines de polygala. Chaque jour un litre.

10 *novembre*. — Jet amélioré. Urine plus claire. Bougie 23 : consécutivement nouveau petit frisson. Usage plus abondant de la tisane.

26 *novembre*. — Lavage boriqué et nitrate d'argent à 1 p. 1 000 à travers le cathéter.

10 *et* 18 *déecembre*. — Sécrétion : cellules épithéliales, leucocytes, pas de gonocoques. Urine améliorée de nouveau. Le 10 décembre, uréthroscopie, le tube 23 s'arrête encore dans le bulbe. Muqueuse sèche en cet endroit, lisse. Pas de glandes. Au milieu de la pars pendula, le tube a déterminé une petite déchirure qui est nettement sous-épithéliale. Fin réseau cicatriciel gris blanchâtre. Eau boriquée, nitrate d'argent à 1 p. 1 000.

15-29 *janvier* 1891. — Urine et jet de nouveau améliorés. Dilatateur courbe à deux branches introduit jusque dans la vessie mais non ouvert.

15 *et* 28 *février*, 14 *et* 31 *mars*, 12 *et* 28 *avril*. — Pas de sécrétion. Urine claire, peu de filaments. Dilatateur courbe à deux branches introduit jusque dans la vessie, ouvert progressivement jusqu'au numéro 25. Les dilatations

sont très bien supportées, en alternant avec les lavages boriqués et au nitrate d'argent.

15 *juillet*, 20 *août*, 30 *septembre et* 25 *octobre*. — Uréthroscopie le 15 juillet, tube 27. Dans le bulbe, muqueuse encore sèche et grossièrement plissée. En avant, glandes et cicatrices disparues. Plis passables et poli mat. Dilatations jusqu'au numéro 30 de la même façon que précédemment en alternant avec les lavages boriqués et au nitrate d'argent.

15 *et* 29 *novembre*. — Plus que de petits filaments composés principalement de cellules épithéliales. Impuissance disparue. Dilatation avec dilatateur à deux branches jusqu'au n° 32.

31 *décembre*. — Urine claire. Uréthroscopie tube 27. Plis normaux. Il n'y a plus rien d'anormal, sauf un aspect un peu mat. Dilatateur courbe à deux branches introduit jusque dans la vessie, n° 33.

20 *février* 1891. — Même état. Dilatateur courbe à deux branches 34.

19 *avril* 1899. — Le malade a été jusqu'à il y a six mois sans douleurs. Depuis ce temps jet faible, envie impérieuse d'uriner et de nouveau impuissance. Urine trouble et filamenteuse. Uréthroscopie : tube 20, exactement comme il y a neuf ans, ne peut être introduit au delà du milieu de la pars pendula. A ce moment, hémorrhagie. Réseau cicatriciel rouge, groupe de glandes rouge sang. Pas de frisson ni de fièvre.

29 *avril*. — Bougies métalliques 18 et 20 franchissent un rétrécissement dans le bulbe avec une légère pression. Légère hémorrhagie, ni frisson ni fièvre.

10 *et* 24 *mai*. — Lavages boriqués, ensuite cathéters métalliques coniques 20 et 21. Pas d'hémorrhagie.

6, 18 *et* 25 *mai*. — Lavage boriqué et ensuite nitrate d'argent à 1 p. 1 000.

31 *mai et* 28 *juin*. — Urine normale. Les bougies métalliques progressent doucement. 21, 22 et 23 sans réaction.

15 *juillet*. — Dilatation avec dilatateur courbe à deux branches introduit jusque dans la vessie, n° 22.

30 *juillet*. — L'urine n'est plus que légèrement troublée, l'impotence est améliorée. Lavage boriqué et au nitrate d'argent.

10, 20 *et* 30 *août*. — Dilatateur courbe à deux branches, 23, 24 et 25.

15 *et* 30 *septembre*. — Dilatation jusqu'au numéro 30 avec le même instrument.

20 *octobre et* 15 *novembre*. — Dilatation jusqu'au n° 33.

25 *novembre*. — Urine claire, impuissance disparue. Uréthroscopie avec tube 27. Surface encore un peu sèche, mais plis normaux. Les glandes sont invisibles.

15 *décembre*. — Urine normale. Dilatateur courbe à deux branches, n° 35 sans réaction.

30 *décembre*. — Urine claire. Uréthroscope tube 27, surface normale.

CHAPITRE V

LA PROSTATITE BLENNORRHAGIQUE CHRONIQUE
ET SON TRAITEMENT

Début de la prostatite blennorrhagique chronique dans ses diverses formes; sa fréquence dans la blennorrhagie ; les processus anatomo-pathologiques. — *Diagnostic* : Toucher rectal, préparation de la sécrétion exprimée, ses caractères macroscopiques (phénomène de Schlagintweit) et microscopiques. — Symptômes cliniques, leurs variabilité ; symptômes génitaux et urinaires au triple point de vue de la motricité, de la sensibilité et de la sécrétion. — Travaux de Northafft. — Névrose prostatique. — Prostatorrée et spermatorrée. — Caractères de l'éjaculation : caractères objectifs de l'urine : bactériurie, phosphaturie. albuminurie, diagnostic différentiel, pronostic. — La guérison de la prostatite dépend de l'évolution et de la guérison de l'uréthrite. — Constatation des gonocoques dans la sécrétion exprimée. — Suppression de la contagiosité par le gonocoque. — L'apparition d'une infection mixte assombrit le pronostic. — Danger de l'infection mixte. — La prostatite phlegmoneuse, aiguë et chronique et son traitement. — *Traitement par l'urèthre*. — Dilatations avec les instruments de Guyon. — Grands lavages de l'urèthre. — Psychrophore de Winternitz. — *Traitement par le rectum* ; massages, et particulièrement technique du massage digital. — Massage avec les instruments ; contre indications du massage. — La sécrétion pathologique d'expression peut n'apparaître qu'au deuxième ou au troisième massage. — Traitement par les lavements et les suppositoires. — — Prophylaxie et traitement de la prostatite d'après Janet. — Résumé des principes du traitement. — Article du Dr Scharff de Stettin.

De toutes les affections blennorrhagiques par propagation, la prostatite chronique est de beaucoup la plus importante et la plus fréquente. Bien que d'autres facteurs étiologiques puissent intervenir dans l'apparition de la prostatite purulente, la forme blennorrhagique est la seule qui nous intéresse ici. Nous avons déjà mentionné à différentes reprises la façon dont elle peut débuter. On doit admettre que dans la plus grande majorité des cas, on pourrait même dire dans tous les cas, les gonocoques de l'urèthre parviennent jusque dans la prostate. Là, ces microbes peuvent mourir pour des raisons qui ne sont pas encore connues, sans avoir déterminé aucune inflammation notoire. Mais, si ces microbes rencontrent un terrain favorable, une muqueuse facilement irritable ou une susceptibilité particulière de la prostate, comme il en existe souvent chez ceux qui se livrent à la masturbation, chez les vélocipédistes et les cavaliers, la propagation se continue avec une intensité particulière, notamment chez les malades qui se donnent beaucoup de mouvement, qui ont des journées et des nuits agitées et qui mènent une vie d'excès. C'est ainsi que la prostatite n'est qu'une extension trop fréquente de la blennorrhagie.

Pourquoi cette propagation se traduit-elle tantôt par une affection aiguë, tantôt par une inflammation chronique, tantôt par une inflammation purulente, la cause échappe jusqu'ici à nos investigations. En tous cas, on doit admettre que la forme aiguë purulente, déterminant de la fièvre, doit son origine autant à l'apparition de microbes pyogènes qu'à l'action des gonocoques.

Dans les cas de prostatite purulente, on trouve presque toujours une uréthrite antérieure ou postérieure purulente ; tandis que dans les affections chroniques superficielles qui ne secrètent que du mucus et dans celles qui sont plus profondes mais peu purulentes, on ne rencontre qu'une uréthrite postérieure peu importante. Il n'est pas possible de donner actuellement plus de détails sur cet intéressant chapitre de l'étiologie de la prostatite chronique blennorrhagique. Bornons-nous à dire que, dans la blennorrhagie chronique, l'on rencontre une prostatite dans 60 à 75 p. 100 des cas ; nos chiffres concordent à ce sujet avec ceux de la plupart des auteurs[1].

La plupart du temps, ce sont les formes légères ou moyennes de l'infiltration dure qui s'accompagnent de prostatite, beaucoup plus rarement l'infiltration molle, qui guérit rapidement, et les rétrécissements.

Dans un article de Notthaft[2], « les douleurs causées par la prostatite et qui ne paraissaient pas dépendre de la prostate et quelques remarques sur la prostatique chronique », l'auteur s'appuyant sur un assez grand nombre de cas, arrive à d'autres conclusions.

Je dois dire que cet auteur ne fait le diagnostic d'uréthrite blennorrhagique postérieure que par l'épreuve des cinq verres.

On trouve aussi des divergences d'opinion à propos de l'anatomie pathologique. On distingue en général deux formes inflammatoires : l'une est superficielle et s'accompagne de desquamation dans les tubes

1. *Le diagnostic topique de la blennorrhagie chronique,* par Picker. Budapest. chez O. Coblentz.
2. *Archiv für Dermatologie und Syphilis.* 1904.

glandulaires et leurs canaux excréteurs; l'autre est profonde et détermine la formation du pus dans les tubes. Cette dernière forme est de beaucoup la plus fréquente. La structure des glandes semble en quelque sorte faite exprès pour s'adapter à la forme chronique de l'affection. Oberlaender admet que, généralement, quelques tubes glandulaires seulement se prennent, et que c'est de là que l'infection se propage peu à peu dans les autres tubes; tandis que le processus inflammatoire s'améliore en un point, il se propage à une partie voisine de la glande. Ce développement peut se continuer sans se traduire par aucun symptôme bien perceptible pour le malade.

Goldberg[1] divise la prostatite blennorrhagique chronique en plusieurs formes, suivant les résultats du toucher rectal et la marche clinique (Nous renvoyons aux articles originaux de cet auteur).

Au point de vue diagnostic, l'épreuve des cinq verres ne fournit pas des caractères évidents de prostatite; par contre, le *toucher rectal* fournit fréquemment, sinon toujours, des renseignements intéressants. La glande normale présente une forme et des dimensions très variables et on ne peut pas toujours conclure d'une grosse prostate à une prostatite; mais si les deux lobes latéraux présentent des différences notables de volume, on peut considérer ce caractère comme un signe pathognomonique. Si de plus on constate une sensibilité nette d'un lobe ou d'un point particulier, on pourra conclure avec certitude à la présence d'une inflammation. Si l'on constate la tuméfaction d'une partie en même temps sensible, ou bien si ce point renferme des épaississements douloureux, durs et nodulaires, on concluera à une inflammation circonscrite de l'intérieur de la glande. Normalement, la consistance de la prostate est très variable; elle est tantôt tendue, tantôt molle et élastique. Une consistance pâteuse se rencontre plus rarement et permet de penser à un amas anormal de la secrétion. En somme, les caractères de la consistance sont rarement un signe de l'état pathologique. Il nous a semblé qu'une prostate petite, tendue, et en même temps dure était très souvent en rapport avec une sécrétion d'expression purulente.

Nous croyons qu'il n'est pas justifié de conclure à une forme particulière d'inflammation, uniquement à la suite du résultat du toucher rectal et de l'examen de la sécrétion d'expression. Nous manquons

---

1. Goldberg. Prostate et blennorrhagie. *Nitze-Oberlaendersches Centralbl.* 1899 et Goldberg. La prostatite chronique cystoparétique. *Id.*, 1906.

encore trop de l'expérience des autopsies pour pouvoir établir une division.

Par le toucher rectal, et mieux encore par le massage de la prostate, on parvient souvent à exprimer une sécrétion glandulaire. Celle-ci apparaît par gouttes, et quelquefois en très grande abondance. Si on ne la voit pas apparaître au méat, on cherchera à l'exprimer de l'urèthre par des massages le long de la verge; le malade aura dû uriner au préalable. De temps en temps, on rencontre des cas où il

n'apparaît aucune sécrétion, même après un massage vigou-reux. On procédera alors de la manière suivante : on fait vider au malade la moitié de sa vessie avant le massage. Après le massage il urine le reste et on centrifuge cette urine dont on en examine le sédiment. On obtient encore des résultats plus précis en faisant vider complètement la vessie, en faisant ensuite un lavage au sérum physiologique et en faisant après le massage un lavage complet de l'urèthre. On recueille soigneusement l'eau de lavage, on la centrifuge et on examine le sédiment.

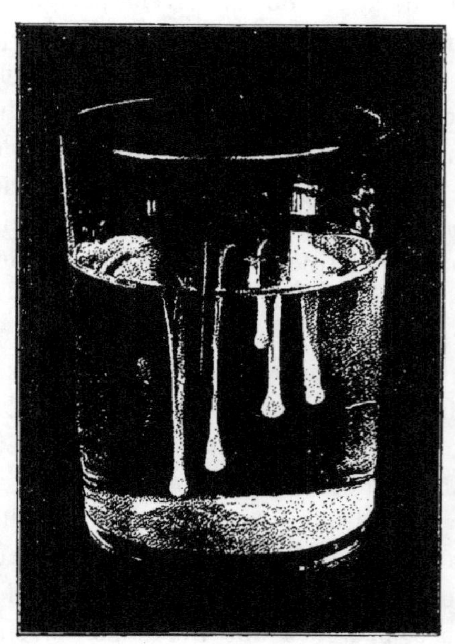

Fig. 165. — Sécrétion prostatique, d'après Schagintweit.

Les modifications macroscopiques de la sécrétion prostatique ne sont pas toujours tellement caractéristiques qu'il soit possible d'en tirer des conclusions certaines sur leur origine pathologique. En tous cas, pour arriver à un résultat utile, on a toujours l'examen microscopique. Goldberg, dans les articles déjà cités, donne à ce sujet des renseignements précieux.

Il trouve la sécrétion d'expression :

Dans 50 p. 100 des cas, fluide, aqueuse, laiteuse, sableuse.

  — 25 —   — jaune avec pus épais.

  — 10 —   — gris blanchâtre, muqueuse.

  — 5 —   — aqueuse, jaunâtre non muqueuse.

Dans 5 p. 100 des cas : { aqueuse, jaunâtre muqueuse.
jaune rougeâtre.
transparente comme de l'eau de roche.

Goldberg soutient qu'en étalant la sécrétion pathologique, on peut toujours reconnaître qu'il ne s'agit pas d'une émulsion régulièrement répartie, mais d'un agglomérat de corpuscules irréguliers et diversement répartis. Cette assertion est en contradiction avec une autre remarque de Goldberg, qui a trouvé une grande quantité de globules de pus dans une sécrétion limpide et claire.

Du reste, la plupart des auteurs s'accordent à dire que les préparations du liquide d'expression normal ont toutes le même aspect fluide et laiteux.

Schlagintweit a décrit le phénomène suivant : pendant le massage de la prostate, il fait tenir par le malade un verre rempli d'eau devant le méat, et y recueille les masses de secrétion. Les gouttes exprimées par le massage de la partie inférieure de la prostate tombent d'une hauteur

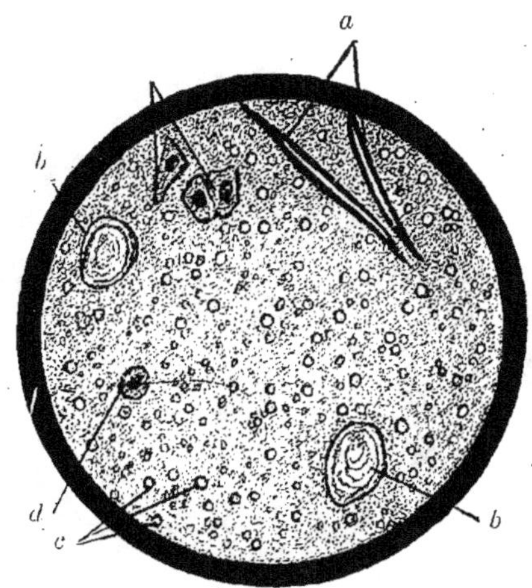

Fig. 166. — Sécrétion normale de la prostate.

a, Cristaux spermatiques ; *b*, Corpuscules prostatiques; *c*, Globules de lecythine; *d*, Lymphocyte.

de 5 à 10 centimètres à la surface de l'eau et elles se divisent immédiatement, quand elles sont composées de sécrétion normale, fluide, en communiquant peu à peu à l'eau cette légère opalescence que nous rencontrons souvent dans les urines émises immédiatement après un massage de la prostate. Le pus contenu dans cette sécrétion tombe immédiatement au fond du verre sous forme de masses épaisses, floconneuses, jaunâtres. Les gouttes qui proviennent du massage de la partie supérieure de la prostate (on reconnut plus tard qu'elles provenaient des vésicules séminales), restent collées pour ainsi dire à la surface de l'eau et s'allongent suivant leur poids en forme de houppes, ressemblant à des mollusques flottants (fig. 165). L'examen microscopique auquel on procéda régulièrement, vint confirmer les différences macroscopiques de la sécrétion.

Le symptôme le plus certain de la prostate est constitué par les caractères microscopiques de la sécrétion d'expression.

La sécrétion prostatique normale (fig. 166) se compose de nombreuses granulations de lécithine, unies à un certain nombre de cellules épithéliales glandulaires. La sécrétion d'expression dans la prostatite contient, suivant la violence de l'inflammation (fig. 167 et 168), un mélange de pus et de sécrétion normale, ou bien uniquement des éléments purulents. Les cristaux séminaux et les corpuscules amyloïdes sont inconstants. La présence des spermatozoïdes indique une

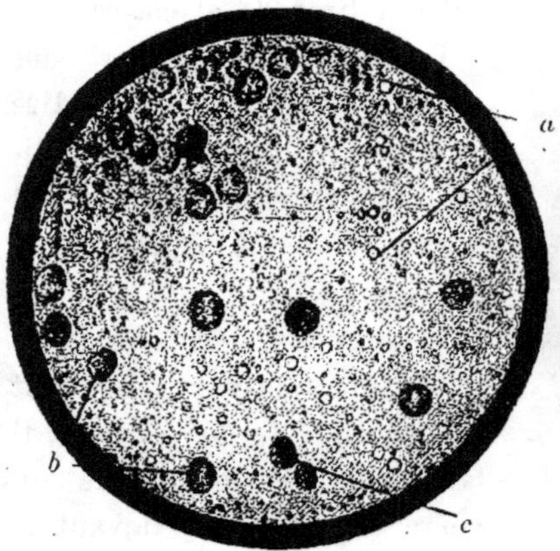

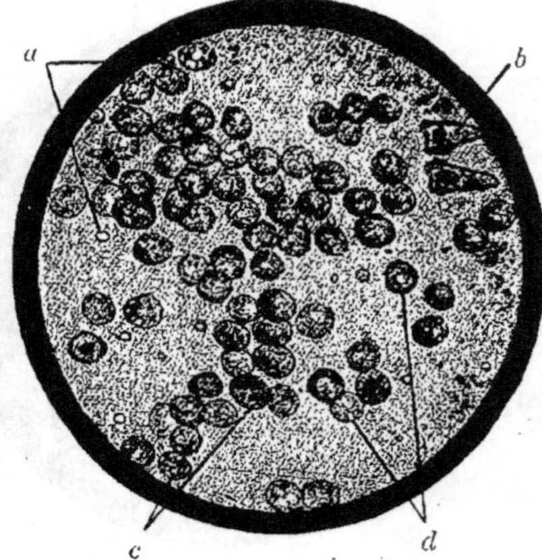

Fig. 167. — Sécrétion dans l'inflammation légère.
a, Leucythine; *b, c*, leucocytes.

Fig. 168. — Sécrétion dans l'inflammation intense.
a, Leucythine; *b*, épithélium; *c, d*, leucocytes.

contribution des vésicules séminales et des canaux éjaculateurs au processus inflammatoire.

Les *signes cliniques* de la prostatite blennorrhagique chronique sont très divers. On rencontre fréquemment des prostatites nettement purulentes qui, au point de vue local, présentent très peu de symptômes et sont pour ainsi dire latentes, mais qui provoquent des symptômes de neurasthénie sexuelle que le médecin et le malade peuvent ne pas rapporter à leur véritable cause. On a souvent de la peine à faire comprendre à cette variété de malades que leurs troubles nerveux ne pourront jamais guérir, si l'on néglige leur affection primitive. Le médecin doit alors user de toute son énergie pour forcer le malade à se soumettre à un traitement régulier, surtout lorsqu'il s'agit de permettre le mariage.

Il est presque impossible d'énumérer les *symptômes* de la prostatite chronique. Ce sont d'abord des *symptômes génitaux*. On rencontre fréquemment, soit de l'irritabilité, soit de l'insuffisance sexuelle. Les malades souffrent d'érections nocturnes prolongées, très désagréables et très tenaces, d'éjaculations précoces et d'impotentia coendi partielle ou totale. Nous avons aussi des signes dans *l'appareil urinaire* : sensations pénibles de besoins d'uriner, avant, pendant et après la miction ; urines résiduelles, pollakiurie, etc... Un certain nombre de troubles locaux peuvent présenter plus particulièrement un *caractère nerveux*; ce sont par exemple des douleurs testiculaires unilatérales, des douleurs le long du cordon et à la partie interne de la cuisse, au dessus de la symphyse, des douleurs sacrées, des sensations de pesanteur et des douleurs persistantes dans le rectum et dans la région sacrée après avoir été à la selle, etc. Nous avons aussi des *troubles nerveux généraux* : constipation, douleurs dans le bas-ventre, douleurs le long de la colonne vertébrale, maux de tête, abattement général et dépression psychique.

Un symptôme plus rare est la rétention partielle de l'urine, intermittente ou durable. Goldberg a écrit un mémoire important à ce sujet, sous le titre de *prostatite cystoparétique*. Parmi les 12 malades de Goldberg, 8 étaient des blennorrhagiques chroniques. Nous avions eu aussi l'occasion d'observer fréquemment des cas analogues de rétention d'urine partielle et passagère ; Von Frisch, Zuckerkandl, Albarran, Le Fur, ont aussi décrit ce symptôme.

Notthaft écrit à propos de la prostate : « La plupart des auteurs attribuent une grande importance à la constatation de douleurs irradiées prenant leur origine dans la prostate ; il m'a été souvent possible de constater ce fait. »

Il mentionne une douleur ischiatique, des douleurs articulaires du genou, des douleurs analogues à celles des hémorroïdes, des troubles semblables à ceux de l'épididymite et de l'inflammation du tractus génital, enfin des douleurs dans l'os iliaque.

Nous avons rencontré fréquemment ce dernier signe qui est, d'après nous, un signe de déférentite. La plupart de ces troubles, énumérés par Notthaft, peuvent jusqu'à un certain point, être considérés comme des douleurs irradiées.

Comme dans l'uréthrite blennorrhagique, l'intensité des troubles subjectifs n'est pas en rapport avec celle de l'affection prostatique. On se souviendra que la prostate est, en quelque sorte, une bifurcation de deux systèmes, et qu'elle se trouve de plus au voisinage du tube digestif et particulièrement du rectum. Cette simple considération anatomique montre que les troubles déterminés par la prostatite chronique appartiendront à l'un ou l'autre système, suivant que l'un ou l'autre sera plus facilement atteint par sympathie.

Ceci dit, on comprendra qu'il est à peine possible de donner un tableau clinique nettement limité de la prostatite blennorrhagique chronique; qu'au contraire, l'ensemble de ces symptômes est extrêmement variable, puisque c'est tantôt une sphère, tantôt l'autre qui est la plus atteinte. Ces signes se révèlent le plus irrégulièrement, soit dans la zone motrice, soit dans la zone sensitive, soit dans la zone secrétoire. On peut voir apparaître en même temps l'épuisement d'un système et l'irritation d'un autre. En somme, le tableau varie continuellement et on le comprend facilement par les simples considérations anatomiques et physiologiques que nous avons signalées.

Selon nous, la forme grave de neurasthénie sexuelle décrite dans les traités spéciaux est plus rarement une conséquence de la prostatite qu'on ne l'admet d'habitude.

Favorisés par la constitution spéciale et par le régime du malade, l'ensemble des symptômes de la prostatite prend souvent un aspect qu'on désigne très exactement du nom de névrose prostatique. Les symptômes généraux et locaux purement nerveux apparaissent au premier plan d'une façon si nette que les signes locaux de l'inflammation primitive semblent presque être effacés. Les symptômes nerveux généraux sont : l'abattement et la dépression nerveuse, le dégoût du travail, un sommeil irrégulier, non réparateur, troublé régulièrement par des érections convulsives. Ces érections commencent le plus souvent après minuit et réveillent le malade au milieu du sommeil le plus profond; elles durent une heure, une demi heure, un quart d'heure. Le malade se plaint de maux de tête, de douleurs du côté de la colonne vertébrale, des régions sacrée et ischiatique. Dans les cas les plus nets, les douleurs augmentent après la miction, même après la défécation, particulièrement les douleurs de la région sacrée, de la colonne vertébrale et de l'occiput; et dans ces circonstances le malade reste pendant des heures incapable de tout travail. Si désespéré qu'un tel état puisse paraître au début, il est toujours accessible à un traitement doux et bien approprié. On ne devra jamais employer dans ces cas de moyens thérapeutiques énergiques sous aucune forme. On ne fera pas usage de nitrate d'argent, de massages énergiques et on se contentera des moyens dont le malade retire le plus de soulagement immédiat.

La *prostatorrhée* et la *spermatorrhée* sont des signes très fréquents de prostatite chronique. Si la glande secrète abondamment et si le sphincter est parésié, l'écoulement de la sécrétion peut parvenir sans obstacle jusqu'au méat. On voit alors apparaître un écoulement temporaire ou continu de sécrétion prostatique, contenant quelquefois des spermatozoïdes. L'examen microscopique renseignera immédiatement sur la nature de cette sécrétion. Le plus fréquemment, cette sécrétion est exprimée au moment de la miction et de la défécation (prostatorrhée ou spermatorrhée de miction ou de défécation), ou bien elle apparaît dans l'urine sous forme de filaments.

Comme la sécrétion prostatique forme un composant essentiel de l'éjaculat, on pensera au caractère purulent ou sanguino-purulent possible de ce dernier. Ce symptôme devrait être une preuve nette de spermato-cystite, mais en fait la prostatite et la vésiculite sont souvent très difficiles à différencier : elles sont vraisemblablement toujours associées et dépendantes l'une de l'autre. Profitons de l'occasion pour rappeler que la recherche du pus et du gonocoque dans le sperme doit être faite pour établir l'existence de la blennorrhagie des vésicules. Il a été jusqu'ici très peu publié d'intéressant sur ce sujet ; nous avons dans notre pratique quelques cas absolument probants dans lesquels l'infection a été communiquée uniquement par une éjaculation contenant des gonocoques.

Dans la prostatite chronique, *les urines* présentent les caractères suivants : Il n'est pas toujours possible de différencier la sécrétion de la prostate de celle de l'urèthre : dans beaucoup de cas ces deux sécrétions se mélangent et on ne peut les distinguer, ni dans la goutte, ni dans les filaments. D'autre part, la sécrétion prostatique, fluide et abondante, coule souvent dans la vessie : on peut observer dans ce cas des urines purulentes, ou bien des urines claires mais filamenteuses. Nous renvoyons à la première partie pour les caractères macroscopiques et microscopiques des filaments provenant de la prostate ou des canaux séminaux.

Il arrive fréquemment que, au cours d'une prostatique chronique, on voit apparaître subitement un écoulement purulent abondant et contenant des gonocoques en grande quantité. Il peut s'agir dans ces cas de l'évacuation d'un foyer purulent prostatique auparavant encapsulé. Sous l'influence des massages et des lavages, les gonocoques disparaissent après quelques jours ; le pus se fluidifie et diminue et neuf à dix jours après l'urèthre redevient sec, l'urine claire et l'examen uréthroscopique ne permet de reconnaitre aucune modification de la muqueuse. Au contraire, la sécrétion prostatique purulente peut couler dans la vessie. Dans ce cas, l'urine primitivement claire, ou plutôt filamenteuse, se trouble subitement et ce trouble persiste plus ou moins longtemps. Dans tous ces cas, on peut arriver par le toucher rectal à sentir nettement le foyer purulent. Il est saillant au-dessus du niveau de la glande, soit comme une petite nodosité de la grosseur d'un pois, soit comme une tuméfaction plus grosse, atteignant les dimensions d'une noisette. Après l'évacuation, il se forme une dépression et on peut même, par la pression du doigt, en faire sortir à travers l'urèthre un dernier reste de pus plus ou moins mélangé de sang. On peut observer également la présence de sang pur après le toucher rectal, pendant ou après la miction ; il est recommandé, dans ces cas d'hématurie d'origine obscure, de penser à l'uréthrite postérieure et à la prostatite.

On voit apparaître fréquemment dans la prostatite chronique ce qu'on a appelé la *bactériurie*. L'urine se trouble subitement, sans qu'il existe d'inflammation de la vessie. Il est caractéristique dans ces cas de ne trouver aucun symptôme de voisinage, en dehors de la prostatite. Ces bactériuries se modifient favorablement sous l'influence de massages de la prostate, de lavages antiseptiques et de l'administration d'antiseptiques urinaires. On les distingue des bactériuries rénales en ce que celles-ci débutent par une élévation de la température et sont beaucoup plus rebelles au traitement.

Mentionnons encore qu'on voit fréquemment la *phosphaturie* apparaître dans le cours des prostatites. On ne trouve pas toujours, en relation avec elle, les sensations particulières au moment de la miction. Tout comme dans les phosphaturies essentielles, l'urine présente un trouble laiteux ou un léger reflet verdâtre. En ajoutant de l'acide acétique, ce trouble disparaît ; et s'il existe en même temps du carbonate de chaux, ce qui est fréquent, on observe aussi un dégagement d'acide carbonique. Dans l'urine devenue claire, on peut reconnaître fréquemment la présence des filaments. On voit apparaître aussi de temps en temps, à la fin de la miction, des masses blanches, friables, dont l'émission s'accompagne de sensations de brûlure et de spasmes du col de la vessie. Ces masses examinées au microscope se présentent comme un conglomérat de phosphate de chaux et probablement aussi de carbonate de chaux. Ces phosphaturies peuvent être passagères, mais peuvent aussi se montrer rebelles èt durer des années. Leùrs rapports avec la prostatite ne sont pas encore complètement éclaircis ; peut-être existe-t-il un réflexe rénal consécutif à l'inflammation de la prostate. D'autre part, Oberlaender croit qu'on peut dans de nombreux cas rapporter à la prostate elle-même l'origine de la phosphaturie ; car, dans un cas, il a rencontré sur le cadavre les canaux excréteurs prostatiques dilatés et bourrés de phosphates. Les derniers travaux de Oppenheim et de Lohnstein n'ont pas apporté sur cette question la clarté désirée. (Le dernier article de Lohnstein a paru en mars 1910 dans le *Zeitschrift für Urologie*.) La phosphaturie aurait son origine plus haut que la vessie. En tous cas le traitement local de la prostatite exerce presque toujours sur la phosphaturie une influence favorable qu'on ne peut méconnaître, ce qui permet de la distinguer des phosphaturies essentielles, dépendant la plupart du temps de troubles des échanges ou de la neurasthénie. Il est remarquable de voir comment cette phosphaturie diminue ou augmente dans le même rapport que l'amélioration ou l'aggravation de l'affection prostatique.

Un autre symptôme n'a pas non plus été expliqué par les autres auteurs. On trouve souvent dans les urines qui ne renferment par ailleurs presque pas de pus ou de sperme une quantité nette d'*albumine*. Cette albuminurie est la plupart du temps passagère. Il ne faut pas croire qu'elle est en rapport avec une lésion rénale marquée, et nous connaissons pas mal de cas dans lesquels un traitement approprié de la prostatite a fait disparaître rapidement et définitivement cette albuminurie.

Au point de vue du *diagnostic*, étudions d'abord l'hypertrophie prostatique des vieillards. L'âge du malade, la présence d'urine résiduelle, l'absence de pus dans la sécrétion d'expression sont les éléments capitaux du diagnostic. Dans certains cas de début, quand il n'y a pas encore d'urine résiduelle, il est difficile de poser immédiatement un diagnostic précis ; les deux affections peuvent d'ailleurs exister simultanément. Quand l'hypertrophie prostatique a nécessité l'emploi de la sonde à demeure, et de divers moyens de traitement, la congestion de l'organe peut déterminer les mêmes troubles que ceux de la prostatite pure et simple. Le caractère passager de ces troubles permet le diagnostic.

Le diagnostic différentiel entre la prostatite blennorrhagique et la tuberculose de la glande peut présenter, au début surtout, des difficultés notoires. Nous y reviendrons à propos du traitement.

La *marche et la durée* de la prostatite blennorragique chronique dépendent jusqu'à un certain point de la marche et de la durée de l'inflammation qui existe en même temps dans l'urèthre. Tant que dure l'affection uréthrale, il est très difficile, pour ne pas dire impossible, d'obtenir la guérison de la glande et il peut se produire à chaque instant une récidive provenant de l'urèthre. Nous croyons, d'accord avec la majorité des auteurs, que les gonocoques, dès qu'ils sont présents dans l'urèthre postérieur, peuvent infecter la prostate. D'autre part nous croyons aussi que les gonocoques meurent plus facilement et plus rapidement dans la prostate que dans l'urèthre, bien qu'il existe des cas où ces micro-organismes y aient vécu longtemps d'une vie latente. Goldberg admet « que la prostate secrète des substances qui créent un terrain défavorable aux gonocoques, qui même les tuent ». Peut-être peut-on croire aussi que les gonocoques ont diminué de virulence au cours de l'infection, le processus blennorrhagique dont il s'agit étant en général ancien. Cependant, on aura constamment présent à l'esprit qu'il peut se produire dans la prostate congestionnée ou en voie de guérison une nouvelle poussée de gonocoques provenant de l'urèthre chroniquement enflammé. Que cette poussée ait son origine dans les canaux prostatiques, ou dans leur voisinage, ou bien dans l'urèthre antérieur, cette question est au fond indifférente. En tous cas, elle peut avoir comme point de départ ces différents endroits, tant que tout foyer d'infection n'y a pas été complètement éteint.

Aussi nous ne pensons pas qu'on soit justifié à croire qu'on peut tolérer, sans nuire à la santé du malade et à celle de sa femme, la présence de filaments purulents dans l'urine, que ces filaments contiennent ou non des gonocoques.

Donc, si l'urine contient des filaments, dont les caractères permettent de penser à une origine prostatique, on doit surveiller et observer longtemps avec soin le malade ; car on doit toujours supposer qu'il existe encore une uréthrite blennorrhagique non complètement guérie. C'est là qu'il faut chercher l'origine d'une grande partie de ces infections qu'on suppose causées par la prostatite. La prostatite peut cependant persister, quand l'urèthre est complètement délivré de l'infection primitive. Nous avons déjà dit souvent que, dans le traitement de la blennorrhagie chronique, la patience du médecin et du malade est soumise à une forte épreuve, et qu'il est tout à fait impossible d'obtenir la guérison par un seul traitement. Il suffit d'un coup d'œil sur les rapports anatomiques et les fonctions de la prostate pour reconnaitre que, dans ces cas, les difficultés à vaincre sont encore beaucoup plus grandes que dans la blennorragie simple de l'urèthre.

L'opinion des auteurs au sujet de la guérison de la prostatite blennorrhagique chronique est extrêmement variable, suivant qu'ils comprennent sous le nom de guérison l'absence définitive des filaments dans l'urine, l'absence de pus dans la sécrétion d'expression et l'éjaculat, ou bien simplement la disparition de la contagiosité de la sécrétion prostatique. Notre opinion est que, même un observateur sceptique pourra prononcer le mot de guérison dans ce dernier cas ; et cependant, il peut exister des infections mixtes qui assombrissent le pronostic et peuvent mettre la vie du malade en danger.

En général, on s'en tiendra aux règles suivantes :

Traitements périodiques d'une durée de deux à quatre mois, avec repos de un à deux mois, et plus tard de trois à quatre mois ; examens répétés pour dépister les récidives de blennorrhagie uréthrale qu'on traitera d'une façon douce, jamais énergique. On trouvera des cas paraissant désespérés et pour lesquels le traitement semble être une plaisanterie, et cependant on obtiendra des résultats beaucoup meilleurs qu'on ne l'aurait cru tout d'abord.

La plupart des auteurs s'accordent à dire que *la recherche des gonocoques* dans la sécrétion d'expression de la prostatite chronique est difficile. Pendant combien de temps peut-on retrouver les gonocoques dans cette sécrétion, soit par l'examen microscopique soit par les cultures ? Cette question demande encore des études approfondies. Goldberg croit qu'il est possible de constater la présence de ce microbe pendant le premier semestre après l'infection, quelquefois même plus longtemps.

Notthaff, se basant sur 120 observations, arrive aux conclusions suivantes :

1° Dans le second semestre qui suit l'infection, on ne rencontre plus de gonocoques dans la sécrétion prostatique que dans 75 p. 100 des cas. Ce chiffre descend à 50 p. 100 au troisième semestre, à 18 p. 100 au quatrième semestre et à 6 p. 100 dans la troisième année. Après cette troisième année, on ne trouve plus de gonocoques dans la sécrétion prostatique.

2° Déjà au second semestre, on voit apparaître dans la sécrétion prostatique d'autres microbes et au quatrième semestre il est impossible de rencontrer une affection purement blennorrhagique.

On peut en conclure qu'on doit parvenir dans la grande majorité des cas à faire disparaître le pouvoir infectant, à condition d'user de soins minutieux et précis dans le traitement. Evidemment il faut exiger une grande patience du malade ; il doit éviter avec soin les excès d'alcool, les excès vénériens, la bicyclette et le cheval.

Comme microorganismes, nous avons rencontré dans le pus de la prostate : le bacterium coli, des diplocoques et des streptocoques. La présence de ces coques est un signe évident d'infection mixte. Notthaft donne dans le travail précité des chiffres surprenants sur la fréquence des infections mixtes.

« 3° Sur les 120 cas, il existe le pourcentage élevé de 150 variétés de microbes d'infection mixte. Le quart des cas infectés secondairement présentent plusieurs variétés de microbes à la fois. Au cours de la seconde année, on a rencontré 53 variétés de microbes d'infection secondaire sur 42 cas, et le quart des cas sont la plupart du temps infectés secondairement dès la première année. »

4° Tandis que les gonocoques disparaissent d'ordinaire avec le temps de la sécrétion prostatique, les autres variétés persistent et pendant la seconde année il existe une élévation du pourcentage des infections secondaires. Au point de vue de la fréquence des infections secondaires, on trouve en allant des plus rares aux plus fréquentes, 1° des staphylocoques, 2° des diplocoques prenant le Gram, 3° des bâtonnets, 4° des streptocoques, 5° une foule de microbes non déterminés.

Ces infections mixtes peuvent compliquer le traitement et rendre le pronostic tout à fait défavorable. L'expérience montre que lorsque la blennorrhagie de l'urèthre est complètement guérie, le pus de la sécrétion d'expression de la prostate peut ne pas être contagieux. Il disparaît sinon complètement du moins pour longtemps si l'on applique très exactement le traitement que nous allons décrire.

Cependant, nous devons considérer comme un facteur de gravité pour le malade lui-même la présence de ces variétés de microbes dans la sécrétion prostatique. Les cas ne sont pas rares dans lesquels on observe subitement une recrudescence du processus inflammatoire, là où il existait depuis des années une prostatite chronique. Ces accidents éclatent soudain, sans cause ou à l'occasion d'une légère irritation de l'urèthre, qui n'est pas nécessairement une réinfection blennorrhagique.

Cette forme inflammatoire peut se présenter sous deux aspects : aigu ou chronique. La forme *aiguë* ne se distingue pas des inflammations purulentes qui apparaissent pendant la blennorrhagie aiguë ou subaiguë. Il n'est pas rare de la voir débuter par de la fièvre, de petits frissons et des douleurs marquées dans le fondement et la région sacrée. Par le toucher rectal, on constate la présence d'un gonflement très douloureux, plus ou moins limité à un lobe. Après dix à quinze jours, l'abcès s'ouvre généralement dans l'urèthre, plus rarement dans le rectum ; on n'a pas observé qu'il se soit ouvert au périnée. S'il existe de grands frissons et des phénomènes généraux graves, on n'hésitera pas à ouvrir l'abcès par le périnée, et dans certains cas par le rectum. Quand il s'ouvre spontanément dans l'urèthre, on voit apparaître subitement dans l'urine préalablement claire une grande quantité de pus. La tuméfaction qu'on sentait par le rectum diminue rapidement de volume et l'on sent nettement une petite cavité dont on peut faire sortir par la pression du pus plus ou moins sanguinolent. En général, le malade gardera le lit jusqu'à ce que la glande soit devenue indolore. Quand le malade s'est levé trop tôt, on observe fréquemment des récidives. On appliquera des cataplasmes sur la région périnéale, l'on donnera des bains de siège chauds avec une infusion de camomille, s'il y a lieu ; et on prescrira des narcotiques.

Dans les formes *chroniques*, on a toujours pu diagnostiquer au préalable une prostatite en plus de l'existence possible d'une blennorrhagie chronique. Quand les symptômes généraux, la fièvre, l'anorexie, etc., augmentent, le massage de la glande exprime d'abord une grande quantité de pus épais ou de pus fluide teinté de sang. Cet état persiste la plupart du temps des semaines ou des mois. Il se transforme rarement en un cas aigu et grave. Peu à peu, la quantité de pus de la sécrétion d'expression, quantité qui peut atteindre de deux à trois cuillerées à bouche, diminue et l'on ne parvient plus à exprimer qu'une sécrétion séro-purulente. L'urine s'éclaircit peu à peu. Dans cette forme torpide, ou peut voir apparaître des excerbations. Le malade présente de nouveau des sueurs noctures et de l'anorexie , La quantité du pus de la sécrétion d'expression augmente et il devient épais et teinté de sang. On ordonnera de nouveau le repos au lit, des cataplasmes au périnée, etc., et l'on aura soin de ne pas permettre au malade un lever trop précoce. Dans certains cas d'abcès prostatique chronique, on peut se voir forcé d'intervenir chirurgicalement, mais cette éventualité est rare.

Le traitement consiste en lavages prudents de l'urèthre et de la vessie, accompagnés d'une expression de la prostate pratiquée deux ou trois fois la semaine. Les récidives sont la règle, du moins si l'on ne considère pas la diminution et l'augmentation alternatives du pus comme normales au cours de la maladie.

On observe aussi des abcès prostatiques, capables même de provoquer la destruction de toute la glande, s'encapsuler, se développer sans aucun symptôme apparent, et constituer une trouvaille d'autopsie. Ils peuvent être la cause de pyohémies apparaissant soudain et pouvant amener la mort du malade sans qu'il ait été possible d'avoir l'attention attirée du côté de l'abcès prostatique. *Nous pensons, et cette opinion est basée sur une longue pratique, que l'importance de foyers infectieux anciens de la prostate n'est pas suffisamment admise comparativement aux affections rénales.* En conséquence, on ne se contentera pas d'éviter la contagion possible par les rapports sexuels, mais l'on pensera aux dangers qui peuvent résulter pour le malade lui-même de la présence abondante et persistante des microbes du pus dans la sécrétion prostatique.

La genèse des infections mixtes est encore assez obscure. Dans certains cas, il est impossible d'écarter l'idée d'une infection possible par les instruments ; et, quand on étudie l'étiologie, il faut toujours tenir compte de ce facteur.

Pour le *traitement* des cas qui nous intéressent, nous apporterons toute *notre attention d'abord à l'urèthre.* Notre traitement de la prostatite diffère ici de celui de tous les autres auteurs. L'agent infectant a son point de départ dans l'urèthre postérieur et l'inflammation a progressé à travers les canaux prostatiques, pénétrant dans la glande ; c'est à l'embouchure de ces canaux que doit exister, selon nous, le processus inflammatoire le plus intense. C'est de ce point qu'il faut s'attendre à voir apparaître les récidives les plus nombreuses. La conclusion évidente de ces considérations est que c'est ce point qu'il faut chercher à atteindre le mieux par le traitement, ne fut-ce que pour le motif que toutes les glandes qui se trouvent autour de l'urèthre ne sont accessibles que de là.

Nous avons déjà indiqué l'époque la plus favorable pour commencer le traitement uréthral, les contrindications possibles et l'importance générale de la dilatation dans les affections propagées aux glandes annexes. Il faut tenir compte de l'absence de toute inflammation aiguë de l'urèthre ou des annexes ; car si on peut, dans ces cas, pratiquer des lavages uréthraux prudents, il faut exclure toute intervention avec les dilatateurs.

Nous avons déjà indiqué comment les dilatations faites avec les instruments à courbure de Guyon exercent principalement leur action sur le colliculus et son voisinage. Comme le processus inflammatoire chronique part de cette région pour se propager aux glandes, on préférera cette variété d'instruments dans le traitement de la prostatite chronique.

Tout comme dans l'infiltration de la muqueuse de l'urèthre, la dilatation amène peu à peu la destruction et la résorption des infiltats des canaux excréteurs. Un processus analogue se déroule dans les glandes; mais nous admettons, étant donnés leur structure anatomique compliquée et les embranchements nombreux des canaux glandulaires, que ces processus de résorption ne peuvent progresser que très lentement. L'inflammation de la prostate présente beaucoup d'analogie avec certaines maladies du bulbe de l'urèthre dont nous avons parlé en détail. Ces deux processus se déroulent en effet dans des régions et des tissus situés loin de la surface de l'urèthre, ce qui fait qu'elles offrent au traitement instrumental des difficultés particulières. Elles ont de plus la même tendance à s'étendre à l'urèthre et à y déterminer des rechutes. Ce doit être un motif de plus pour appliquer le traitement uréthral de la manière que nous avons indiquée.

Dans la *prostatite*, on observera pour les lavages et les dilatations, les règles que nous avons indiquées pour la blennorrhagie de l'urèthre postérieur. Les dilatations seront progressives, lentes, suivies de périodes de repos de dix à quinze jours, et seront séparées par des lavages uréthraux abondants. Le degré de dilatation qui convient le mieux pour débuter est le numéro 25.

Si la guérison se poursuit normalement, on rencontre dans l'urine des modifications qui prouvent l'amélioration progressive du cas. L'urine trouble et filamenteuse au début s'éclaircit bientôt sous l'influence des dilatations et aussi des massages de la prostate, accompagnés de lavages de l'urèthre. Les filaments deviennent plus évidents dans l'urine redevenue claire. Au début, ces filaments sont allongés, raides, gros et opaques ; peu à peu, on les voit se raccourcir, s'amincir et devenir transparents en certains points.

On reconnaît aussi que ces filaments se modifient après chaque dilatation. Au lieu de un ou de plusieurs gros flocons de sécrétions on perçoit un plus grand nombre de petits filaments fragiles ; puis ceux-ci redeviennent confluents après quelques jours. Plus tard les filaments disparaissent temporairement d'abord, à certaines heures du jour, puis des jours entiers et même plusieurs jours, pour réapparaître en plus ou moins grande abondance. Ce fait s'observe d'ailleurs aussi dans les catarrhes d'une muqueuse quelconque, en voie de disparition. Les filaments en question présentent souvent au microscope des caractères nets, caractéristiques de leur origine prostatique ou séminale (Voir 1re Partie), cellules rondes très grosses avec très nombreux corpuscules semblables à des gouttelettes de graisse. Le processus de régression et la disparition des filaments dans l'urine ne marchent pas toujours de la manière simple que nous avons décrite ; au contraire cette marche est l'exception et une augmentation et une diminution alternatives de la sécrétion est la règle. Ce serait donc une grande exception, si l'on parvenait à guérir une prostatite chronique sans récidives.

Tant qu'il existera des filaments, les dilatateurs de Guyon constitueront la méthode de traitement la plus avantageuse des récidives. On devra comme toujours commencer par des numéros peu élevés. Le traitement des réactions est le même que celui que nous avons indiqué à propos de l'urèthre. La seule différence est qu'il faut ajouter ici des massages réguliers. Pour le premier lavage après la dilatation, on n'emploiera que la solution boriquée ou le permanganate de potasse. Pour les lavages suivants, on emploiera l'albargine à 1/2 à 1 p. 1.000, et plus tard le nitrate d'argent au même degré de concentration. Si cette dernière solution est bien supportée, on pourra, mais alors seulement, utiliser des solutions d'albargine plus concentrées, 1 1/2 à 2 p. 1.000. A cette concentration croissante des solutions correspondent fréquemment, pour ne pas dire toujours, des progrès parallèles. Si les sels d'argent sont mal supportés, on se contentera de solutions astringentes plus faibles : le permanganate de potasse, le sulfate de zinc ; on espacera convenablement les massages de l'urèthre et on administrera les antiseptiques urinaires. Après quelques semaines on fera un nouvel essai des sels d'argent.

Dans la tuberculose, l'urine ne s'éclaircit pas par l'emploi des sels d'argent ; au contraire le trouble s'accroît et les douleurs du malade augmentent plutôt qu'elles ne diminuent ; nous avons déjà dit que lorsqu'il existe un soupçon de tuberculose, on ne doit pratiquer ni massage, ni dilatation.

Nous utilisons aussi comme adjuvant dans le traitement uréthral de la prostatite le psychrophore de Winternitz.

L'instrument se compose d'une sonde à double courant. Le tube qui amène l'eau est plongé dans un récipient contenant environ 5 à 7 litres d'eau, et l'on place ce récipient à un mètre environ au-dessus de la tête du malade. Le tube évacuateur est amené dans un récipient posé à terre. Le malade est couché à plat sur la table d'examen. La sonde étant introduite dans la vessie, on aspire à l'extrémité du tube évacuateur par une seringue. Le liquide s'écoule peu à peu, goutte à goutte ou bien sous forme d'un jet mince.

Cet appareil fut employé au début par Winternitz comme sonde réfrigérante dans toutes les douleurs de neurasthénie sexuelle. Par la suite on limita l'emploi de la sonde réfrigérante aux cas de spermatorrhée, de prostatorrhée et d'impuissance. Depuis longtemps nous employons cet instrument avec succès comme sonde chaude. Il ne donne pas de résultats curatifs proprement dits dans l'uréthrite postérieure et la prostatite ; on ne peut attendre de lui qu'une action symptomatique sur les signes concomittants et les troubles de neurasthénie post blennorrhagique.

Son emploi est toujours *contre-indiqué* quand il existe une inflammation aiguë de l'urèthre et des annexes, ou bien des catarrhes chroniques avec sécrétion abondante, qu'il s'agisse de catarrhes d'origine vésicale, uréthrale ou annexielle. On ne l'emploiera pas non plus dans les cas de bactériurie. L'expérience nous a montré que tous ces processus sont mal influencés par la sonde froide ou chaude qui détermine une irritation ou un accroissement de l'inflammation ou du catarrhe.

Si on l'emploie comme sonde froide on utilisera une température de 15 à 23° R en se réglant sur l'action obtenue chaque fois. Il est recommandé d'abaisser peu à peu la température et s'il survient une sensation intense et douloureuse de froid, on retire aussitôt l'instrument. On laisse passer le courant d'eau de cinq à dix minutes et on l'emploie au plus 2 ou 3 fois par semaine. Comme nous l'avons dit, nous avons obtenu de bons résultats dans la spermatorrhée et dans la prostatorrhée survenant à l'occasion de la miction et de la défécation, particulièrement aussi dans les pollutions nocturnes et diurnes, ainsi que dans l'impuissance totale ou partielle, causées par la prostatite.

On ne doit pas compter obtenir par le simple emploi du psychro-phore un résultat complet dans les cas de ce genre. Cependant cette affection est souvent si tenace qu'on doit accepter avec reconnais-sance tout procédé thérapeutique.

Nous employons volontiers la sonde chaude dans toutes les douleurs

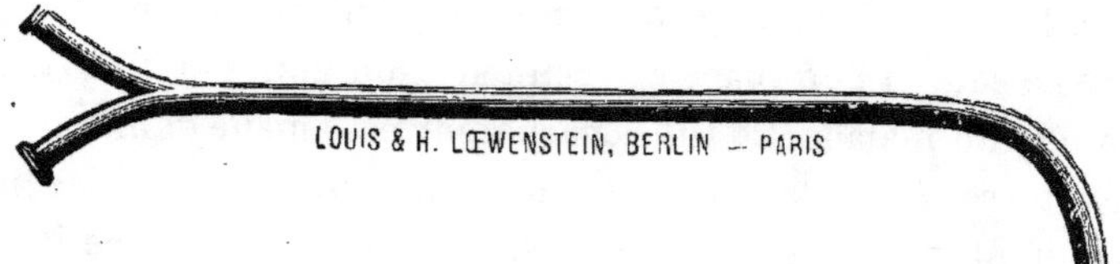

Fig. 169. — Sonde à double courant de Winternitz.

nerveuses de la prostatite irradiées dans l'urèthre, soit sans massage soit immédiatement après lui. On fait passer le courant d'eau pendant dix à vingt minutes et l'on emploie une température de 30 à 35° R. On ne s'en tiendra pas à une température déterminée mais on la modifiera suivant les cas. La sonde chaude ne s'emploie que 2 à 4 fois par semaine, au plus.

On emploie aussi dans les cas de ce genre le traitement par la dila-tation, les lavages et les cautérisants ; mais on ne doit pas les employer inconsidérément et il faut prendre très sérieusement en considération les sensations du malade.

Plus les phénomènes inflammatoires sont prédominants dans le

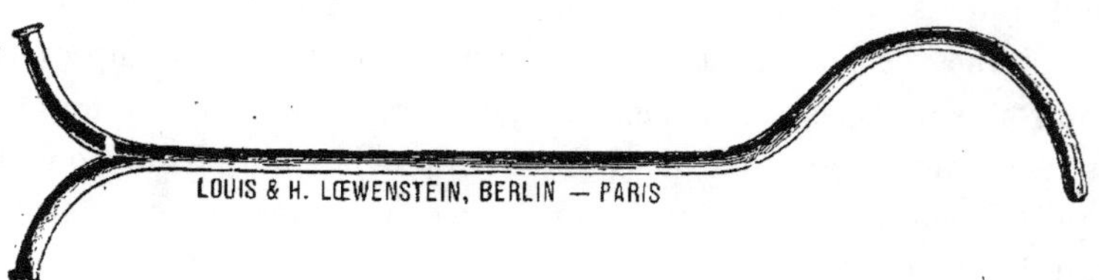

Fig. 170 — La même, à courbure Beniqué.

tableau symptomatique, et moins on aura recours au psychrophore dans la forme chaude ou froide. Ce genre de sonde provoque souvent une augmentation des symptômes inflammatoires et son emploi n'est justifié que comme médication purement symptomatique des troubles nerveux, à condition d'être modéré.

Il faut de plus attaquer la prostatite par le rectum. Par cette voie, on atteint particulièrement les parties périphériques de la glande. On emploie le massage de la prostate, la canule rectale de Atzberger,

le courant électrique, les injections médicamenteuses et les suppositoires.

Le massage constitue la partie la plus importante du traitement. Il
se pratique d'ordinaire avec l'index qu'on recouvre d'un doigtier en
caoutchouc. *Le massage digital* doit être préféré dans tous les cas où
la glande est sensible et où l'extrémité du doigt peut atteindre facilement le bord supérieur des lobes de la glande. Par contre le massage est très désagréable au malade et cela non seulement à cause
des douleurs causées par la palpation de la glande malade, mais aussi
à cause de la distention du sphincter anal par le doigt : des contractions réflexes du muscle peuvent même dans certaines circonstances,
empêcher tout massage.

Le massage de la prostate détermine une évacuation de la sécrétion
pathologique de la glande, mais il doit aussi améliorer et rendre plus
active la circulation sanguine dans la glande malade.

Le malade, ou bien prendra la position couchée, ou bien se tién-
dra debout, le thorax incliné en avant. L'index est abondamment
graissé, ainsi que l'anus et son pourtour. Chez les hémorroïdaires, on
sera orienté par les replis de l'anus et on évitera de blesser les nodosités pathologiques. On devra dans certains cas traiter au préalable
les hémorroïdes douloureuses et récemment engorgées qui pourraient constituer un obstacle au massage. On évitera toujours toute
rapidité dans l'introduction du doigt. On s'oriente sur la paroi antérieure du rectum et on distingue bientôt les différentes parties. Au
milieu, immédiatement en arrière de l'anneau anal, la pars nuda de
l'urèthre. Plus haut, à droite et à gauche, les lobes latéraux de la
prostate. Contre le rebord supérieur, mais en peu en dehors, on
pourra palper souvent les vésicules séminales, qui se présenteront
comme des dépressions molles de dimensions variables. Au milieu,
le bas-fond de la vessie. Toutes ces parties présentent des variations
individuelles très grandes, en rapport avec la situation du rectum,
la musculature anale, l'inclinaison du bassin et la dimension des
lobes prostatiques.

On accomplit de la manière suivante les mouvements du massage :
des deux côtés, on exécute à partir des bords et vers le milieu, trois,
six, huit mouvements de friction, de pression et de pétrissage, ces
derniers avec l'extrémité du doigt ou la première phalange de l'index ; les mouvements de pression avec le doigt exactement appliqué.
On termine par quelques mouvements de friction le long de l'urèthre

postérieur, de l'orifice interne vers l'anneau anal. Tous ces mouvements sont exécutés avec lenteur. On frictionne doucement une prostate sensible ; tandis que si la glande est indolore, les manipulations peuvent être plus vigoureuses. On masse toujours avec beaucoup de précautions les parties sécialement douloureuses.

Outre le massage digital, on peut employer aussi *des instruments* : on y a recours en particulier quand le malade a un pannicule adipeux très developpé, rendant difficile l'introduction profonde du doigt ; ou aussi dans le cas de prostate haut placée, qu'il serait impossible d'atteindre par le massage digital.

Un instrument très pratique est celui de Feleki. Il est complètement métallique. Pour éviter la sensation désagréable du métal sur la prostate malade, Oberlaender a construit un instrument qui possède un revêtement de caoutchouc dur dans la partie destinée à être introduite dans le rectum. La courbure est de plus un peu différente. Pour éviter de blesser l'anneau annal, l'appareil est très rétréci à l'union de la poignée et de la partie rectale.

Pour exécuter convenablement le massage instrumental, on doit avant tout chercher à se représenter exactement la position

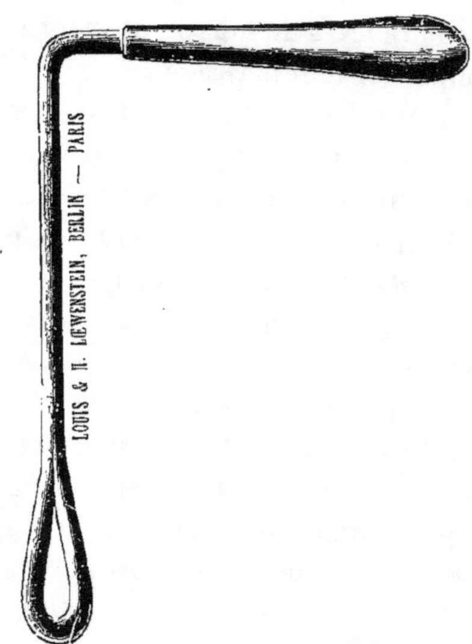

Fig. 171. — Masseur prostatique de Feleki.

occupée par l'instrument dans le rectum. Il est nécessaire de bien connaitre au préalable le massage digital. Nous devons mentionner aussi un autre genre de massage prostatique, c'est le *massage vibratoire*. Pour le pratiquer, on introduit dans l'anus une tige métallique, armée d'une massue en caoutchouc dur. L'instrument est amené contre la prostate et relié à un petit moteur électrique actionné par le courant urbain ou par un accumulateur. Ce courant produit une vibration notoire, mais complètement indolore de la prostate malade et des tissus voisins. On augmente peu à peu l'action vibratoire en appuyant la massue contre la prostate et en ouvrant complètement le rhéostat intercalé.

On peut aussi pratiquer le massage vibratoire en posant sur la région coccygienne un instrument en forme de marteau, armé de caoutchouc mou.

Nous avons expérimenté beaucoup et longtemps le massage vibratoire, même chez des malades sensibles. Nous n'avons obtenu de résultats satisfaisants que dans quelques cas. Dans les affections réellement graves de la prostate, le massage vibratoire ne donne absolument aucun résultat : chez les nerveux nous avons eu de bons résultats passagers.

On observe fréquemment le phénomène suivant : Après le premier massage, on ne trouve parfois que peu ou pas de pus dans la secrétion d'expression, bien que tous les autres symptômes indiquent nettement une prostatite chronique. On ne se laissera pas influencer dans son diagnostic par ce fait, car au second ou au troisième massage on voit apparaître le pus, ce qui vient confirmer le diagnostic. Notthafft mentionne aussi ce phénomène et en conclut ce qui suit : « On ne peut arriver à un diagnostic certain en se basant sur un seul examen de la sécrétion prostatique que si les résultats ont été positifs. Dans le cas contraire il sera nécessaire de répéter plusieurs fois cet examen ». Nous renvoyons aussi à ce propos à l'article original de Schärff.

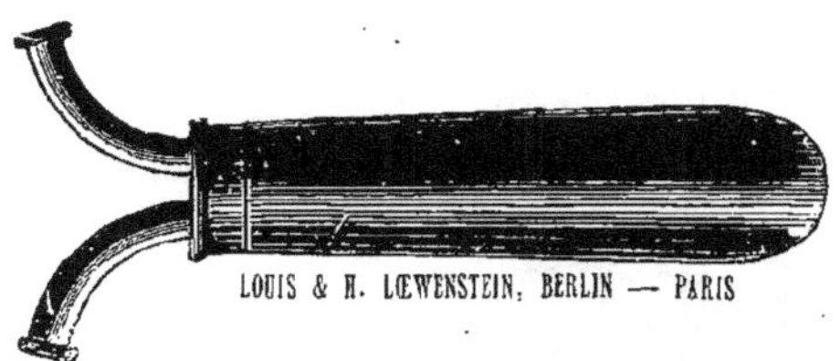

Fig. 172. — Canule de Arzberger.

Quand il existe une tendance à l'épididymite, il faudra masser avec une très grande prudence, avec ménagement et assez rarement ; on évitera autant que possible la région des vésicules séminales et la plupart du temps on s'en tiendra au traitement rectal médicamenteux que nous allons indiquer.

Quand la marche ne présente aucune complication on *pourra masser deux ou trois fois par semaine*. Le malade devra éprouver immédiatement après le massage une sensation de mieux. On soumettra souvent à l'examen microscopique la secrétion d'expression.

Si, dans un cas particulier, il ne nous semble pas possible de faire suivre le massage d'un lavage de l'urèthre, nous employons la canule rectale de Atzberger. Cette canule est composée d'un tube métallique en forme de poire et à double courant : ce tube introduit dans le rectum est destiné à faire passer un courant d'eau ; on le laisse dans le rectum de dix à quinze minutes. Au début, on employait l'eau froide dans le but de diminuer la congestion produite par le massage ; peu à peu nous avons trouvé que ce but était beaucoup mieux atteint par l'emploi de l'eau chaude (32 à 35 R.). Scharff qui fut un des premiers à employer cet appareil utilisait alternativement dans une même séance l'eau chaude et l'eau froide. Beaucoup de malades ressentent d'eux-mêmes l'influence favorable de cette médication et en réclament l'emploi. On peut donc bien dire que cet instrument est d'un bon emploi dans la médication symptomatique. Dans des états très congestifs de la prostate, coïncidant avec des troubles nerveux, nous avons souvent obtenu des résultats très favorables uniquement par l'emploi de la canule rectale.

Nous utilisons depuis plusieurs années les injections rectales d'ich-

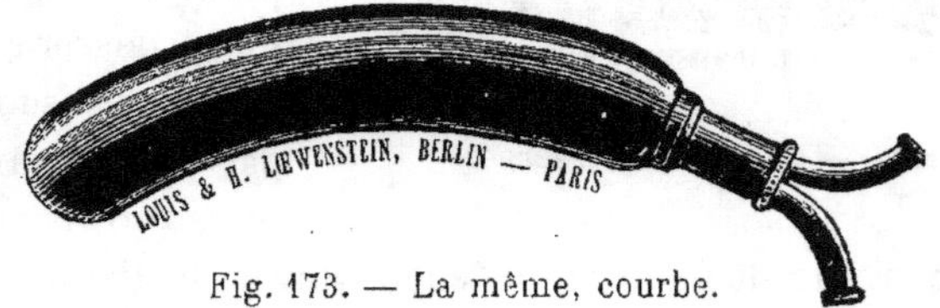

Fig. 173. — La même, courbe.

thol (Scharff) comme adjuvant utile dans les troubles prostatiques douloureux. Ce médicament est à la fois résolutif et anti phlogistique. On le pousse dans le rectum au moyen d'une petite seringue (seringue de Oidtmann) d'une contenance d'environ cinq centimètres cubes ; on emploie une solution de 5 à 10 pour 100. On prend cette injection le matin et le soir au lit. Chez les malades qui ressentent de ce fait un violent besoin d'aller à la selle, on limitera l'emploi des injections et même quelquefois on y renoncera complètement. Le résultat de ce traitement, comme d'ailleurs celui des suppositoires dont nous allons parler, se fait quelque fois attendre un certain temps. On le suspend si après quinze jours ou trois semaines le malade ne perçoit aucune amélioration. Dans le cas contraire les injections sont continuées pendant un ou deux mois.

Au début nous ordonnions fréquemment pour les douleurs anales et sacrées des suppositoires suivant la formule suivante :

Iodoforme. 0,005
Huile d'amandes douces. 0,10
Beurre de cacao . . . . q. s.

Un à deux par jour.

On a recommandé aussi :

Iodure de potassium.	0,10
Iode.	0,01
Extrait de belladone.	0,01
Beurre de cacao.	q. s.

Nous avons employé longtemps les suppositoires iodoformés avec de bons résultats. On ne doit pas conseiller des doses plus fortes de 5 milligrammes. Si après l'emploi de cette petite dose, on voyait apparaître de la céphalée, on abandonne complètement le médicament. Dans ces cas, nous employons contre les douleurs réflexes, irradiées dans le dos, la région sacrée et les cuisses, le *traitement par l'air chaud*. Nous renvoyons à ce sujet à l'ouvrage bien connu de Bier : « L'hypérémie comme méthode de traitement ». L'appareil étant appliqué sur la région sacrée et les cuisses on porte progressivement la température à 90, 100° C., pendant vingt à trente minutes. On répète ce traitement d'abord tous les jours puis tous les deux ou trois jours et on obtient la plupart du temps des résultats suprenants.

Dans ce chapitre nous avons mentionné un grand nombre de méthodes qui doivent entrer en ligne de compte dans le traitement de la prostatite chronique. Naturellement nous n'avons pas voulu dire qu'il est nécessaire de les employer toutes dans chaque cas, et il ne faut pas appliquer une polypragmasie déplacée. La règle primordiale est toujours de bien adapter le traitement au cas particulier et d'employer plus ou moins chaque méthode thérapeutique suivant les douleurs du malade et les constatations objectives. Il est souvent indiqué de varier le traitement et on ne craindra pas de le faire. Mais, d'autre part, on se gardera de varier sans motif ou de vouloir employer un traitement trop énergique. On ne peut de la sorte que troubler la marche vers la guérison.

Pour terminer ce chapitre nous reproduisons un article qui nous a été envoyé par Janet sur la prophylaxie et le traitement de la prostatite.

« Ceux qui suivent ma méthode doivent reconnaître qu'on obtient avec elle de bons résultats et qu'on évite presque toutes les complications de la blennorrhagie — exception faite cependant de la prostatite, — quels que soient les degrés de concentration employés, ou la façon de procéder. Mais d'autre part, il est incontestable que même en suivant ma méthode on se heurte à des cas qui exigent un traitement fort long, et dans lesquels au cours ou même à la suite du traitement, on voit apparaître des prostatites. Quand bien même ces affections seraient très légères, il est évident qu'elles reculent le moment de la guérison ; aussi ai-je modifié très souvent ma méthode dans le but d'éviter ces inconvénients. Pendant longtemps dans tous les cas je faisais systématiquement des lavages de l'urèthre entier. Ensuite j'essayai les simples lavages antérieurs quand cette région seule se trouvait atteinte. J'employai tantôt des solutions très faibles, tantôt des solutions moyennes, ou bien je passais à des concentrations plus fortes. Actuellement[1] il me semble que la méthode suivante est la meilleure pour éviter la prostatite.

1° Je me borne à des lavages antérieurs quand l'urèthre antérieur est seul atteint. Mais naturellement si l'urèthre postérieur est pris, je fais aussi les lavages postérieurs.

2° Dès que je commence les lavages postérieurs, je fais des massages prophylactiques de la prostate. C'est le meilleur moyen d'éviter les prostatites qu'on peut voir apparaître sous l'influence du traitement (ou, du moins à mon avis, d'un traitement mal appliqué).

3° De même qu'il est nécessaire au début d'une infection de l'urèthre antérieur de faire deux lavages par jour, ainsi faut-il agir au début d'une uréthrite postérieure. C'est dans la méconnaissance de cette règle qu'on doit chercher l'origine de tant de prostatites qui se déclarent au cours du traitement par le permanganate. Si dès les premiers signes d'une propagation à l'urèthre postérieur, on institue immédiatement les lavages bi-quotidiens, autant que possible avant que le deuxième verre d'urine ne soit trouble, et qu'on fasse en même temps le massage prophylactique de la prostate, avant qu'il n'existe aucun symptôme de son inflammation, on évite presque certainement cette complication.

« Sous l'influence de ce traitement, on voit généralement disparaître au bout de quelques jours le trouble du second verre que l'uréthrite postérieure aurait pu déterminer. Le second verre une fois éclairci, on abandonne les lavages postérieurs et l'on se borne de nouveau aux lavages antérieurs. Si cependant, malgré toutes les précautions prises, le second verre reste trouble, c'est qu'il existe une prostatite. Si la prostate est encore molle et facile à exprimer, je n'hésite pas à faire du massage dès le début de l'inflammation ; j'ai

1. Cf. 2° partie, p. 195.

pu en effet bien souvent par ce moyen, enrayer la progression de l'affection. Si la prostate est dure, et la secrétion difficile à exprimer, j'interromps les massages, mais je continue cependant les lavages à dose faible (0,10 à 0,25 pour un litre, toutes les vingt-quatre heures). Si la prostate se ramollit et se vide bien au moment de l'expression, je reprends les séances de massage. »

« C'est un fait bien connu que dans les affections inflammatoires des annexes de la femme, on obtient de bons résultats par les bains de tourbe. Aussi Kollmann a-t-il essayé le même traitement dans les affections analogues de l'homme, c'est-à-dire dans la prostatite, les affections des vésicules séminales, des canaux déférents et des testicules. Schmincke d'Elster poursuivit des expériences analogues et publia aussi des observations favorables.

« Confirmé dans ces idées par les publications de Schminke, Kollmann se résolut à faire un usage constant des bains de tourbe dans tous les cas de ces affections, rebelles aux traitements ordinaires ou récidivant facilement. Ces bains sont pris soit chez le malade lui-même, soit dans une ville d'eau, à Elster de préférence, où l'installation spéciale des bains assure les meilleures conditions de succès. Kollmann a toujours été très satisfait des résultats obtenus de la sorte et il recommande vivement cette méthode trop peu connue jusqu'ici pour les cas que nous venons d'énumérer.

En terminant résumons en quelques mots les règles du traitement de la prostatite blennorrhagique chronique.

1° On se souviendra toujours que la blennorrhagie de l'urèthre a été la cause de l'infection et, dans certains cas, l'est encore. Un traitement bien conduit doit donc rapporter toute aggravation ou même toute persistance particulière des symptômes à un reste de blennorrhagie uréthrale et doit être modifié en conséquence. Pour établir l'existence possible d'une uréthrite antérieure persistante, on utilisera l'épreuve des 5 verres, mais surtout l'endoscopie pratiquée à divers moments de la journée.

2° Tout comme pour l'uréthrite blennorrhagique, il est indiqué, quand les progrès de la guérison ne sont pas satisfaisants, de cesser provisoirement le traitement.

3° On se gardera de vouloir forcer les résultats par une accumulation d'interventions.

4° Pour juger de l'état de la maladie, on pourra s'en rapporter aux caractères microscopiques de la sécrétion d'expression et des filaments, à condition que la guérison complète de l'urèthre soit prouvée.

5° On répartira les interventions par l'urèthre et par le rectum, les traitements anti-phlogistiques et symptomatiques, suivant la douleur et l'intensité de la maladie.

6° On ne considérera le cas comme guéri qu'après une période d'observation plus ou moins longue suivant l'ancienneté de la maladie, sa gravité et la ténacité des symptômes.

Bien que nous croyons avoir traité en détail de la prostatite, il nous a paru nécessaire, vu l'importance du sujet, d'ajouter un article écrit sur notre demande par M. le Dr Scharff, de Stettin, qui depuis longtemps s'occupe de la prostatite chronique et a bien voulu nous donner ici le résultat de son expérience.

CONTRIBUTION AU DIAGNOSTIC ET AU TRAITEMENT DE LA PROSTATITE BLEN-
NORRHAGIQUE CHRONIQUE, PAR LE Dr SCHARFF, DE STETTIN.

« Vu le désaccord qui existe encore parmi les auteurs sur la fréquence des prostatites, il ne nous paraît pas inutile d'établir comment on arrive au diagnostic de l'inflammation chronique de cette glande. Il m'est impossible, en effet, de croire à une différence essentielle du chiffre de cette complication suivant les différents pays ; il s'agit certainement de méthodes différentes d'examen, et celles-ci peuvent n'être pas toujours suffisantes.

« Nothaft, dans un travail déjà cité « A propos des douleurs déterminées par la prostatite tout en ne semblant pas être en rapport avec la prostate, etc... », rappelle qu'il existe des prostatites dans lesquelles l'expression ne fournit pas immédiatement une sécrétion pathologique, mais que celle-ci semble tout d'abord normale. Il existe aussi des inflammations chroniques de cet organe dans lesquelles il est très difficile d'obtenir des matériaux de diagnostic. Ce fait est fréquent avec des glandes complètement indurées, ou quand la sensibilité de l'organe doit faire renoncer à une expression à fond, ou quand les glandes ne produisent qu'une sécrétion minime qu'il peut être impossible de mettre en évidence. Quand je me trouve en présence d'un cas de ce genre dans lequel le toucher ne me fournit aucun résultat, mais où d'autre part les sensations du malade me permettent de penser à une prostatite chronique, j'emploie la méthode suivante qui éclaire souvent ces cas difficiles.

« J'ordonne au malade à l'occasion d'une selle dure, ou bien d'une selle qui aura été rendue telle par un régime approprié, de vider au préalable la vessie seule et de ne procéder qu'ensuite à l'évacuation du rectum. Au moment où le bol fécal passe au sphincter, le malade doit s'efforcer de recueillir à l'aide d'une bouteille à large col les quelques gouttes d'urine résiduelle qui s'échappent à ce moment.

« Cette urine de selle (Stuhlurin), comme je l'ai appelée, est rarement d'une abondance qui nécessite sa centrifugation. Il est généralement facile d'en retirer immédiatement les matériaux d'un examen microscopique utile.

« Comme ces quelques gouttes sont exprimées après que l'urèthre a été au préalable lavé par l'urine, et au moment de l'action la plus intense de toute la musculature voisine, on comprend facilement qu'on peut les rencontrer même dans les cas où la sécrétion pathologique de la prostate et des canaux éjaculateurs est très peu abondante.

« Pour le traitement de la prostatite chronique, je ne me place pas au même point de vue que Notthaft qui se contente d'adapter le traitement « complètement aux symptômes subjectifs et autant que possible aux symptômes objectifs ». Ce « autant que possible » équivaut pour Notthaft au simple emploi du massage et de la canule d'Atzberger, à part le traitement uréthral.

« Pour ma part, j'ai eu l'occasion de voir un homme solide de quarante-cinq ans, qui avait eu une prostatite vingt cinq ans auparavant, et qui, dans les dernières années qui précédèrent sa mort, ne présentait aucun symptôme. Il mourut rapidement d'une pyoémie déterminée par un abcès prostatique d'origine diabétique. Il faut de plus réfléchir à la grande quantité de processus endométritiques d'origine obscure, chez des femmes dont les maris présentent des traces de prostatite purulente ; enfin on ne peut pas écarter l'idée que des traces passées inaperçues dans la prostate jouent peut-être un rôle considérable dans l'étiologie de l'hypertrophie prostatique chez les hommes jeunes. On se trouve dès lors amené à rechercher toujours un nouveau traitement adjuvant pour la guérison de la prostate. Cette tendance est, il est vrai, bien souvent arrêtée plutôt qu'il ne serait souhaitable par l'indifférence du malade. De plus, cet organe, pourvu d'un réseau vasculaire important, et de nombreuses fibres sympa-

thiques a, comme le montrent les symptômes pathologiques si divers
des rapports étroits et importants avec d'autres organes et même avec
l'organisme entier : l'on doit se garder tout particulièrement ici d'oublier que l'individu est un tout, pour s'en tenir exclusivement à un
traitement local minutieux. L'urologue doit enfin savoir qu'il faut éviter de provoquer l'apparition d'une neurasthénie sexuelle grave par
un traitement local trop accentué. Pour répondre à toutes ces exigences
et en même temps dans l'espoir d'obtenir plus que par un simple
massage et l'emploi de la canule d'Atzberger, j'ai employé toute une
série d'autres facteurs thérapeutiques. Sans insister sur les prescriptions générales, toniques, diététiques et anti-neurasthéniques, qui
sont suffisamment connues, je me bornerai à l'exposé de ma thérapeutique médicamenteuse et locale J'emploie volontiers les lavements
ichtyolés préconisés par Notthaft. C'est moi qui ai employé le premier l'ichtyol dans la prostatite (*Artzlicher Praktiker*, 1892) puis
ce furent Freudenberg, Ehrmann, Kopp, Oberlander et d'autres.

« Ce médicament s'emploie en solutions à 2 p. 100 (les solutions
plus fortes sont mal tolérées par l'intestin sans addition de belladone). Outre ses propriétés générales résolutives et antiphlogistiques,
ce médicament est particulièrement utile chez les individus où il
existe un état congestif des organes abdominaux et pelviens, chez
les hémorroïdaires, chez les personnes atteintes de constipation
chronique, en somme dans tous les cas qui sont sous l'influence non
seulement de troubles circulatoires locaux, mais aussi de troubles
circulatoires généraux. Le soufre est aussi un médicament de premier ordre dans les troubles circulatoires : l'ichtyol lui ressemble
d'ailleurs et contient du soufre. Tandis que l'on n'ordonne l'ichtyol
que sous forme de lavements, 2 à 3 fois par jour, je prescris le soufre
à l'intérieur sous forme de soufre sublimé précipité à 1 p. 100, une
pincée trois fois par jour; ou d'acide sulfureux trois fois par jour, 5 à
10 gouttes. Je combats la constipation chez les hémorroïdaires avec
une poudre de racine de rhubarbe, acide tartrique : ââ 30 grammes,
soufre précipité 40 grammes ; le soir, une demi à une cuillerée à thé
dans un verre d'eau froide avant de se coucher.

« Le soufre par voie interne est surtout indiqué dans les formes
torpides de la prostatite chronique. On admet que ce médicament
active et réveille les réactions des tissus et qu'il se forme une active
hyper-leucocytose.

« Avec tous les autres auteurs, je crois que l'action du massage digital est souveraine, et qu'il ne peut être remplacé par aucun instrument, pas même par le massage vibratoire. Mais on ne doit pas toujours se précipiter par le massage sur l'organe malade lui-même. On a souvent intérêt à influencer d'abord les régions voisines, se rapprochant lentement de la prostate, après avoir réveillé dans son activité tout le territoire qui servira à la résorption. Si l'organe est hyperesthésique, on diminuera sa sensibilité par le courant électrique et les meilleurs courants seront le courant sinusoïdal et la d'Arsonvalisation (courant de haute tension). Dans la première méthode, on introduit dans le rectum l'électrode prostatique du Dr Popper ; on dispose une seconde électrode plate sur le périnée et on fait passer un courant facile à supporter par le malade pendant une à cinq minutes. A défaut de courant sinusoïdal, on pourra obtenir de bons résultats

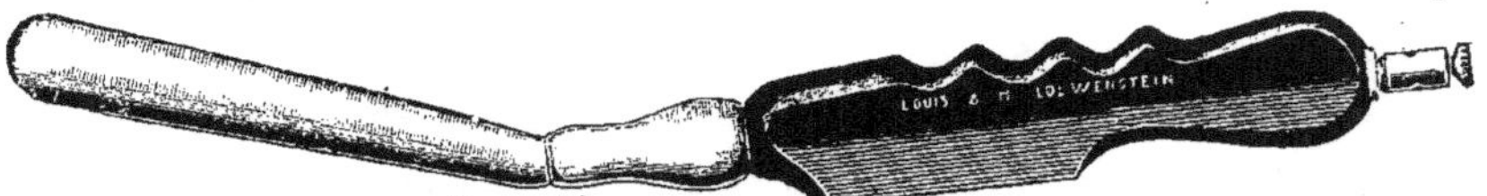

Fig. 174. — Masseur prostatique de Scharfl.

avec du courant faradique secondaire. Les courants de haute tension qui, on le sait, sont pour ainsi dire imperceptibles par le malade, sont appliqués de la meilleure manière avec un seul pôle au moyen d'une électrode condensatrice en graphite et verre spécial de Reiniger. Depuis quelque temps, j'emploie un autre dipositif d'électrode pour la d'Arsonvalisation, surtout dans les états douloureux. Je fais saisir au malade l'électrode métallique reliée à un pôle, et j'introduis dans le rectum une électrode condensatrice en verre reliée à l'autre pôle : le courant passe pendant cinq minutes. Si ces méthodes d'électrisation ne servaient qu'à diminuer la sensibilité de la prostate et à la rendre accessible au massage, le nouveau traitement électrique du Dr Porocz-Popper, de Budapest, vient compléter le massage en ce sens qu'il provoque une gymnastique de toute la musculature prostatique et que d'autre part il ajoute à l'action purement mécanique du massage un ébranlement moléculaire. L'on introduit lors des premières séances, dans le rectum l'électrode prostatique de Popper, l'autre pôle étant placé sur le périnée ; dans les séances suivantes, on peut remplacer cette électrode par une électrode uréthrale isolée jusqu'à 5 centimètres du bec : on maintient de la sorte au moment du

passage du courant la prostate presque exactement au centre des
lignes de courant les plus intenses. Popper recommande uniquement
le courant secondaire. Pour ma part, si je commence aussi par le courant secondaire ou sinusoïdal, j'ai bientôt recours pour les séances
suivantes au courant primaire, dont l'action est plus profonde. La

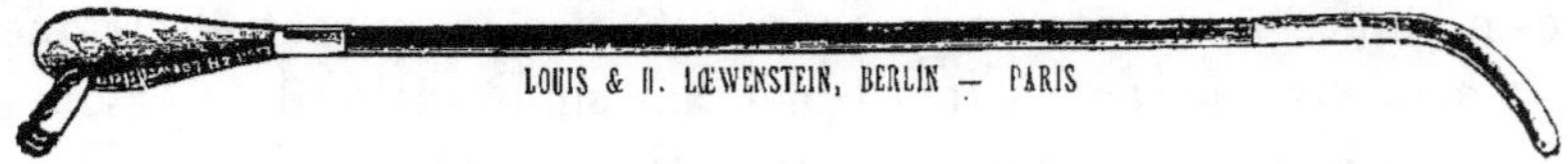

Fig. 175. — Electrode prostatique.

manière de faire lorsqu'on utilise l'un ou l'autre des trois courants est
identique. On augmente peu à peu l'intensité du courant tant que le
malade peut le supporter et on retourne ensuite rapidement au zéro.
Quand on a de la sorte influencé la musculature prostatique, qui
entoure l'organe comme d'un manteau et qui enlace aussi en ses
mailles les replis glandulaires, on la force à se contracter le plus
possible et on provoque de la façon la plus naturelle
l'expression des cavités glandulaires et leur évacuation.

« Je veux cependant mettre en garde contre un emploi
trop intense du Popper et de toutes les méthodes de
faradisation des organes génitaux quand il existe de la
spermatorrhée.

« Je crois que les fautes qui ont été commises en ce
sens sont la cause principale du discrédit dont on
entoure de différents côtés l'électrisation de ces régions.
Il existe, en effet, un certain nombre de traités et de
monographies dans lesquels le traitement local électrique est complètement déconseillé.

« Les spermatorrhéiques, qui réagissent déjà au
point de vue sexuel à la plus minime irritation, doivent
être traités au point de vue électrique avec une extrême
prudence. Ils réagissent en effet par une aggravation

Fig. 176.
Canule rectale.

nette à des courants qui peuvent être extrêmement supportables et
utiles pour des malades atteints d'une simple prostatite chronique.
Cet exemple peut illustrer l'opinion de mon maître le Professeur
Arndt de Greifwald : que la loi des secousses de Pfluger est profondément modifiée quand il s'agit des nerfs pathologiques, qu'une
irritation relativement faible est capable d'amener les trois réactions au moment de l'ouverture et de la fermeture du courant.

Donc, quand on aura affaire à des neurasthénies sexuelles, et les spermatorrhéiques en sont généralement des cas typiques, on ne pourra utiliser que des excitations faradiques très faibles.

Dans les glandes tout à fait dures, j'influence favorablement la circulation lymphatique par un emploi particulier des courants de haute tension (d'Arsonvalisation). J'introduis dans le rectum une électrode condensatrice en verre et graphite (je travaille donc d'une façon unipolaire) et je force les courants à traverser concentriquement toute la région prostatique en plaçant sur le périnée un objet métallique quelconque que je tiens dans la main. Le but et l'action du passage du courant est une excitation considérable de la succulence lymphatique de l'organe. L'influence favorable des rayons X sur l'épididymite chronique et subaigue et aussi sur certaines formes d'hypertrophie prostatique ne peut être niée, et m'a amené à employer ce traitement dans les cas subaigus ou chroniques de prostatite, de façon à provoquer une excitation résolutive des glandes complètement indurées. On emploie une ampoule dure ou demi-molle et on expose la prostate, au moyen d'un speculum rectal en verre plombique de Muller, ou aussi par le périnée, à l'action des courants pendant cinq à dix minutes une fois par semaine. Je n'ai jamais dépassé trois séances ; en se tenant dans ces limites, on pourra observer des résultats surprenants sans avoir à craindre de lésion d'aucune sorte.

« D'après les travaux de R. Arndt, les petites irritations ont une action excitante sur les fonctions cellulaires et organiques ; une forte irritation les amène à leur summum, et une très forte irritation les paralyse. Il s'en suit que ces mêmes rayons X, qui sont capables à très forte dose de détruire les parties glandulaires, doivent pouvoir à petite dose agir sur elles comme agent thérapeutique. La pratique a donné complètement raison à cette opinion théorique et les effets de résorption déterminés par les rayons X sur la prostatite chronique me semblent si favorables que je n'hésite pas à déclarer que cette méthode constitue le traitement le meilleur et le plus rapide des formes glandulaires indurées.

« Je me souviens particulièrement d'un cas où persistait un écoulement impossible à tarir, pour lequel j'avais essayé sans résultats, pendant plusieurs années et à plusieurs reprises chaque année, le massage, l'hyperthermie et les lavages. Une exposition aux rayons X deux fois répétée, la première de huit minutes, la seconde de cinq

minutes amenèrent une transformation étonnante de ce tableau. La
prostate auparavant très dure et hypersensible commença à se ramol-
lir et à pouvoir être palpée ; et l'écoulement qui avait résisté à d'innombrables lavages et instillations disparut en trois semaines environ. La sensation de démangeaison dans l'urèthre, qui était désagréable au point de troubler le sommeil et l'activité, disparut
également et le malade se sentit revivre d'une vie nouvelle.

On emploie depuis longtemps la thérapeutique par l'eau et par la
chaleur. On a déjà parlé plus haut du facteur hydrique. Pour faire
agir une influence thermique sur la prostate, j'ai construit à la place
de l'ancien appareil d'Atzberger qui était surtout destiné au traitement des hémorroïdes, un instrument connu sous le nom de thermo-
psychrophore. J'ai essayé à l'aide de cet instrument d'influencer les
indurations de la prostate par des alternatives de température. Le
malade était obligé de maintenir l'appareil d'Atzberger pendant toute
la durée de la séance : j'ai donné à mon instrvment un courbure telle
qu'il n'a qu'à s'asseoir dessus. Il a ainsi les mains libres pour régler
le robinet d'arrivée.

« Dans la prostatite chronique, on emploie principalement des
courants continus d'eau chaude ou bien des courants d'eau à température alternante. La première méthode qui n'est qu'une des nombreuses modalités de l'hyperthémie artificielle, si bien étudiée par
Bier, rend les plus grands services dans les cas dont nous occupons :
accélération de la circulation sanguine, affaiblissement des microbes
infectants, accélération de la circulation lymphatique et consécutivement évacuation rapide des éléments de l'exsudat (Buchner : *Munch.
Med. Woch.*, 1899). Ces agents thérapeutiques sont d'une importance
considérable dans les infiltrations et l'inflammation chronique de la
prostate. Avec cette méthode, non seulement la surface postérieure
de la prostate se trouve hyperhémiée, mais comme Ullmann l'a prouvé
expérimentalement, son territoire vasculaire se trouve influencé
dans sa totalité. La température de l'eau qui traverse l'appareil doit
dépasser celle du corps et être aussi élevée que possible. L'action
thérapeutique sera d'autant plus forte que l'application aura été plus
longue. Dans le traitement ambulatoire, les séances seront de treize à
trente minutes. Dans certains cas, on utilise un hydrothermo-régula-
teur de Ullmann, qui permet de faire agir sur un même point, ou
même simultanément sur différents points, des températures constantes, pendant des journées entières, si on le désire.

« Contre le ténesme de la cystite ou de l'uréthro-cystite, qui compliquent quelquefois la prostatite, il n'existe pas de moyen supérieur, plus rapide et en tous cas, plus inoffensif que l'hyperthermie rectale. Les contractions vésicales disparaissent bientôt, ainsi que les sensations si diverses qui accompagnent d'ordinaire cette affection au point de vue objectif. Les infiltrats prostatiques se ramollissent, deviennent plus riches en suc, sont ainsi plus accessibles au massage et entrent en résorption régressive. Cependant, d'après mon expérience, le traitement thermique est contre-indiqué quand il existe de la spermatorrhée ; car tous les procédés calorifiques semblent aggraver et accroître les symptômes nerveux : céphalée et irritation spinale du malade. Au point de vue technique, j'emploie un irrigateur d'une contenance de trois litres maintenu à environ un mètre au-dessus du malade assis. Je le remplis d'eau à 45 à 50° C. qui arrive dans le rectum après avoir franchi le tube en caoutchouc et le robinet à une température de 42° à 35°.

« Dès que toutes les paresthésies ont disparu sous l'influence du traitement thermique simple, je conseille de passer au traitement thermique alternatif. Celui-ci donne les meilleurs résultats dans les formes de prostatite chronique dont l'induration en cuirasse laisse glisser sans force le doigt masseur. Dans ce but, je fais alterner les températures chaudes d'environ 42° avec la température froide de 10 à 14°, en faisant agir d'abord et plus longtemps la chaleur, environ cinq minutes, puis le froid une demi-minute à une minute. Par cette alternance de chaud et de froid, on obtient une circulation intense de sang et de lymphe dans la prostate, qui excite jusqu'au summum la résorption (Winternitz) et qui détermine des modifications importantes de l'innervation. Si l'on fait agir le froid et le chaud en alternances rapides, environ de quinze à vingt secondes, on crée quelque chose d'analogue au point de vue thermique au courant faradique. Selon la torpidité de l'affection et les sensations du malade, on peut modifier en plus ou en moins l'action thermique alternante. L'excitation produite par cette méthode persiste pendant des heures et prend la forme d'une sensation locale bienfaisante de fraîcheur et d'allégement.

« Nous sommes donc en possession de moyens très nombreux de thérapeutique et l'on ne doit pas craindre de pécher par polypragmasie, à condition de donner à chaque méthode son indication propre. Au contraire, on possède la faculté de pouvoir combiner plusieurs de ces méthodes dans un seul traitement ; par exemple, lorsqu'on a employé d'abord la faradisation secondaire, on peut alors masser et terminer par un lavage de l'urèthre ou par une dilatation : ou bien on unira dans la période où il existe de la paresthésie et de l'hyperesthésie les méthodes thermiques et électriques qui sont sédatives. En adaptant méthodiquement à toutes les conditions individuelles ces divers agents thérapeutiques, on obtiendra des résultats réellement satisfaisants.

CHAPITRE VI

LES AUTRES COMPLICATIONS DE LA BLENNORRHAGIE CHRONIQUE DE L'HOMME ET LEUR TRAITEMENT

Abcès folliculaires et péri-uréthraux. — Canaux para-uréthraux. — Opinion de Janet sur le traitement de l'inflammation de ces canaux. — Cavernitis (formes phlegmoneuse et indurée). — Cowperite. Epididymite, étiologie, marche, traitement. — Doit-on traiter la blennorrhagie de l'urèthre et de la prostate quand il existe une épididymite ? — Spermato-cystite. — Complications dans les voies urinaires supérieures. — *Le rhumatisme blennorrhagique;* arthrite (mono et poly-articulaire), ténosite. — Tuméfaction périostique. — Achillodynie. — Traitement local de ces affections. — Traitement par l'air chaud et la stase de Bier. — Le traitement de la blennorrhagie chronique quand il existe un rhumatisme blennorrhagique. — Contribution à l'étude de la conjonctivite et de l'iritis blennorrhagique par le Dr Waldemar Lothar-Meyer, de Dresde.

On observe souvent au cours de la blennorrhagie chronique de l'urèthre des *abcès folliculaires et périuréthraux.*

Nous avons déjà décrit les *follicules* de la muqueuse chroniquement enflammée à propos de l'anatomie pathologique et de l'uréthroscopie. S'il s'agit simplement d'une tuméfaction indolore, de la dimension d'un grain de mil à un pois, qu'on observe si fréquemment à la palpation de l'urèthre, surtout quand celui-ci est dilaté par une bougie, on la considérera comme un symptôme ordinaire de la blennorrhagie chronique, et son traitement ne diffère en rien de celui que nous avons déjà indiqué. Il arrive cependant que le plus important de ces foyers se tuméfie et devienne douloureux, soit pendant le traitement, soit en dehors de tout traitement. Il faut alors cesser toute dilatation et se contenter de lavages doux et de traitements émollients jusqu'à disparition de l'état aigu après ouverture du foyer purulent dans l'urèthre. On reviendra ensuite au traitement par les dilatations et celui-ci influencera favorablement la sécrétion purulente qui continue assez fréquemment à sortir des follicules enflammés.

Les *abcès periurethraux* n'apparaissent pas en général dans les blennorrhagies chroniques à marche simple, mais de préférence dans celles qui s'accompagnent de rétrécissement de l'urèthre. Leur traitement est surtout chirurgical. Pendant la formation de l'abcès, les dilatations seront toujours interrompues, mais elles redeviennent très utiles quand, l'abcès une fois vidé, il persiste un rétrécissement ou une autre infiltration grave de l'urèthre. Ce traitement se montre très efficace mêmes dans les cas où il est apparu une fistule à la suite des abcès. Nous avons souvent constaté la fermeture spontanée de ces fistules sous l'influence d'un traitement soigneusement conduit par les dilatations, même dans des cas où l'on avait cru devoir préparer le maladeà une opération plastique.

Les *canaux para-uréthraux* méritent une mention toute particulière. Ce n'est que dans ces derniers temps qu'on a appris à apprécier l'importance de ces formations, dont l'intérêt pouvait sembler secondaire à beaucoup. L'infection blennorrhagique les attaque très volontiers ; et elle en devient d'autant plus rebelle que ces canaux non seulement passent souvent inaperçus, mais présentent de par leurs caractères anatomiques des difficultés spéciales de traitement. Mentionnons aussi les malformations congénitales du gland, si fréquentes dans l'hypospadias. Les remarques précédentes s'appliquent aussi à ces cas.

Nous *incisons* d'habitude aussi largement que possible les canaux para-uréthraux et nous les traitons ensuite par un pansement humide à l'acétate d'alumine, ou par un pansement sec à la gaze iodoformée, ou par le collodion iodoformé. Pour les petits canaux que l'on rencontre dans la région du prépuce et dont la sécrétion contient souvent des gonocoques, nous employons souvent et avec succès l'acupuncture électrolytique. On étudie d'abord leur direction en les cathétérisant avec un stylet très fin ou un fil de platine iridié. On introduit ensuite le stylet électrolytique que l'on relie au pôle négatif ; le pôle positif est placé dans le voisinage le plus proche de façon à ce qu'il n'existe entre les deux pôles qu'un pli étroit de muqueuse. On n'utilise qu'une faible intensité du courant, mais celui-ci doit cependant être ressenti comme une piqûre douloureuse. La sonde électrolytique doit être introduite aussi profondément que possible. Au lieu d'elle, Kollmann emploie volontiers un fil de platine relié au circuit par une pince spéciale. Les hémorrhagies doivent être autant que possible évitées.

La guérison de l'intervention électrolytique demande deux à trois semaines et il faudra parfois répéter l'intervention avant d'obtenir un résultat satisfaisant.

Dans quelques-uns de ces cas nous avons employé une injection de quelques gouttes de solution de nitrate d'argent de 2 à 5 p. 100. On emploie pour cette intervention non pas une aiguille de Pravaz ordinaire, mais une canule courte complètement mousse à son extrémité, de façon à rester toujours dans la lumière du canal et à éviter de pénétrer à travers ses parois dans les tissus voisins.

Janet[1] a écrit à ce sujet un mémoire important intitulé : *Les repaires microbiens de l'urèthre.*

Pour le traitement de ces canaux para-uréthraux, les idées de Janet sont très peu différentes des nôtres. Cet auteur emploie une série d'instruments très pratiques ; il lave les canaux fistuleux au moyen de canules très fines, pratique une contre-ouverture en traversant le con-

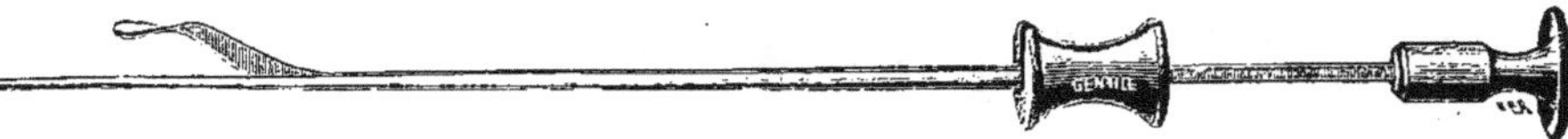

Fig. 177. — Trajectotome de Janet.

duit au moyen d'un fil de soie, enfin il fait seringuer le trajet plusieurs fois par jour. Il a aussi recours quelquefois au traitement électrolytique. D'excellents résultats sont ainsi obtenus par l'incision. L'extirpation totale du trajet lui semble assez rarement possible à exécuter. Pour notrepart, nous exécutons souvent cette intervention et toujours avec des résultats très encourageants.

Les *corps caverneux* du pénis peuvent aussi se prendre dans la blennorrhagie. La *forme phlegmoneuse* ne se rencontre pour ainsi dire que dans la blennorhagie aiguë ; on la traite par des enveloppements émollients et par l'incision s'il y a lieu.

La *forme chronique*, qui ne s'abcède pas mais s'indure, qu'on désigne aussi sous le nom de *cavernitis*, s'observe au contraire dans la blennorrhagie chronique. Elle n'est pas due, dans tous les cas et d'une manière évidente, à cette affection et son origine est assez fréquemment toute autre. Dans nombre de cas en effet le malade pratique le coït interrompu ; ou bien l'apparition des premiers symptômes concorde avec le début d'une syphilis secondaire. Le malade remarque d'abord à la partie moyenne ou à la racine de la verge, ou bien à la

<hr>

1. *Annales des maladies des organes génilo-urinaires,* 1901.

partie dorsale du pénis, une nodosité indolore, des dimensions
d'une lentille environ. Cette nodosité peut être difficile à percevoir
par la palpation. Quand le pénis est bien développé, elle progresse pendant des semaines ou des mois, soit lentement, soit rapidement. Fréquemment il existe plusieurs nodules. Ceux-ci peuvent
être confluents et se présenter sous une forme irrégulière, avec
prolongements dans les tissus sains. Ils sont tantôt superficiels,
tantôt profonds.

Le malade peut ne pas s'apercevoir de leur existence dès le début et
être au contraire surpris par la découverte d'une induration complètement formée, ou occupant déjà une grande partie des corps
caverneux. A ce stade de l'affection, il existe des troubles très pénibles dans les rapports sexuels ; au moment de l'érection, la verge
prend une forme forte-
ment angulaire et l'angle
peut être si marqué qu'il
s'ensuit une impossibi-
lité complète du coït.

Le *pronostic* est net-
tement défavorable tant
pour la santé générale
que pour la virilité. Dans
certains cas, surtout au
début, on a pu réussir à

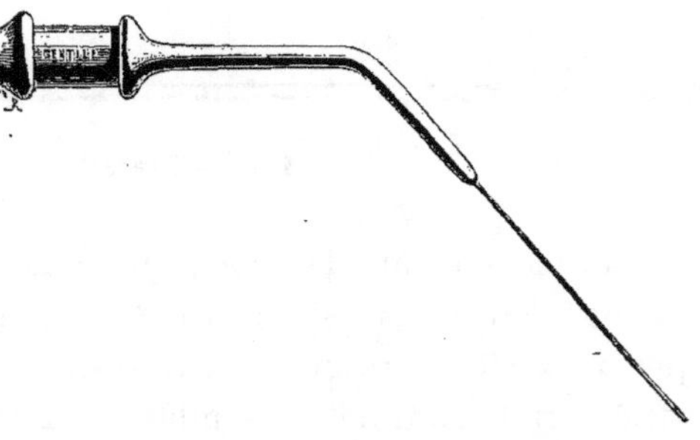

Fig. 178. — Canule en platine de Janet.

diminuer nettement la tumeur par la galvanisation. On emploie le
courant avec une intensité de 6 à 8 milliampères. Le pôle positif,
qui peut être une électrode spongieuse imbibée d'une solution
d'iodure de potassium, est appliqué sur le corps caverneux. Le pôle
négatif est placé en face du positif à la partie inférieure de l'urèthre.
On peut utiliser également l'électrode intra-uréthrale dont nous
avons parlé au chapitre III.

Dans un cas, Kollmann a observé une migration singulière de ces
indurations. Les premières nodosités étaient apparues, il y a environ
dix-sept ans, immédiatement derrière le gland à la suite de l'excision
d'un ulcus durum. Il s'ensuivait des troubles divers de l'érection
avec incurvation angulaire, tantôt à droite, tantôt à gauche. Après
quelques mois, les nodosités abandonnèrent cette région pour y revenir bientôt. Enfin, elles se dirigèrent vers la racine du pénis, où elles
se trouvent encore actuellement sur une longueur d'environ 1 centi-

mètre et demi. Elles déterminent au moment de l'érection une courbure anormale vers le haut.

Oberlaender se souvient avoir rencontré dans sa pratique un certain nombre de cas de cavernitis. Il croit avoir observé dans quelques cas le phénomène décrit par Kollmann sans cependant pouvoir donner d'indications plus précises à ce sujet.

P. Sachs [1] mentionne quatre cas de ce genre observés dans la clinique de Neisser. Galewski et Hubener [2] en décrivent un autre, dans lequel on fit avec succès l'excision de la région indurée qui présentait une forme discoïde.

La *cowpérite chronique* est une complication rare de la blennorrhagie. Elle se caractérise par l'apparition d'une tuméfaction moyennement douloureuse au-dessous du bulbe. Elle n'existe la plupart du temps que d'un côté. Après un certain temps, elle peut s'ouvrir à l'extérieur. D'après Englisch, ce processus serait toujours suspect de tuberculose. Certains auteurs attribuent à la cowpérite une forme déterminée de sécrétion uréthrale qui serait visqueuse claire, ou présentant un trouble laiteux, et contiendrait au microscope des formes épithéliales spéciales. On n'a pas fait, jusqu'ici, de recherches microscopiques qui permettent de confirmer ces assertions. Dans les cas où nous avons pu constater à l'uréthroscope les formations généralement considérées comme étant les canaux excréteurs des glandes de Cowper, ces caractères de la sécrétion n'existaient pas.

L'*épididymite* est une complication fréquente de la blennorrhagie uréthrale chronique. Il faut admettre qu'il existe toujours dans ces cas une uréthrite blennorrhagique postérieure et une prostatite chronique.

Au point de vue étiologique on trouve souvent des excès vénériens, des irritations sexuelles habituelles, des excès de boisson, des efforts de marche, le cheval, la danse, la bicyclette, ou bien des froissements et tiraillements du cordon. On en trouve quelquefois la cause évidente dans le traitement instrumental sans qu'on puisse rien reprocher directement au médecin. D'autres fois, l'épididymite survient immédiatement après un massage de la prostate. Il est vraisemblable que dans la plupart des cas, il existe une prédisposition spéciale à l'inflammation. En tous cas, certaines causes préalables favorisent

1. *Wiener klinische Wochenschrift*, 1901.
2. *Münchener medizinische Wochenschrift*, 1902.

extraordinairement son apparition ; telles sont : l'abondance particulière de la sécrétion uréthrale, la spermatorrhée, l'inflammation chronique des canaux éjaculateurs et des canaux déférents. Quelquefois, il persiste longtemps une tendance aux récidives, même quand la première inflammation est sûrement et complètement guérie. Après des mois ou même des trimestres, l'affection peut réapparaître sans aucune cause visible, par exemple sans intervention aucune et sans massage prostatique préalable. On doit admettre dans ces cas qu'il existe dans les annexes des microbes quelconques à l'état de vie latente et que leur virulence s'accentue à la suite de certaines modifications circulatoires. Nous ne pensons pas non plus que l'épididymite survenant au stade chronique de la blennorrhagie soit toujours provoquée par le gonocoque ; mais il nous est impossible de donner des preuves inattaquables de cette opinion. Nous avons observé cette inflammation, même alors qu'on ne constatait plus de gonocoques dans la sécrétion depuis longtemps (des mois, des années) et qu'il était absolument certain que le malade n'était plus infectant au point de vue gonocoques.

L'agent de l'inflammation doit donc être, à cette période chronique, bien plutôt recherché dans les microbes du pus ou dans le bacterium coli.

La ponction recommandée récemment par Bärmann [1] a été pratiquée depuis longtemps par Oberlaender, qui l'a ensuite abandonnée. En effet, il fut impossible à ce dernier auteur d'obtenir par la ponction soit une diminution de la durée de la maladie, soit un soulagement réel du malade. De plus, cette méthode n'est pas toujours exempte de dangers et nous l'avons depuis longtemps abandonnée comme superflue. Il en est autrement pour les hydrocèles qui persistent quelquefois à la fin du stade inflammatoire.

La marche de l'épididymite consécutive à la blennorrhagie chronique diffère de celle qu'on observe dans la blennorrhagie aiguë. S'il existe une violente invasion de gonocoques, l'épididymite ressemble à celle de la période aigue et elle s'accompagne de fièvre, de tuméfaction et de douleur violente. Si elle est due aux microbes du pus, l'inflammation peut débuter par de grands frissons et occasionner pendant son cours de grands accès de fièvre. Dans les premiers jours, le gonflement de l'épididyme est peu marqué. Il augmente peu à

---

1. *Deutsche mediz. Wochenschrift.* 1903.

peu, ainsi que la douleur ; la tuméfaction et la sensibilité douloureuse restent un certain temps stationnaires ; enfin, l'épididyme
redevient insensible et la tuméfaction diminue progressivement.
Chacun de ces trois stades dure, suivant la gravité du cas, de trois
à huit jours. L'infiltration de l'épididyme et du cordon, la contribution
des vésicules séminales, l'existence d'un épanchement séreux dans la
vaginale varient suivant l'agent et la gravité de l'infection. La disparition complète du gonflement demande suivant les cas des semaines
ou des mois. En dehors des cas que nous venons de mentionner, il
en existe dans lesquels l'épididymite s'accompagne de symptômes
particulièrement graves. Nous voulons parler de ceux où on observe
une irritation péritonéale, avec fièvre élevée.

Au début nous employions comme traitement le repos au lit. Fréquemment, on parvient à instituer dans les premiers jours un traitement ambulatoire sans que l'inflammation en soit aggravée. Il faudra
toujours cependant s'attendre à ce que ce mode de traitement comporte une durée plus longue de l'inflammation. Pour ce traitement,
on fait porter dans un suspensoir bien appliqué une compresse imbibée d'acétate d'alumine à 1 p. 100. Si l'infiltration de l'épididyme et la
douleur s'accroissent, il faut absolument condamner le malade au lit.
On met les bourses en situation élevée sur un petit coussin et on place
sur elles une vessie de glace modérément remplie, que nous faisons
garder au début le jour et la nuit ; plus tard, on applique seulement
la glace pendant le jour jusqu'à ce que la tumeur soit devenue complètement insensible à la palpation. Quand l'indolence de l'épididyme
et du cordon persiste, le malade peut se donner quelques mouvements
même se lever. S'il apparaît dans l'épididyme ou le cordon des accès
fortement douloureux, on peut remplacer la glace par des cataplasmes chauds. Ceux-ci seront également indiqués quand certains points
restent particulièrement douloureux et permettent de penser à l'existence d'une formation purulente. Il se produit rarement cependant
une collection purulente proprement dite exigeant une ponction.
Quand cela se produit il s'agit toujours d'une infection mixte. En
tous cas, le traitement par le repos au lit et par la glace est celui qui
nous a donné le meilleur résultat ; il met le plus à l'abri des récidives
et abrège sûrement la durée de la maladie. Autrement, les malades
se trainent longtemps comme des demi-invalides. Nous n'avons
jamais constaté une induration particulière des infiltrations à la suite
du traitement par la glace. Donc le médecin qui voudra obtenir de

bons résultats restreindra le plus possible le traitement ambulatoire de l'épididymite ; il prescrira le repos au lit, s'il ne peut observer dès les premiers jours une diminution du gonflement et une indolence de l'épididyme. Dans bien des cas, on semble obtenir des résultats sans glace ni repos au lit ; mais après quelques jours, l'inflammation recommence plus violente, avec de nouvelles douleurs et des poussées fébriles.

Nous avons employé depuis longtemps pour la résorption des infiltrats du cordon et de l'épididyme le traitement suivant : Nous faisons d'abord porter autour du testicule malade une compresse humide à demeure, maintenue par un suspensoir approprié. Si cela ne suffit pas, nous faisons enduire doucement deux ou trois fois par jour les infiltrations avec gros comme un pois de la pommade suivante :

Onguent mercuriel . . . . 10 [1].
Extrait de belladone. 1

Cette pommade au mercure faible n'est pas irritante : elle a des propriétés résolutives remarquables et détermine moins fréquemment que les pommades iodo-iodurées, si souvent employées, l'eczéma du scrotum. Si cependant, on voyait apparaître cet eczéma, on cesserait immédiatement l'emploi de la pommade ; on enlèverait par un nettoyage soigneux tout ce qui peut rester de pommade sur les bourses pour refaire de nouvelles applications d'acétate d'alumine.

Traités de cette façon, tous les produits inflammatoires résorbables doivent fondre lentement. Suivant la gravité du cas et la dimension des infiltrations, la résorption demande de quelques semaines à plusieurs mois. Dans un grand nombre de cas on arrive à une résorption complète ; mais fréquemment aussi on peut constater les traces d'une inflammation épididymaire terminée depuis longtemps, localisées à la queue de l'épidyme. Il semble que la résorption des infiltrations débute par celle des infiltrats du cordon. Quand tout est terminé, les canaux spermatiques redeviennent perméables et peuvent fonctionner dans certains cas. Cependant lorsqu'il s'agit d'une épididymite double, on préviendra le malade de la possibilité de la stérilité. Du reste, comme il ressort d'un grand nombre d'observations inattaquables, la fécondité persiste dans de nombreux cas.

Nous avons trouvé remarquable la marche du cas suivant. Le ma-

1. Pommade mercurielle à environ 16,5 p. 100.

lade, un officier neurasthénique d'environ trente-cinq ans, ne présentait plus de gonocoques depuis plusieurs années déjà. Pas d'uréthrite postérieure, mais une prostatite modérée, avec troubles locaux marqués et parfois bacterium coli dans l'urine. A l'occasion d'une attaque de grippe, le malade gagna une épididymite accompagnée de fièvre modérée. Dans l'épididyme, quelques infiltrations de la dimension d'une noisette environ demeurèrent longtemps fort douloureuses, au point de rendre la marche presque impossible. Cet état dura environ huit semaines pendant lesquelles le malade accusa des douleurs continues, irradiées le long du cordon. Après quelque temps, au cours d'un traitement par l'ichtyol et le gaiacol, l'épididyme et le testicule commencèrent à s'atrophier et deux mois environ après, le testicule tout entier jusqu'au tronçon funiculaire flottant dans le scrotum, avaient disparu. Il nous fut impossible d'expliquer ce phénomène et nous n'avons pas trouvé de cas semblable dans la littérature.

Depuis cinq ans, le Dr Fritz Boehme, collaborateur d'Oberlaender, emploie un appareil à air chaud suivant la méthode de Bier pour le traitement des indurations testiculaires, douloureuses ou non. On emploie cet instrument dans la clinique d'Oberlaender non seulement dans les épididymites aiguës, après la disparition du stade inflammatoire, mais même dans les indurations chroniques. On obtient, en un temps relativement court, la disparition des noyaux de la queue de l'épididyme. Les douleurs les plus pénibles disparaissent le plus souvent dès la première séance. L'appareil rend aussi des services dans les névralgies testiculaires. Il se compose d'un tabouret de bois, analogue à un siège de bidet, tapissé intérieurement et extérieurement avec de la toile imbibée de silicate. On dispose dans l'appareil, de façon à les mettre à l'abri du rayonnement, des lames d'amiante perforées. Au milieu de la partie supérieure du siège, se trouve une ouverture arrondie munie d'un petit sac de flanelle à large coulisse. C'est dans ce sac qu'on suspend les testicules entourés de gaze. Un thermomètre est enfoncé dans la boîte pour contrôler le degré de la température. On emploie des séances de vingt minutes répétées au début tous les jours, puis tous les deux ou trois jours jusqu'à ce que le résultat complet soit atteint. Nous croyons qu'avec cette méthode on parviendra toujours à faire disparaître les épididymites à répétition.

Depuis quelques années, nous avons entrepris aussi un traitement galvanique et électrolytique avec de bons résultats. Le testicule repose dans une électrode creuse de la dimension d'une soucoupe et munie à l'intérieur d'une éponge imbibée d'eau distillée chaude additionnée de quelques gouttes d'une solution d'iodure de potassium, et reliée au pôle négatif. Le pôle positif, constitué par une petite électrode plate, ou mieux par une électrode à éponge, est appliqué sur le cordon du côté malade ou sur le testicule lui-même. Le courant doit être à peine senti et ne doit pas dépasser 1 1/2 à 2 milli ampères. Les séances dureront de trois à cinq minutes et seront répétées deux à trois fois par semaine.

Quand une épididymite est survenue, on doit cesser le traitement de l'urèthre et de la prostate pour ne le reprendre que lorsque les symptômes aigus ont disparu depuis au moins quinze jours. Quand il existe des restes, même très petits, d'infiltrats sensibles, on ne doit pas employer les instruments ; mais les derniers restes indolores et en voie de résorption ne sont pas un empêchement de la réprise du traitement, qui doit être naturellement conduit avec beaucoup de discrétion. Si cependant on voyait apparaître une récidive d'épididymite, on cesserait tout traitement, principalement de l'urèthre postérieur, pendant encore un mois. Notre expérience nous a conduit à cette manière de faire. D'autres urologues ne partagent pas cette manière de voir et, même quand l'épididymite récidive, ne cessent pas le traitement instrumental de l'urèthre. Quand il s'agit de l'urèthre antérieur le danger n'est pas très grand. Pour l'urèthre postérieur, on ne commencera que par des lavages et on différera plus longtemps le traitement de la prostatite.

Les vésicules séminales ne s'enflamment pas isolément, ce qui se comprend par leur situation anatomique. Leur inflammation s'accompagne toujours de prostatite chronique, de funuculite ou d'uréthrite chronique postérieure.

En conséquence, il ne peut exister aucun symptôme déterminé caractéristique de l'inflammation des vésicules séminales, et sur lequel on puisse se baser pour faire un diagnostic précis. La plupart des symptômes en effet se rencontrent également dans l'urétrite et la prostatite. La douleur à la palpation des vésicules séminales est très fréquente : elle est accrue d'une manière évidente par un examen incorrect. Dans certains cas, cet examen pourra même la déterminer et constituer par le fait un moyen de diagnostic. Il faudra soupçonner une inflammation des vésicules séminales, mais non une affec-

tion isolée, quand, après une blennorrhagie chronique, des éjaculations fréquentes, une à trois fois par semaine, viennent dominer le
tableau et affaiblir le malade. Toute sensation douloureuse peut faire
défaut. D'autres fois, au contraire, il existe des sensations désagréables ou des douleurs violentes après les éjaculations involontaires ;
ou bien, les jours suivants, le malade présente des douleurs dans le
dos, ou des crises au col de la vessie. Les pollutions peuvent être
purulentes, sanguino-purulentes ou presque uniquement sanguino-
lentes : leur coloration varie donc entre le gris jaunâtre et le brun
chocolat. Au microscope, on observe, soit l'absence des spermatozoïdes, soit des spermatozoïdes sans mouvement, avec des globules
rouges, des leucocytes et des débris cellulaires. Avec Collan [1], nous
pensons que l'examen microscopique de l'éjaculat est la seule méthode qui permette d'affirmer la maladie. On n'a pas encore prouvé,
à notre connaissance, la présence du gonocoque dans la spermato-
cystite chronique.

Le traitement devra en premier lieu s'attaquer à l'affection causale, c'est-à-dire à l'uréthrite et à la prostatite. On traitera notamment celle-ci avec beaucoup d'attention.

Nous mentionnerons simplement les complications ayant pour
siège les autres parties des voies urinaires et en particulier les *voies
urinaires supérieures ;* strictement, ces complications ne rentrent
pas dans le cadre de notre travail.

Nous avons déjà étudié en détail la cystite chronique, ou mieux
l'uréthrocystite et nous avons signalé son importance.

Les affections des uretères, du bassinet et des reins sont assez rarement la conséquence des formes chroniques de la blennorrhagie. Ce
sont en général des blennorrhagies aiguës ou des infections mixtes
concomitantes qui les déterminent.

Nous n'avons pas à nous occuper ici des affections consécutives
aux suites éloignées de la blennorrhagie, aux rétrécissements par
exemple...

Nous devons cependant mentionner toutes les complications com-
prises sous le *nom générique de rhumatisme blennorrhagique.* Le
rhumatisme blennorrhagique commence déjà fréquemment à la
période aiguë de l'uréthrite, mais il rentre aussi dans les complications de la période chronique. Il peut présenter les formes suivantes :

1. W. Collan. *De la spermato-cystite. L. Woss.* Leipzig, 1898.

1° *Inflammation aiguë ou subaiguë d'une articulation unique*, en particulier de celle du genou. Cette inflammation devient fréquemment chronique et s'accompagne alors d'un épanchement séreux plus ou moins abondant. On la désigne parfois vulgairement sous le nom de genou blennorrhagique. D'autres fois, l'affection devient polyarticulaire, sans amener la formation d'épanchement séreux décelable dans les articulations.

2° *Une forme d'emblée polyarticulaire* envahissant progressivement toutes les articulations. Dans ces cas, il ne s'agit presque jamais d'arthrite simple, mais il existe de la péri-arthrite. La fièvre n'est pas rare. L'inflammation persiste pendant un temps variable dans les articulations, mais la plupart du temps une articulation est prise d'une façon particulièrement violente et l'affection y persiste longtemps encore, alors qu'elle a rétrocédé dans les autres articulations. On observe aussi de temps en temps, après des rémissions irrégulières, de nouvelles poussées avec fièvre. Dans les cas défavorables il se produit secondairement une rétraction des éléments péri-articulaires : la mobilité de l'articulation en souffre beaucoup et il peut même se produire une ankylose complète avec atrophie musculaire consécutive. Le malade peut devenir jusqu'à un certain point infirme. A notre avis, la preuve que ces inflammations articulaires de la blennorrhagie chronique ont toujours pour cause le gonocoque manque jusqu'ici. Aux stades aigu et subaigu on a cependant rencontré le gonocoque dans les articulations malades. On observe encore, soit isolément, soit accompagnant ces affections rhumatismales chroniques, des *ténosites*, des *tuméfactions périostiques* circonscrites au voisinage des articulations et fréquemment une *inflammation du talon* très rebelle dans sa marche, due probablement à une inflammation de la bourse séreuse située derrière le tendon d'Achille.

On ne doit pas porter un pronostic défavorable sur ces complications, même quand il s'agit de cas anciens et traînants. Il faut en excepter cependant cette affection grave des articulations, ressemblant à l'arthrirte déformante et dans laquelle on ne peut obtenir la restitution *ad integrum*.

En outre du traitement de l'uréthrite chronique, dont la guérison est indispensable si l'on veut obtenir une rémission du rhumatisme, on recommandait autrefois des cures balnéaires diverses. Mais depuis quelque temps, on n'emploie plus que deux sortes de traitement : celui *par la bande de stase pour la forme aiguë et le traitement par la chaleur dans les formes chroniques.* Ces deux traitements ont été préconisés par Bier « l'*Hyperémie comme mode de traitement* ». Il est indispensable que ce traitement soit exécuté exactement suivant les indications données par Bier.

Sur le membre malade, on dispose une bande de caoutchouc mince et transparent, large environ de 6 centimètres : on l'enroule de telle façon que les spires ne se recouvrent pas complètement, mais prennent une plus grande partie de ce membre. Par une légère tension de la bande on doit atteindre un degré de stase tel que les extrémités présentent un œdème chaud et rouge feu, avec pouls bien sensible. On ne doit observer ni douleur, ni coloration bleuâtre de la région en état de stase. Dans les cas chroniques, ces conditions sont plus difficiles à obtenir que dans les cas aigus. La bande doit rester en place de vingt à vingt-deux heures et une application plus courte ne donne aucun résultat. Comme il apparaît rapidement une insensibilité complète du membre malade, on peut comme adjuvant employer encore le massage et le traitement par l'air chaud. Il ne faut pas immobiliser le membre par des bandes ou des atelles : on évite ainsi les raideurs si redoutables. Il faut remarquer aussi que plus l'affection tendineuse ou articulaire se montre aiguë et violente, plus prompts et plus frappants aussi sont les résultats du traitement par la bande. Le traitement par l'air chaud mérite toute notre attention dans les cas plus chroniques et on lui doit de nombreux résultats satisfaisants.

Nous devons ajouter quelques mots, à propos du traitement de l'urèthre et de ses annexes pendant l'évolution des complications rhumatismales. Pour certains auteurs, on ne doit pas toucher à l'affection causale pendant l'existence d'une affection rhumatismale. A notre avis cette opinion est fausse ; au contraire, quand on traite cette affection causale, mais à condition d'observer certaines règles, on obtient des résultats très encourageants et la plupart du temps évidents.

S'il s'agit d'attaques aiguës accompagnées de fièvre, nous déconseillons complètement la dilatation. On pourra entreprendre avec prudence des lavages et nous recommandons particulièrement les lavages de Janet dans les cas où il existe encore de la sécrétion ou quand on rencontre de nombreux filaments à gonocoques ou à microbes du pus. Le santal et ses succédanés sont de bons adjuvants. On peut employer aussi l'aspirine comme analgésique et à l'occasion les antiseptiques urinaires si l'on observe de nombreux micro-organismes d'infection secondaire.

A la période chronique du rhumatisme blennorrhagique, le traitement instrumental de l'uréthrite chronique et de ses annexes est justifié dans sa totalité. La dilatation ne devra progresser que prudemment, très lentement, en espaçant largement les séances. On usera de la même prudence dans l'emploi du nitrate d'argent et on le remplacera même par l'albargine ou par des astringents plus doux. Avant tout, on instituera le traitement, de façon à ce qu'il ne détermine aucune irritation importante, car toute faute en ce sens peut entraîner une augmentation, uniquement passagère d'ailleurs, de l'acuité de la complication actuelle. On pourra observer par exemple qu'une articulation se prenne, qui était restée jusqu'alors complètement saine. Malgré cela, nous estimons qu'il est essentiel de traiter d'une manière rationnelle l'affection fondamentale et causale, c'est-à-dire la blennorrahgie chronique de l'urèthre et de ses annexes.

On observe aussi, comme complications relativement rares de la blennorrhagie chronique, des cas de conjonctivite et d'iritis. Ces cas sont reconnus par les ophtalmologistes comme de nature évidemment blennorrhagique. Nous avons cru que le mieux était de demander à ce sujet un article à un ophtalmologiste bien connu. M. le Dr Waldemar Lothar Meyer de Dresde a bien voulu répondre à notre invitation.

« Les inflammations oculaires métastatiques de la blennorrhagie furent décrites dès la première moitié du siècle dernier. La conjonctivite et l'iritis qui apparaissent pendant la blennorrhagie, et qu'on avait considérées dans la première édition de ce livre comme métastatiques, ne furent pas admises comme telles par tous les ophtalmologistes. Mais les travaux de Förster[1], Haab[2], Haltenhoff[3], Ruckert[4] établissent d'une manière indubitable leur existence.

Dans *la conjonctivite métastatique*, il s'agit d'une inflammation à marche rapide, souvent assez violente, toujours double, avec contribution particulièrement importante de la muqueuse des plis de pas-

1. Förster. *Manuel de Gräfe-Sämisch*. Bd. VII, page 86 (1877).

2. Haab. 1881. *Korrespondenzblatt für schweiz. Aerzte*. IV, page 105.

3. Haltenhoff. 1885. De la conjonctivite blennorrhagique sans inoculation. *Archiv f. Augenheilkde*. Bd. XIV, page 103 à 120.

4. Ruckert. 1868. De l'iritis, conjonctivite et poly-arthrite blennorrhagique. *Klinische Monatsblaetter f. Augenhlkde*. Bd. XXIV, page 339.

sage, avec sécrétion muco-purulente sans gonocoques et se distinguant nettement de la secrétion purement purulente de l'ophtalmie blennorrhagique par inoculation. Ce catarrhe guérit la plupart du temps facilement mais il récidive fréquemment avec une nouvelle infection blennorrhagique, ce qui constitue une des meilleures preuves de son caractère métastatique.

L'iritis métastatique blennorrhagique est admise en général par tous les auteurs. Cette affection est toujours double, apparaissant parfois d'un côté et plus tard de l'autre. Elle se caractérise par la fréquencedes synéchies et par l'existence d'un exsudat gélatineux particulier dans la chambre antérieure. On voit apparaître assez fréquemment une irido-choroïdite avec trouble du corps vitré.

Comme métastase plus rare, Pes[1] et d'autres auteurs ont observé l'inflammation double et non purulente des *glandes lacrymales*. On ne rencontre pas non plus dans ces cas des gonocoques **dans la** sécrétion conjonctivale, ni dans le parenchyme glandulaire, alors **qu'il en** existe en masse dans la sécrétion uréthrale.

On a observé rarement la *sclérite* et l'*épisclérite* métastatiques, et quelquefois la *rétinite* et la *neurorétinite*.

Toutes ces affections métastatiques partagent avec l'iritis blennorrhagique le caractère de ténacité et de tendance aux rechutes à l'occasion d'une nouvelle blennorrhagie. Au point de vue étiologique, on doit probablement admettre une origine analogue à celle des affections articulaires blennorrhagiques. Il s'agit peut-être d'une action de toxines et cette opinion est corroborée par ce fait qu'on a réussi à provoquer expérimentalement chez les animaux la conjonctivite par l'inoculation de cultures tuées de gonocoques.

Le traitement des inflammations métastatiques est le même que celui des conjonctivites aiguës; il consiste en l'emploi du bandeau et des astringents. Elles guérissent en général rapidement. Dans l'iritis, pour éviter les synéchies, on emploiera à temps l'atropine. Comme traitement interne l'iodure de potassium est plus actif que le salycilate.

Le point capital est de reconnaître assez à temps le rapport entre l'affection oculaire et la blennorrhagie ou un reste de blennorrhagie, de façon à pouvoir traiter rationnellement l'affection.

1. Pes. 1905. *Archiv f. Augenhlkde.* Bd. LI, page 144 à 171.

PLANCHES

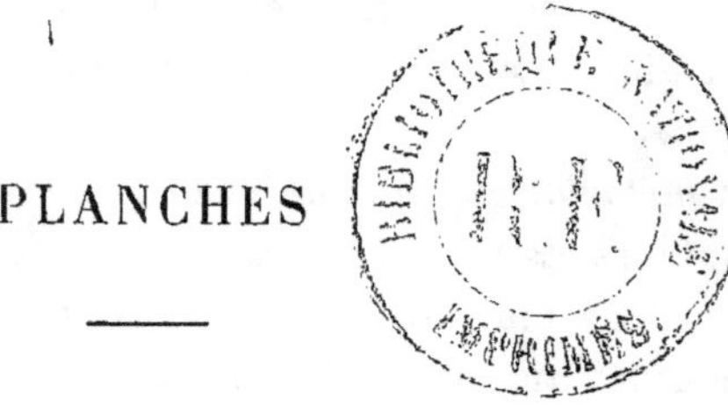

Les trois planches en couleur ont été composées d'après des aquarelles
exécutées par le Dr Wiehe-Chemnitz à la clinique et à la policlinique du
professeur Kollmann.

Planche I

Fig. 1. — Partie moyenne de la portion mobile de l'urèthre normal. — Vascularisation fort développée. — Figure centrale fermée.

Fig. 2. — Région bulbaire dans un cas d'inflammation récente. A la place des
replis délicats de l'urèthre normal, on constate la présence de quatre gros bourrelets épais au voisinage de la figure centrale.

Fig. 3. — Partie moyenne de la portion mobile de l'urèthre. — La surface de la
muqueuse ne présente pas de modification inflammatoire très étendue. — En
retirant le tube, une goutte de pus sort d'une glande de Morgagni entourée de
tissus infiltrés. — La glande de Morgagni, qu'on voit au-dessus dans la même
figure a un orifice béant, mais ne montre pas de contenu purulent.

Fig. 4. — Infiltration molle de la portion postérieure de l'urèthre mobile. —
Muqueuse à bourrelets irréguliers. — En haut à gauche, un follicule distendu
par du liquide.

Planche II

Fig. 5. — Portion moyenne de l'urèthre mobile en voie de guérison, après un long
traitement mécanique. — La figure nous montre, comme dernières traces de la
gonorrhée disparue, à droite une tache blanchâtre (cicatrice morte d'Oberlaender), et une irrégularité générale des plis. — La figure centrale se présente
comme une petite fente transversale limitée par quatre replis épais. — A la partie
supérieure, une glande de Morgagni.

Fig. 6. — Région bulbaire dans un cas d'infiltration dure. — Coloration gris sale
de la muqueuse. — Vaisseaux rares. — La figure centrale a la forme d'une
fente transversale que délimitent des bourrelets très épais.

Fig. 7. — Portion moyenne de l'urèthre mobile. — Infiltration particulièrement
dure, qui fait de l'urèthre un tube rigide avec figure centrale demi circulaire,
restant béante. — Comme résultat d'un traitement continu par la dilatation, on
remarque déjà un début de néoformation vasculaire. — En haut à gauche, une
glande de Morgagni.

Fig. 8. — L'entrée d'un rétrécissement de la portion postérieure de l'urèthre
mobile. — La figure centrale a la forme d'une fente transversale. Il n'y a presque pas de plis autour de cette fente. — Muqueuse pâle : vascularisation peu
développée.

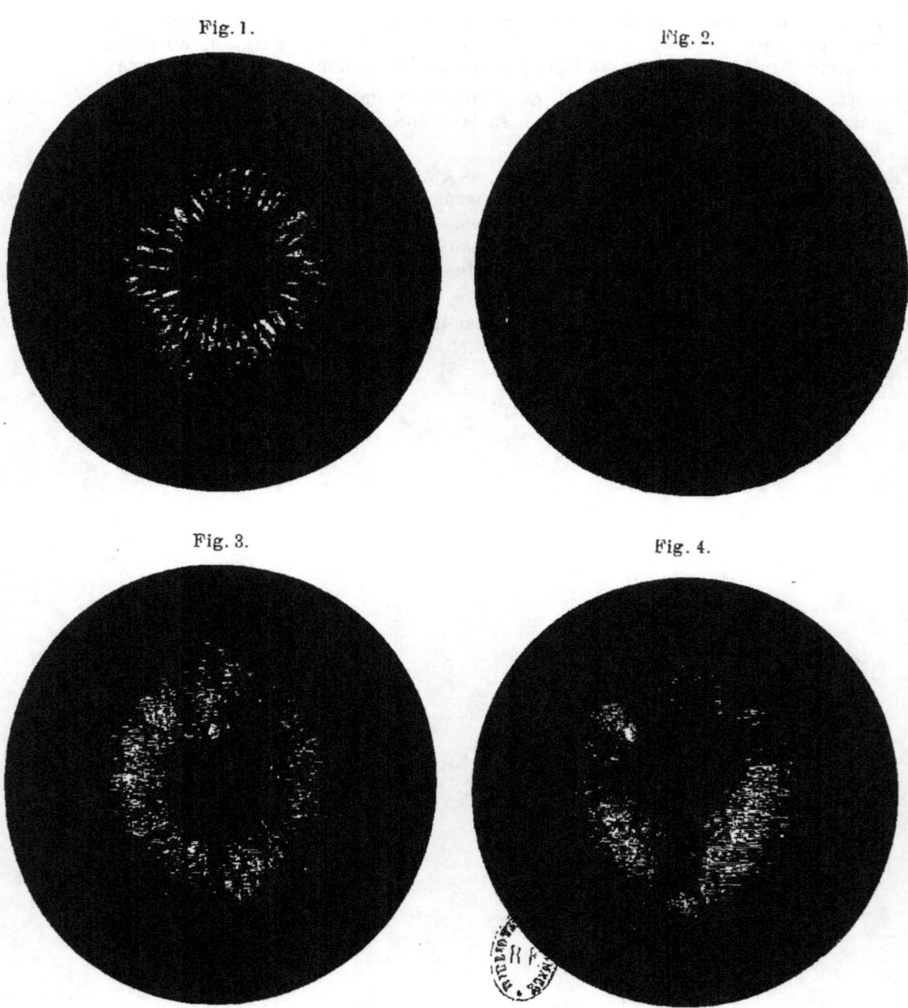

Oberlaender-Kollmann, La Blennorrhagie chronique.

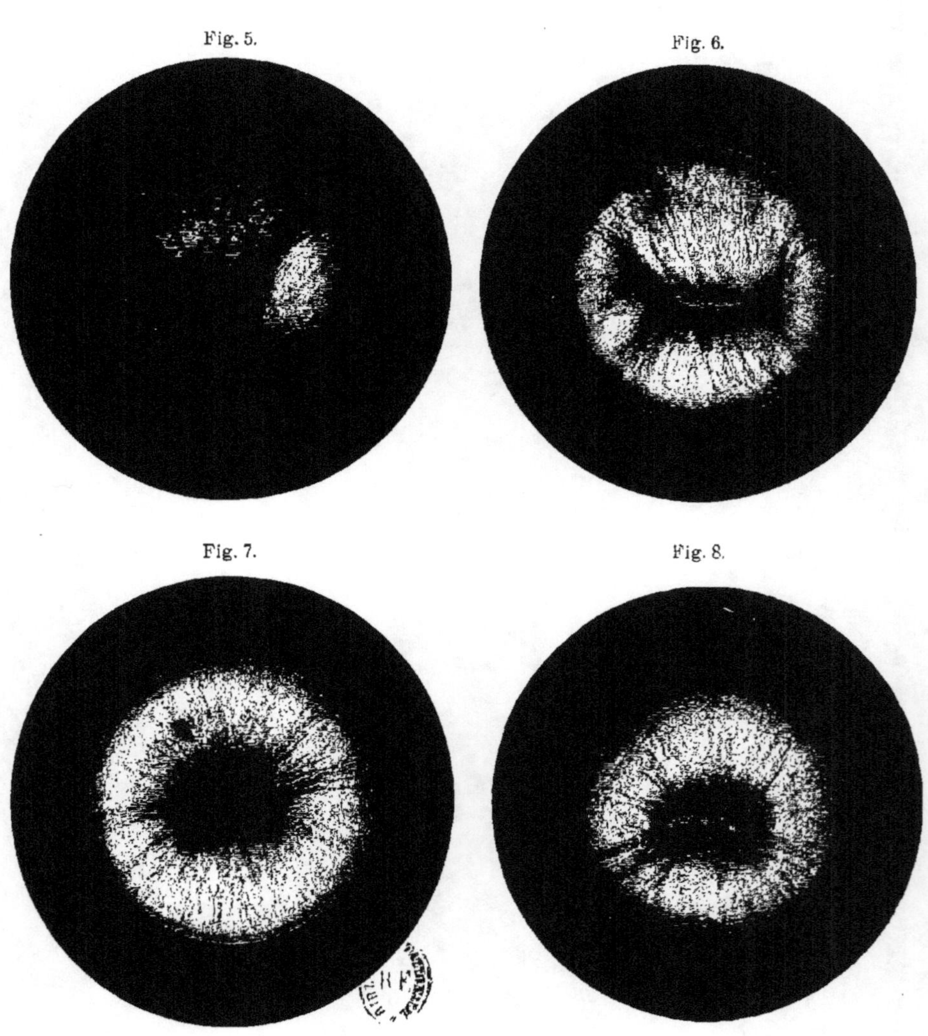

Fig. 5.

Fig. 6.

Fig. 7.

Fig. 8.

Oberlaender-Kollmann, La Blennorrhagie chronique.

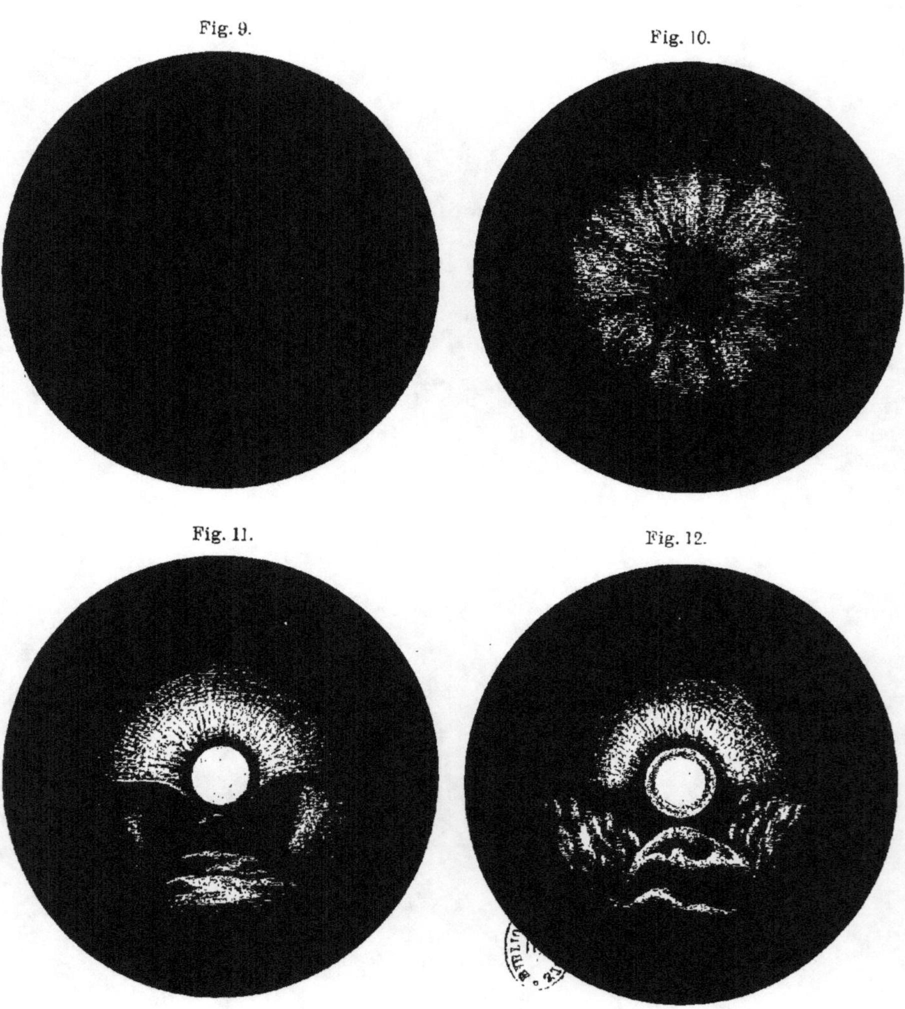

Fig. 9.

Fig. 10.

Fig. 11.

Fig. 12.

Oberlaender-Kollmann, La Blennorrhagie chronique.

TABLE ALPHABÉTIQUE

TABLE DES MATIÈRES

DEUXIÈME PARTIE

DIAGNOSTIC DE L'URÉTHRITE BLENNORRHAGIQUE CHRONIQUE, PRINCIPALEMENT PAR L'EMPLOI DE L'URÉTHROSCOPE

LIVRE II

LIVRE III

ÉVREUX, IMPRIMERIE CH. HÉRISSEY, PAUL HÉRISSEY, SUCC^r

LIBRAIRIE FELIX ALCAN

FÉLIX ALCAN ET R. LISBONNE ÉDITEURS

MÉDECINE — SCIENCES

CATALOGUE

DES

Livres de Fonds

TABLE DES MATIÈRES

*On peut se procurer tous les ouvrages
qui se trouvent dans ce Catalogue par l'intermédiaire des libraires
de France et de l'Étranger.*

*On peut également les recevoir franco par la poste,
sans augmentation des prix désignés, en joignant à la demande
des TIMBRES-POSTE FRANÇAIS ou un MANDAT sur Paris.*

108, BOULEVARD SAINT-GERMAIN, 108

PARIS

—

OCTOBRE 1911

2 FÉLIX ALCAN, ÉDITEUR, 108, BOULEVARD SAINT-GERMAIN, PARIS (6⁰)

EN COURS DE PUBLICATION :

TRAITÉ INTERNATIONAL
DE PSYCHOLOGIE PATHOLOGIQUE

PUBLIÉ SOUS LA DIRECTION DU

Dʳ A. MARIE
Médecin en chef de l'Asile de Villejuif.

COMITÉ DE RÉDACTION

MM. LES PROFESSEURS

BETCHEREW **CLOUSTON** **DÉJERINE** **GRASSET** **LUGARO**
(de Saint-Pétersbourg) (d'Édimbourg) (de Paris) (de Montpellier) (de Modène)

Dʳ MAGNAN **PILCZ** **RAYMOND** **ZIEHEN**
(de Paris) (de Vienne) (de Paris) (de Berlin)

Publiés :

Tome I. — **Psychopathologie générale**, par MM. les Professeurs GRASSET, DEL GRECO, P. MARIE, MALLY, P. MINGAZINI, MARINESCO, LUGARO, KLIPPEL, L. LAVASTINE, MEDEA, CLOUSTON, DIDE, BETCHEREW, CARRARA, FERRARI, MARRO. 1 fort vol. grand in-8, de xx-1028 pages avec 353 gravures dans le texte. . . . . **25 fr.**

Tome II. — **Psychopathologie clinique**, par MM. les Professeurs BAGENOFF, BETCHEREW, Docteurs BOURILHET, CAPGRAS, COLIN, DENY, HESNARD, LHERMITTE, MAGNAN, A. MARIE, Professeurs PICK, PILCZ, RÉGIS, Docteurs RICHE, ROUBINOVITCH, SÉRIEUX, SOLLIER, Professeur ZIEHEN. 1 fort vol. grand in-8, xxiv-1000 pages, avec 341 gravures dans le texte . . . . **25 fr.**

L'ouvrage sera complet en 3 volumes; le tome III paraîtra en décembre 1911.

MANUEL
D'HISTOLOGIE PATHOLOGIQUE

PAR

V. CORNIL
Professeur à la Faculté de Médecine,
Membre de l'Académie de Médecine,
Médecin de l'Hôtel-Dieu.

ET

L. RANVIER
Professeur au Collège de France,
Membre de l'Institut.
Membre de l'Académie de Médecine.

AVEC LA COLLABORATION DE MM.

A. BRAULT
Médecin
de l'hôpital Lariboisière.
Membre de l'Académie de Médecine.

M. LETULLE
Professeur à la Faculté de Médecine,
Membre de l'Académie de Médecine.

— Troisième édition entièrement refondue —

Publiés :

Tome I, par MM. CORNIL, RANVIER, BRAULT, Fernand BEZANÇON, professeur agrégé à la Faculté de médecine, médecin des hôpitaux; Maurice CAZIN, chef de laboratoire à la Faculté de médecine. — *Généralités sur l'histologie normale. — Cellules et tissus normaux.* — *Généralités sur l'histologie pathologique. — Altérations des cellules et des tissus. — Des inflammations. — Des tumeurs. — Notions élémentaires sur les bactéries. — Lésions des os et des tissus cartilagineux. — Anatomie pathologique des articulations. — Des altérations du tissu conjonctif. — Lésions des membranes séreuses.* — 1 fort volume grand in-8, avec 369 gravures en noir et en couleurs. . . . . **25 fr.**

Tome II, par MM. G. DURANTE, chef de laboratoire à la Maternité; J. JOLLY, H. DOMINICI, GOMBAULT, médecin des hôpitaux, et Cl. PHILIPPE, chef de laboratoire à la Salpêtrière. — *Muscles. — Sang et hématopoïèse. — Cerveau. — Moelle. — Nerfs.* — 1 fort volume grand in-8, avec 202 gravures en noir et en couleurs . . . . **25 fr.**

Tome III, par MM. GOMBAULT, médecin des hôpitaux; NAGEOTTE et A. RICHE, médecins de Bicêtre; G. DURANTE; R. MARIE, médecin des hôpitaux; Fernand BEZANÇON, Th. LEGRY, professeurs agrégés à la Faculté de médecine, médecins des hôpitaux. — *Système nerveux central (Cerveau et Moelle épinière). — Nerfs. — Cœur et vaisseaux. — Rate. — Ganglion lymphatique. — Larynx.* — 1 fort volume grand in-8, avec 382 gravures en noir et en couleurs. . . . . **35 fr.**

Le tome IV et dernier, par MM. MILIAN, DIEULAFÉ, HERPIN, DECLOUX, CRITZMANN, COURCOUX, BRAULT, LEGRY, HALLÉ, KLIPPEL et LEFAS. — *Poumon. — Bouche. — Tube digestif. — Estomac. — Intestin. — Foie. — Rein. — Vessie et urèthre. — Rate*, paraîtra en décembre 1911.

DERNIÈRES PUBLICATIONS MÉDICALES
(1910 et 1911)

TRAITÉ CHIRURGICAL D'UROLOGIE
par **F. LEGUEU**

Chirurgien de l'hôpital Laënnec. Professeur agrégé à la Faculté de Médecine de Paris.

Avec 663 figures dans le texte et 8 planches en couleurs hors texte.
Préface de M. le Professeur GUYON, de l'Institut.

Un fort volume grand in-8, de VIII-1382 pages, cartonné. . . . . . **40 fr.**

TRAVAUX DE LA DEUXIÈME CONFÉRENCE INTERNATIONALE
POUR

L'ÉTUDE DU CANCER
Tenue à Paris du 1er au 5 Octobre 1910

PUBLIÉS SOUS LA DIRECTION DE MM.

Le prof. **PIERRE DELBET**   et le   **Dr R. LEDOUX-LEBARD**
Secrétaire général   Secrétaire
de l'Association française pour l'Étude du Cancer

RAPPORTS PRÉSENTÉS — DISCUSSIONS

Un fort volume in-8 de LXII-803 p. et une planche hors texte. . . . **20 fr.**

LES MALADIES DU CŒUR
par le **Dr JAMES MACKENSIE**
Membre du Collège royal des Médecins.
Traduit sur la deuxième édition anglaise.

par le **Dr FRANÇON**
Médecin consultant à Aix-les-Bains.

Préface de M. le **Dr H. VAQUEZ**
Professeur agrégé à la Faculté de Médecine, Médecin des Hôpitaux de Paris.

Un fort vol. in-8, avec 280 figures dans le texte et hors texte. . . . **15 fr.**

L'ANAPHYLAXIE
par **CH. RICHET**
Professeur à la Faculté de Médecine de Paris, Membre de l'Académie de Médecine.

Un volume in-16. . . . . **3 fr. 50**

L'ÉTAT MENTAL DES HYSTÉRIQUES

LES STIGMATES MENTAUX DES HYSTÉRIQUES. — LES ACCIDENTS MENTAUX
DES HYSTÉRIQUES. — ÉTUDES SUR DIVERS SYMPTÔMES HYSTÉRIQUES
LE TRAITEMENT PSYCHOLOGIQUE DE L'HYSTÉRIE.

par le **Dr PIERRE JANET**
Professeur de psychologie au Collège de France.

2e édition. 1 fort vol. gr. in-8 avec gravures dans le texte. . . . . . **18 fr.**

Le Diagnostic des Maladies nerveuses
par **PURVES STEWART** (de Londres).

Médecin de l'hôpital de Westminster et de l'hôpital de West End pour les maladies nerveuses.

Traduction et adaptation française par le Dr GUSTAVE SCHERB
Préface du Dr F. HELME

Un fort volume grand in-8 avec 208 figures et diagrammes. . . . . . **15 fr.**

4 FÉLIX ALCAN, EDITEUR, 108, BOULEVARD SAINT-GERMAIN, PARIS (O^e)

SUITE DES DERNIÈRES PUBLICATIONS MÉDICALES (1910 ET 1911)

L'HYSTÉRIE ET LES HYSTÉRIQUES

par le Dr P. HARTENBERG

Un volume in-16. . . . . 3 fr. 50

LA DISSOCIATION D'UNE PERSONNALITÉ

Étude biographique de Psychologie pathologique

par le Dr MORTON-PRINCE

Professeur de pathologie du système nerveux à l'École de Médecine
de « Tufts collèges » (États-Unis).

Un volume in-8°, traduit de l'anglais par R. et J. Ray. . . . . 10 fr.

L'AVARICE

Essai de Psychologie morbide

par J. ROGUES de FURSAC

Médecin en chef des asiles de la Seine.

Un volume in-16. . . . . 2 fr. 50

RESPONSABILITÉ PÉNALE ET FOLIE

Étude Médico-légale

par

P. DUBUISSON   **A. VIGOUROUX**
Médecin de l'Asile Sainte-Anne.   Médecin de l'Asile de Vaucluse.

Préface de M. le Prof. LACASSAGNE, correspondant de l'Institut.

Un volume in-8°. . . . . 7 fr. 50

LES OPIOMANES

Étude Clinique et Médico-littéraire

par R. DUPOUY, Médecin de l'Asile de Charenton.

Préface de M. le Professeur RÉGIS

Un volume in-8°. . . . . 5 fr.

La Fatigue et le Repos

par le Dr Fernand LAGRANGE
Avec le concours du Dr de GRANDMAISON

Un volume in-8°. . . . . 6 fr.

COLLECTION MÉDICALE

Volumes in-16, cartonnés à l'anglaise, à 6 fr., 4 fr. et 3 fr.

DERNIERS VOLUMES PARUS (1910 ET 1911) :

La mimique chez les aliénés, par le Dr G. DROMARD. . . . . 4 fr.
L'Amnésie, par les Drs G. DROMARD et J. LEVASSORT. . . . . 4 fr.
Essais de médecine préventive, par le Dr P. LONDE, ancien interne des hôpitaux de
Paris. . . . . 4 fr.
Manuel de pratique obstétricale, par le Dr E. PAQUY, ancien chef de clinique d'accouche-
ments à la Faculté de médecine de Paris, avec 107 gravures. . . . . 4 fr.
La joie passive. *Étude de psychologie pathologique*, par le Dr M. MIGNARD, ancien interne
des asiles de la Seine. Préface de M. le Dr G. DUMAS, professeur adjoint à la Sorbonne.
1 vol. in-16. . . . . 4 fr.
Guide pratique de puériculture. A *l'usage des docteurs en médecine et des sages-femmes*,
par le Dr DELÉARDE, professeur à la Faculté de médecine de Lille, chargé du cours de

clinique médicale infantile. Avec gravures.. 4 fr.
Manuel de pathologie. *A l'usage des sages-femmes et des mères*, par le Dr H. Dufour, médecin de l'Hôpital de la Maternité. 1 vol. in-16, avec 53 grav. dans le texte et 14 pl. en coul. hors texte.. 6 fr.
La médecine préventive du premier âge, par le Dr P. Londe, ancien interne des hôpitaux de Paris.. 4 fr.
Manuel de psychiatrie, par le Dr J. Rogues de Fursac, médecin en chef des asiles de la Seine. 4e édition. Revue et augmentée.................................... 4 fr.
La démence précoce. *Étude psychologique, médicale et médico-légale*, par le Dr Constanza Pascal, médecin des asiles publics d'aliénés.................................... 4 fr.
Hygiène de l'alimentation dans l'état de santé et de maladie, par le Dr J. Laumonier, avec gravures. 4e édition. Entièrement refondue.................................... 4 fr.

PRÉCÉDEMMENT PARUS :

Essai sur la puberté chez la femme, par Mlle le Dr Marthe Francillon, ancien interne des hôpitaux de Paris.. 4 fr.
La mélancolie, par le Dr R. Masselon, médecin adjoint de l'asile de Clermont....... 4 fr.
Les embolies bronchiques tuberculeuses, par le Dr Sabourin, médecin du sanatorium de Durtol, avec gravures.. 4 fr.
La responsabilité. *Étude de socio-biologie et de médecine légale*, par le Dr G. Morache, prof. de médecine légale à l'Univ. de Bordeaux, associé de l'Académie de médecine. 4 fr.
Naissance et mort. *Étude de socio-biol. et de médecine lég.*, par *le même*.......... 4 fr.
Grossesse et accouchement. *Étude de socio-biol. et de médecine lég.*, par *le même*.. 4 fr.
Les nouveaux traitements, par le Dr J. Laumonier. 2° édit.....·.... 4 fr.
Manuel d'électrothérapie et d'électrodiagnostic, par le Dr E. Albert-Weil, avec 88 gravures. 2e édition. (*Couronné par l'Académie de médecine*).......................... 4 fr.
L'hystérie et son traitement, par le Dr Paul Sollier.............................. 4 fr.
L'instinct sexuel. *Évolution, dissolution,* par le D^r Ch. Féré, médecin de Bicêtre. 2e éd. 4 fr.
L'intubation du larynx chez l'enfant et l'adulte, par le Dr A. Bonin, avec 42 grav. 4 fr.
Pratique de la chirurgie courante, par le Dr M. Cornet. Préface du prof. Ollier, avec 111 gravures.. 4 fr.
Les maladies de l'urèthre et de la vessie chez la femme, par le Dr Kolischer, prof. de gynécologie à Chicago Clinical School. Traduit de l'all. par le Dr *Beuttner*, avec grav. 4 fr.
L'éducation rationnelle de la volonté. *Son emploi thérapeutique,* par le Dr P.-E. Lévy, préface de M. le *Professeur Bernheim,* 7e édition.................................... 4 fr.
La mort réelle et la mort apparente. Nouveaux procédés de diagnostic et traitement de la mort apparente, par le Dr S. Icard, avec gravures. (*Ouvrage récompensé par l'Institut*). 4 fr.
La fatigue et l'entraînement physique, par le D^r Ph. Tissié, préface de M. le *Professeur Bouchard,* avec gravures. 3e édition.................................... 4 fr.
Morphinisme et morphinomanie, par le Dr P. Rodet. (*Ouvrage couronné par l'Académie de médecine*).. 4 fr.
L'hygiène sexuelle et ses conséquences morales, par le Dr S. Ribbing, professeur à l'Université de Lund (Suède). 4e édition.................................... 4 fr.
Hygiène de l'exercice chez les enfants et les jeunes gens, par le Dr F. Lagrange, lauréat de l'Institut. 9e édition.. 4 fr.
L'exercice chez les adultes, par *le même.* 7e édition.................................... 4 fr.
Hygiène des gens nerveux, par le Dr Levillain. 5e édition.................................... 4 fr.
L'idiotie. *Psychologie et éducation de l'idiot,* par le Dr J. Voisin, médecin de la Salpêtrière, avec gravures.. 4 fr.
La famille névropathique. *Hérédité, prédisposition morbide, dégénérescence,* par le D^r Ch. Féré, médecin de Bicêtre, avec gravures. 2e édition.................................... 4 fr.
L'éducation physique de la jeunesse, par A. Mosso, professeur à l'Université de Turin. 4 fr.
Manuel de percussion et d'auscultation, par le Dr P. Simon, professeur à la Faculté de médecine de Nancy, avec gravures.. 4 fr.
Le traitement des aliénés dans les familles, par le D^r Ch. Féré, médecin de Bicêtre, 3e édition.. 4 fr.

Dans la même Collection :

MÉDECINE OPÉRATOIRE
par M. le Professeur FÉLIX TERRIER
Membre de l'Académie de médecine,
Professeur de clinique chirurgicale à la Faculté de médecine de Paris.

Petit manuel d'anesthésie chirurgicale, par les Drs Félix Terrier et M. Péraire, avec 37 gravures.. 3 fr.
Petit manuel d'antisepsie et d'asepsie chirurgicales, par *les mêmes,* avec 70 gravures. 3 fr.
L'opération du trépan, par *les mêmes,* avec 222 gravures.................................... 4 fr.
Chirurgie de la face, par les Drs Félix Terrier, Guillemain, chirurgien des hôpitaux de Paris, et Malherbe, avec 214 gravures.................................... 4 fr.
Chirurgie du cou, par *les mêmes,* avec 101 gravures.................................... 4 fr.
Chirurgie de la plèvre et du poumon, par les Drs Félix Terrier et E. Reymond, avec 67 gravures.. 4 fr.
Chirurgie du cœur et du péricarde, par *les mêmes,* avec 79 gravures.................... 3 fr.

NOUVELLE
COLLECTION SCIENTIFIQUE

Directeur : **ÉMILE BOREL**

Sous-directeur de l'École normale supérieure,
Professeur à la Sorbonne.

VOLUMES IN-16 A **3** FR. **50**

Volumes publiés en 1910 et en 1911

TANNERY (Jules), de l'Institut, sous-directeur de l'Ecole Normale Supérieure; **Science et Philosophie.** 1 vol. in-16... 3 fr. 50

RABAUD (E.), maître de conférences à la Sorbonne. **Le transformisme et l'expérience.** 1 vol. in-16... 3 fr. 50

OSTWALD, professeur à l'Université de Leipzig. **L'Évolution de l'électro-chimie**, traduit de l'allemand par E. PHILIPPI. 1 vol. in-16................................. 3 fr. 50

De la méthode dans les sciences : (2e série).
    Avant-propos, par EMILE BOREL. — *Astronomie, jusqu'au milieu du XVIIIe siècle*, par B. BAILLAUD, de l'Institut, directeur de l'Observatoire de Paris. — *Chimie physique*, par JEAN PERRIN, professeur à la Sorbonne. — *Géologie*, par LÉON BERTRAND, professeur-adjoint à la Sorbonne. — *Paléobotanique*, par R. ZEILLER, de l'Institut, professeur à l'École des Mines. — *Botanique*, par LOUIS BLARINGHEM, chargé de cours à la Sorbonne. — *Archéologie*, par SALOMON REINACH, de l'Institut. — *Histoire littéraire*, par GUSTAVE LANSON, professeur à la Sorbonne. — *Statistique*, par LUCIEN MARCH, directeur de la statistique générale de la France. — *Linguistique*, par A. MEILLET, professeur au Collège de France. 1 vol. in-16... 3 fr. 50

BUAT (E.), chef d'escadron au 25e régiment d'artillerie de campagne. **L'artillerie de campagne.** *Son histoire, son évolution, son état actuel.* 1 vol. in-16 avec 75 grav. 3 fr. 50

MEUNIER (Stanislas), professeur de géologie au Muséum d'histoire naturelle. * **L'évolution des Théories géologiques.** 1 vol. in-16, avec gravures.......................... 3 fr. 50

NIEDERLE (Lubor), professeur à l'Université de Prague. * **La Race slave,** *Statistique démographie, anthropologie.* Traduit du tchèque et précédé d'une préface, par L. LEGER, de l'Institut. 1 vol. in-16... 3 fr. 50

PAINLEVÉ (Paul), de l'Institut, et BOREL (Emile). * **L'Aviation.** 4e édition ; revue et augmentée. 1 vol. in-16, avec gravures... 3 fr. 50

DUCLAUX (Jacques), préparateur à l'Institut Pasteur. * **La Chimie de la Matière vivante.** 2e édition. 1 vol. in-16... 3 fr. 50

MAURAIN (Ch.), professeur à la Faculté des sciences de Caen. * **Les États physiques de la Matière.** 2e éd. 1 vol. in-16, avec gravures............................... 3 fr. 50

Précédemment parus.

LE DANTEC (F.), chargé du cours de biologie générale à la Sorbonne. **Éléments de Philosophie biologique.** 1 vol. in-16. 3e édition............................... 3 fr. 50

BONNIER (Dr P.), laryngologiste de la clinique médicale de l'Hôtel-Dieu. **La Voix.** *Sa culture physiologique. Théorie nouvelle de la phonation.* 3e édition. 1 vol. in-16, avec gravures... 3 fr. 50

* De la Méthode dans les Sciences : (1re série).
    1. *Avant-propos*, par M. P.-F. THOMAS, docteur ès lettres, professeur de philosophie au lycée Hoche. — 2. *De la Science*, par M. ÉMILE PICARD, de l'Institut. — 3. *Mathématiques pures*, par M. J. TANNERY, de l'Institut. — 4. *Mathématiques appliquées*, par M. PAINLEVÉ, de l'Institut. — 5. *Physique générale*, par M. BOUASSE, professeur à la Faculté des Sciences de Toulouse. — 6. *Chimie*, par M. JOB, professeur au Conservatoire des Arts et Métiers. — 7. *Morphologie générale*, par M. A. GIARD, de l'Institut. — 8. *Physiologie*, par M. LE DANTEC, chargé de cours à la Sorbonne. — 9. *Sciences médicales*, par M. PIERRE DELBET, professeur à la Faculté de médecine de Paris. — 10. *Psychologie*, par M. TH. RIBOT, de l'Institut. — 11. *Sciences médicales*, par M. DURKHEIM, professeur à la Sorbonne. — 12. *Morale*, par M. LÉVY-BRUHL, professeur à la Sorbonne. — 13. *Histoire*, par M. G. MONOD, de l'Institut. 2e édition, 1 vol. in-16............... 3 fr. 50

THOMAS (P.-F.), professeur au lycée Hoche. * **L'Éducation dans la Famille.** *Les péchés des parents.* 3e édition. 1 vol. in-16 (*Couronné par l'Institut*).................. 3 fr. 50

LE DANTEC (F.). La Crise du Transformisme. 2e édition. 1 vol. in-16............ 3 fr. 50

OSTWALD (W.), professeur à l'Université de Leipzig. **L'Énergie,** traduit de l'allemand par E. PHILIPPI, 3e édition. 1 vol. in-16... 3 fr. 50

RÉCENTES PUBLICATIONS
MÉDICALES ET SCIENTIFIQUES

Pathologie et Thérapeutique médicales.

ALBERT-WEIL (E.), chargé du service d'électrothérapie de la Clinique chirurgicale infantile de l'hôpital Tenon. **Manuel d'électrothérapie et d'électrodiagnostic.** 1906. In-16, avec 88 fig. 2e édition. Cart. à l'angl. (*Récompensé par l'Académie de médecine*)........ 4 fr.

BATIER (Dr G.). **Tuberculose humaine et tuberculoses animales.** De leur unicité. 1907. 1 vol. gr. in-8 .... 6 fr.

BERGER (E.) et LOEWY (R.). **Les troubles oculaires d'origine génitale chez la femme.** 1905. 1 vol. in-16... 3 fr.

BONAIN (A.), chirurgien de l'hôpital civil de Brest. **Traité de l'intubation du larynx chez l'enfant et chez l'adulte.** 1902. 1 vol. in-16, avec 50 fig. Cartonné à l'anglaise...... 4 fr.

BOUCHUT et DESPRÉS, professeurs agrégés à la Faculté de médecine de Paris, médecin et chirurgien des hôpitaux. **Dictionnaire de médecine et de thérapeutique médicale et chirurgicale,** comprenant le résumé de la médecine et de la chirurgie, les indications thérapeutiques de chaque maladie, la médecine opératoire, les accouchements, l'oculistique, l'odontotechnie, les maladies d'oreille, l'électrisation, la matière médicale, les eaux minérales, et un formulaire spécial pour chaque maladie. 7e édit., très augmentée, revue par MM. les Drs Fernand Bouchut et G. Marion, professeur agrégé à la Faculté de médecine de Paris, chirurgien des hôpitaux. 1907. 1 vol. in-4, avec 1 007 figures dans le texte : broché, 25 fr. — Relié .... 30 fr.

CORNIL (V.) et BABES, professeur à la Faculté de médecine de Bucarest. **Les bactéries,** leur rôle dans l'histologie pathologique des maladies infectieuses. 2 vol. gr. in-8; contenant la description des méthodes de bactériologie. 3e édit., 1890, avec 385 fig. en noir et en couleurs dans le texte et 12 planches hors texte................................. 40 fr.

CORNIL (V.), RANVIER (L.), BRAULT et LETULLE. **Manuel d'histologie pathologique.** Tome I, 1901. 1 vol. grand in-8, avec gravures en noir et en couleurs. 3e édit., 25 fr. — Tome II, 1902. 1 vol. grand in-8, avec gravures en noir et en couleurs, 25 fr. — Tome III. 1907. 1 fort vol., grand in-8, avec grav. en noir et en couleurs, 30 fr. (Voir détails page 2.)

DESCHAMPS (Dr A.). **Les maladies de l'énergie.** *Les asthénies générales. Epuisements, insuffisances, inhibitions* (clinique-thérapeutique), préface de M. le Prof. F. Raymond. 2e édit., revue, 1909. 1 vol. in-8 (*couronné par l'Académie de médecine*)............ 8 fr.

DUFOUR (Dr H.). Médecin de l'hôpital de la Maternité. **Manuel de pathologie.** *A l'usage des sages-femmes et des mères.* 1 vol. in-16, avec 53 grav. dans le texte et 14 pl. en coul. hors texte. 1911.. 6 fr.

FÉRÉ (Ch.), médecin de Bicêtre. **L'instinct sexuel.** *Évolution. Dissolution.* 2e édit. 1902. 1 vol. in-12, cart.. 4 fr.

FINGER (Ernest), professeur à l'Université de Vienne. **La syphilis et les maladies vénériennes,** traduit de l'allemand, avec notes, par les docteurs Doyon, P. et L. Spillmann. 3e éd., 1909. 1 vol. in-8, avec 8 pl... 12 fr.

GALEZOWSKI (J.). **Le fond de l'œil dans les maladies du système nerveux.** 1 vol. in-8, avec 3 pl. en couleurs. 1904... 5 fr.

GUÉPIN (A.). **Le traitement de l'hypertrophie sénile de la prostate.** 1 vol. in-12 1904.. 2 fr. 50

HÉRARD, CORNIL et HANOT. **La phtisie pulmonaire,** étude anatomo-pathologique et clinique. 2e édit. 1 vol. in-8, avec 65 fig. en noir et en couleurs et 2 planches..... 20 fr.

KOLISCHER, professeur de gynécologie à Chicago Clinical School. **Les maladies de l'urèthre et de la vessie chez la femme,** traduit de l'allemand par le Dr Beuttner. 1900. In-12, avec grav., cart... 4 fr.

LABADIE-LAGRAVE, médecin de la Charité, et LEGUEU, professeur agrégé à la Faculté de médecine de Paris, chirurgien des hôpitaux. **Traité médico-chirurgical de gynécologie.** 1 vol. gr. in-8, avec 378 grav. dans le texte, cart. à l'angl. 3e édit., 1904 (*Couronné par l'Académie des sciences et par l'Académie de médecine*)......................... 25 fr.

LAGRANGE (Fernand), lauréat de l'Académie des sciences et de l'Académie de médecine. **La médication par l'exercice.** 2e éd., 1904. 1 fort vol. in-8, avec 69 gravures dans le texte et une carte coloriée hors texte... 12 fr.

— **Les Mouvements méthodiques et la « mécanothérapie ».** 1899. 1 vol. grand in-8, avec 57 gravures... 10 fr.

— **Le traitement des affections du cœur par l'exercice et le mouvement.** 1903. 1 vol. in-8, avec fig. et une carte coloriée... 6 fr.

LANDOUZY (L.), Doyen de la Faculté de médec. de Paris, et HEITZ (Dr J.). **La balnéation carbo-gazeuse** (*Spécialisation fonctionnelle des eaux de Royat*). 1906. In-8...... 2 fr.

LAUMONIER (J.). **Les nouveaux traitements.** 2e édit., 1904. 1 vol. in-16, cartonné à l'anglaise... 4 fr.

LE DANTEC (F.), chargé de cours à la Sorbonne. **Introduction à la pathologie générale.**
1 fort vol. gr. in-8, avec fig. 1906.. 15 fr.
LEGUEU (Voir plus haut : LABADIE-LAGRAVE).
LÉPINE (R.), professeur de clinique médicale à l'Université de Lyon. **Le diabète sucré.**
1900. 1 vol. gr. in-8.. 16 fr.
LONDE (Dr P.), ancien interne des hôpitaux de Paris. **Essais de médecine préventive.** 1910.
1 vol. in-16, cart. à l'angl.. 4 fr.
— **La médecine préventive du premier âge.** 1911. 1 vol. in-16, cart. à l'angl....... 4 fr.
MACKENSIE (Dr J.), membre du Collège royal des médecins. **Les maladies du cœur.**
Traduit sur la 2e édition anglaise par le Dr G. FRANÇON, médecin consultant à Aix-les-
Bains. Préface du Dr H. VAQUEZ, prof. agrégé à la Faculté de Médecine, médecin des
hôpitaux de Paris, 1911. 1 vol. gr. in-8 avec 280 fig. dans le texte et hors texte... 15 fr.
MOSSÉ (A.), professeur de clinique médicale à l'Université de Toulouse. **Le diabète et
l'alimentation aux pommes de terre.** 1903. 1 vol. grand in-8, avec graphiques..... 5 fr.
RICHET (Ch.), prof. à la Faculté de médecine de Paris. **L'anaphylaxie.** 1911. 1 vol.
in-16.. 3 fr. 50
SIMON (P.), professeur à la Faculté de médecine de Nancy. **Manuel de percussion et
d'auscultation.** 1895. In-12, cart..................................... 4 fr.
SPRINGER. **La croissance.** Son rôle en pathologie. Essai de pathologie générale. 1 vol.
in-8. 1890... 6 fr.
UNNA, professeur à l'Université de Vienne. **Thérapeutique des maladies de la peau.**
Traduit de l'allemand par les Drs DOYON et SPILLMANN. 1908. 1 vol. grand in-8... 10 fr.
Revue de Médecine. Directeurs, MM. les Prof. BOUCHARD, CHAUFFARD, CHAUVEAU, LAN-
DOUZY, LÉPINE, PITRES, ROGER et VAILLARD; Rédacteurs en chef, MM. LANDOUZY et
LÉPINE; Secrétaire de la rédaction, Dr JEAN LÉPINE (v. p. 30).

Maladies nerveuses et mentales.

BERNARD LEROY. **L'illusion de fausse reconnaissance.** 1 vol. in-8. 1898.......... 4 fr.
— **Le langage.** *Essai sur la fonction normale et pathologique de cette fonction.* 1 vol.
in-8. 1906... 5 fr,
BINET. **Les altérations de la personnalité.** 2e édit. 1902. In-8, cart................. 6 fr.
CAMUS (J.) et PAGNIEZ (Pb.). **Isolement et psychothérapie.** *Traitement de l'hystérie et
de la neurasthénie, pratique de la rééducation morale et physique.* Préface de M. le
Dr DÉJERINE. 1904. Gr. in-8.. 9 fr.
DAREL. **La Folie.** *Ses causes. Sa thérapeutique.* 1 v. in-8. 1901................... 4 fr.
DESCHAMPS (Dr A.). **Les Maladies de l'énergie.** Les asthénies générales. *Épuisements;
insuffisances, inhibitions* (Clinique-thérapeutique), préface de M. le Prof. RAYMOND.
1 vol. in-8 2e éd. 1909. (*Couronné par l'Académie de médecine*)................... 8 fr.
DROMARD (Dr G.). **La mimique chez les aliénés.** 1909. 1 vol. in-16, cart.......... 4 fr.
DROMARD (Dr G.) et LEVASSORT (Dr J.). **L'amnésie.** 1907. 1 vol. in-16, cart...... 4 fr.
DUBUISSON (P.) et A. VIGOUROUX. **Responsabilité pénale et folie.** 1 vol. in-8°. 1911. 7 fr. 50
DUPOUY (Dr R.). **Les Opiomanes.** 1 vol. in-8°. 1911.......................... 5 fr.
FÉRÉ (Ch.), médecin de Bicêtre. **Le traitement des aliénés dans les familles.** 1 vol. in-18.
3e éd., cart. à l'angl... 4 fr.
— **Les épilepsies et les épileptiques.** 1 vol. gr. in-8, avec 67 gravures et 12 planches hors
texte.. 20 fr.
— **Pathologie des émotions,** études cliniques et physiologiques. 1 vol. grand in-8, avec
figures.. 12 fr.
— **La Famille névropathique.** Théorie tératologique de l'hérédité et de la prédisposition
morbides et de la dégénérescence. 1 vol. in-12. 2e éd., 1898, avec 25 grav. dans le texte,
cart. à l'angl.. 4 fr.
— **Dégénérescence et criminalité.** 1 vol. in-12. 4e éd., 1907................... 2 fr. 50
FLEURY (Maurice de). **Introduction à la médecine de l'esprit.** 1 vol. gr. in-8, avec fig.
9e éd., 1911 (*Couronné par l'Académie française et par l'Académie des sciences*). 7 fr. 50
— **Les grands symptômes neurasthéniques.** *Pathogénie et traitement.* 10e éd., 1901. 1 vol.
in-8, avec figures... 7 fr. 50
— **Manuel pour l'étude des maladies du système nerveux.** Gr. in-8, avec 133 grav. en noir
et en coul., cart. à l'angl. 1904...................................... 25 fr.
(*Ces deux ouvrages ont été couronnés par l'Académie de médecine.*)
FRENKEL. **L'Ataxie tabétique.** *Son traitement par la rééducation des mouvements.* Traduit
de l'allemand par le Dr Van BIERVLIET. Préface du Prof. RAYMOND. 1 fort vol. gr. in-8,
av. 132 grav. 1906... 8 fr.
GRASSET, professeur de la Faculté de médecine de Montpellier. **Les maladies de l'orien-
tation et de l'équilibre.** 1901. 1 vol. in-8, avec grav., cart. à l'angl.............. 6 fr.
— **Demifous et demiresponsables.** 1 vol. in-8. 2e édit., 1908.................. 5 fr.
HARTENBERG (P.). **Les timides et la timidité.** 3e éd. 1 vol. in-8.............. 5 fr.
— **Psychologie des Neurasthéniques.** 2e édit., 1909. 1 vol. in-16............. 3 fr. 50
— **L'Hystérie et les hystériques.** 1910. 1 vol. in-16....................... 3 fr. 50

ICARD (S.). La femme pendant la période menstruelle, étude de psychologie morbide et de médecine légale. 1 vol. in-8.. 6 fr.

INGEGNIEROS (J.), professeur à l'Université de Buenos-Ayres. Le Langage musical et ses troubles hystériques. 1907. 1 vol. gr. in-8............................ 6 fr.

JANET (Pierre), professeur au Collège de France. L'état mental des hystériques. *Les stigmates mentaux des hystériques. Les accidents mentaux des hystériques. Études sur divers symptômes hystériques. Le traitement psychologique de l'hystérie.* 2ᵉ édition, 1911. 1 vol. gr. in-8 avec gravures.. 18 fr.

— et RAYMOND (F.), professeur de la clinique des maladies nerveuses à la Salpêtrière. Névroses et idées fixes. — I. *Études expérimentales sur les troubles de la volonté, de l'attention, de la mémoire, sur les émotions, les idées obsédantes et leur traitement,* par P. JANET. 1 vol. gr. in-8, avec 92 fig. 2ᵉ édit., 1904..................... 12 fr.

II. — *Névroses, maladies produites par les émotions, les idées obsédantes et leur traitement,* par F. RAYMOND et Pierre JANET. 1 vol. gr. in-8, avec 97 grav. 2ᵉ édit., 1908. 14 fr.

(*Ouvrage couronné par l'Académie des sciences et par l'Académie de médecine.*)

— Les obsessions et la psychasthénie. I. — *Études cliniques et expérimentales sur les idées obsédantes, les impulsions, les manies mentales, la folie du doute, les tics, les agitations, les phobies, les délires du contact, les angoisses, les sentiments d'incomplétude, la neurasthénie, les modifications des sentiments du réel, leur pathogénie et leur traitement.* 2ᵉ édit., 1908. 1 vol. grand in-8, avec 8 gravures.................... 18 fr.

II. — *États neurasthéniques, aboulies, incomplétude, agitation et angoisses diffuses, algies, phobies, délires du contact, tics, manies mentales, folies du doute, idées obsédantes, impulsions.* 2ᵉ édition, 1911. 1 vol. grand in-8, avec 22 gravures................ 14 fr.

LANGE, professeur à l'Université de Copenhague. Les émotions. Traduit de l'allem. par G. DUMAS. 4ᵉ édit., 1911. 1 vol. in-12... 2 fr. 50

LÉVY (P.-E.), L'Éducation rationnelle de la volonté, *son emploi thérapeutique.* Préface de M. le Prof. BERNHEIM. 10ᵉ édit., 1910. 1 vol. in-12, cart. à l'angl............... 4 fr.

— Neurasthénie et névroses. *Leur guérison définitive en cure libre.* 2ᵉ édition, 1910. 1 vol. in-16... 4 fr.

MAUDSLEY. Le crime et la folie. 1 vol. in-8. 1901, 7ᵉ édit. Cart................... 6 fr.

PHILIPSON. L'autonomie et la centralisation dans le système nerveux des animaux. 1906. In-8.. 5 fr.

RAYMOND (Pʳ F.). Voyez JANET (Pierre) et RAYMOND, ci-dessus.

RODET (P.). Morphinisme et morphinomanie. 1897. 1 vol. in-12, cart. à l'angl. (*Couronné par l'Académie de médecine*).. 4 fr.

ROGUES DE FURSAC (J.), ancien chef de clinique à la Faculté de Médecine de Paris. Manuel de Psychiatrie. 3ᵉ édit. revue et augmentée, 1909. 1 vol. in-16, cartonné à l'anglaise.. 4 fr.

SÉRIEUX (P.) et CAPGRAS (J.), médecins en chef des asiles de la Seine. Les folies raisonnantes. *Le délire d'interprétation.* 1909. 1 vol. in-8........................... 7 fr.

SOLLIER (P.). Genèse et nature de l'hystérie. 2 vol. in-8. 1897..................... 20 fr.

— L'hystérie et son traitement. 1 vol. in-12, cart. 1901.......................... 4 fr.

STEWART (Dʳ PURWES) (de Londres), médecin de l'hôpital de Westminster et de l'hôpital de West End pour les maladies nerveuses. Le diagnostic des maladies nerveuses. Traduction et adaptation française par le Dʳ G. SCHERB (d'Alger). Préface de M. le Dʳ HELME. 1910. 1 vol. gr. in-8 avec 208 fig. et diagrammes............................ 15 fr.

Psychologie expérimentale.

BAZAILLAS (A.), prof. de philosophie au lycée Condorcet, docteur ès lettres. Musique et inconscience. Introduction à la psychologie de l'inconscient. 1908. 1 vol. in-8...... 5 fr.

BINET (Alfred), directeur du laboratoire de psychologie physiologique à la Sorbonne. La psychologie du raisonnement. *Recherches expérimentales par l'hypnotisme.* 4ᵉ édit., 1907. 1 vol. in-18.. 2 fr. 50

— Les Révélations de l'écriture. 1 vol. in-8, avec grav. 1906..................... 5 fr.

CHABRIER (Dʳ). Les émotions et les états organiques. 1911. 1 vol. in-18.......... 2 fr. 50

CRÉPIEUX-JAMIN (J.). L'écriture et le caractère. 5ᵉ édit. revue et augmentée, 1909. 1 vol. in-8.. 7 fr. 50

DANVILLE (Gaston). Psychologie de l'amour. 5ᵉ édit., 1910. 1 vol. in-18.......... 2 fr. 50

DUMAS (G.), chargé du cours de psychologie expérimentale à la Sorbonne. Le Sourire. *Psychologie et physiologie,* avec figures. 1906. 1 vol. in-16.................... 2 fr. 50

DUPRÉ (Dʳ E.), agrégé de la Faculté de Paris, médecin des hôpitaux, et NATHAN (Dʳ M.), Ancien interne des hôpitaux de Paris. Le langage musical. *Étude médico-psychologique.* Préface de Ch. MALHERBE, bibliothécaire de l'Opéra. 1911. 1 vol. in-8.......... 3 fr. 75

EGGER (V.), professeur à la Sorbonne. La parole intérieure. 2ᵉ édit., 1904. 1 vol. in-8.. 5 fr.

FOUCAULT (M.), professeur à l'Université de Montpellier. Le Rêve (*Recherches et observations*). 1 vol. in-8.. 5 fr.

GLEY (E.), membre de l'Académie de médecine, professeur au Collège de France. Études de psychologie physiologique et pathologique. 1903. 1 vol. in-8............. 5 fr.

GODFERNAUX (A.). Le sentiment et la pensée et leurs principaux aspects physiologiques. 2ᵉ édit. 1 vol. in-16. 1903.. 2 fr. 50
HOFFDING, professeur à l'université de Copenhague. Esquisse d'une psychologie fondée sur l'expérience, trad. Poitevin, préface de Pierre Janet. 4ᵉ édit., 1909. 1 vol. in-8... 7 fr. 50
JAMES (William). La théorie de l'émotion. Trad. de l'anglais. Introd. par G. Dumas, prof. à la Sorbonne. 3ᵉ édit., 1910. 1 vol. in-16............................ 2 fr. 50
JANET (Pierre), professeur au Collège de France. L'automatisme psychologique. 6ᵉ édit., 1910. 1 vol. in-8.. 7 fr. 50
JOFFROY (A.), Professeur à la Faculté de Médecine de Paris, médecin de l'asile Sainte-Anne, et DUPOUY (R.), médecin de l'asile Saint-Yon. Fugues et vagabondage. Étude clinique et psychologique. Préface de M. le Dʳ C. Deny, médecin de la Salpêtrière. 1909. 1 vol. in-8.. 7 fr.
KOSTYLEFF (N.). La crise de la psychologie expérimentale. 1911. 1 vol. in-16.. 2 fr. 50
MALAPERT (P.). Les éléments du caractère et leurs lois de combinaison. 1905. 1 vol. in-8. 2ᵉ édition... 5 fr.
MOSSO, professeur à l'Université de Turin. La Peur. *Étude psychophysiologique.* 4ᵉ édit. revue, 1908. 1 vol. in-18, avec grav.. 2 fr. 50
— La fatigue intellectuelle et physique, traduit de l'italien par P. Langlois. 6ᵉ édit., 1908. 1 vol. in-18, avec grav... 2 fr. 50
NAYRAC (J.-P.). Physiologie et psychologie de l'attention *(Ouvrage récompensé par l'Institut).* 1 vol. in-8. 1906... 3 fr. 75
PHILIPPE (J.), chef des travaux au laboratoire de psychologie physiologique à la Sorbonne. L'image mentale. 1903. 1 vol. in-18, avec figures............................... 2 fr. 50
PIDERIT. La mimique et la physiognomonie. In-8, av. 100 grav. 1888............ 5 fr.
PROAL (Louis), Conseiller à la Cour de Paris. L'éducation et le suicide des enfants. 1907. 1 vol. in-18... 2 fr. 50
RIBOT (Th.), de l'Institut, directeur de la *Revue philosophique.* La psychologie de l'attention. 11ᵉ édit., 1910. 1 vol. in-18.. 2 fr. 50
— L'hérédité psychologique. 9ᵉ édit., 1910. 1 vol. in-8.......................... 7 fr. 50
— La psychologie des sentiments. 8ᵉ édit., 1911. 1 vol. in-8..................... 7 fr. 50
— Essai sur les passions. 3ᵉ édit., 1910. 1 vol. in-8............................. 3 fr. 75
— Problèmes de psychologie affective. 1910. 1 vol. in-16........................ 2 fr. 50
ROEHRICH (E.). L'attention spontanée et volontaire. *Son fonctionnement, ses lois, son emploi dans la vie pratique.* 1907. 1 vol. in-18................................... 2 fr. 50
   (Récompensé par l'Académie des sciences morales et politiques).
SERMYN (Dʳ W. C.). Contribution à l'étude de certaines facultés cérébrales méconnues. 1911. 1 vol. in-8.. 7 fr. 50
SOLLIER (P.). Le problème de la mémoire. *Essai de psycho-mécanique.* 1900. 1 vol. in-8.. 3 fr. 75
— Les phénomènes d'autoscopie. 1903. 1 vol. in-18, avec gravures.............. 2 fr. 50
SOURIAU (P.), prof. à l'Univ. de Nancy. La suggestion dans l'Art. 2ᵉ édit., 1909. 1 vol. in-8... 5 fr.
TARDIEU (Émile). L'ennui. *Étude psychologique.* 1903. 1 vol. in-8............. 5 fr.
TASSY (E.). Le travail d'idéation. *Hypothèses sur les réactions centrales dans les phénomènes mentaux.* 1911. 1 vol. in-8.. 5 fr.
THOMAS (P.-F.). La suggestion, *son rôle dans l'éducation.* 5ᵉ édit., 1910. 1 vol. in-18.. 2 fr. 50
WAYNBAUM (Dʳ J.). — La physionomie humaine. Son mécanisme et son rôle social. 1907. 1 vol. in-8.. 5 fr.
WUNDT. Hypnotisme et suggestion, traduit de l'allemand par E. Keller. 4ᵉ édit., 1909, 1 vol. in-18.. 2 fr. 50
WYLM (Dʳ A.). La morale sexuelle. 1907. 1 vol. in-8.......................... 5 fr.
Journal de psychologie normale et pathologique, par les professeurs Pierre Janet et G. Dumas (Voir page 31).

Psychologie pathologique.

DUPRAT. L'instabilité mentale, essai sur les données de la psycho-pathologie. 1 vol. in-8. 1899... 5 fr.
— Les causes sociales de la folie. 1900. 1 vol. in-12......................... 2 fr. 50
— Le Mensonge, 2ᵉ édit. revue. 1 vol. in-16.................................. 2 fr. 50
DURKHEIM (Em.), professeur à la Sorbonne. Le suicide. 1 vol. in-8. 1897........ 7 fr. 50
DUGAS et MOUTIER. La Dépersonnalisation. 1 vol. in-16. 1911.............. 2 fr. 50
GAUSSEN (Dʳ Ch.). La mélancolie présénile. *Étude psychologique et clinique.* 1911. 1 vol. gr. in-8.. 7 fr.
GRASSET (J.), professeur à la Faculté de médecine de Montpellier. Demifous et demiresponsables. 2ᵉ édit., 1908. 1 vol. in-8....................................... 5 fr.
GURNEY, MYERS et PODMORE. Les hallucinations télépathiques, adaptation de l'anglais par L. Marillier, avec préface de M. Ch. Richet. 4ᵉ édit., 1905. 1 vol. in-8... 7 fr. 50

HARTENBERG (D^r). Psychologie des neurasthéniques. 1 vol. in-16. 2° éd., 1909. 3 fr. 50
HESNARD (Dr A.). Les troubles de la personnalité dans les états d'asthénie psychique. *Étude de psychologie clinique.* Préface de M. le Prof. Régis. 1909. 1 vol. gr. in-8. 6 fr.
LAUVRIERE (E.). Edgar Poë. *Sa vie et son œuvre. Étude de psychologie pathologique* (*Couronné par l'Académie de médecine*). 1 vol. in-8. 1903....................... 10 fr.
MASSELON (R.), médecin adjoint de l'asile de Clermont. La Mélancolie, étude médicale et psychologique. 1906. 1 vol. in-16, cart................................. 4 fr.
MIGNARD (Dr M.), ancien interne des asiles de la Seine. La joie passive. *Étude de psychologie pathologique.* Préface de M. le Dr G. Dumas, professeur adjoint à la Sorbonne. 1910. 1 vol. in-16, cartonné.......................... 4 fr.
MORTON PRINCE, prof. de pathologie du système nerveux à l'école de médecine de « Tufts collège », médecin spécialiste des maladies nerveuses aux hôpitaux de Boston. La dissociation d'une personnalité. *Étude biographique de psychologie pathologique,* trad. de l'anglais par R. Ray et J. Ray. 1911. 1 vol. in-8...................... 10 fr.
MURISIER, professeur à l'Université de Neufchâtel. Les maladies du sentiment religieux. 1 vol. in-12, 3° édit., 1909....................................... 2 fr. 50
MYERS. La personnalité humaine. *Sa survivance. Ses manifestations supranormales,* traduit par le Dr Jankélévitch. 3° édit. 1 vol. in-8. 1910............... 7 fr. 50
NORDAU (Max). Dégénérescence. 2 vol. in-8. 7° édit., 1909................ 17 fr. 50
PASCAL (Dr C.). médecin des asiles publics d'aliénés. La démence précoce. *Étude psychologique, médicale et médico-légale.* 1911. 1 vol. in-16, cart. à l'angl............. 4 fr.
PHILIPPE et BONCOUR (G.-Paul). Les anomalies mentales chez les écoliers. *Étude médico-pédagogique.* 2° édit. (*Couronné par l'Institut*). 1909. 1 vol. in-16.............. 2 fr. 50
— L'Éducation des anormaux. *Principes d'éducation physique, intellectuelle, morale.* 1910. 1 vol. in-16... 2 fr. 50
RIBOT (Th.), de l Institut. Les maladies de la mémoire. 22° éd., 1911. 1 vol. in-16... 2 fr. 50
— Les maladies de la volonté. 26° édit., 1910. 1 vol. in-16.................... 2 fr. 50
— Les maladies de la personnalité. 15° édit., 1911. 1 vol. in-16.............. 2 fr. 50
ROGUES DE FURSAC. L'Avarice, *essai de psychologie morbide.* 1 vol. in-16. 1911. 2 fr. 50
SÉRIEUX (P.) et CAPGRAS (J.), médecins en chef des asiles de la Seine. Les folies raisonnantes. *Le délire d'interprétation.* 1907. 1 vol. in-8...................... 7 fr.
SAINT-PAUL (G.), médecin-major de l'armée. Le langage intérieur et les paraphasies (*la fonction endophasique*). 1904. 1 vol. in-8........................... 5 fr.
SOLLIER (P.). Psychologie de l'idiot et de l'imbécile. 2° édit., 1901. 1 vol. in-8, avec planches.. 5 fr.
Traité international de psychologie pathologique, publié sous la direction du Dr A. Marie, médecin en chef de l'asile de Villejuif. — Tome I : *Psychopathologie générale,* 1 fort vol. gr. in-8 de xx-1028 pages avec 353 gravures dans le texte.................. 25 fr.
Tome II : *Psychopathologie clinique,* 1 fort vol. gr. in-8 de xxix-1000 pages, avec 351 gravures dans le texte................................... 25 fr.
(L'ouvrage sera complet en 3 volumes; le tome III paraîtra en décembre 1911.)
VAN BRABANT (W.). Psychologie du vice infantile. 1910. 1 vol. gr. in-8...... 3 fr. 50

Hygiène. — Thérapeutique. — Pharmacie.

BOSSU. Petit compendium médical. Quintessence de pathologie, thérapeutique et médecine usuelle. 6° éd., 1901. 1 vol. in-32, cart. à l'angl.......................... 1 fr. 25
BOUCHARDAT (A.) et (G.), membres de l'Académie de médecine. Nouveau Formulaire magistral, 1909, 4° édition, collationnée avec le Codex de 1908, revue et augmentée de formules nouvelles, d'un mémoire thérapeutique et de la *Liste complète des mets permis aux glycosuriques.* 1 vol. in-18, cartonné à l'anglaise...................... 4 fr.
BOUCHARDAT (A.) et DESOUBRY. Nouveau formulaire vétérinaire. 6° édit., conforme au nouveau Codex revue et augmentée. 1904. 1 vol. in-18, cartonné à l'anglaise.... 4 fr.
DELÉARDE (D^r), professeur à la Faculté de Médecine de Lille, chargé du cours de clinique médicale infantile. Guide pratique de puériculture, à l'usage des docteurs en médecine et des sages-femmes. 1910. 1 vol. in-16 avec gravures, cart. à l'anglaise.......... 4 fr.
DEMENŸ (G.), professeur du cours d'éducation de la Ville de Paris et de gymnastique appliquée à l'école de gymnastique militaire de Joinville-le-Pont. Les bases scientifiques de l'éducation physique. 4° édition, 1909, 1 vol. in-8, avec 198 fig. Cart............. 6 fr.
— Mécanisme et éducation des mouvements. 4° édit., 1911. 1 vol. in-8, avec 571 figures, cartonné à l'anglaise... 9 fr.
— PHILIPPE (J.) et RACINE. Cours théorique et pratique d'éducation physique. 2° édit. revue et augmentée. 1909. 1 vol. in-8, avec gravures et planches hors texte........ 4 fr.
DUFOUR (L.), pharmacien de 1re classe. Manuel de pharmacie pratique. 2° édit., 1903. 1 vol. in-18... 3 fr. 50
LAGRANGE (F.). L'hygiène de l'exercice chez les enfants et les jeunes gens. 9° éd., 1910. 1 vol. in-12, cartonné à l'angl.. 4 fr.
— De l'exercice chez les adultes. 7° édit., 1911. 1 volume in-12, cart. à l'angl..... 4 fr.

LAGRANGE (F.) et de GRANDMAISON. **La Fatigue et le repos.** 1 vol. in-8. 1911...   6 fr.
LAHOR (J.) (Dr Cazalis) et Dr LUCIEN-GRAUX. **L'alimentation à bon marché saine et rationnelle.** 2e édition, 1909. 1 vol. in-16 (*Récompensé par l'Académie française*).   3 fr. 50
LAUMONIER (J.). **Hygiène de l'alimentation dans l'état de santé et de maladie.** 1 vol. in-12. 4e édit., entièrement refondue, 1911, cart. à l'angl., avec grav.............   4 fr.
LEFÉBURE (Cl), ancien comt de l'école de gymnastique militaire belge. **Méthode de gymnastique éducative suédoise.** 1 vol. in-8, avec gravures et planches. 1906.........   5 fr.
— L'éducation physique en Suède. Sa diffusion universelle. Nouvelle édition, 1908. 1 vol. gr. in-8...   6 fr.
MACÉ, professeur à l'École de pharmacie de Rennes. **Traité pratique et raisonné de pharmacie galénique.** 1 vol. in-8...   6 fr.
Manuel d'hygiène athlétique, à l'usage des lycéens et des jeunes gens des associations athlétiques. 1 broch. in-32, 1895...   50 c.
MOSSO, professeur à l'Université de Turin. **L'éducation physique de la jeunesse.** 1 vol. in-12, cart. à l'angl. 1895...   4 fr.
— **Les exercices physiques et le développement intellectuel.** 1904. 1 vol. in-8, cartonné..   6 fr.
Puériculture et hygiène infantile (*Première série*). Conférences faites sous la présidence de MM. G. Lyon, recteur de l'Académie de Lille et Th. Barrois, professeur à la Faculté de Lille, par MM. Bué, Deléarde, Gaudier, Lambling, Ouï, professeurs à la Faculté de médecine de Lille et V. Dubron, président du Comité du Nord de l'Alliance d'hygiène sociale. 1908. 1 vol. in-16..   2 fr.
— (*Deuxième série*), par MM. Bué, Carrière, Charmeil, Deléarde, Gaudier, Gérard, Lambling, Ouï, Surmont, prof. à la Faculté de médecine de Lille, Calmette et Guérin, de l'Institut Pasteur de Lille. 1911. 1 vol. in-16............................   3 fr.
RIBBING, prof. à l'Univ. de Lund (Suède). **L'hygiène sexuelle et ses conséquences morales.** 4e éd. 1911, in-12, cart..   4 fr.
ROZET (G.). La défense et illustration de la race française. 1911. 1 vol. in-16...   3 fr. 50
TISSIÉ (Th.). **La fatigue et l'entraînement physique.** 3e édit., 1 vol. in-12, cart. à l'angl., 1908 (*Couronné par l'Acad. de méd.*)......................................   4 fr.
WEBER. Climatothérapie, traduit de l'allemand par MM. les docteurs Doyon et Spillmann. 1 vol. in-8..   6 fr.
YVERT (A.), médecin principal de l'armée, en retraite. **Causeries sanitaires.** Tome I. *Théorie des germes.* 1903. 1 vol. in-8..   5 fr.
    Tome II. *Désinfection.* 1905. 1 vol. in-8.......................................   6 fr.

Pathologie et thérapeutique chirurgicales.

BOURCART, privat-docent à l'Université de Genève, et CAUTRU. **Le ventre.** *Étude de la cavité abdominale au point de vue du massage.* Tome I. *Le rein.* 1 vol. gr. in-8, avec gr. et pl...   10 fr.
    Tome II. *L'estomac et l'intestin.* 1 vol. gr. in-8 avec grav. et pl.............   12 fr.
Conférence internationale du Cancer (2e). Tenue à Paris du 1er au 5 octobre 1910. Travaux publiés sous la direction de M. le Prof. Pierre Delbet, secrétaire général, et le Dr R. Ledoux-Lebard, secrétaire, de l'Association française pour l'étude du cancer. Rapports présentés, discussions. 1911. 1 vol. gr. in-8 de LXII-803 pages...................   20 fr.
CORNET. **Pratique de la Chirurgie courante.** Préface du professeur Ollier. 1 fort vol. in-12, avec 111 grav. 1900. Cart...   4 fr.
CORNIL (V.), membre de l'Académie de médecine, professeur à la Faculté de médecine de Paris. **Les tumeurs du sein.** 1908. 1 vol. gr. in-8, avec 169 fig. dans le texte......   12 fr.
DELBET, professeur à la Fac. de méd. de Paris, chirurgien des hôpitaux. **Du traitement des anévrysmes.** 1 vol. in-8...   5 fr.
DELORME, médecin inspecteur général de l'armée. **Traité de chirurgie de guerre.** — I. *Histoire de la chirurgie militaire française, plaies par armes à feu des parties molles.* 1 vol. gr. in-8, avec 95 fig. dans le texte et 1 planche hors texte.................   16 fr.
    II. *Lésions des os par les armes de guerre.* — *Blessures des régions.* — *Service de santé en campagne.* 1 fort vol. grand in-8, avec 397 gravures dans le texte.......   26 fr.
    (*Ouvrage couronné par l'Académie des sciences*).
DODERLIN (Dr A.), professeur à l'université de Tubingue. — **Précis d'opérations obstétricales**, traduit par le Dr L. Aubert. 1 vol. in-8, avec 150 figures, cart. 1907......   5 fr.
DURET (H.), ex-chirurgien des hôpitaux de Paris, professeur de clinique chirurgicale à la Faculté libre de Lille. **Les tumeurs de l'encéphale.** — *Manifestations et chirurgie.* 1 fort vol. gr. in-8, avec 297 figures. 1905...   20 fr.
ESTOR (L.), professeur à la Faculté de médecine de Montpellier. **Guide pratique de chirurgie infantile.** 2e édit. revue et augmentée, 1909. 1 vol. in-8, avec 174 gravures..   8 fr.
HENNEQUIN (Dr J.) et LOEWY (Dr R.). **Les Luxations des grandes articulations.** Leur traitement pratique. 1908. 1 vol. gr. in-8, avec 125 gravures...................   16 fr.
JULLIARD (Dr Ch.), **Manuel pratique des bandages, pansements et appareils chirurgicaux.** Préface de M. le Prof. Terrier 1907. 1 vol. gr. in-8, avec 200 fig. Prix broché....   6 fr.
    cartonné..   7 fr. 50

KOSCHER (Th.). **Les fractures de l'humérus et du fémur.** 1 vol. gr. in-8, avec 105 figures et 56 planches. 1904.. 15 fr.

LABADIE-LAGRAVE, médecin des hôpitaux de Paris, et LEGUEU, prof. agrégé à la Fac. de méd. de Paris, chirurgien des hôpitaux. **Traité médico-chirurgical de gynécologie** 1 vol. gr. in-8, avec 387 gravures dans le texte. 3e édit., 1904. Cart. à l'anglaise (*Couronné par l'Académie des sciences et par l'Académie de médecine*)..................... 25 fr.

LEGUEU (Félix), professeur agrégé à la Faculté de médecine de Paris, chirurgien des hôpitaux. **Leçons de clinique chirurgicale.** 1902. 1 vol. grand in-8, avec gravures. 12 fr.

— **Traité chirurgical d'Urologie.** Préface de M. le prof. GUYON, de l'Institut. 1910. 1 vol. gr. in-8 avec 663 gravures dans le texte et 8 planches en couleurs hors texte, cart. 40 fr.

LEGUEU (voir ci-dessus : LABADIE-LAGRAVE).

NIMIER (H.), médecin principal de l'armée, directeur de l'École de médecine du service de santé militaire. *Chirurgie nerveuse.* **Blessures du crâne et de l'encéphale par coup de feu.** 1904. 1 vol. gr. in-8, avec 158 grav... 15 fr.

— et DESPAGNET. **Traité élémentaire d'ophtalmologie.** 1894. 1 vol. gr. in-8, avec 432 gravures, cart. à l'angl.. 20 fr.

— et LAVAL. **Les projectiles des armes de guerre.** *Leur action et leurs effets vulnérants.* 1898. 1 vol. in-12, avec gravures.. 3 fr.

— **Les explosifs, les poudres, les projectiles d'exercices,** *leur action vulnérante.* 1899. 1 vol. in-12, avec gravures.. 3 fr.

— **Les armes blanches.** *Leur action et leurs effets vulnérants.* 1889. 1 fort vol. in-12, avec gravures.. 6 fr.

(*Ces trois volumes ont été couronnés par l'Académie des sciences.*)

— **De l'infection en chirurgie d'armée.** *Évolution des blessures de guerre.* 1900. 1 fort vol. in-12, avec gravures.. 6 fr.

— **Traitement des blessures de guerre.** 1901. 1 fort vol. in-12, avec gravures....... 6 fr.

(*Ces cinq volumes ont été récompensés par l'Académie de médecine. — Prix Laborie.*)

PAQUY (Dr E.), chef de clinique d'accouchements à la Faculté de médecine de Paris. **Manuel de pratique obstétricale.** 1910. 1 vol. in-16, avec 107 grav., cart. à l'angl......... 4 fr.

REVERDIN (J.-L.), professeur à la Faculté de médecine de Genève. **Leçons de chirurgie de guerre.** *Des blessures faites par les balles des fusils.* Préface de H. NIMIER, médecin-inspecteur de l'armée française, professeur au Val-de-Grâce. 1910. 1 vol. in-8, avec 7 pl. en phototypie... 7 fr. 50

TERRIER, prof. à la Faculté de Médecine de Paris, et AUVRAY, prof. agrégé. **Chirurgie du foie et des voies biliaires.**

TOME I. *Traumatisme du foie et des voies biliaires. — Foie mobile. — Tumeurs du foie et des voies biliaires.* 1901. 1 vol. gr. in-8, avec 50 gravures..................... 10 fr.

TOME II. *Echinococcose hydatique commune. — Kystes alvéolaires. — Suppurations hépatiques. — Abcès tuberculeux intra-hépatique. — Abcès de l'actinomycose.* 1907. 1 vol. gr. in-8, avec 47 gravures.. 12 fr

— GUILLEMAIN, chir. des hôp., et MALHERBE. **Chirurgie du cou.** 1 vol. in-12 avec 101 grav., cart. à l'angl. 1898.. 4 fr.

— **Chirurgie de la face.** 1 vol. in-12, av. 214 grav., 1896......................... 4 fr.

— et PÉRAIRE. **Manuel de petite chirurgie de Jamain.** 8e éd., refondue. 1901. 1 vol. gr. in-18, avec 572 fig., cart. à l'angl... 8 fr.

— **Petit manuel d'antisepsie et d'asepsie chirurgicales,** 1 vol. in-18, avec 70 grav., cart. à l'angl. 1893.. 3 fr.

— **Petit Manuel d'anesthésie chirurgicale.** 1 vol. in-18, avec grav., cart. à l'angl. 1893. 3 fr.

— **L'opération du trépan.** 1 vol. in-12, avec 222 gr., cart. à l'angl. 1895........... 4 fr.

— et E. REYMOND. **Chirurgie de la plèvre et du poumon.** 1 vol. in-12, avec 67 grav., cart. à l'anglaise 1899.. 4 fr.

— **Chirurgie du cœur et du péricarde.** 1 vol. in-12, avec 70 grav. cart. à l'anglaise 1898. 3 fr.

Congrès français de Chirurgie. *Procès-verbaux, mémoires et discussions,* publiés sous la direction de MM. S. POZZI, PICQUÉ et Ch. WALTHER, secrétaires généraux (Chaque session forme un vol. in-8, avec figures).

1re session (1885) : 14 fr. ; 2e session (1886) : 14 fr. ; 3e session (1888) : 14 fr. ; 4e session (1889) : 16 fr. ; 5e session (1891) : 14 fr. ; 6e session (1892) : 16 fr. ; 7e session (1893) : 18 fr. ; 8e à 21e sessions (1894 à 1908) : chacune 20 fr. ; 22e et 23e sessions (1909 et 1910) : chacune 25 fr.

Revue de Chirurgie. Directeurs : MM. les Prof. QUÉNU, PONCET, P. DELBET, P. DUVAL, LEJARS, GROSS, FORGUE, DEMONS, CESTAN ; Rédacteur en chef : M. QUÉNU. (Voir p. 30.)

Anatomie. — Physiologie.

ARLOING, professeur à la Faculté de médecine de Lyon. **Les virus.** 1 vol. in-8, avec grav., cart.. 6 fr.

BERNSTEIN. **Les sens.** 1 vol. in-8, avec 91 fig., 5e édit., cart....................... 6 fr.

BERT (A.) et PELLANDA. **La nomenclature anatomique et ses origines.** *Explication des termes anciens employés de nos jours.* 1904. 1 vol. in-8........................... 2 fr.

BONNIER (Dr P.). **La voix.** Sa culture physiologique. Théorie nouvelle de la phonation, 3e édition, 1910. 1 vol. in-16, avec grav... 3 fr. 50

BOURDEAU (Louis). **Le problème de la mort.** 1904, 4e édit. In-8.................... 5 fr.
— **Le problème de la vie.** 1901. 1 vol. in-8... 7 fr. 50
CHARLTON BASTIAN. **Le cerveau et la pensée chez l'homme.** 2 vol. in-8, avec grav. cart.. 12 fr.
CHASSEVANT (A.), professeur agrégé à la Faculté de médecine de Paris. **Précis de chimie physiologique.** 1905. 1 vol. gr. in-8 avec fig.. 10 fr.
CORNIL, professeur à la Faculté de médecine de Paris, membre de l'Académie de médecine RANVIER, de l'Institut, professeur au Collège de France ; BRAULT et LETULLE, membres de l'Académie de Médecine. **Manuel d'histologie pathologique.** 3e édit. entièrement refondue.
    Tome I. *Généralités. — Inflammations. — Tumeurs. — Bactéries. — Lésions des os, des tissus, des membranes séreuses,* par MM. RANVIER, CORNIL, BRAULT, F. BEZANÇON, M. CAZIN. 1 vol. gr. in-8, avec 369 grav. en noir et en couleurs. 1900.......... 25 fr.
    Tome II. *Muscles. — Sang et hématopoïèse. — Cerveau et moelle. — Nerfs,* par MM. G. DURANTE, J. JOLLY, H. DOMINICI, A. GOMBAULT, PHILIPPE. 1 vol. gr. in-8, avec grav. en noir et en couleurs, 1902.. 25 fr.
    Tome III. *Cerveau. — Centres nerveux inférieurs. — Nerfs. — Cœur, artères et veines. — Vaisseaux et ganglions lymphatiques. — Rate. — Larynx,* par MM. A. GOMBAULT, A. RICHE, J. NAGEOTTE, G. DURANTE. R. MARIE, F. BEZANÇON et Th. LEGRY. 1 fort vol. gr. in-8, avec 388 gravures en noir et en couleurs.................. .... 35 fr.
    Tome IV, terminant l'ouvrage, paraîtra en décembre 1911.
CORNIL et BABES, professeur à la Faculté de médecine de Bucarest. **Les bactéries et leur rôle dans l'histologie pathologique des maladies infectieuses.** 2 vol. gr. in-8, contenant la description des méthodes de bactériologie. 3e édit., 1890, avec 385 figures en noir et en coul. dans le texte, et 10 pl. hors texte....................................... 40 fr.
CYON (E. de). **Les nerfs du cœur.** *Anatomie et physiologie.* 1 vol. gr. in-8, avec 42 gravures, 1905.. 6 fr.
DEBIERRE (Ch.), professeur à la Faculté de médecine de Lille. **Traité élémentaire d'anatomie de l'homme** (anatomie descriptive et dissection, avec notions d'organogénie et d'embryologie générale). (*Ouvrage couronné par l'Académie des sciences*).
    Tome I. Manuel de l'amphithéâtre : *Système locomoteur, système vasculaire, nerfs périphériques.* — Tome II. *Système nerveux central, organes des sens, splanchnologie, système vasculaire, système nerveux périphérique.* 2 vol. gr. in-8, avec 965 grav. en noir et en couleurs dans le texte, 1890-91....................................... 40 fr.
    On ne vend séparément que le Tome Premier seul............................. 20 fr.
— **Atlas d'ostéologie,** comprenant les articulations des os et les insertions musculaires. 1 vol. in-4, avec 253 grav. en noir et en couleurs, cart., 1895.................. 12 fr.
— **Leçons sur le péritoine.** 1900. 1 vol. in-8, avec 58 figures.................... 4 fr.
— **Le cerveau et la moelle épinière.** 1 vol. in-8. avec gravures et planches, 1907.. 15 fr.
FAU. **Anatomie des formes du corps humain,** à l'usage des peintres et des sculpteurs. 1 atlas in-folio de 25 planches. — Figures noires 15 fr. — Figures coloriées............. 30 fr.
FÉRÉ (Ch.), médecin de Bicêtre. **Travail et plaisir.** *Études expérim. de psycho-mécanique.* 1904. Gr. in-8, av. 200 fig.. 12 fr.
GELLÉ (E.-M.), membre de la Société de biologie. **L'audition et ses organes.** 1 vol. in-8, avec grav., cart. à l'angl. 1899.. 6 fr.
GRASSET (J.). prof. de clinique médicale à l'Université de Montpellier. **Introduction physiologique à l'étude de la philosophie** (*Conférence sur la physiologie du système nerveux de l'homme*). Préface de M. BENOIST, recteur de l'Académie de Montpellier, 2e édition, 1910. 1 vol. in-8, avec 47 fig... 5 fr.
JAVAL (E.), de l'Académie de médecine. **Physiologie de la lecture et de l'écriture.** 2e édit., 1906. 1 vol. in-8, avec 96 grav., cart.. 6 fr.
LAGRANGE (F.), lauréat de l'Institut. **Physiologie des exercices du corps.** 1 vol. in-8, 10e édition. 1908, cart. à l'angl.. 6 fr.
LE DANTEC (F.), chargé du cours d'embryologie générale à la Sorbonne. **Traité de biologie.** 2e édit. 1906. Gr. in-8... 15 fr.
— **Éléments de philosophie biologique.** 2e édit. in-16. 1908..................... 3 fr. 50
— **Le déterminisme biologique.** 3e édit., 1908, 1 vol. in-18.................... 2 fr. 50
— **La stabilité de vie.** 1 vol. in-8. 1911. cart.................................... 6 fr.
PREYER, professeur à l'Université d'Iéna. **Éléments de physiologie générale,** traduit de l'allemand par M. Jules SOURY. 1 vol. in-8.. 5 fr.
— **Physiologie spéciale de l'embryon.** In-8, avec fig................................ 7 fr. 50
RICHET (Ch.), professeur à la Faculté de médecine de Paris, membre de l'Académie de médecine. **La chaleur animale.** In-8, cart... 6 fr.
— **Physiologie, travaux du laboratoire du prof. Ch. RICHET.**
    Tome I. *Système nerveux, Chaleur animale*............................... (Épuisé.)
    Tome II. *Chimie physiologique, Toxicologie*............................... (Épuisé.)
    Tome III. *Chloralose, Sérothérapie,* etc. In-8, avec grav. 1894.............. 12 fr.
    Tome IV. *Appareils glandulaires, nerfs et muscles, sérothérapie, chloroforme.* In-8, avec gravures. 1893... 12 fr.
    Tome V. *Muscles et nerfs, Épilepsie, Zoomothérapie, Réflexes psychiques.* In-8, avec gravures. 1902... 12 fr.
    Tome VI. *Anaphylaxie, Alimentation, Toxicologie.* In-8. 1909.............. 12 fr.

— **Dictionnaire de physiologie**, publié avec le concours de savants français et étrangers. Formera 10 à 12 volumes gr. in-8, se composant chacun de 3 fascicules; chaque volume, 25 fr.; chaque fascicule, 8 fr. 50. 9 volumes parus.

Tome I (*A-Bac*). — Tome II (*Bac-Cer*). — Tome III (*Cer-Cob*). — Tome IV (*Coc-Dig*). — Tome V (*Dig-Fac*). — Tome VI (*Fiam-Gal*). — Tome VII (*Gal-Gra*). — Tome VIII (*Gra-Hys*). — Tome IX (*Ibo-Ins*).

SNELLEN. **Échelle typographique** pour mesurer l'acuité de la vision, 17º éd., 1904.. 4 fr.

Journal de l'anatomie et de la physiologie normale et pathologique de l'homme et des animaux. Directeurs : MM. les Prof. RETTERER et TOURNEUX (v. p. 31.)

Physique. — Chimie.

BERTHELOT, de l'Institut. **La synthèse chimique.** 10e édit., 1 vol. in-8, cart....... 6 fr.
— **La Révolution chimique, Lavoisier.** 1 vol. in-8, 2e éd., cart............· .... 6 fr.
BLASERNA, prof. à l'Univ. de Rome, et HELMHOLTZ, prof. à l'Univ. de Berlin. **Le son et la musique.** 5e éd. In-8, cart... 6 fr.
CHASSEVANT (A.), professeur agrégé à la Faculté de médecine de Paris. **Précis de chimie physiologique.** 1905. 1 vol. gr. in-8 avec fig...................... 10 fr.
DUPARC (E.) et MONNIER (A.), **Traité de chimie analytique qualitative** suivi de tables systématiques pour l'analyse minérale, 2e édit. revue et augmentée, 1908. 1 vol. gr. in-8. 9 fr.
DUPARC (L.) et BASADONNA (M.). **Manuel théorique et pratique d'analyse volumétrique.** 1910. 1 vol. gr. in-8, avec gravures.................... 8 fr
GOULLIART (A.), prof. de l'Institut électrotechnique de Lille. **Précis d'électricité industrielle.** 1911. 1 vol. in-18, avec 400 gravures`................................ 3 fr. 50
GRIMAUX, de l'Institut. **Chimie organique élémentaire.** 8e édit., 1901. 1 vol. in-12, avec figures, cart..................... 5 fr. 50
— **Chimie inorganique élémentaire.** 8e édit., 1901. 1 vol. in.-12, avec figures, cart. 5 fr. 50
ISSAILOVITCH-DUSCIAN (Dr). Privat-docent à la Faculté de Médecine de Genève. **Répertoire pratique de chimie physiologique et pathologique.** 1907. 1 vol. in-16...... 2 fr.
MALMEJAC (F.), pharmacien de l'armée. **L'eau dans l'alimentation.** 1902. 1 vol. in-8, avec figures, cartonné à l'anglaise........................ 6 fr.
NORMAN LOCKYER. **L'évolution inorganique expliquée par l'analyse spectrale.** 1 vol. in-8, avec figures. Cart. à l'anglaise...................... 6 fr.
PISANI. **Traité pratique d'analyse chimique qualitative et quantitative**, suivi d'un *traité d'Analyse au chalumeau*. 5e éd., 1900. 1 vol. in-12........................ 3 fr. 50
PISANI et DIRVELL. **La chimie du laboratoire.** 1 v. in-12 avec fig. dans le texte, 2e édit. revue. 1893............................ 4 fr.
REY (A.), prof. à l'Université de Dijon. **La théorie de la physique chez les physiciens contemporains.** 1907. 1 vol. in-8........................ 7 fr. 50
SCHUTZENBERGER, de l'Institut. **Les fermentations.** 1 vol. in-8. 6e édit., 1893. Cart. 6 fr.
STALLO. **La matière et la physique moderne.** Préface de Ch. FRIEDEL, de l'Institut. In-8. 3e éd. Cart.,..................................... 6 fr.
WURTZ, de l'Institut. **La théorie atomique.** In-8. 9e édit. Cart................. 6 fr.

Botanique. — Géologie.

BLARINGHEM (L.), chargé de cours à la Sorbonne. **Mutation et traumatismes.** *Étude sur l'évolution des formes végétales*. 1908. 1 vol. gr. in-8, avec planches............ 10 fr.
CANDOLLE (de), correspondant de l'Institut. **L'origine des plantes cultivées.** 1 vol. in-8. 3e édition. Cart........................ 6 fr.
COOKE et BERKELEY. **Les champignons**, avec 110 figures dans le texte. 1 vol. in-8. 4e édit. Cart...................... 6 fr.
COSTANTIN (J.), professeur au Muséum d'histoire naturelle. **Les végétaux et les milieux cosmiques.** (Adaptation, évolution). 1 vol. in-8, avec 171 grav., cart. à l'angl. 1898. 6 fr.
— **La nature tropicale**, 1 vol. in-8, avec 166 gravures. Cart..................... 6 fr.
— **Le transformisme appliqué à l'agriculture.** In-8. Cart.................. 6 fr.
DAUBRÉE, de l'Institut. **Les régions invisibles du globe et des espaces célestes.** In-8, avec 89 fig. 2e éd. Cart..................... 6 fr.
DE LANESSAN, professeur agrégé à la Faculté de médecine de Paris. **Introduction à la botanique** (*le Sapin*). In-8. Cart........................ 6 fr.
MEUNIER (Stanislas), professeur au Muséum d'histoire naturelle. **La géologie comparée.** 1 vol. in-8, avec grav. 1895. Cart. à l'angl........................ 6 fr.
— **La géologie expérimentale.** 1 vol. in-8, avec grav. 2e édit., 1904. Cart. à l'angl... 6 fr.
— **La géologie générale.** In-8, avec 36 grav. Cart. à l'angl.................... 6 fr.
VRIÈS (H. de). **Espèces et variétés.** *Leur naissance par mutation.* 1909. 1 vol. in-8. Cart...................... 12 fr.

Histoire naturelle de l'homme et des animaux.

BELZUNG, professeur agrégé des sciences naturelles au Lycée Charlemagne, docteur ès sciences. **Anatomie et physiologie végétales.** 1900. 1 fort vol. in-8, avec 1 700 gravures dans le texte. (Licence ès sciences)....................... 20 fr.

BOHN (G.), directeur du laboratoire de biologie et psychologie comparée à l'école des Hautes-Études. **La nouvelle psychologie animale.** 1911. 1 vol. in-16 (*Cour. par l'Institut*) .... 2 fr. 50
GRASSET, professeur à la Faculté de médecine de Montpellier. **Les limites de la biologie.** 1 vol. in-16. Préface de Paul BOURGET, de l'Académie française. 6e édit., 1903.. 2 fr. 50
HERBERT SPENCER. **Principes de biologie.** 2 vol. in-8. 6e édit.................. 20 fr.
HUXLEY (Th.), de la Société royale de Londres. **L'écrevisse, introduction à l'étude de la zoologie.** 1 vol. in-8, avec 89 fig. 2e éd. Cart... 6 fr.
LALOY (L.). **Parasitisme et mutualisme dans la nature.** Préface du prof. A. GIARD, de l'Institut. 1 vol. in-8, avec 80 gravures, cart. à l'anglaise. 1906..................... 6 fr.
LE DANTEC (F.), chargé du cours de biologie générale à la Sorbonne. **La crise du transformisme.** 2e édition, 1910. 1 vol. in-16.. 3 fr. 50
— **Traité de biologie.** 2e éd., 1906. 1 vol. gr. in-8, avec 101 grav. .... 15 fr.
LUBBOCK (Sir John). **Les sens et l'instinct chez les animaux, principalement chez les insectes.** 1 vol. in-8, avec grav. Cart.. 6 fr.
PERRIER (Edm.), de l'Institut, directeur du Muséum. **La philosophie zoologique avant Darwin.** 1 vol. in-8. 3e édit. 1896. Cart.. 6 fr.
QUATREFAGES (de), de l'Institut. **L'espèce humaine.** 1 vol. in-8. 15e édit., 1911. Cart. 6 fr.
— **Darwin et ses précurseurs français.** 2e édit., 1892. In-8, cart.................. 6 fr.
— **Les Émules de Darwin,** avec préface de MM. PERRIER et HAMY, de l'Institut. 1893. 2 vol. in-8. Cart... 12 fr.
ROCHÉ (G.), inspecteur général des Pêches maritimes. **La culture des mers en Europe.** 1898. 1 vol. in-8, avec 81 grav., cart. à l'angl.................................. 6 fr.
SCHMIDT (O.), professeur à l'Université de Strasbourg. **Les mammifères dans leurs rapports avec leurs ancêtres géologiques.** 1887. 1 vol. in-8, avec 51 fig. Cart........ 6 fr.
TAUSSAT (J.). **Le monisme et l'animisme.** Leur valeur comme hypothèses dans le transformisme. 1 vol. in-16.. 2 fr. 50
VAN BENEDEN. **Les commensaux et les parasites dans le règne animal.** 1 vol. in-8, avec figures. 4e édit. Cart.. 6 fr.

Anthropologie.

BRUNACHE. **Le centre de l'Afrique.** *Autour du Tchad.* In-8, avec grav. Cart....... 6 fr.
CARTAILHAC. **La France préhistorique.** In-8. 2e édit., avec grav. Cart............. 6 fr.
COLAJANNI (N.), **Latins et Anglo-Saxons.** *Races supérieures et races inférieures.* Trad. de l'italien par J. DUBOIS. 1 vol. in-8. Cart. à l'angl. 1906..................... 9 fr.
L'École d'anthropologie de Paris (1876-1906), avec portrait de Paul BROCA. 1 vol. gr. in-8... 10 fr.
GROSSE. **Les débuts de l'art.** 1901. In-8, avec gravures............................ 6 fr.
MODESTOV (B.). **Introduction à l'histoire romaine.** *L'ethnologie préhistorique. Les influences civilisatrices à l'époque préromaine et les commencements de Rome.* Traduit du russe par Michel DELINES. Préface de M. Salomon REINACH, de l'Institut. 1 vol. in-4, avec 39 planches hors texte et 30 fig... 15 fr.
MORIN-JEAN, archéologue. **Archéologie de la Gaule et des pays circonvoisins.** 1 vol. in-8 avec 73 fig. et 25 pl. hors texte. 1908..................................... 6 fr.
MORTILLET (G. de), professeur à l'École d'anthropologie. **La formation de la nation française.** 2e édit., 1900. 1 vol. in-8, avec 150 grav. et 18 cartes. Cartonné à l'angl. 6 fr.
PIETREMENT. **Les chevaux dans les temps historiques et préhistoriques.** In-8. 6 fr.
TOPINARD. **L'homme dans la nature.** In-8. Cart..................................... 6 fr.
Revue anthropologique (Voir p. 31).

Anthropologie criminelle.

AUBRY (Dr P.). **La contagion du meurtre.** 3e édit., 1896. 1 vol. in-8............. 5 fr.
DUPRAT (G.-L.), directeur du laboratoire de psychologie expérimentale d'Aix-en-Provence. **La criminalité dans l'adolescence.** *Causes et remèdes d'un mal social actuel.* 1 vol. in-8. Cartonné (*Couronné par l'Institut*) .... 6 fr.
FÉRÉ (Ch.). **Dégénérescence et criminalité.** 4e éd., 1907. 1 v. in-18, avec 21 graphiques. 2 fr. 50
FERRI (Enrico), prof. à l'Université de Rome. **La sociologie criminelle.** 1906. in-8. 10 fr.
— **Les criminels dans l'art et la littérature.** 3e édit., 1908. 1 vol. in-16......... 2 fr. 50
FLEURY (Dr Maurice de). **L'Ame du criminel.** In-18. 2e édit., 1907............... 2 fr. 50
GAROFALO, président à la Cour d'appel de Naples. **La criminologie.** 1 vol. in-8, 5e édit., 1905... 7 fr. 50
LASSERRE (E.). **Les délinquants passionnels.** 1908. 1 vol. in-18.................. 2 fr.
LOMBROSO, professeur à l'Université de Turin. **L'homme criminel** (criminel-né, fou-moral, épileptique). 2e édit., 1895. 2 vol. in-8, avec atlas.............................. 36 fr.
— **Le crime.** *Causes et remèdes.* 2e édit., 1906. 1 vol. in-8..................... 10 fr.
— **L'homme de génie.** 4e édit., 1909. 1 vol. in-8, avec 15 planches hors texte...... 10 fr.
— et FERRERO. **La femme criminelle et la prostituée.** In-8. avec 13 pl. hors texte. 15 fr.
— et LASCHI. **Le crime politique et les révolutions.** 2 vol. in-8, avec pl. hors texte. 15 fr.

PROAL (Louis), conseiller à la Cour de Paris. **La criminalité politique.** 2ᵉ édition, augmentée d'une préface nouvelle. 1908. 1 vol. in-8 .... 5 fr.
— **Le crime et la peine.** 4ᵉ édit., 1911. 1 vol. in-8 .... 10 fr.
— **Le crime et le suicide passionnels.** 1900. 1 vol. in-8 .... 10 fr.
SIGHELE. **La foule criminelle.** 2ᵉ édit., 1910. 1 vol. in-8 .... 5 fr.
TARDE (G.), de l'Institut. **La criminalité comparée.** 7ᵉ édit., 1910. 1 vol. in-18... 2 fr. 50
TARNOWSKY (Dʳ Pauline). **Les femmes homicides.** 1 fort vol. gr. in-8, avec 40 pl. hors texte et 8 tableaux anthropométriques. 1908 .... 15 fr.

Hypnotisme et magnétisme. — Sciences occultes.

BINET. **La psychologie du raisonnement,** étude expérimentale par l'hypnotisme. 4ᵉ édit., 1907. 1 vol. in-18 .... 2 fr. 50
— et FÉRÉ. **Le magnétisme animal.** 5ᵉ éd., 1908. In-8 .... 6 fr.
BOIRAC (E.), recteur de l'Académie de Dijon. **La psychologie inconnue.** Introduction et contribution à l'étude expérimentale des sciences psychiques. 1908. 1 vol. in-8 .... 5 fr.
DU POTET. **Traité complet de magnétisme.** 5ᵉ éd. 1 vol. in-8 .... 8 fr.
— **Manuel de l'étudiant magnétiseur.** 8ᵉ édit. In-18 .... 3 fr. 50
— **Le magnétisme opposé à la médecine.** In-8 .... 6 fr.
DURAND DE GROS. **Le Merveilleux scientifique.** Mesmérisme, Braidisme, Fario-Grimisme. 1894. 1 vol. grand in-8 .... 6 fr.
— **Les mystères de la suggestion.** 1 br. in-8. 1896 .... 1 fr.
ELIPHAS LEVI. **Histoire de la magie,** avec une exposition de ses procédés, de ses rites et de ses mystères. In-8, avec 90 fig. 2ᵉ éd .... 12 fr.
— **La clef des grands mystères,** suivant Hénoch, Abraham, Hermès Trismégiste et Salomon. Nouvelle édition, avec gravures. 1 vol in-8 .... 12 fr.
— **Dogme et rituel de la haute magie.** 5ᵉ édit., 1910. 2 vol. in-8, avec 24 fig ...... 18 fr.
— **La science des esprits,** révélation du dogme secret des cabalistes, esprit occulte des Évangiles, appréciations des doctrines et des phénomènes spirites. Nouvelle édition, 1909. 1 vol. in-8 .... 7 fr.
ENCAUSSE (Papus). **L'occultisme et le spiritualisme.** 3ᵉ édit., 1911. 1 vol. in-16. 2 fr. 50
GELEY (G.). **L'être subconscient.** 1 vol. in-12. 3ᵉ éd., 1911 .... 2 fr. 50
HESNARD (Dʳ). **Les troubles de la personnalité dans les états d'asthénie psychique.** Préface de M. le Prof. Régis. 1909. 1 vol. gr. in-8 .... 6 fr.
JANET (Pierre). **L'automatisme psychologique.** 1 vol. in-8. 6ᵉ édit. 1910 .... 7 fr. 50
JASTROW (J.). **La subconscience.** Préface de M. le Dʳ P. JANET. 1908. 1 vol. in-8. 7 fr. 50
LAFONTAINE. **L'art de magnétiser,** ou le magnétisme vital au point de vue théorique, pratique et thérapeutique. 7ᵉ édit. in-8 .... 5 fr.
— **Mémoires d'un magnétiseur.** 2 vol. in-18 .... 7 fr.
MAXWELL (J.), docteur en médecine, substitut au tribunal de la Seine. **Les phénomènes psychiques.** Recherches, observations, méthodes. Préface du professeur Ch. RICHET. 4ᵉ édit., revue 1909. 1 vol. in-8 .... 5 fr.
MESMER. **Mémoires et aphorismes,** suivis des procédés de d'Eslon. Nouv. édit., avec des notes par J.-J.-A. Ricard. In-18 .... 2 fr. 50
MYERS. **La personnalité humaine.** *Sa survivance.* 3ᵉ édit. 1910. 1 vol. in-8 ..... 7 fr. 50
NIZET (A.). **L'Hypnotisme,** étude critique. 1 vol. in-12, 2ᵉ éd .... 2 fr. 50
WUNDT. **Hypnotisme et suggestion.** 4ᵉ éd. 1909. 1 vol. in-18 .... 2 fr. 50

Histoire des sciences.

BOUCHUT, prof. agrégé à la Fac. de méd. de Paris. **Histoire de la médecine et des doctrines médicales.** 2 vol. in-8 .... 16 fr.
FIGARD (L.), docteur ès lettres. **Un médecin philosophe au XVIᵉ siècle.** *Jean Fernel.* 1903. 1 vol. in-8 .... 7 fr. 50
MAINDRON (E.). **L'Académie des sciences.** *Histoire de l'Académie ; fondation de l'Institut national; Bonaparte, membre de l'Institut.* 1 fort vol. grand in-8, avec 53 gravures dans le texte, portraits, plans, etc., 8 planches hors texte et 2 autographes .... 12 fr.
NICAISE, de l'Académie de médecine. **La grande Chirurgie de Guy de Chauliac,** chirurgien, maître en médecine de l'Université de Montpellier, composée en l'an 1363, *revue et collationnée sur les manuscrits et imprimés latins et français,* avec gravures, notes, une introd. sur le moyen âge, sur la vie et les œuvres de Guy de Chauliac, un glossaire et une table alphab. 1 fort vol. grand in-8. 1891 .... 28 fr.
— **Traité de chirurgie de Henri de Mondeville,** d'après les manuscrits du xivᵉ siècle. 1 vol. grand in-8, avec introd. et notes. 1892 .... 28 fr.
— **Chirurgie de Pierre Franco de Turriers en Provence,** composée en 1561, avec une introd. historique, une biographie et l'histoire du collège de chirurgie. 1 vol. gr. in-8, avec gravures. 1894 .... 20 fr.
PILASTRE. **Malgaigne.** *Sa vie et ses idées.* 1 vol. in-8 .... 5 fr.
TANNERY (P.). **Pour la science hellène,** de Thalès à Empédocle. 1 vol. in-8 .... 7 fr. 50

BIBLIOTHÈQUE SCIENTIFIQUE

INTERNATIONALE

(L'astérisque indique les ouvrages adoptés par le ministère de l'Instruction publique).

VOLUMES IN-8, CARTONNÉS A L'ANGLAISE; OUVRAGES A 6, 9 ET 12 FRANCS.

Derniers volumes parus (1910-1911) :

PEARSON. La Grammaire de la Science (*Physique*). 1 vol. in-8. Trad. de l'anglais, par Lucien March... 12 fr.

CYON (E. de). L'oreille. *Organe d'orientation dans le temps et dans l'espace.* 1 vol. in-8 avec 45 grav. dans le texte, 3 planches hors texte et 1 portrait de Flourens....... 6 fr.

ANDRADE (J.), professeur à la Faculté des sciences de Besançon. **Le Mouvement.** *Mesures de l'étendue et mesures du temps.* 1 vol. in-8, avec 46 fig. dans le texte.. 6 fr.

CUÉNOT (L.), professeur à la Faculté des sciences de Nancy. *La Genèse des espèces animales. 1 vol. in-8 avec 123 grav. dans le texte.............................. 12 fr.

ROUBINOVITCH (Dr J.), médecin en chef de l'hospice de Bicêtre. * Aliénés et anormaux. 1 vol. in-8 avec 63 gravures.. 6 fr.

LE DANTEC (F.), chargé de cours à la Sorbonne. La Stabilité de la vie. *Étude énergétique de l'évolution des espèces.* 1 vol. in-8... 6 fr.

PRÉCÉDEMMENT PUBLIÉS :

ANGOT (A.), directeur du Bureau météorologique. *Les Aurores polaires. 1 vol. in-8, avec figures.. 6 fr.

ARLOING, prof. à l'Ecole de médecine de Lyon. *Les Virus. 1 vol. in-8........... 6 fr.

BAGEHOT. * Lois scientifiques du développement des nations. 1 vol. in-8. 7e éd... 6 fr.

BAIN. *L'Esprit et le Corps. 1 vol. in-8. 6e édition................................. 6 fr.

— *La Science de l'éducation. 1 vol. in-8. 11e édition............................ 6 fr.

BALFOUR STEWART. *La Conservation de l'énergie, avec fig. 1 vol. in-8. 6e édit.. 6 fr.

BERNSTEIN. *Les Sens. 1 vol. in-8, avec 91 figures. 5e édition.................... 6 fr.

BERTHELOT, de l'Institut. *La Synthèse chimique. 1 vol. in-8. 8e édition........ 6 fr.

— *La Révolution chimique, Lavoisier. 1 vol. in-8. 2e éd........................ 6 fr.

BINET. *Les Altérations de la personnalité. 1 vol. in-8. 2e édition............... 6 fr.

BINET et FÉRÉ. *Le Magnétisme animal. 1 vol. in-8. 5e édition.................... 6 fr.

BLASERNA et HELMHOLTZ. *Le Son et la Musique. 1 vol. in-8. 5e édition....... 6 fr.

BOURDEAU (L.). Histoire de l'habillement et de la parure. 1 vol. in-8............ 6 fr.

BRUNACHE (P.). *Le Centre de l'Afrique. Autour du Tchad. 1 vol. in-8, avec figures.. 6 fr.

CANDOLLE (de). *L'Origine des plantes cultivées. 1 vol. in-8. 4e édition........ 6 fr.

CARTAILHAC (E.). La France préhistorique, d'après les sépultures et les monuments. 1 vol. in-8, avec 162 figures. 2e édition.................................... 6 fr.

CHARLTON BASTIAN. *Le Cerveau, organe de la pensée chez l'homme et chez les animaux. 2 vol. in-8, avec figures. 2e édition.................................... 12 fr.

— L'Évolution de la vie. 1 vol. in-8, avec fig. et pl............................... 6 fr.

COLAJANNI (N.). *Latins et Anglo-Saxons. 1 vol. in-8............................. 9 fr.

CONSTANTIN (le Capitaine). Le rôle sociologique de la guerre et le sentiment national. Suivi de la traduction de *La guerre, moyen de sélection collective*, par le Dr Steinmetz. 1 vol in-8.. 6 fr.

COOKE et BERKELEY. *Les Champignons. 1 vol. in-8, avec figures. 4e édition... 6 fr.

CONSTANTIN (J.), prof. au Muséum. *Les Végétaux et les Milieux cosmiques (adaptation, évolution). 1 vol. in-8, avec 171 gravures................................ 6 fr.

— *La Nature tropicale. 1 vol. in-8, avec gravures............................... 6 fr.

— *Le Transformisme appliqué à l'agriculture. 1 vol. in-8, avec 105 gravures.. 6 fr.

DAUBRÉE, de l'Institut. Les Régions invisibles du globe et des espaces célestes. 1 vol. in-8, avec 85 fig. dans le texte. 2e édition.................................. 6 fr.

DEMENY (G.). *Les bases scientifiques de l'éducation physique. 1 vol. in-8, avec 198 gravures. 5e édition.. 6 fr.

— Mécanisme et éducation des mouvements. 1 vol. in-8, avec 565 gravures. 2e édit. 9 fr.

DEMOOR, MASSART et VANDERVELDE. *L'évolution régressive en biologie et en sociologie. 1 vol. in-8, avec gravures... 6 fr.

DRAPER. Les Conflits de la science et de la religion. 1 vol. in-8. 12e édition....... 6 fr.

DUMONT (L.). *Théorie scientifique de la sensibilité. 1 vol. in-8. 4e édition....... 6 fr.

GELLÉ (E.-M.). *L'audition et ses organes. 1 vol. in-8, avec gravures............ 6 fr.
GRASSET (J.), prof. à la Faculté de médecine de Montpellier. — Les Maladies de l'orientation et de l'équilibre. 1 vol. in-8, avec gravures..................... 6 fr.
GROSSE (E.). *Les débuts de l'art. 1 vol. in-8, avec gravures................... 6 fr.
GUIGNET et GARNIER. *La Céramique ancienne et moderne. 1 vol. in-8, avec gravures.. 6 fr.
HERBERT SPENCER. *Les Bases de la morale évolutionniste. 1 vol. in-8. 6e édit... 6 fr.
— *La Science sociale. 1 vol. in-8. 14e édition................................ 6 fr.
HUXLEY. *L'Écrevisse, introduction à l'étude de la Zoologie. 1 vol. in-8, avec figures. 2e édition... 6 fr.
JACCARD, professeur à l'Académie de Neuchâtel (Suisse). *Le pétrole, le bitume et l'asphalte au point de vue géologique. 1 vol. in-8, avec figures................. 6 fr.
JAVAL (E.), de l'Académie de médecine. *Physiologie de la lecture et de l'écriture. 1 vol. in-8, avec 96 gravures. 2e édition................................... 6 fr.
LAGRANGE (F.). *Physiologie des exercices du corps. 1 vol. in-8. 10e édition... 6 fr.
LALOY (L.). *Parasitisme et mutualisme dans la nature. Préface du Prof. A. GIARD, de l'Institut. 1 vol. in-8, avec 82 gravures................................ 6 fr.
LANESSAN (DE). *Introduction à l'Étude de la botanique (le Sapin). 1 vol. in-8. 2e édition, avec 143 figures.. 6 fr.
— *Principes de colonisation. 1 vol. in-8................................... 6 fr.
LE DANTEC, chargé de cours à la Sorbonne. *Théorie nouvelle de la vie. 4e édit. 1 vol. in-8, avec figures... 6 fr.
— L'évolution individuelle et l'hérédité. 1 vol. in-8...................... 6 fr.
— Les lois naturelles. 1 vol. in-8, avec gravures......................... 6 fr.
LOEB, professeur à l'Université Berkeley. *La dynamique des phénomènes de la vie. Traduit de l'allemand par MM. DAUDIN et SCHAEFFER, agrégés de l'Université, préface de M. le prof. A. GIARD, de l'Institut. 1 vol. in-8 avec fig................... 9 fr.
LUBBOCK (SIR JOHN). *Les Sens et l'instinct chez les animaux, principalement chez les insectes. 1 vol. in-8, avec 150 figures................................ 6 fr.
MALMEJAC (F.). L'eau dans l'alimentation. 1 vol. in-8, avec fig.............. 6 fr.
MAUDSLEY. *Le Crime et la Folie. 1 vol. in-8. 7e édition.................... 6 fr.
MEUNIER (Stan.), professeur au Muséum. — *La Géologie comparée. 1 vol. in-8, avec gravures. 2e édition... 6 fr.
— *La Géologie générale. 1 vol. in-8, avec gravures. 2e édit.............. 6 fr.
— *La Géologie expérimentale. 1 vol. in-8, avec gravures. 2e édit.......... 6 fr
MEYER (de). *Les Organes de la parole et leur emploi pour la formation des sons du langage. 1 vol. in-8, avec 51 gravures.............................. 6 fr.
MORTILLET (G. de). *Formation de la Nation française. 2e édit. 1 vol. in-8, avec 150 gravures et 18 cartes.. 6 fr.
MOSSO (A.), professeur à l'Univ. de Turin. *Les exercices physiques et le développement intellectuel. 1 vol. in-8....................................... 6 fr.
NIEWENGLOWSKI (H.). *La photographie et la photochimie. 1 vol. in-8, avec gravures et une planche hors texte... 6 fr.
NORMAN LOCKYER. *L'Évolution inorganique. 1 vol. in-8 avec gravures....... 6 fr.
PERRIER (Edm.), de l'Institut. La Philosophie zoologique avant Darwin. 1 vol. in-8. 3e édition.. 6 fr.
PETTIGREW. *La Locomotion chez les animaux, marche, natation et vol. 1 vol. in-8, avec figures. 2e édition... 6 fr.
QUATREFAGES (DE), de l'Institut. *L'Espèce humaine. 1 vol. in-8. 15e édit....... 6 fr.
— *Darwin et ses précurseurs français. 1 vol. in-8. 2e édit. refondue....... 6 fr.
— *Les Émules de Darwin. 2 vol. in-8, avec préfaces de MM. Ed. PERRIER et HAMY. 12 fr.
RICHET (Ch.), professeur à la Faculté de médecine de Paris. La Chaleur animale. 1 vol. in-8, avec figures.. 6 fr.
ROCHÉ (G.). *La Culture des Mers (piscifacture, pisciculture, ostréiculture). 1 vol. in-8, avec 81 gravures... 6 fr.
SCHMIDT (O.). *Les Mammifères dans leurs rapports avec leurs ancêtres géologiques. 1 vol. in-8, avec 51 figures....................................... 6 fr.
SCHÜTZENBERGER, de l'Institut. *Les Fermentations. 1 vol. in-8. 6e édition.... 6 fr.
SECCHI (le Père). *Les Étoiles. 2 vol. in-8, avec fig. et pl. 3e édition........... 12 fr.
STALLO. *La Matière et la Physique moderne. 1 vol. in-8. 3e édition........... 6 fr.
STARCKE. *La Famille primitive. 1 vol. in-8.............................. 6 fr.
THURSTON (R.). *Histoire de la machine à vapeur, 2 vol. in-8, avec 140 figures et 16 planches hors texte. 3e édition... 12 fr.
TOPINARD. L'Homme dans la Nature. 1 vol. in-8, avec figures................ 6 fr.
VAN BENEDEN. *Les Commensaux et les Parasites dans le règne animal. 1 vol. in-8, avec figures. 4e édition... 6 fr.
VRIES (Hugo de). Espèces et Variétés, trad. de l'allemand par L. BLARINGHEM, chargé d'un cours à la Sorbonne, avec préface. 1 vol. in-8................. 12 fr.
WHITNEY. *La Vie du Langage. 1 vol. in-8. 4e édition...................... 6 fr.
WURTZ, de l'Institut. *La Théorie atomique. 1 vol. in-8, 10e édition.......... 6 fr.

LISTE PAR ORDRE DE MATIÈRES

DES VOLUMES

DE LA BIBLIOTHÈQUE SCIENTIFIQUE

INTERNATIONALE

Volumes in-8, cartonnés à l'anglaise à 6, 9 et 12 francs.

SCIENCES SOCIALES

* Introd. à la science sociale, par Herbert Spencer. 1 vol. in-8. 14e éd............ 6 fr.
* Les Bases de la morale évolutionniste, par Herbert Spencer. 1 vol. in-8. 6e édit.. 6 fr.
Les Conflits de la science et de la religion, par Draper, professeur à l'Université de New-York. 1 vol. in-8. 12e édit..................... 6 fr.
* Le Crime et la Folie, par H. Maudsley, professeur de médecine légale à l'Université de Londres. 1 vol. in-8. 7e édit...................... 6 fr.
* La Science de l'éducation, par Alex. Bain, professeur à l'Université d'Aberdeen (Écosse). 1 vol. in-8. 11e édit...................... 6 fr.
* Lois scientifiques du développement des nations, par W. Bagehot. 1 vol. in-8. 7e édit. 6 fr.
* Histoire de l'habillement et de la parure, par L. Bourdeau. 1 vol. in-8............ 6 fr.
* La Vie du langage, par D. Whitney, professeur de philologie comparée à Yale-College de Boston (États-Unis). 1 vol. in-8. 3e édit................. 6 fr.
* La Famille primitive, par J. Starcke, prof. à l'Univ. de Copenhague. 1 vol. in-8.... 6 fr.
* Principes de colonisation, par J.-L. de Lanessan, prof. agrégé à la Faculté de médecine de Paris, ancien gouverneur de l'Indo-Chine. 1 vol. in-8.................. 6 fr.
Le rôle sociologique de la guerre, par le capitaine Constantin, suivi de la traduction de *La Guerre, moyen de sélection collective*, par le prof. Steinmetz. 1 vol. in-8...... 6 fr.

PHYSIOLOGIE

* La Locomotion chez les animaux (marche, natation et vol), par J.-B. Pettigrew, professeur au Collège royal de chirurgie d'Édimbourg (Écosse). 1 vol. in-8, avec 140 figures dans le texte. 2e édit................. 6 fr.
L'oreille. *Organe d'orientation dans le temps et dans l'espace*, par E. de Cyon. 1 vol. in-8, avec 45 fig. dans le texte, 3 pl. hors texte et 1 portrait de Flourens.............. 6 fr.
* Les Sens, par Bernstein, professeur de physiologie à l'Université de Halle (Prusse). 1 vol. in-8, avec 91 figures dans le texte. 4e édit.................... 6 fr.
* Les Organes de la parole, par H. de Meyer, professeur à l'Université de Zurich, traduit de l'allemand et précédé d'une introduction sur l'*Enseignement de la parole aux sourds-muets*, par O. Claveau, inspecteur général des établissements de bienfaisance. 1 vol. in-8, avec 51 grav........... 6 fr.
* Physiologie des exercices du corps, par le docteur F. Lagrange. 1 vol. in-8. 10e édit. (Ouvrage couronné par l'Institut)..................... 6 fr.
La Chaleur animale, par Ch. Richet, professeur de physiologie à la Faculté de médecine de Paris. 1 vol. in-8, avec figures dans le texte...................... 6 fr.
* Les Virus, par M. Arloing, professeur à la Faculté de médecine de Lyon, directeur de l'École vétérinaire. 1 vol. in-8, avec fig...................... 6 fr.
* Théorie nouvelle de la vie, par F. Le Dantec, chargé du cours d'embryologie générale à la Sorbonne. 4e édit. Revue. 1 vol. in-8, avec figures................ 6 fr.
L'évolution individuelle et l'hérédité, par *le même*. 1 vol. in-8.................. 6 fr.
L'évolution de la vie, par Charlton Bastian, professeur à University Collège de Londres, traduction et avant-propos par H. de Varigny, docteur ès sciences naturelles, avec la collaboration de Mlle G. de Varigny. 1 vol. in-8, avec 12 fig. dans le texte et 12 planches hors texte.................... 6 fr.
La stabilité de la vie. *Étude énergétique de l'évolution des espèces*, par F. Le Dantec, chargé de Cours à la Sorbonne. 1 vol. in-8...................... 6 fr.
Aliénés et anormaux, par le Dr J. Roubinovitch, médecin en chef de l'hospice de Bicêtre. 1 vol. in-8, avec gravures.................... 6 fr.
* L'audition et ses organes, par le Dr E.-M. Gellé, membre de la Société de biologie. 1 vol. in-8, avec grav...................... 6 fr.
* Les bases scientifiques de l'éducation physique, par G. Demeny, chargé du cours d'éducation physique de la Ville de Paris. 1 vol. in-8, avec 196 grav. 4e édit.......... 6 fr.

Mécanisme et éducation des mouvements, par *le même*. 1 vol. in-8, avec 565 gravures, 3ᵉ édit. Revue et augmentée.. 9 fr.

* **Les exercices physiques et le développement intellectuel**, par A. Mosso, professeur à l'Université de Turin. 1 vol. in-8.. 6 fr.

* **Physiologie de la lecture et de l'écriture**, par le Dʳ E. Javal, membre de l'Académie de médecine. 1 vol. in-8, avec gravures. 2ᵉ édit.. 6 fr.

PHILOSOPHIE SCIENTIFIQUE

* **Le Cerveau et la Pensée chez l'homme et les animaux**, par Charlton Bastian, prof. à l'Univ. de Londres. 2 vol. in-8, avec 184 fig. 2ᵉ édit.. 12 fr.

Les Maladies de l'orientation et de l'équilibre, par J. Grasset, professeur à la Faculté de médecine de Montpellier. 1 vol. in-8, avec gravures.. 6 fr.

* **Le Crime et la Folie**, par H. Maudsley, prof. à l'Univ. de Londres. In-8, 6ᵉ éd...... 6 fr.

* **L'Esprit et le Corps**, considérés au point de vue de leurs relations, suivi d'études sur les *Erreurs généralement répandues au sujet de l'esprit*, par Alex. Bain, prof. à l'Université d'Aberdeen (Écosse). 1 vol. in-8. 6ᵉ éd.. 6 fr.

* **Théorie scientifique de la sensibilité** : *le Plaisir et la Douleur*, par Léon Dumont. 1 vol. in-8. 3ᵉ édit.. 6 fr.

* **La Matière et la Physique moderne**, par Stallo, précédé d'une préface par M. Ch. Friedel, de l'Institut. 1 vol. in-8. 2ᵉ édit.. 6 fr.

Le Magnétisme animal, par Alf. Binet et Ch. Féré. 1 vol. in-8. 5ᵉ édit............ 6 fr.

* **L'Évolution régressive en biologie et en sociologie**, par Demoor, Massart et Vandervelde, prof. des Univ. de Bruxelles. 1 vol. in-8, avec grav........................... 6 fr.

* **Les Altérations de la personnalité**, par Alf. Binet, directeur du laboratoire de psychologie à la Sorbonne. In-8, avec gravures.. 6 fr.

Les lois naturelles, *réflexions d'un biologiste sur les sciences*, par F. Le Dantec, chargé de cours à la Sorbonne. 1 vol. in-8, avec gravures.. 6 fr.

La dynamique des phénomènes de la vie, par le Pʳ Lœb. Traduit de l'allemand par MM. Daudin et Schæffer. 1 vol. in-8, avec gravures.. 9 fr.

ANTHROPOLOGIE

* **L'Espèce humaine**, par A. de Quatrefages, de l'Institut. 1 vol. in-8. 15ᵉ édit...... 6 fr.

* **Ch. Darwin et ses précurseurs français**, par *le même*. 1 vol. in-8. 2ᵉ édition........ 6 fr.

* **Les Émules de Darwin**, par *le même*, avec une préface de M. Edm. Perrier, de l'Institut, et une notice sur la vie et les travaux de l'auteur par E.-T. Hamy, de l'Institut. 2 vol. in-8.. 12 fr.

Latins et Anglo-Saxons. *Races supérieures et races inférieures*, par N. Colajani, prof. à l'Université de Naples. Trad. de l'italien par J. Dubois, agrégé de l'Université. 1 vol in-8.. 9 fr.

La France préhistorique, par E. Cartailhac. In-8, avec 150 grav. 2ᵉ édit............. 6 fr.

* **L'Homme dans la Nature**, par Topinard. 1 vol. in-8, avec 104 grav................ 6 fr.

* **Le centre de l'Afrique. Autour du Tchad**, par P. Brunache, administrateur à Aïn-Fezza (Algérie). 1 vol. in-8, avec gravures.. 6 fr.

* **Formation de la Nation française**, par G. de Mortillet, professeur à l'École d'anthropologie. In-8, avec 150 grav. et 18 cartes. 2ᵉ édit.. 6 fr.

ZOOLOGIE

La genèse des espèces animales, par L. Cuénot, professeur à la Faculté des sciences de Nancy. 1 vol. in-8, avec 123 fig. dans le texte.. 12 fr.

* **Les Mammifères dans leurs rapports avec leurs ancêtres géologiques**, par O. Schmidt, professeur à l'Université de Strasbourg. 1 vol. in-8, avec 51 figures dans le texte... 6 fr.

* **Les Sens et l'instinct chez les animaux**, et principalement chez les insectes, par Sir John Lubbock. 1 vol. in-8, avec grav.. 6 fr.

* **L'Écrevisse**, introduction à l'étude de la zoologie, par Th.-H. Huxley, membre de la Société royale de Londres. 1 vol. in-8, avec 82 grav.................................... 6 fr.

* **Les Commensaux et les Parasites dans le règne animal**, par P.-J. Van Beneden, professeur à l'Université de Louvain (Belgique). 1 vol. in-8, avec 82 figures dans le texte. 3ᵉ édit... 6 fr.

* **La Philosophie zoologique avant Darwin**, par Edm. Perrier, de l'Institut, directeur du Muséum. 1 vol. in-8. 2ᵉ édit.. 6 fr.

* **La Culture des mers en Europe** (Pisciculture, piscifacture, ostréiculture), par G. Roché, insp. gén. des pêches maritimes. In-8, avec 81 grav.................................... 6 fr.

* **Parasitisme et mutualisme dans la nature**, par le Dʳ Laloy, bibliothécaire de l'Académie de médecine, préface de M. le professeur A. Giard, de l'Institut. 1 vol. in-8, avec 82 gravures.. 6 fr.

BOTANIQUE

* **Les Champignons**, par Cooke et Berkeley. 1 vol. in-8, avec 110 fig. 4ᵉ éd......... 6 fr.
* **L'Origine des plantes cultivées**, par A. de Candolle. 1 vol. in-8. 4ᵉ édit........... 6 fr.
* **Introduction à l'étude de la botanique** (*le Sapin*), par J.-L. de Lanessan, professeur agrégé à la Faculté de médecine de Paris. 1 vol. in-8. 2ᵉ édit., avec figures dans le texte...... 6 fr.
Espèces et Variétés. Leur naissance par mutation, par H. de Vriès, traduit de l'anglais par L. Blaringhem, docteur ès sciences, chargé d'un cours de biologie agricole à la Sorbonne. 1 vol. in-8...... 12 fr.
* **Les Végétaux et les milieux cosmiques** (adaptation, évolution), par J. Costantin, professeur au Muséum. 1 vol. in-8, avec 171 figures...... 6 fr.
* **La Nature tropicale**, par *le même*. 1 vol. in-8, avec fig...... 6 fr.
* **Le transformisme appliqué à l'agriculture**, par *le même*. 1 vol. in-8, avec 105 grav. 6 fr.

GÉOLOGIE

* **Les Régions invisibles du globe et des espaces célestes**, par A. Daubrée, de l'Institut. 1 vol. in-8, 2ᵉ édit., avec 89 gravures...... 6 fr.
* **Le Pétrole, le Bitume et l'Asphalte**, par M. Jaccard, professeur à l'Académie de Neuchâtel (Suisse). 1 vol. in-8, avec figures...... 6 fr.
* **La Géologie comparée**, par Stanislas Meunier, professeur au Muséum. 1 vol. in-8, avec figures...... 6 fr.
* **La Géologie expérimentale**, par *le même*. 1 vol. in-8, avec fig...... 6 fr.
* **La Géologie générale**, par *le même*. 2ᵉ édit. In-8, avec grav...... 6 fr

CHIMIE

* **Les Fermentations**, par P. Schutzenberger, de l'Institut. In-8. 6ᵉ éd...... 6 fr.
* **La Synthèse chimique**, par M. Berthelot, secrétaire perpétuel de l'Académie des sciences. 1 vol. in-8. 8ᵉ édit...... 6 fr.
* **La Théorie atomique**, par Ad. Wurtz, membre de l'Institut. 1 vol. in-8. 9ᵉ édit., précédée d'une introduction sur *la Vie et les Travaux* de l'auteur, par M. Ch. Friedel, de l'Institut...... 6 fr.
* **La Révolution chimique** (*Lavoisier*), par M. Berthelot. 1 vol. in-8. 2ᵉ éd...... 6 fr.
* **La Photographie et la Photochimie**, par H. Niewenglowski. 1 vol. avec gravures et une planche hors texte...... 6 fr.
* **L'eau dans l'alimentation**, par F. Malméjac, docteur en pharmacie, pharmacien-major de l'armée. 1 vol. in-8, avec grav...... 6 fr.

ASTRONOMIE — MÉCANIQUE

* **Histoire de la Machine à vapeur, de la Locomotive et des Bateaux à vapeur**, par R. Thurston, professeur à l'Institut technique de Hoboken (New-York). 2 vol. in-8, avec 160 fig. et 16 pl. hors texte. 3ᵉ édit...... 12 fr.
* **Les Étoiles** par le P. A. Secchi, directeur de l'observatoire du Collège romain. 2 vol. in-8, avec 68 figures et 16 planches. 2ᵉ édit...... 12 fr.
* **Les Aurores polaires**, par A. Angot, directeur du Bureau central météorologique de France. 1 vol. in-8, avec figures...... 6 fr.

PHYSIQUE

La Conservation de l'énergie, par Balfour Stewart, prof. de physique au collège Owens de Manchester (Angleterre). 1 vol. in-8, avec fig. 6ᵉ édit...... 6 fr.
Le mouvement. *Mesures de l'étendue et mesures du temps*, par J. Andrade, professeur à la Faculté des sciences de Besançon. 1 vol. in-8, avec 46 figures...... 6 fr.
* **La Matière et la Physique moderne**, par Stallo, précédé d'une préface par Ch. Friedel, membre de l'Institut. 1 vol. in-8. 3ᵉ édit...... 6 fr.
* **L'Évolution inorganique étudiée par l'analyse spectrale**, par Norman Lockyer, 1 vol. in-8, avec gravures...... 6 fr.
La Grammaire de la science (*physique*), par M. Pearson, traduit de l'anglais par Lucien March. 1 vol. in-8, avec grav...... 12 fr.

THÉORIE DES BEAUX-ARTS

* **Les Débuts de l'art**, par E. Grosse, professeur à l'Université de Fribourg. Préface de Marillier. 1 vol. in-8, avec gravures...... 6 fr.
* **Le Son et la Musique**, par P. Blaserna, prof. à l'Univ. de Rome, suivi d'une étude sur le même sujet, par Helmholtz. 1 vol. in-8, avec 41 fig. 5ᵉ éd...... 6 fr.
* **La Céramique ancienne et moderne**, par MM. Guignet, directeur des teintures à la Manufacture des Gobelins, et Garnier, directeur du Musée de la Manufacture de Sèvres. 1 vol. in-8, avec grav...... 6 fr.
Histoire de l'habillement et de la parure, par L. Bourdeau. 1 vol. in-8...... 6 fr.

LIVRES SCIENTIFIQUES
(par ordre alphabétique de noms d'auteurs)
NON CLASSÉS DANS LES SÉRIES PRÉCÉDENTES
(MÉDECINE-SCIENCES)

Récemment parus (1910-1911) :

BOECKEL (J.), chirurgien de l'hôpital civil de Strasbourg et BOECKEL (A.). **Des fractures du rachis cervical sans symptômes médullaires.** 1911. 1 vol. in-8, avec 20 pl. hors texte   8 fr.

DÉBRÉ (Dr R.). **Recherches épidémiologiques, cliniques et thérapeutiques sur la méningite cérébro-spinale.** 1911. 1 vol. gr. in-8...   4 fr.

HERPIN (Dr A.). **Évolution de l'os maxillaire inférieur.** 1907. Broch. gr. in-8......   5 fr.

HOCHREUTINER (B. P. G.), docteur ès sciences. **La philosophie d'un naturaliste.** *Essai de synthèse du monisme mécaniste.* 1911. 1 vol. in-8.........................   7 fr. 50

JAËLL (Mme Marie). **Un nouvel état de conscience.** *La coloration des sensations tactiles.* 1910. 1 vol. in-8, avec 33 planches.......................................   4 fr.

LABBÉ (H.), docteur ès sciences. **Contribution à l'étude du métabolisme des composés ammoni. caux.** 1910. 1 vol. gr. in-8..   4 fr.

— **Le métabolisme d'un chien partiellement dépancréaté.** 1911. 1 vol. gr. in-8......   4 fr.

LAVOLLÉ (R.), docteur ès lettres. **Les fléaux nationaux.** *Dépopulation. Pornographie. Alcoolisme. Affaissement moral.* 1900. 1 v. in-16...........................   3 fr. 50

NATHAN (Dr M.). **La cellule de Kuppfer** (cellule endothéliale de capilaires veineux du foie). *Ses réactions expérimentales et pathologiques.* 1908. 1 vol. gr. in-8, avec pl......   5 fr.

ROSENTHAL (G.). **L'aérobisation des microbes anaérobies.** 1908. 1 vol. gr. in-8...   5 fr.

SÉE (Dr P.). **Les diastases oxydantes et réductrices des champignons.** 1910. Brochure gr. in-8...   2 fr.

Précédemment publiés :

Agronomie coloniale. (*Première réunion internationale d'*). *Compte rendu des séances et résumé des travaux.* Paris. 1906. In-8.......................................   10 fr.

ALEZAIS. **Etudes anatomiques sur le cobaye.** 1903. 1 vol. gr. in-8, avec figures....   8 fr.

ANTHEAUME (A.). **De la toxicité des alcools.** In-8. 1897.......................   3 fr. 50

AXENFELD et HUCHARD. **Traité des névroses.** 2e édition. 1 fort vol. in-8. 1882..   20 fr.

BALFOUR STEWART et TAIT. **L'Univers invisible.** 1 vol in-8...................   7 fr.

BARTELS. **Les maladies des reins,** 1 vol. in-8, avec fig......................   7 fr. 50

BEAUREGARD (H.). **Les insectes vésicants.** 1 vol. gr. in-8, avec 34 pl. et 44 grav...   25 fr.

BELZUNG. **Recherches sur l'ergot de seigle.** In-8............................   1 fr. 50

BÉRAUD (B.-J.). **Atlas complet d'anatomie chirurgicale topographique,** 100 planches sur acier, avec texte. In-4. Prix : fig. noires, relié. 60 fr. — Fig. color. relié....   120 fr.

BERNARD (Claude), de l'Institut. **Les propriétés des tissus vivants.** In-8.......   2 fr. 50

BERTRAND (C.-Eg.), professeur à la Faculté des sciences de Lille. **Remarques sur le Lepidodendron Hartcourtti de Wittham.** 1 vol. in-8 avec planches..............   10 fr.

BOECKEL (Jules). **Sur les kystes hydatiques du rein.** In-8.....................   2 fr.

— **Des kystes du pancréas.** In-8. 1891......................................   3 fr.

— **Considérations sur la résection du genou.** In-8. 1892....................   1 fr. 25

— **De l'ablation de l'estomac.** 1903. 1 vol. in-8, avec planches................   3 fr. 50

BOREL (V.). **Nervosisme et neurasthénie.** 1894. 1 vol. in-8...................   3 fr.

BOUCHARDAT (A.). **De la glycosurie ou diabète sucré,** son traitement hygiénique. 2e édition. 1 vol. grand in-8...   15 fr.

— **Traité d'hygiène publique et privée.** 3e édition. 1 fort vol. grand in-8.........   18 fr.

BOURDEAU (Louis). **Théorie des sciences.** 2 vol. in-8.........................   20 fr.

— **La conquête du monde animal.** In-8......................................   5 fr.

— **La conquête du monde végétal.** In-8.....................................   5 fr.

BOURDET (Eug.). **Des maladies du caractère.** In-8...........................   5 fr.

— **Principes d'éducation positive.** In-18....................................   3 fr. 50

CHAUVEL, de l'Académie de médecine. **Études ophtalmologiques.** 1 vol. in-8. 1896..   5 fr.

CORNIL (V.). **Découvertes de Pasteur et leurs applications à l'anatomie et à l'histologie pathologique.** In-8..   1 fr.

— **Des différentes espèces de néphrites.** In-8...............................   3 fr. 50

— **Leçons d'anatomie pathologique.** 1884. 1 vol. in-8.......................   4 fr.

COURMONT (Fr.). **Le cervelet et ses fonctions.** 1 vol. in-8..................   12 fr.

DALLEMAGNE (J.). **Dégénérés et déséquilibrés.** In-8.........................   12 fr.

DAVID. **Les microbes de la bouche.** in-8, 113 grav., lettre-préface de M. PASTEUR.   10 fr.

DE BOVIS. **Le cancer du gros intestin,** *rectum excepté.* 1901. 1 vol. in-8........   5 fr.

DEGA (Mlle G.). **Essai sur la cure préventive de l'hystérie féminine par l'éducation.** 1 vol. in-8. 1898..   3 fr.

DÉJERINE (le Prof.). **Sur l'atrophie musculaire des ataxiques.** In-8............. 3 fr.
DÉJERINE-KLUMPKE (Mme). **Des polynévrites et des paralysies et atrophies saturnines,**
   étude clinique et anat.-path. In-8, avec grav... .... 6 fr.
DESCHAMPS (d'Avallon). **Compendium de pharmacie pratique.** In-8.............. 20 fr.
DESPAUX (A.). **Causes des énergies attractives.** *Magnétisme, Électricité, Gravitation.*
   1902. 1 vol. in-8... .... 5 fr.
— **Genèse de la matière et de l'énergie.** *Formation et fin d'un monde.* 1900. 1 vol. in-8.   4 fr.
— **Explication mécanique de la matière, de l'électricité et du magnétisme.** 1905. 1 vol.
   in-8... 4 fr.
— **Explication mécanique des propriétés de la matière.** *Cohésion, affinité, gravitation,* etc.
   1908. 1 vol. in-8... 6 fr.
DUCKWORTH. **La goutte, hygiène et traitement.** In-8........................... 10 fr.
DURAND-FARDEL. **Traité des eaux minérales de la France et de l'étr.** 3e éd. In-8.   10 fr.
DURAND DE GROS. **L'Idée et le fait en biologie.** In-8........................ 1 fr. 50
— **Physiologie philosophique.** 1 vol. in-8................................... 8 fr.
— **Ontologie et psychologie physiologique.** In-18........................... 3 fr. 50
— **De l'hérédité dans l'épilepsie**.. 50 c.
— **Les origines animales de l'homme.** 1 vol. in-8........................... 5 fr.
— **Genèse naturelle des formes animales.** In-8.............................. 1 fr. 25
DUVAL (Mathias), de l'Académie de médecine. **Le placenta des rongeurs.** 1 fort vol. in-4.
   avec 106 fig. et atlas de 22 pl. 1893.. 40 fr.
— **Le placenta des carnassiers.** 1 fort vol. in-4 avec 46 grav. et atlas de 13 pl. 1895.   25 fr.
— **Embryologie des cheiroptères.** *L'ovule, la gastrula, le blastoderme et l'origine des
   annexes chez le murin.* In-8, avec 29 fig. et 5 pl., 1899.......................... 15 fr.
FERRIER. **De la localisation des maladies cérébrales,** suivi d'un mémoire de MM. Charcot
   et Pitres sur *les Localisations motrices dans les hémisphères de l'écorce du cerveau.* In-8
   67 fig.. 2 fr.
FIAUX (Louis). **La prostitution cloîtrée.** 1902. 1 vol. in-18..................... 3 fr.
— **Le délit pénal de la contamination intersexuelle.** 1907. 1 vol. in-12.......... 2 fr. 50
— **La police des mœurs devant la commission extra-parlementaire du régime des mœurs.**
   — Tome I et II. *Introduction. Rapports. Débats. Abolition de la police des mœurs. Le
   régime de la loi. Documents inédits.* 1907. 2 forts vol. gr. in-8. 30 fr. — Tome III. *Aver-
   tissement. Rapport général. Abolition de la police des mœurs. Le régime de la loi. Loi
   du 11 avril 1908 concernant la protection des mineurs.* 2e éd. 1910. 1 fort vol. gr. in-8.   8 fr.
— **Enseignement populaire de la moralité sexuelle.** 1908. Broch. in-18............. 1 fr.
— **Un nouveau régime des mœurs.** Abolition de la police des mœurs. Le régime de la loi.
   1908, 1 vol. in-16... 3 fr. 50
— **La prostitution réglementée et les pouvoirs publics dans les principaux États des
   Deux-Mondes.** I. *Belgique, Russie, France et Suisse.* 1902. 1 vol. in-8........... 5 fr.
   II. *Amérique du Nord et du Sud, Japon, Chine, Balkans, Turquie et Egypte.* 1909. 1 vol.
   in-8.. 5 fr.
— **L'intégrité intersexuelle des peuples et les gouvernements.** 1910. 1 vol. gr. in-8.   10 fr.
FOREL (A.) et MAHAIM. **Crime et anomalies mentales constitutionnelles.** In-8....   5 fr.
FRAISSE. **Principes du diagnostic gynécologique.** 1901. 1 vol. in-12, avec gravures.   5 fr.
GALIPPE (V.). **Hérédité des anomalies des maxillaires et des dents.** 1902. In-8..   1 fr. 50
GAYME () **Essai sur la maladie de Basedow.** Gr. in-8.......................... 6 fr.
GIRARD (H.). **Le chlorure d'éthyle en anesthésie générale.** In-8................ 1 fr. 50
GLATZ (P.). **Dyspepsie nerveuse et neurasthénie.** In-12......................... 4 fr.
GUILLEMIN, professeur de physique à l'Ecole de médecine d'Alger. **Génération de la voix
   et du timbre.** Préf. de J. Violle, de l'Institut, 2e éd. avec 122 grav. 1 vol. in-8.   10 fr.
— **Les premiers éléments de l'acoustique musicale.** 1904. 1 vol. in-8, avec 53 gravures.   10 fr.
HALLEZ (Paul). **Morphologie générale et affinités des tubellariées.** 1 vol. in-8...   2 fr.
HERZEN. **Causeries physiologiques.** 1899. 1 vol. in-12......................... 3 fr. 50
HUCHARD (H.). **Pathogénie de la mort subite dans la fièvre typhoïde.** 1 br. in-8.   1 fr. 25
HUXLEY. **La physiographie,** introduction à l'étude de la nature, traduit et adapté par
   M. G. Lamy. 1 vol. in-8, avec figures... 8 fr.
JACQUES. **L'intubation du larynx.** In-8...................................... 2 fr. 50
JAMAIN et F. TERRIER. **Manuel de pathologie et de clinique chirurgicales.** 3e édition.
   4 vol. in-8... 32 fr.
JANOT. **Rapports morbides de l'œil et de l'utérus, œil utérin.** 1892. 1 br. in-8.   2 fr. 50
KOENIG (C.-J.). **Étude expérimentale des canaux semi-circulaires.** 1 vol. in-8. 1897.   3 fr. 50
KOVALEVSKY. **L'ivrognerie, causes, traitement.** In-8.......................... 1 fr. 50
LABORDE (J.-V.), de l'Académie de médecine. **Les tractions rythmées de la langue** (trai-
   tement physiologique de la mort). 2e éd., 1897. 1 vol. in-12. avec gravures........ 5 fr.
LANCEREAUX. **Traité historique et pratique de la syphilis.** 2e éd. in-8........ 17 fr.
LANGLOIS (P.), professeur agrégé à la Faculté de médecine de Paris. **Les capsules surrénales.**
   1 vol. in-8. 1897 .... 4 fr.
LAYET (A.), prof à la Faculté de médecine de Bordeaux. **La santé des Européens entre
   les tropiques.** I. *Le climat. Le sol. Les agents vivants d'agression morbide.* 1906. In-8.   7 fr.

LEFEBVRE. **Des déformations ostéo-articulaires, consécutives à des maladies de l'appareil pleuro-pulmonaire.** In-8. 1891.. 4 fr. 50

LE FORT (Léon), professeur à la Faculté de médecine de Paris. Œuvres complètes, publiées par le D' LEJARS (*1895-1896*). Tome I : *Hygiène hospitalière, démographie, hygiène publique.* 1 vol. in-8. 20 fr.; — Tome II : *Chirurgie militaire, enseignement.* 1 vol. in-8. 20 fr.; — Tome III : *Chirurgie.* 1 vol. in-8............................. 20 fr.

LEMAITRE (J.), professeur au Collège de Genève. **Audition colorée et phénomènes connexes observés chez des écoliers.** In-12. 1900.. 4 fr.

LÉPINE. **Le ferment glycolitique et la pathogénie du diabète.** In-8. 1891......... 1 fr.

LÉVY (D' J.). **L'hémato-thérapie de la maladie de Basedow.** 1908. Broch. gr. in-8. 2 fr. 50

LIEBREICH (R.). **Atlas d'ophtalmoscopie.** In-4, avec 12 pl. et texte. 3ᵉ éd....... 40 fr.

MAC CORMAC. **Manuel de chirurgie antiseptique.** In-8.............................. 2 fr.

MANNHEIMER (M.). **Le gâtisme au cours des états psychopatiques.** 1 vol. in-8. 1897. 3 fr. 50

MARVAUD (A.), médecin inspecteur de l'armée. **Les maladies du soldat, étude étiologique, épidémiologique, clinique et prophylactique.** in-8. 1894 (*Cour. par l'Acad. des sciences*). 20 fr.

MAYER (A.). **Essai sur la soif.** 1900. 1 vol. in-8................................. 3 fr.

MICHOTTE (A.). **Les signes régionaux** (répartition de la sensibilité tactile). 1 vol. in-8, avec planches. 1905.. 5 fr.

MORIN (Ch.). **Structure anat. et nature des individualités du syst. nerveux, causes réflexes physio-psychiques.** In-8.. 4 fr. 50

MOURAO-PITTA. **Madère, station médicale fixe.** In-8, cart....................... 2 fr.

MURCHISON. **De la fièvre typhoïde.** 1 vol. in-8................................... 3 fr.

NÉLATON (de l'Institut). **Éléments de pathologie chirurgicale.** *Seconde édition complètement remaniée* par MM. les docteurs JAMAIN, PÉAN, DESPRÉS, GILETTE et HORTELOUP, chirurgiens des hôpitaux. Ouvrages complet en 6 vol. gr. in-8. avec 795 fig. dans le texte. 32 fr.

NICAISE. **Des lésions de l'intestin dans les hernies.** In-8?...................... 3 fr.

NOÉ (Joseph). **Recherche sur la vie oscillantes.** 1903. 1 vol. in-8, avec figures..... 7 fr.

PAGET (Sir James). **Leçons de clinique chirurgicale.** Gr. in-8.................... 8 fr.

PANSIER. **Les manifestations oculaires de l'hystérie.** 1892. 1 vol. in-8, 3 pl. hors texte 4 fr.

PARISOT (P.). **Études d'hygiène sur Nancy et le département de Meurthe-et-Moselle.** 1893. In-8, avec 2 pl... 1 fr. 50

PETIT (L.-H.). **Des tumeurs gazeuses du cou.** 1 vol. in-8......................... 3 fr.

PETIT (R.). **De la tuberculose des ganglions du cou.** In-8........................ 4 fr.

PHILIPPSON (J.). **L'autonomie et la centralisation du système nerveux des animaux.** 1 vol. in-8, avec planches. 1905.. 5 fr.

PHILIPS. (DURAND DE GROS). **Influence réciproque de la pensée, de la sensation et des mouvements végétatifs.** In-8.. 1 fr.

POUCHET (G.). **Charles Robin, sa vie et son œuvre.** In-8........................ 3 fr. 50

REBLAUD (Th.). **Des cystites non tuberculeuses chez la femme.** 1 vol. in-8....... 4 fr.

REISS (R. A.), docteur ès sciences, prof. à l'Univ. de Lausanne. **Manuel de police scientifique.** (*Technique*). Tome I. *Vols et homicides*, préface de L. LÉPINE, préfet de police de Paris. 1911. 1 vol. gr. in-8, avec 149 fig... 15 fr.

RETTERER (Ed.). **Développement du squelette des extrémités et des product. cornées chez les mammifères.** In-8, avec 4 pl.. 4 fr.

REYMOND (A.). **Logique et mathématiques.** 1908. 1 vol. in-8.................... 5 fr.

RICHET (Ch.). **Structure des circonvolutions cérébr.** In-8....................... 5 fr.

RIETSCH. **Reproduction des cryptogames.** In-8 avec fig.......................... 5 fr.

RILLIET et BARTHEZ. **Traité clinique et pratique des maladies des enfants.** 3ᵉ édition, par BARTHEZ et SANNÉ. — TOME 1ᵉʳ. *Maladies du système nerveux, de l'appareil respiratoire.* 1 fort vol. gr. in-8. 16 fr.; — TOME II. *Maladies de l'appareil circulatoire, de l'appareil digestif et de ses annexes, de l'appareil génito-urinaire, de l'appareil de l'ouïe, maladies de la peau.* 1 fort vol. gr. in-8. 14 fr.; — TOME III, terminant l'ouvrage, *Maladies spécifiques, maladies générales constitutionnelles.* 1 fort vol. gr. in-8.. 25 fr.

ROISEL. **Les Atlantes. Etudes antéhistoriques.** 1 vol. in-8...................... 7 fr.

SABOURIN (Ch.). **Anatomie normale et pathologique de la glande biliaire de l'homme.** 1 vol. in-8, avec 233 fig.. 8 fr.

TERRIER (F.). **De l'œsophagtomie externe.** 1 vol. in-8........................... 3 fr. 50

— **Des anévrismes cirsoïdes.** 1 vol. in-8... 3 fr.

— **Éléments de pathologie chirurgicale générale.** 1ᵉʳ fasc. : *Lésions traum. et leur complications.* 1 vol. in-8. 7 fr. — 2ᵉ fasc. : *Complications des lésions traum. Lésions inflamm.* In-8.. 6 fr.

TOURNEUX (F.). **Atlas d'embryologie des organes génitaux urinaires.** 1 vol. in-4. 40 fr.

VALENTINO (V.). **Notes sur l'Inde.** *Serpents, Hygiène, Médecine, Aperçus économiques sur l'Inde française.* (Couronné par l'Université de Bordeaux). 1906. 1 vol. in-16... 4 fr.

VARIGNY (H. de). **L'excitabilité électrique des circonv. cérébr. et la période d'excitation latente du cerveau.** In-8... 2 fr.

VIRCHOW. **Pathologie des tumeurs.** 4 vol. grand in-8, avec 106 fig......... 12 fr. 75

VOISIN (Jules), médecin de la Salpêtrière. **L'idiotie**, *psychologie et éducation de l'idiot.* 1893. 1 vol. in-12... 4 fr.

— **L'Épilepsie.** 1 vol. gr. in-8. 1897 (*Cour. par l'Acad. de méd.*)............... 6 fr.

YVERT. **Traité pratique et clinique des blessures du globe de l'œil.** In-8..... 12 fr.

— **Applications médico-chirurgicales de l'adrénaline.** In-12..................... 3 fr.

ENSEIGNEMENT SECONDAIRE

SCIENCES MATHÉMATIQUES

Ouvrages conformes aux programmes de 1905

I. — DEUXIÈME CYCLE C ET D, MATHÉMATIQUES A ET B, ET PRÉPARATION AUX ÉCOLES

OUVRAGES DE M. E. COMBETTE
Inspecteur général de l'Instruction publique.

SECONDE ET PREMIÈRE C ET D. — **Précis d'Algèbre.** In-8, 2° édit., avec 264 exerc. et probl...................... 3 fr.

MATHÉM. A ET B. — **Cours abrégé d'arithmétique.** 1 vol. in-8, 10° éd. avec 270 problèmes et exercices.................... 2 fr. 80

MATHÉM. A ET B. — **Cours abrégé d'algèbre élémentaire.** In-8, 10° édit., avec 313 probl. et exerc...................... 3 fr. 50

MATHÉM. A ET B. — **Cours abrégé de géométrie élémentaire.** 1 vol. in-8, 3° édit., avec 417 fig., probl. et exerc.................... 4 fr. 50

MATHÉM. A et B ET PRÉPARATION AUX ÉCOLES OU GOUVERNEMENT. — **Leçons de mécanique,** en collabor. avec M. JOSEPH GIROD, 2° édit., avec 225 fig. et 73 exerc. et probl... 3 fr. 50

MATHÉM. A et B et MATHÉM. SPÉCIALES ET PRÉPARATION AUX ÉCOLES DU GOUVERNEMENT. — **Cours de trigonométrie,** avec compléments pour les candidats aux écoles du gouvernement. 4° édition... 4 fr.

— **Cours d'arithmétique.** In-8. 13° édit., avec fig. et 304 exerc. et probl...................... 6 fr.

— **Cours d'algèbre élémentaire.** 1 vol. in-8. 9° édit., avec 99 figures et 498 exercices.... 8 fr.

— **Cours de géométrie élémentaire.** In-8. 9° édit., avec 662 fig. et 711 exerc.................. 10 fr.

— **Compléments du cours d'algèbre et notions de géométrie analytique.** In-8........ 4 fr.

OUVRAGES DE M. JOSEPH GIROD
Ancien élève de l'Ecole Normale supérieure. Professeur au Lycée Charlemagne.

SECONDE C ET D ET MATHÉMATIQUES A ET B. — **Précis de géométrie plane.** 4° édit. 1 vol. in-8 avec 272 fig. et 239 probl. et exercices. 2 fr. 50

PREMIÈRE C ET D ET MATH. — **Précis de géométrie de l'espace.** 1 vol. in-8, 3° édit. avec 165 fig. et 124 probl. et exercices.... 2 fr. 50

MATHÉM. A ET B, ET PRÉPARATION AUX ÉCOLES DU GOUVERNEMENT. — **Précis de géométrie,** *compléments, les trois coniques.* 1 vol. in-8, 2° édit., avec 219 figures et 178 problèmes et exercices.................... 2 fr. 50

MÊMES CLASSES. — **Précis de géométrie,** *les trois fascicules réunis.* 1 vol. in-8, avec 656 fig. et 541 probl. et exercices. 7 fr. 50

PREMIÈRE C ET D ET MATH. — **Précis de trigonométrie.** 4° éd. 1 vol. in-8 avec 54 fig. et 394 problèmes et exercices proposés. 2 fr. 40

PREMIÈRE C ET D. — **Précis de géométrie descriptive et de géométrie cotée.** 1 vol. in-8 avec 157 fig dans le texte et 200 exerc. et probl. proposés................... 2 fr. 50

MATHÉM. A ET B. — **Précis de géométrie descriptive et de géométrie cotée.** 1 vol. in-8 avec 152 fig. dans le texte et 191 ex. et probl. proposés et 3 pl. hors texte. . 3 fr. 50

MATHÉM. A ET B. (EN COLLAB. AVEC M. E. COMBETTE). — **Leçons de mécanique.** 2° édition avec 225 fig. et 73 exerc. et probl. 3 fr. 50

MATHÉM. — **Cours de géométrie descriptive,** par J. CARON, prof. au lycée Saint-Louis :
1° *Ligne droite et plan*....... *(Epuisé).*
2° *Cônes, cylindres et sphères.* 1 vol. in-8, avec atlas de 18 pl. 3° éd............. 6 fr.
3° *Géométrie cotée.* 1 vol. in-8 avec 208 fig. dans le texte...................... 6 fr.

MATHÉM. — **Cours de cosmographie,** par P. PORCHON. 1 vol. in-8, avec 174 fig. et 4 planches hors texte. 5° édition..... 5 fr.

MATHÉM. — ST-CYR. — **Précis de cosmographie** par P. PORCHON. 1 vol. in-8, avec 63 fig. dans le texte, et 3 planches hors texte...................... 2 fr.

MATHÉM. — **Cours de trigonométrie,** par A. REBIÈRE. 1 vol. in-8, nouv. éd. 3 fr. 50

II. — CLASSES DE MATHÉMATIQUES SPÉCIALES
(ÉCOLES POLYTECHNIQUE, NORMALE ET CENTRALE)

E. COMBETTE et JOSEPH GIROD. — **Cours de mécanique,** conforme à l'arrêté du 26 juillet 1904. 1 vol. in-8 avec 179 figures dans le texte et 334 exercices et problèmes proposés. 6 fr.

E. COMBETTE. — **Cours de Trigonométrie.** 4° édition. 1 vol. in-8...................... 4 fr.

MICHEL, prof. de mathém. spéciales au lycée Saint-Louis. — **Cours d'algèbre.** (*Sous presse.*)

III. — PREMIER ET DEUXIÈME CYCLES, DIVISIONS A ET B, PHILOSOPHIE A ET B

COURS DE MATHÉMATIQUES

Conforme aux programmes du 31 mai 1902 et du 27 juillet 1905

P. PORCHON
Ancien élève de l'École normale supérieure. Professeur honoraire au lycée de Versailles.

SIXIÈME A ET B ET CINQUIÈME A. — **Notions élémentaires d'arithmétique et de calcul.** 14° édit. In-12, avec fig. dans le texte, questionnaires, probl. et exercices, cart... 2 fr.

SIXIÈME A ET B ET CINQUIÈME A. — **Cours élémentaire d'arithmétique pratique.** 12° éd. In-12, avec figures, problèmes et exercices, cartonné..................... 2 fr.

PROGRAMMES DE 1905.

CINQUIÈME B, QUATRIÈME A ET B, TROISIÈME A. — Nouveaux éléments d'arithmétique. 22e édit. In-12, avec exerc., cart. 2 fr.

QUATRIÈME ET TROISIÈME A. — Nouveaux éléments de géométrie plane. 14e édit. In-12, avec exerc., cart.......... 2 fr. 50

Nouveaux éléments de géométrie de l'espace. 13e édit. In-12, avec exercices, cart. 1 fr. 25

Nouveaux éléments de géométrie (les deux cours précédents réunis). In-12, cart. 3 fr. 50

TROISIÈME A ET B. — Nouveaux éléments d'algèbre. 15e éd. In-12, avec exerc., cart. 2 fr. 50

PHILOSOPHIE A ET B. — Nouveaux éléments de cosmographie. 10e édition. In-12, avec fig. et pl., cartonné.................. 2 fr.

PHILOSOPHIE A ET B. — Leçons de mathématiques. 2e édit. In-12 avec fig., cart. 3 fr. 50

E. COMBETTE, Inspecteur général de l'Instruction publique.

LEÇONS DE GÉOMÉTRIE

Pour les Classes de 5e, 4e et 3e B, de 5e et de 4e A des Lycées et Collèges.

CINQUIÈME B ET QUATRIÈME A.—4e éd. In-12 av. 165 fig. et 84 exerc. et probl., cart. à l'angl.. 1 fr. 60

QUATRIÈME B ET TROISIÈME A.—3e éd. In-12 av. 116 fig. et 179 exerc. et probl., cart. à l'angl. 1 fr. 60

TROISIÈME B. — 3e édit. In-12 avec 201 fig. et 112 exerc. et probl., cart. à l'angl...... 2 fr. 50

Les trois précédents cours réunis en un volume, avec 482 figures et 315 exercices et problèmes, cart. à l'angl. .... 5 fr 40

IV. — SCIENCES PHYSIQUES

ÉMILE BOUANT

Ancien élève de l'École normale supérieure, professeur honoraire au lycée Charlemagne.

ÉLÉMENTS DE CHIMIE (*Vol. in-12, cart., couv. grise*)

QUATRIÈME B et PHILOSOPHIE A et B. — *Premier fascicule* : **Notions générales, Métalloïdes.** Avec fig., 4e édit. .... 1 fr. 60

TROISIÈME B et PHILOSOPHIE A et B. — *Deuxième fascicule* : **Métaux, Chimie organique.** Avec fig., 3e édit. .... 1 fr. 60

Les deux fascicules précédents réunis. .... 3 fr.

COURS DE CHIMIE (*Vol. in-12, cart., couv. bleue*)

SECONDE C et D. — *Premier fascicule* : **Notions générales, Métalloïdes, Sels,** avec fig., 2e édit .... 2 fr. 80

PREMIÈRE C et D. — *Deuxième fascicule* : **Métaux, Chimie organique,** avec fig., 2e édit... .... 2 fr.

MATHÉMATIQUES A et B. — *Troisième fascicule* : **Compléments,** avec fig. 3 fr.

Les trois fascicules précédents réunis et formant le Cours complet de Chimie, avec figures. .... 7 fr.

ÉLÉMENTS DE PHYSIQUE (*Vol. in-12, cart., couv. grise*)

QUATRIÈME B. — *Premier fascicule* : Pesanteur, Chaleur. 5e éd., avec 116 fig. 2 fr.

TROISIÈME B. — *Deuxième fascicule* : Acoustique, Optique, Électricité, avec 148 fig. et une planche coloriée hors texte, 4e édit. .... 2 fr.

PHILOSOPHIE A et B. — 1 vol. in-12 avec 366 fig. et une planche coloriée hors texte. .... 6 fr.

COURS DE PHYSIQUE (*Vol. in-12, cart., couv. bleue*)

SECONDE C et D. — *Premier fascicule* : Pesanteur, Chaleur, avec 218 figures, 2e édit. .... 3 fr. 75

PREMIÈRE C et D. — *Deuxième fascicule* : Optique, Électricité et Applications, avec 234 figures et une planche coloriée hors texte, 2e édit... 3 fr. 75

MATHÉMATIQUES A et B. — *Troisième fascicule* : Acoustique, Compléments, avec 137 fig. et une planche coloriée hors texte, 2e édit. .... 3 fr. 75

Les trois fascicules précédents réunis et formant le Cours complet de Physique, avec 589 fig. dans le texte et une planche coloriée hors texte. ... 10 fr.

PHILOSOPHIE A et B et MATHÉMATIQUES A et B.—Chimie inorganique élémentaire, par E. Grimaux, de l'Institut. In-12, cart., 8e édit. .... 5 fr. 50

MÊMES CLASSES. — Chimie organique élémentaire, par LE MÊME. In-12, cart., 8e édition. .... 5 fr. 50

MÊMES CLASSES. — Cours élémentaire de physique, par H. Dufet, prof. au lycée Saint-Louis. In-8, avec 618 fig. dans le texte............ 8 fr.

La chimie du laboratoire, par F. Pisani et Ch. Dirvell. In-18, 2e édition. 4 fr.

ENSEIGNEMENT SECONDAIRE DES JEUNES FILLES

ÉMILE BOUANT

(3°, 4° et 5° ANNÉES). — **Leçons de chimie.** 1 vol. in-12, avec 113 figures dans le texte, cartonné à l'anglaise. . . . . **2 fr. 80**

(3° ANNÉE). — **Leçons de physique** (*Pesanteur et Chaleur*). 1 vol. in-12 avec 128 figures dans le texte, cart. à l'angl. 2° édit. . . . . **2 fr.**

(4° et 5° ANNÉES). — **Leçons de physique** (*Acoustique. Optique. Électricité, Magnétisme*), par LE MÊME. 1 vol. in-12, avec 235 fig. dans le texte et 1 planche coloriée hors texte, cart. à l'angl. . . . . **2 fr. 80**

Les deux précédents volumes, réunis en un seul cart. à l'angl. . . . . . **4 fr. 50**

SCIENCES NATURELLES

ER. BELZUNG
Docteur ès sciences, agrégé des sciences naturelles, professeur au lycée Charlemagne.

ZOOLOGIE

SIXIÈME A et B. — **Cours élémentaire de zoologie**, 13° édit. In-12, avec 391 grav., cart. à l'angl. . . . . **2 fr.**

TROISIÈME B. — **Leçons de zoologie.** In-12, avec 332 gravures, cart. **2 fr. 50**

PHILOSOPHIE A et B et MATHÉMATIQUES A et B. — **Anatomie et physiologie animales**, suivies de la *Classification*. 11° édit. In-8, avec 630 grav.; broché. **6 fr.**

BOTANIQUE

CINQUIÈME A et B. — **Cours élémentaire de botanique**, 4° éd. In-12, avec 378 gravures, cart. à l'angl. . . . . **2 fr.**

PHILOSOPHIE A et B et MATHÉMATIQUES A et B. — **Précis d'Anatomie et de Physiologie végétales.** In-8, avec 742 grav. dans le texte; broché . . . . **6 fr.**

ENSEIGNEMENT SUPÉRIEUR DES SCIENCES NATURELLES, CERTIFICAT D'ÉTUDES PHYSIQUES, CHIMIQUES ET NATURELLES, ÉCOLES NATIONALES D'AGRICULTURE. — **Anatomie et physiologie végétales.** 1 fort vol. in-8, avec 1700 grav. broché . . . . . **20 fr.**

GÉOLOGIE

CINQUIÈME B et QUATRIÈME A. — **Notions de géologie.** 5° éd. In-12, avec 151 gravures et 1 carte en couleurs, cart. à l'angl. . . . . **2 fr.**

SECONDE A, B, C, D. — **Cours élémentaire de géologie.** 5° éd. In-12, avec 279 gravures et 1 carte en couleurs, cart. à l'angl. . . . . **2 fr. 50**

PALÉONTOLOGIE

PHILOSOPHIE A et B et MATHÉMATIQUES A et B. — **Notions de paléontologie animale.** In-8, avec 205 gravures, broché. . . . . **1 fr.**

HYGIÈNE

PHILOSOPHIE A et B et MATHÉMATIQUES A et B. — **Cours élémentaire d'hygiène** In-8, avec 114 gravures, broché. . . . . **2 fr.**

ENSEIGNEMENT SECONDAIRE DES JEUNES FILLES

1ʳᵉ ANNÉE. — **Notions de zoologie**, par **Mˡˡᵉ de Montille**, agrégée de l'Enseignement secondaire des jeunes filles. 8° éd. In-12, avec 333 grav. dans le texte, cart. à l'angl. . . . . **2 fr. 50**

1ʳᵉ et 2° ANNÉES. — **Notions de botanique**, par LA MÊME. 6° édit. In-12, avec 345 gravures dans le texte, cart. à l'angl. . . . . **2 fr. 50**

2° ANNÉE. — **Notions de géologie**, par LA MÊME. 1 vol. in-12, avec 280 grav. dans le texte et une carte coloriée hors texte, cart. à l'angl. . . . . **3 fr.**

Hygiène et science domestique. *Conforme aux programmes du 14 juin 1907.*

— *3° et 4° années*, par **Mˡˡᵉ M. Dreyfus**, ancienne élève de l'Ecole normale de Sèvres, agrégée de l'Enseignement secondaire des jeunes filles. 4° édit. In-12, avec 76 grav., cart. à l'angl. **2 fr. 50**

— *5° année*, par **M. Deléarde**, professeur agrégé à la Faculté de médecine de Lille, et **Mˡˡᵉ M. Dreyfus**, 1 vol. in-12, avec 77 grav., cart. à l'angl. . . . **2 fr.**

ENSEIGNEMENT PRIMAIRE SUPÉRIEUR

MATHÉMATIQUES

Cours d'Algèbre, par MM. **P. Rollet**, directeur de l'École Diderot à Paris, et **E. Foubert**, prof. à l'École primaire supérieure de Lille. 1 vol. in-12, avec exercices et problèmes, cart. à l'angl. 9ᵉ éd. complètement refondue . . . . . 3 fr.
Cours d'Arithmétique, par LES MÊMES. 1 vol. in-12, avec 632 exercices et problèmes, cart. à l'angl., 8ᵉ édition complètement refondue . . . . 3 fr.
Cours de Géométrie, par MM. **Ch. Colin**, professeur à l'École Lavoisier, et **J. Girod**, professeur au Lycée Charlemagne. 3 vol. in-12, cart. toile.
PREMIÈRE ANNÉE, 1 fr. 80 :   DEUXIÈME ANNÉE, 2 fr. 50 ;   TROISIÈME ANNÉE, 2 fr. 50
Les trois années en un vol. cart. toile . . . . 6 fr. 40

SCIENCES PHYSIQUES ET NATURELLES

Cours de Physique et Chimie, par le Dʳ ALAMELLE, professeur à l'École primaire supérieure de Nancy. 3 vol. in-12, cart. toile. (*Programmes des E. P. S. de Garçons*).
1ʳᵉ ANNÉE. 2 fr. 20 ; 2ᵉ ANNÉE, 2 fr. 20 ; 3ᵉ ANNÉE, 2 fr. 20
Cours de Physique (*3 années réunies*). 1 vol. in-18, cart. à l'angl. . . . 3 fr. »
Cours de Chimie (*3 années réunies*). 1 vol. in-18. cart. à l'angl. . . . . . 3 fr. »

DU MÊME AUTEUR :

Cours de Physique et Chimie (*Programmes des E. P. S. de Jeunes Filles*). 3 vol. in-12, cart. toile
1ʳᵉ ANNÉE, 2 fr. 20 ; 2ᵉ ANNÉE, 2 fr. 20 ; 3ᵉ ANNÉE, 2 fr. 20
Cours de Physique (*3 années réunies*). 1 vol. in-18, cart. à l'angl . . . . . 3 fr. »
Cours de Chimie (*3 années réunies*). 1 vol. in-18, cart. à l'angl. . . . . . 3 fr. »

Cours d'Electricité industrielle (*pour les deuxième et troisième années et section spéciale des Ecoles primaires supérieures*), par GOULLIART, prof. à l'Ecole pʳʳᵉ supʳᵉ de Lille. 1 vol. in-18 avec 400 figures dans le texte, cart. à l'angl.. . . . 3 fr. 50

Cours d'Agriculture, *Agriculture théorique pratique*; *chimie et comptabilité agricoles* (*deuxième et troisième années des Écoles primaires supérieures*), par A. PETIT, Ingénieur agronome, professeur à l'Ecole d'Horticulture de Versailles, chef du laboratoire de recherches horticoles. 1 vol. in-18, avec 256 grav. cart. à l'angl. 3 fr. »

HYGIÈNE ET SCIENCE DOMESTIQUE
(*Écoles normales et écoles primaires supérieures*).

I. Hygiène individuelle et économie domestique, par Mlle M. DREYFUS. 1 vol. in-12 avec 76 fig. dans le texte, 4ᵉ édit. entièrement refondue, cart. à l'angl. 2 fr. 50
II. Hygiène individuelle (*Compléments*) **et Hygiène sociale**, par le Dʳ DELÉARDE et Mlle M. DREYFUS, 1 vol. in-12, avec 77 figures dans le texte, cart. à l'angl. . 2 fr.

AGRICULTURE

Minéralogie agricole, par F. HOUDAILLE, docteur ès sciences, prof. à l'École d'agriculture de Montpellier. 1 vol. in-12, avec 109 grav. dans le texte . . . . 3 fr. 50
Les Orages à Grêle et le Tir des Canons, par le MÊME. 1 vol. in-12, avec 63 gravures dans le texte. . . . . 3 fr. 50
Traité de Sylviculture, par P. MOUILLEFERT, prof. de sylviculture à l'Ecole de Grignon.
I. — *Principales essences forestières*, précédées de *Notions de statistique forestière*. 1 fort vol. in-12 de 546 pages, avec 730 grav. dans le texte . . . 7 fr.
II. — *Exploitation et aménagement des bois*. 1 volume in-12 de 746 pages, avec 10 planches et 97 gravures dans le texte . . . . 6 fr.
Manuel de Sylviculture et Améliorations pastorales *à l'usage des Instituteurs*, par F. CARDOT, inspecteur des eaux et forêts à Bar-sur-Aube, et C. DUMAS, inspecteur primaire à Alger. 1 volume in-12 de XII-180 pages, avec 52 gravures et planches hors texte. . . . . 2 fr.

NOTIONS DE TECHNOLOGIE
par le Dʳ F. GENEVOIS
Pharmacien de 1ʳᵉ classe, ancien interne des Hôpitaux de Paris,
Professeur à l'Association philotechnique.

I. — Les matières premières et leur emploi dans les divers usages de la vie.
1 vol. in-32 de 192 pages. . . . . 0 fr. 60
II. — Les procédés industriels (*Industries animales, végétales et minérales*). 1 vol. in-32 de 192 pages. . . . . 0 fr. 60

PUBLICATIONS PÉRIODIQUES

Les abonnements partent du 1er Janvier

Revue de Médecine

Directeurs : MM. les Professeurs Ch. BOUCHARD, de l'Institut; A. CHAUFFARD;
A. CHAUVEAU, de l'Institut; L. LANDOUZY; R. LÉPINE, correspondant de l'Institut;
A. PITRES; G.-H. ROGER et L. VAILLARD.
Rédacteurs en chef : MM. LANDOUZY et R. LÉPINE.
Secrétaire de la rédaction : Dr JEAN LÉPINE.

Revue de Chirurgie

Directeurs : MM. les Professeurs E. QUÉNU, A. PONCET, P. DELBET, P. DUVAL,
F. LEJARS, F. GROSS, E. FORGUE, A. DEMONS, E. CESTAN.
Rédacteur en chef : M. E. QUÉNU.
Secrétaire de la rédaction : Dr DELORE.

31e année, 1911

La *Revue de Médecine* et la *Revue de Chirurgie*, qui constituent la 2e série de la *Revue mensuelle de Médecine et de Chirurgie*, paraissent tous les mois; chaque livraison de la *Revue de Médecine* contient de 5 à 8 feuilles grand in-8, avec gravures; chaque livraison de la *Revue de Chirurgie* contient de 8 à 12 feuilles grand in-8, avec gravures.

PRIX D'ABONNEMENT :

Pour la Revue de Médecine	Pour la Revue de Chirurgie
Un an, du 1er Janvier, Paris. . . **20** fr.	Un an, Paris. . . . . **30** fr.
Un an, départements et étranger. . **23** fr.	Un an, départements et étranger. . **33** fr.
La livraison : **2** francs.	La livraison : **3** francs.

Les deux Revues réunies : un an, Paris, **45** francs; départements et étranger, **50** francs.

Les quatre années de la *Revue Mensuelle de Médecine et de Chirurgie* (1877, 1878, 1879 et 1880) se vendent chacune séparément **20** francs; la livraison, **2** francs.

Les années écoulées de la *Revue de Médecine* se vendent **20** francs chacune; les dix-huit premières années de la *Revue de Chirurgie* se vendent le même prix et, à partir de l'année 1899, **30** francs chacune.

Journal de l'Anatomie
et de la Physiologie normales et pathologiques

DE L'HOMME ET DES ANIMAUX

Fondé par CH. ROBIN, continué par Georges POUCHET et par MATHIAS DUVAL.
Rédacteurs en chef : MM. les professeurs RETTERER et TOURNEUX.
Avec le concours de MM. BRANCA, G. LOISEL et A. SOULIÉ.

47e année, 1911

Ce journal paraît tous les deux mois et forme à la fin de l'année un beau volume grand in-8, de 700 pages environ, avec de nombreuses gravures dans le texte et des planches lithographiées en noir et en couleurs hors texte.

Un an : pour Paris, **30** francs; pour les départements et l'étranger, **33** francs. — La livraison, **6** francs.

La première année, 1864, est épuisée; les suivantes, 1865 à 1869, 1870-71, 1872 à 1877, sont en vente au prix de **20** francs l'année, et de **3** fr. **50** la livraison. Les années ultérieures, depuis 1878, coûtent **30** francs chacune, la livraison, **6** francs.

Bulletin de l'Association française pour l'Étude du Cancer. —

Publication mensuelle faite sous la direction de MM. les docteurs Pierre DELBET, professeur à la Faculté de médecine, chirurgien des hôpitaux de Paris, et R. LEDOUX-LEBARD.
4e année 1911. — Abonnement : Un an; France, **15** fr. — Etranger, **18** fr.

Revue du Cancer. —

Publiée sous les auspices de l'Association française pour l'étude du Cancer, par le Dr R. LEDOUX-LEBARD, avec la collaboration de MM. J. CLUNET, A. HERRENSCHMIDT, F. LE DANTEC, G. PETIT, J. THOMAS. — Paraît 4 fois par an. Abonnement : Un an, France, **15** fr. — Etranger, **18** fr.
Les deux publications réunies : Un an, France, **25** fr. — Etranger, **30** fr.

Revue du Mois. —

Directeur Émile BOREL, Sous-Directeur de l'École normale supérieure, professeur à la Sorbonne. Secrétaire de la rédaction : A. BIANCONI, agrégé de l'Université. (6ᵉ année, 1911). Paraît le 10 de chaque mois par livraisons de 128 pages grand in-8ᵒ (25 × 16). Chaque année forme deux volumes de 750 à 800 pages chacun. — La Revue du Mois suit avec attention dans toutes les parties du savoir le mouvement des idées. Rédigée par des spécialistes éminents, elle a pour effet de tenir sérieusement les esprits cultivés au courant de tous les progrès. Dans des articles de fond aussi nombreux que variés, elle dégage les résultats les plus généraux et les plus intéressants de chaque ordre de recherches, ceux qu'on ne peut ni ne doit ignorer. Dans des notes plus courtes, elle fait place aux discussions, elle signale et critique les articles de Revues, les livres qui méritent intérêt. — Abonnement : Un an, Paris, 20 francs; Départements, 22 francs ; Union postale, 25 francs. Six mois, Paris, 10 francs; Départements, 11 francs; Union postale, 12 fr. 50. Le numéro, 2 fr. 25.

Revue anthropologique. —

Recueil mensuel publié par les professeurs de l'École d'anthropologie de Paris (21ᵉ année, 1911). Cette Revue paraît le 15 de chaque mois. Chaque livraison forme un cahier de deux feuilles in-8 raisin de 32 pages, avec nombreuses gravures dans le texte. — Abonnement : Un an (du 15 janvier), pour tous pays, 10 francs; la livraison, 1 franc.

Journal de Psychologie normale et pathologique. —

Dirigé par les docteurs Pierre JANET, professeur de psychologie au Collège de France et G. DUMAS, professeur adjoint à la Sorbonne. Paraît tous les deux mois, par fascicules de 100 pages environ. (8ᵉ année, 1911). — Abonnement : Un an, du 1ᵉʳ janvier, 14 francs; la livraison, 2 fr. 60.

Recueil d'Ophtalmologie. —

Dirigé par M. le Dʳ Jean GALEZOWSKI. Mensuel. 37ᵉ année, 1911. — Abonnement : Un an, du 1ᵉʳ Janvier, France et Étranger, 20 francs.

Revue de Thérapeutique médico-chirurgicale. —

Publiée sous la direction de MM. les professeurs BOUCHARD, GUYON, LANNELONGUE, LANDOUZY et FOURNIER. — Rédacteur en chef : M. le docteur Raoul BLONDEL. 78ᵉ année, 1911. Paraît les 1ᵉʳ et 15 de chaque mois. — Abonnement : Un an, du 1ᵉʳ Janvier, France, 12 francs; Étranger, 13 francs.

Revue Médicale de l'Est. —

Paraissant le 1ᵉʳ et le 15 de chaque mois (38ᵉ année, 1911). — Rédacteur en chef : M. P. PARISOT, professeur à la Faculté de Médecine de Nancy.— Abonnement : Un an, du 1ᵉʳ Janvier, 12 francs. Pour les étudiants, 6 francs.

Archives italiennes de Biologie. —

Publiées en français. Tomes I et II, 1882, 30 francs. Tomes III à LVI, 1883 à 1911, chacun 20 francs. Ces Archives paraissent sans périodicité fixe; chaque tome publié en 3 fascicules. — Les abonnements ne sont faits que pour 2 tomes à la fois, soit 40 francs.

Annales de Biologie. —

Publiées par MM. J. ATHANASIU, professeur à la Faculté des Sciences de Bucarest; J. CANTACUZÈNE, professeur à la Faculté de Médecine de Bucarest; F.-J, RAINER, chef de Laboratoire à la Faculté de Médecine de Bucarest; P. BUJOR, professeur à la Faculté des Sciences de Jassy; G. MARINESCO, professeur à la Faculté de Médecine de Bucarest; E.-C. TEODORESCU, professeur à la Faculté des Sciences de Bucarest. 1ʳᵉ année, 1911. — Les Annales de Biologie paraissent en 4 fascicules de 96 pages chacun, formant à la fin de l'année un beau volume de 384 pages avec de nombreuses figures dans le texte et planches hors texte. — Abonnement : Un an, pour tout pays, 20 francs. Prix d'un fascicule séparé, 6 francs.

Scientia. —

Revue internationale de Synthèse scientifique (5ᵉ année, 1911). Comité de direction : MM. G. BRUNI, A. DIONISI, F. ENRIQUES, A. GIARDINA, E. RIGNANO. — Abonnement : Un an, 25 francs. — Scientia se publie en 4 numéros par an ne paraissant pas à date fixe; tous les mémoires originaux sont publiés en langue française.

TABLE ALPHABÉTIQUE DES NOMS D'AUTEURS

Sont portés seulement sur cette liste les auteurs d'ouvrages entiers,
ou directeurs de publications.

886-11. — Coulommiers. Imp. PAUL BRODARD. — 10-11.